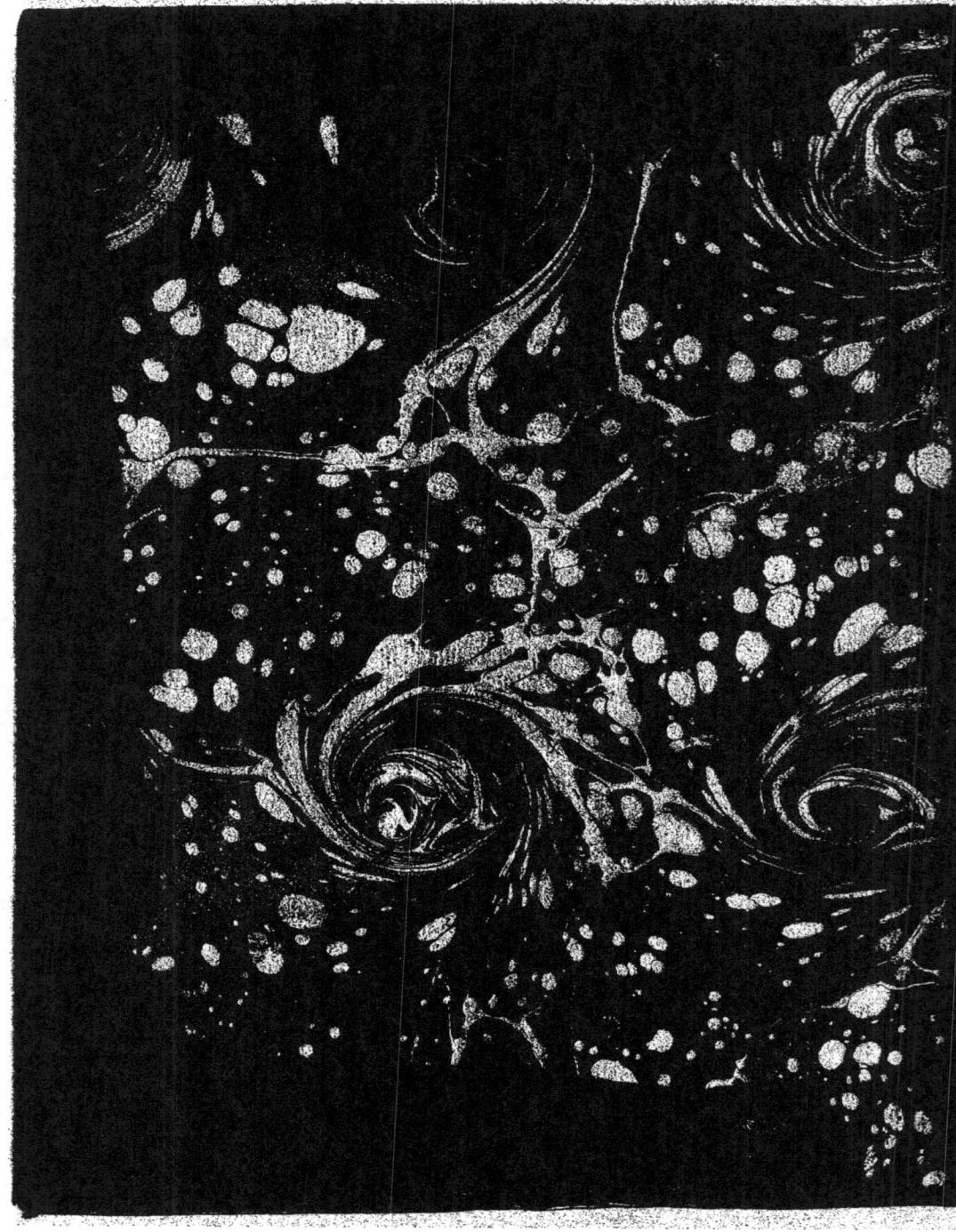

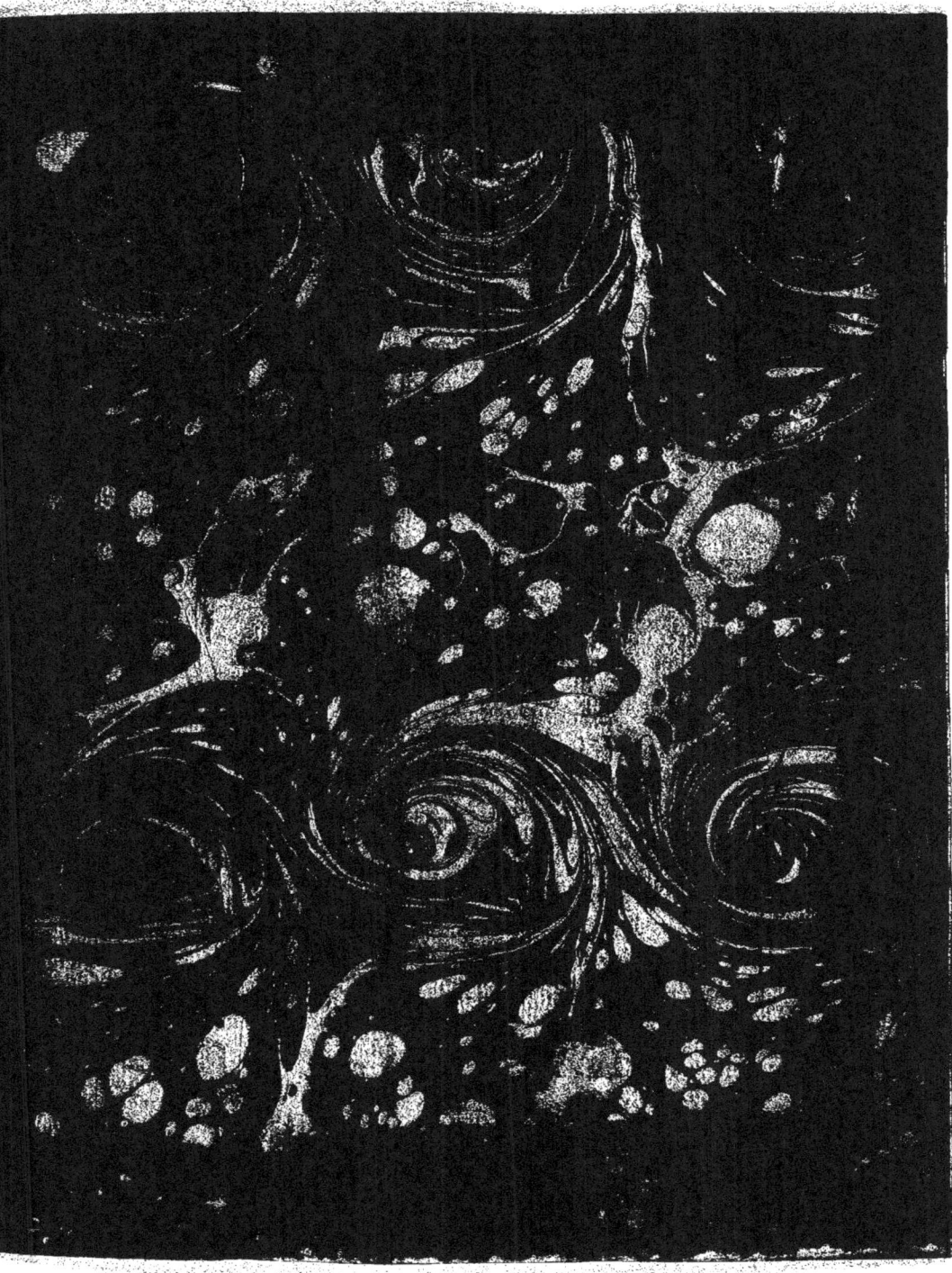

Sc. et arts n° ~~2806 B~~ 3451.
7-420

HISTOIRE
DE
LA CHIRURGIE,
Depuis son origine jusqu'à nos jours.

Par M. DUJARDIN, *du Collége & de l'Académie royale de Chirurgie, & de l'Académie impériale des Curieux de la Nature.*

Tome Premier.

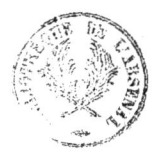

A PARIS,
DE L'IMPRIMERIE ROYALE.

M. DCCLXXIV.

AU ROI,

SIRE,

Les progrès de la Chirurgie ont toujours été marqués en France par les règnes les plus glorieux. Ils sont dûs principalement à la bienfaisance de Saint-Louis, de François Ier, de Henri IV, de Louis XIV & de Louis XV; & tous nos fastes sont remplis des précieux témoignages de leur constante protection. Mais jusqu'à présent sans contredit elle doit son plus grand lustre à votre auguste Prédécesseur.

Oui, SIRE, ici la flatterie n'ajouteroit rien à la vérité. Ce sont les bienfaits que le feu Roi n'a cessé de verser sur la Chirurgie françoise, les encouragemens qu'elle a reçus de sa munificence royale, & les distinctions dont Il a bien voulu l'honorer, qui l'ont élevée de plus en plus à la célébrité dont elle jouit dans toute l'Europe.

Le nouveau Collége commencé par ses ordres, avec cette magnificence où s'imprime le caractère de la grandeur, & dont il a plu à VOTRE MAJESTÉ d'ordonner la continuation, sera, SIRE, un monument des plus durables de l'amour de nos Rois pour leurs Peuples.

Pendant qu'il s'élève, il s'en forme un autre où notre reconnoissance se propose de montrer l'heureuse influence du règne précédent & de celui de VOTRE MAJESTÉ, sur tous les moyens qu'ils nous auront procurés de perfectionner l'Art: c'est l'Histoire de la Chirurgie, depuis son origine jusqu'à nos jours.

On y lira, SIRE, que Saint-Louis, après avoir bâti l'hôpital de Saint Nicolas à Compiegne, daigna panser de ses propres mains le premier blessé qu'on y reçut; mais on verra Louis XV & Louis XVI, animés du même esprit, par des établissemens qui remplissent toutes les vues de l'humanité, étendre leurs soins paternels pour la conservation de leurs sujets, plus loin qu'aucun Souverain du Monde.

Le premier volume de cette Histoire, que

votre Académie a l'honneur de présenter à VOTRE MAJESTÉ, est à la fois l'engagement de son zèle & l'hommage de son devoir.

Daignez, SIRE, le recevoir avec cette même bonté dont vos peuples ont déjà les plus heureux gages.

Je suis avec le plus profond respect,

SIRE,

DE VOTRE MAJESTÉ,

Le très-humble, très-obéissant, très-fidèle serviteur & sujet,
LA MARTINIÈRE.

vij

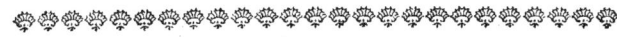

PRÉFACE.

Dès que l'homme a commencé d'exister, il a senti le defir preffant & invincible de fatisfaire les premiers appétits phyfiques. Les difficultés qu'il a dû fouvent éprouver pour y parvenir; les effais répétés qu'il a faits fur les agens extérieurs, avant d'acquérir quelque notion de leurs effets fur lui-même; l'inclémence du ciel, l'intempérie des faifons & mille autres caufes de cette nature l'ont fans doute expofé à des maladies internes & externes. Le retour fréquent de ces accidens, par-tout inévitables & plus ou moins familiers, l'a rendu attentif aux maladies qui renaiffoient en lui ou dans fes femblables: de-là l'obfervation de ces maladies, les tâtonnemens de l'expérience, la recherche & l'application des remèdes; en un mot, la Médecine en général, fous quelqu'afpect qu'on la confidère.

Il eft difficile aujourd'hui de remonter à l'origine des connoiffances humaines, foit de théorie, foit de pratique: mais il eft peut-être encore plus difficile d'en fuivre les pas & d'en démêler les progrès. C'eft-là cependant ce qu'on a dû fe propofer dans une Hiftoire de la Chirurgie. Cet Art confondu long-temps avec

PRÉFACE.

la Médecine proprement dite, parce qu'il n'étoit exercé que par ceux qu'on appeloit *Médecins*, n'a point d'époque particulière & précife qu'on puiffe affigner à fon origine; mais il eft de toute évidence qu'il a précédé la Médecine interne, puifqu'ayant pour objet des maux palpables & très-fenfibles à la vue, les premiers fecours qu'on pouvoit attendre de la main des hommes ont dû s'y porter. Dans ces ténèbres impénétrables, que nous reftoit-il donc à faire ! N'étoit-ce pas de parcourir toute l'antiquité, de revenir même fur les pas des Hiftoriens de la Médecine, de chercher toutes les traces de cette Médecine opérative ou réelle, qu'on a nommée *Chirurgie*, & d'en diftinguer les premiers effais des procédés purement médicinaux. C'eft ainfi qu'en fuivant la marche de l'art d'âge en âge, autant qu'elle pouvoit être aperçue, nous en avons enfin conduit l'hiftoire jufqu'au point de partage où la Médecine & la Chirurgie, fans fe défunir quant à l'objet général, ont vu la main du temps qui a produit leurs progrès, pofer leurs limites refpectives, & leur affigner leurs fonctions différentes. Tel eft le plan qu'on a tâché de fuivre : mais pour le remplir avec quelque fruit, pour ne pas donner fimplement une chronologie sèche, un catalogue de faits, il falloit que cette Hiftoire fût liée; qu'à commencer dès les temps obfcurs,

dont

PRÉFACE.

dont les monumens anciens de tout genre nous donnent quelque connoiffance, on pût faire entrevoir les premiers effais de la véritable Chirurgie, & de fiècle en fiècle éclairer fes pas, marquer fes progrès jufqu'à l'époque plus lumineufe d'Hippocrate & de fes difciples. C'eft encore ce qu'on a tâché de faire, autant qu'on l'a pu.

On ne s'eft point diffimulé les difficultés de ce travail; on a vu, dès les premiers pas qu'on a faits, les landes & les déferts que l'on rencontreroit dans ces temps obfcurs, qui font pour notre Hiftoire ce que les peuples Hyperboréens font à l'ancien monde. Nous pourrions mettre en queftion, non-feulement pour ces premiers âges, mais même pour ceux qui les ont fuivis, fi la matière étoit déjà préparée, au moins relativement à la partie de la Médecine, dont nous avons entrepris l'Hiftoire. En effet, quoique nous ayons plufieurs hiftoires de la Médecine & quelques effais fur celle de la Chirurgie, à les examiner fans prévention, quels fecours en pouvions-nous tirer? *Le Clerc*, qui le premier a réduit en corps d'hiftoire fes recherches fur les antiquités de la Médecine, y a ramaffé l'érudition des plus laborieux compilateurs, mais confufément & fans ordre. Il n'y eft parlé de la Chirurgie que d'une manière vague & fi peu fuivie; qu'après avoir lû fon Hiftoire, on n'en eft guère

PRÉFACE.

plus inftruit de l'état ni des progrès de l'Art dans les premiers âges qu'il parcourt. L'Ouvrage de *Freind*, mieux digéré, n'eft en quelque forte qu'un coup-d'œil jeté rapidement fur les Arabes & fur les derniers Grecs, ou plutôt un difcours critique fur l'hiftoire de la Médecine où le plan formé par *Le Clerc* pour la continuation de la fienne, eft habilement réformé. L'hiftoire de la Médecine de *Schulze*, mieux conçue, mieux exécutée que celle de Le Clerc, n'offre qu'une notice sèche & pleine de lacunes fur notre Art. Ce que *Goëlike* a nommé fon *Hiftoire de la Chirurgie*, eft une chronique informe, fans liaifon, fans vues & qui n'apprend rien. Quand celle que vient de publier M. *Portal* auroit le mérite d'être plus méditée & plus exacte, on auroit encore à lui reprocher de n'avoir donné qu'une lifte de faits dénuée d'intérêt & de difcuffion. Son hiftoire depuis la naiffance de l'Art jufqu'à Celfe, pour ne rien dire du refte, n'eft qu'un extrait peu fidèle & fouvent tronqué de celle de *Le Clerc*. De tous ces Ouvrages réunis on feroit difficilement une hiftoire un peu foutenable, quoique très-fommaire, de la Chirurgie. Il étoit donc permis de fuivre de nouveau un projet qui n'a encore été exécuté que d'une manière trop abrégée & très-imparfaite par ceux qui l'ont déjà tenté. Un coup-d'œil fur le premier volume que nous préfentons au Public,

PRÉFACE.

développera toute l'économie & la difpofition du plan de l'Ouvrage.

Quand par cet efprit de recherches, qui ne produit jamais en raifon de ce qu'il coûte, on fe tranfporte chez ces peuples que nous regardons communément comme les plus anciennes colonies du Monde, quelle idée nous donne leur hiftoire de leurs connoiffances & de leurs arts ! On n'y trouve qu'une tradition incertaine de quelques faits ifolés, qui ne peuvent former un enfemble hiftorique tant foit peu foutenu ; & tel devoit être en effet le tableau naturel de nos connoiffances primitives. On conçoit bien que l'ignorance abfolue dans laquelle naiffent tous les hommes, a dû fe perpétuer long-temps dans les premières générations. Et quel eft l'effet ordinaire de l'ignorance ? la furprife ou l'admiration, la crainte & la crédulité. De ces trois filles de l'ignorance font nées les fuperftitions. L'impatience du mal, l'amour de la vie, l'horreur de la mort, fentimens auffi naturels que celui de notre exiftence, firent chercher aux hommes la guérifon de leurs maux. On la demandoit à la Nature, trop peu connue & muette alors pour l'homme, qui ne favoit ni l'interroger ni l'entendre. On imploroit le fecours de fes femblables, à peine capables de pitié pour des maux qu'ils ne connoiffoient pas avant de les avoir éprouvés. Enfin, on invoqua les Dieux dont on avoit reçu l'idée *(a)*, ou ceux que s'étoit forgés la crainte *(b)*; & la fuperftition médicale, ou plutôt le charlatanifme, caché fous le voile des Religions & fur-tout du polythéifme, fut affez vraifemblablement la plus ancienne & la première Médecine.

Il falloit donc, pour n'omettre aucune fingularité de notre hiftoire, donner quelque idée des fuperftitions dont fut d'abord infecté l'art qui pouvoit y donner le plus de prife : mais pour ne point embarraffer de ces ridicules pratiques l'ordre des faits intéreffans que l'on avoit à recueillir, on a pris le parti d'en faire une courte expofition à part dans l'INTRODUCTION, comme un hors-d'œuvre propre à conferver la tradition des délires ou des égaremens de l'antiquité. On auroit pu fans doute y joindre la *Médecine magique*; mais le peu de notions qu'on a cru devoir en donner dans le corps même de l'hiftoire, fert à lier certaines époques dont elles rempliffent le vide. C'eft encore dans cette même INTRODUCTION qu'il eft traité de la Circoncifion & de la Caftration, comme

---

(a) .... *Poftquam mortalia cernunt Tentamenta nihil, nihil artes poffe medentum; Auxilium cœlefte petunt*............ Ovid. Metam.

(b) *Primus in orbe Deos fecit timor.* Stat. Thebaid.

PRÉFACE.

de deux opérations infolites pour nous, mais appartenant à la Chirurgie.

Les quatre premiers Livres de l'Hiſtoire, qui compoſent ce Volume, renferment tout ce qu'on a pu trouver ſur la Chirurgie des plus anciens peuples connus, au moins par les monumens, tels que les Hébreux, les Phéniciens, les Aſſyriens, les Égyptiens & les Grecs. L'Accouchement, qui doit avoir été une des premières & des plus anciennes opérations de la Chirurgie, a d'abord arrêté nos regards; & c'eſt par-là qu'ouvrent nos recherches ſur la pratique de l'Art.

On fait voir enſuite l'état de la Chirurgie ſous les Patriarches ou chez les Hébreux & les Égyptiens, ce qui conduit à l'embaumement des cadavres, uſité chez ce peuple; & l'on paſſe à la Chirurgie des Chinois & des Japonois, qui termine le premier Livre. Ce n'eſt pas tant l'ancienneté de ces derniers peuples, qu'il ne s'agit point de diſcuter dans un Ouvrage de cette nature, qui les a fait placer ici, que la ſimplicité de leurs mœurs, leur éloignement pour celles des autres nations, & la conformité de leur Médecine encore toute ſuperſtitieuſe, informe & groſſière, avec celle des plus anciens peuples.

Le ſecond Livre contient la Chirurgie des Grecs & des peuples à peu-près contemporains, depuis les temps nommés *fabuleux* & ceux qu'on appelle *héroïques*, dont le seul Homère comprend presque toute la tradition, jusqu'au temps d'Hippocrate. C'est à l'époque de ce grand personnage, de cet homme unique appelé le *père de la Médecine*, & qui l'est autant de la Chirurgie, qu'on verra la dernière prendre sa forme & sa consistance. Ainsi le troisième Livre embrasse l'état de la Chirurgie grecque sous Hippocrate & ses successeurs, jusqu'au temps où elle commença à s'introduire chez les Romains. A cette époque on a cru devoir représenter exactement tout ce qu'il y a d'essentiel sur la Chirurgie dans les Écrits d'Hippocrate, parce qu'il est évident que c'est donner sur cet art non-seulement la doctrine de ce grand Maître, mais encore toute la tradition de son temps & des temps même qui l'avoient précédé : tradition intéressante & dont la chaîne est continuée par ses successeurs. Si dans cette exposition, où l'on auroit pu faire entrer beaucoup de critique, on s'en est assez peu permis, la raison de cette réserve est sensible. Comme l'autorité d'Hippocrate a toujours été respectée en Médecine, chacun a tâché de le mettre de son côté dans l'opinion qu'il embrassoit. Semblables à ces Prêtres qui interprétoient les oracles à leur gré, les Auteurs qui ont cité les Écrits de ce grand homme, ont quelquefois été jusqu'à tirer du même passage des inductions fort opposées. Pour nous, n'ayant aucun intérêt de soumettre Hippocrate à des vues

PRÉFACE.

particulières, nous nous sommes prefque toujours contentés d'expofer simplement fa doctrine, pour mettre les Lecteurs à portée de juger eux-mêmes quel fens il attachoit à ce que certains Écrivains interprètent à l'avantage de leurs fyftèmes ou de leurs idées favorites.

Dans le quatrième Livre, on expofe l'état de la Chirurgie chez les Romains, avant & après l'arrivée des Chirurgiens Grecs & Égyptiens, & les révolutions de la Chirurgie à Rome. Celfe fait la principale époque de cette partie de l'hiftoire; auffi tout ce que fes huit Livres, traduits fi négligemment en françois, contiennent fur la Chirurgie, eft-il extrait foigneufement & rapproché dans un grand détail. On voit le but de cette méthode. Repréfenter toute la Chirurgie d'Hippocrate & de Celfe, en ce qu'il y a d'original & de particulier à chacun de ces Auteurs, c'eft décrire le véritable état de l'Art, & les progrès qu'il a faits jufqu'à eux. C'eft, quant au dernier, repréfenter à la fois la pratique des Grecs & des Romains, telle qu'elle étoit établie alors; & quelle hiftoire peut être plus fûre & plus utile que celle-là! Par le moyen de cette analyfe on a fous les yeux tous les points de l'art, traités par les premiers Écrivains, & c'eft-là précifément ce qui manque dans toutes les hiftoires de la Médecine, & plus encore dans celles de la Chirurgie. On nous reprochera peut-être d'être tombés dans l'excès oppofé, en analyfant Hippocrate & Celfe; c'eft-à-dire, de n'avoir point affez fondu, refferré, preffé les matières, comme nous concevons qu'on pouvoit le faire. Il eft certain que fi le temps nous eût permis de remplir toutes nos vues fur ce point, nous n'aurions peut-être laiffé rien à defirer dans cette partie, tant pour la précifion fyftématique, que pour l'économie fubftantielle; mais preffés par des circonftances particulières de mettre au jour les premiers fruits de notre travail, nous avons préféré l'exactitude à toute autre confidération, même au rifque d'y laiffer fubfifter plufieurs chofes, qu'avec plus de loifir & de méditation, nous aurions pu fupprimer ou abréger.

On n'a fuivi l'hiftoire de l'Anatomie que jufqu'à Celfe, parce que l'Anatomie n'étant qu'une partie de l'Art dont on écrit l'hiftoire, on a penfé qu'il fuffifoit de montrer d'où il falloit partir pour en commencer aujourd'hui l'étude. On y reviendra toutes les fois qu'on le croira néceffaire pour expliquer certains procédés de l'Art, décrits ou pratiqués par les Auteurs dont on aura lieu de parler.

En réduifant ainfi la fomme de nos connoiffances fous un même point de vue, nous efpérons rendre un fervice important à ceux qui confacrent leurs veilles à l'étude de la Chirurgie. Car il ne faut pas le diffimuler;

PRÉFACE.

diffimuler; on voit fouvent mal les progrès d'un Art quand on les mefure fur les connoiffances de fes contemporains. Tous les temps nous en fourniffent des exemples. Combien en lifant cette hiftoire, on pourra trouver de découvertes modernes, qui ne font rien moins que des découvertes, à moins qu'on ne les fuppofe avoir été faites deux fois! Plus d'un Écrivain s'eft flatté d'avoir jeté les premiers fondemens d'une pratique ou d'une théorie dont il fe croyoit l'inventeur, tandis qu'elles étoient confignées long-temps avant lui dans des Écrits même célèbres, qu'il n'avoit point apparemment affez lûs *(c)*. Car on eft loin de préfumer qu'il y ait des hommes affez vains de l'autorité que leur donne une vogue, une réputation paffagère, pour fe perfuader qu'en s'appropriant tacitement les travaux ou les découvertes de ceux qui les ont précédés, ils feront crus fur parole & fans examen. S'il eft des hommes de cette efpèce, ce n'eft fûrement pas pour eux que l'hiftoire de la Chirurgie fera d'une grande utilité; mais elle peut être fort utile, foit à

(c) C'eft ce qui faifoit dire à un plaifant:
.... *Dii malè perdant*
Antiquos, mea qui præripuére mihi!
Ce qu'un poëte François, parlant de la même antiquité, rend ainfi:
Que ne venoit-elle après moi!
J'aurois dit la chofe avant elle.

ceux qui cherchent de bonne foi l'inftruction & la vérité, foit à ceux qui travaillent férieufement à reculer les bornes de l'art. Les premiers y découvriront d'un coup-d'œil beaucoup de théories ou de procédés prétendus modernes qui font au contraire de vieille date, & puifés même affez fouvent dans des fources peu détournées. Les autres ayant toujours fous les yeux la maffe de nos connoiffances dans toutes les parties de l'Art, verront ce qui refte à faire pour y ajouter, & s'en occuperont fructueufement.

Il eft clair que fi chacun de ceux qui ont écrit fur la Chirurgie n'eût jamais donné que les réfultats de fes obfervations & de fa propre expérience, ou s'il n'eût tranfmis que ce qui pouvoit ajouter aux connoiffances de fes prédéceffeurs, nous aurions beaucoup moins de livres, & qu'on en liroit davantage. Mais dans cette multitude immenfe d'Écrits publiés fur toutes les parties de l'Art, que trouve-t-on le plus fouvent ! Nulle efpèce d'invention, rien de neuf. Ce ne font que des répétitions de livres faits d'après d'autres livres. Si l'on y voit quelque différence, elle eft prefque toujours dans la forme & très-rarement dans le fond des chofes. Le peu d'ouvrages originaux qui paroiffent de temps en temps, ce font quelques Écrits fyftématiques, où l'on effaie de réformer la plupart de nos connoiffances, au rifque de bien des

PRÉFACE.

écarts. Cependant, les Écrivains à syftèmes (fans vouloir les autorifer) ne font peut-être pas à certains égards les plus inutiles de tous; ils peuvent quelquefois mériter qu'on leur tienne compte de leurs méprifes; car du fein même de l'erreur on a vu plus d'une fois fortir des traits de lumière au profit de l'Art. Or, puifque telle eft notre condition, celle de l'humanité en général, de n'obtenir quelques vérités qu'au prix de bien des illufions, il n'eft pas moins intéreffant, dans une hiftoire de la Chirurgie, de reconnoître & de configner certaines erreurs, que les vérités les plus importantes; comme fur les Cartes marines, on marque les bancs des rochers, les récifs & tous les écueils qu'on a rencontrés dans les mers, avec autant de foin que les *rumbs* de vents qu'on y a courus. Nous nous égarerions peut-être encore dans les routes incertaines où fe font égarés nos pères, s'ils n'y avoient marché les premiers. Leurs erreurs même font donc pour nous autant de pas vers la vérité.

EXTRAIT DES REGISTRES
de l'Académie Royale de Chirurgie.

MM. MAJAULT, PIET, COSTE & BOTENTUIT fils, qui avoient été nommés Commissaires pour l'examen d'un Ouvrage de M. DUJARDIN, qui a pour titre : *Histoire de la Chirurgie*, en ayant fait un rapport avantageux, l'Académie permet à M. Dujardin de le publier avec le titre de *Membre de l'Académie Royale de Chirurgie*.

Le présent Extrait des Registres a été délivré par moi soussigné, Secrétaire perpétuel de l'Académie Royale de Chirurgie. Le quinze janvier mil sept cent soixante-quatorze. Signé LOUIS.

INTRODUCTION.

INTRODUCTION.

LE premier objet de l'homme dans l'état naturel a été de pourvoir à sa subsistance. La terre lui offroit ses productions, sans les lui faire acheter par la culture ; mais jusqu'au choix, jusqu'au discernement qu'il en a su faire, par combien de méprises est-il parvenu à distinguer les alimens salubres de ceux qui lui étoient nuisibles ! ensuite à quels accidens tout ce qui l'environne ne l'a-t-il pas exposé ! Tel qu'un homme qui marche à tâtons dans une nuit obscure, combien l'homme, dénué d'expérience, a-t-il rencontré d'écueils sous ses pas ! Les hommes, en se multipliant, sentirent bientôt les besoins de la communication : une foule de motifs puissans les rapprochent ; les sociétés se forment, les besoins s'étendent ; les passions se développent, les intérêts se croisent, & bientôt produisent des dissensions & des combats, d'abord d'homme à homme, puis de famille à famille, & enfin de nation à nation. A ces premiers maux que les hommes se faisoient eux-mêmes, se sont joints les accidens de la vie, tels que la morsure des animaux, le choc des corps durs, les exercices forcés, les fatigues, l'intempérance, l'âpreté des climats, l'intempérie des saisons, &c. en sorte que aussitôt qu'il y eut des hommes, il y eut des maladies & des maux.

Dès que l'homme eut reçu une blessure, les plaintes

ou les cris furent le premier appareil que son impuissance & sa foiblesse mirent au sentiment douloureux qu'il éprouvoit. Bientôt on chercha d'autres secours & le hasard en fit découvrir. A juger de la pratique des premiers hommes par celles des Sauvages & de ces peuples qui semblent être encore dans l'enfance du monde, les bandages ont été les premiers moyens *(a)* dont on s'est servi pour arrêter le sang, & pour garantir des impressions de l'air les parties offensées. La chaleur de l'inflammation, la douleur cuisante des plaies ont fait sans doute imaginer un adoucissement dans la fraîcheur des feuilles que présentoient les arbres & les plantes ; le soulagement qu'on éprouva en étendit l'usage, & l'usage en développa les vertus. Ainsi les plantes seules ont été sans contredit les premiers remèdes employés par la Chirurgie ; & quand toute l'antiquité ne l'attesteroit point, on ne sauroit douter qu'avant toute expérience, ce ne soit par des moyens simples qui s'offroient d'eux-mêmes, que la Médecine & la Chirurgie ont opéré les premières guérisons. Les Mèdes qui empoisonnoient leurs flèches avec le naphte, liqueur bitumineuse & brûlante *(b)*, ayant remarqué que l'eau même ne faisoit qu'irriter l'inflammation, eurent recours à la terre : ils en frottèrent la plaie, & le léger soulagement qu'ils en éprouvèrent ne leur fit pas d'abord porter leurs vues plus loin. A Parasinos, ville de la

(a) Histoire générale des Voyages, *tome IV, page 139.*—Hist. Nat. de l'Islande, *tome II, page 174.* Voyez les mœurs des Sauvages.

(b) Bardesan, *apud Euseb. lib. VI, præparat. Evangel.*

INTRODUCTION.

Cherfonèfe Taurique *(c)*, il y avoit une terre à laquelle on attribuoit la vertu de guérir toutes les bleſſures. Chez les Goths, nation qui ne reſpiroit que la chaſſe & la guerre, un fameux brave eſt bleſſé dans un combat & les inteſtins fortent de la plaie; que fait-on ! après les avoir *(d)* remis en place, on la recout avec une branche de faule. C'eſt ainſi qu'on eſt parvenu à réduire les fractures & les luxations par une adreſſe de la main, que le temps, l'expérience & l'uſage, pouvoient feuls faire acquérir aux hommes.

Il étoit donc abſolument néceſſaire que dans toutes les ſociétés, certaines perfonnes y donnaſſent une application particulière, & c'eſt cette portion d'hommes utiles qu'on a d'abord diſtingués par le nom de Médecins *(e)*; parce qu'ils panſoient des maux qu'on ne pouvoit guérir ſans leur ſecours. « Ils pouvoient auſſi (dit Leclerc) traiter quelques maladies internes ; mais ce « n'étoit pas-là le beau côté de leur art. » Ceux qui ſe ſignaloient par leur adreſſe étoient recherchés & conſidérés par le beſoin continuel que l'on avoit d'eux ; & c'eſt dans ce ſens qu'Homère dit *(f)*, *qu'un Médecin eſt préférable à pluſieurs autres hommes.* Il eſt donc certain

(c) Plin. Hiſt. nat. *lib. II, cap. XCVI.*
(d) Saxon, Hiſt. des anciens peuples du nord.
(e) Le mot *Iatros*, Médecin, ſelon la remarque de Sextus l'Empyrique, vient de *ios*, flèche ou dard; & l'ancien mot Gaulois *Mire*, Médecin, vient du mot Grec Μύρον, *onguent*, ſuivant Borel, *Antiq. Gaul.* in-4.° page 339.
(f) Ἰητρὸς γὰρ ἀνὴρ πολλῶν ἀντάξιος ἄλλων. Iliad. *lib. XI.*

que des deux branches de l'art de guérir, la Médecine extérieure, nommée depuis Chirurgie, étant d'une utilité beaucoup plus fréquente & bien plus sensible que la Médecine interne ou spéculative, elle a dû s'établir la première. « Ses effets au moins (dit formellement Celse
» *dans la préface de son septième Livre*) font ce qu'il y a de
» plus évident dans la Médecine. Comme le hasard a la
» plus grande part à la guérison des maladies où l'on em-
» ploie le régime, & que les mêmes choses font tantôt
» nuisibles & tantôt inutiles, on peut douter si c'est au
» régime ou à la bonté de son tempérament qu'on est
» redevable de sa santé. On en peut dire autant des maladies
» où l'on emploie particulièrement les médicamens; car
» quoique leur effet soit plus marqué que celui du régime,
» il n'est pas moins certain que l'on fait souvent de vains
» efforts pour rétablir la santé par leur moyen, & que
» souvent même on la recouvre sans eux. C'est ce qui
» s'observe tous les jours dans les maladies des yeux, qui se
» dissipent souvent d'elles-mêmes, après que les Médecins
» ont inutilement essaié de les guérir. Mais pour la partie
» de la Médecine qui guérit par le secours de la main, il
» est clair que, quelque secours qu'elle emprunte d'ailleurs,
elle a la plus grande part aux guérisons qu'elle opère ».
Personne ne conteste la certitude de la Chirurgie, & sa préexistence sur la Médecine, reconnue par Celse, n'est point une assertion hasardée ni dénuée de preuves. Autrefois, dit Sénèque *(g)*, la Médecine se bornoit à la

---

(g) Epist. XCVI.

INTRODUCTION,

connoiffance de quelques plantes, par lefquelles on arrêtoit les hémorragies & l'on confolidoit peu à peu les plaies. Sirius de Tyr *(h)*, après Platon, Pline *(i)* & prefque tous les anciens *(k)* ont tenu le même langage ; mais on peut dater encore de plus loin. Il n'eft fait aucune mention de Médecine interne avant Moyfe, pas même dans l'hiftoire des Patriarches où il eft cependant queftion de différentes maladies, telles que celles d'Ifaac, d'Abimelech, de Rachel & d'autres. Job eft frappé d'une dépravation d'humeurs effrayante ; Jacob meurt de maladie en Égypte, & l'on ne voit pas que les Médecins foient confultés. S'il eft parlé de Médecins dans les livres de Moyfe, c'eft pour le traitement des plaies, & le mot *Médecin* n'y eft jamais préfenté dans un autre fens.

Nous ne prétendons pas inférer de-là qu'il n'y eût point de Médecine proprement dite ; mais la vie fimple, uniforme, active des hommes en état de pure nature, tels qu'on les conçoit d'après ces hommes incultes, que nous appelons *Sauvages*, & la vigueur de leur conftitution ont dû rendre les maladies internes fort rares chez eux. La vie végétale a dû précéder par-tout l'ufage de la nourriture animale, fi ce n'eft dans ces climats brûlés du Soleil, ou défolés par le froid dévorant des pôles. Ainfi les hommes accoutumés à fe nourrir des fruits & des

(h) Serm. XXIX.

(i) Plin. Hift. nat. *lib. XXIX, cap. I*, & *lib. XXX, initio.*

(k) Serv. in Æneid lib. XII, v. 396.—Apollodor. lib. III.—Leclerc, Hift. de la Méd. part. I, chap. xv.

plantes que la Nature leur offroit, & dont les qualités différentes n'ont été connues que par les essais du besoin, auront remarqué, dans certaines espèces, des propriétés médicales. Ils les auront sans doute soumises à de nouvelles épreuves; mais combien d'effets différens ont pu résulter de la même chose & les induire en erreur ! Il faut donc nécessairement supposer que les progrès de l'expérience ont d'abord été fort lents ; & c'est ainsi que la Médecine *naturelle* a existé long-temps avant qu'elle pût être réduite en art : on peut s'en convaincre par l'expérience des peuples qui se sont le moins écartés de la Nature. Les Sauvages *(l)*, qui ont tout au plus quelques recettes générales pour les maladies internes, entendent assez bien, relativement à leur état, certaines parties de la Chirurgie. Les ligatures font presque toute la Médecine des Nègres de Guinée *(m)*, dans les coliques, les douleurs de tête & autres maladies de cette nature. La Médecine des Siamois *(n)*, ne consiste guère qu'en topiques; ils ont, comme les Péruviens *(o)*, quelques recettes traditionelles qu'ils appliquent au hasard & sans avoir égard aux symptômes particuliers des maladies. Les anciens Goths ne connoissoient que le miel pour toutes les maladies internes *(p)*. Ces pratiques presque uniformes

(l) Mœurs des Sauvages, *tome II.*
(m) Histoire générale des Voyages, *tome IV, in-4.°*
(n) Hist. nat. & politiq. du royaume de Siam, *chap. XI, page 138.*
(o) Hist. génér. des Voyag. *tome IX, page 264.*—Hist. des Incas, *tome II, pages 35 & 47.*
(p) Olaï magni septentrional. hist. breviar. lib. *XXII, cap. IV.*

INTRODUCTION.

chez tous les peuples anciens & modernes qui font restés fans culture, nous retracent à peu près l'origine de la Médecine & de la Chirurgie, telle que la raison la conçoit & que l'autorité même l'attefte.

Or fi toutes nos connoiffances font l'ouvrage du temps, le fruit tardif de l'obfervation, en un mot la fomme des combinaifons & des réfultats, on imagine aifément quels purent être dans les premières maladies, dans les premiers maux qu'éprouvèrent les hommes, les tâtonnemens de la furprife & de l'inexpérience. L'ignorance eft certainement la mère de la crédulité; & que de moyens fe font réunis pour les rendre long-temps inféparables! D'un côté, la foibleffe que les maux du corps communiquent à l'ame, & le defir preffant de recouvrer cette indolence phyfique, ou la fanté, le premier bien de l'homme; d'autre part, la confiance & l'audace de gens pouffés par le befoin à promettre des chofes incertaines pour en obtenir de réelles, les moyens myftérieux dont ils couvroient leur impéritie, certaines cures où les feuls efforts de la Nature devenoient leur triomphe, tout favorifoit l'illufion & bientôt fit naître cette efpèce de fripons, que nous appelons *Charlatans*. L'idée feule que, par la vertu de certaines paroles, on pouvoit arrêter le fang & guérir les plaies, eft une des plus anciennes fuperftitions, qui a fubfifté dans tous les temps & chez tous les peuples du monde. Homère nous a confervé des traces de ce genre de fuperftition chez les Grecs *(b)*. Ulyffe eft bleffé au genou, les fils

(q) Odyffée, *lib. XIX, v. 457.*—Plin. Hift. nat. *lib. XXVIII, c. I.*

d'Autolycus bandent la plaie & profèrent certaines paroles; le fang s'arrête auſſitôt. On ne voit ni l'effet du panſement ni l'ouvrage de la Nature : on ne croit devoir cette ſuppreſſion de l'hémorragie qu'à de vains fons. Il n'entroit pas moins de preſtige dans le nœud merveilleux, dont on attribue l'invention à Hercule. On a cru anciennement que ce nœud avoit une vertu ſingulière pour guérir les plaies *(r)*; les bienfaits de l'art, ni ceux de la Nature, n'étoient comptés pour rien; on faiſoit honneur de la guériſon à l'habile impoſteur qui trompoit le bleſſé. Telles furent d'abord les manœuvres de quelques particuliers ſans miſſion *(ſ)*; leurs ſuccès enhardirent les prêtres, que leur commerce avec les Dieux mettoit beaucoup plus à portée d'abuſer de la crédulité du vulgaire, déjà trompé ſi groſſièrement ſur tous les objets de ſon culte. Ceux-ci convertirent les preſtiges en cérémonies religieuſes; celle qu'ils accréditèrent le plus, eſt connue ſous le nom d'*incubation (t)*: elle conſiſtoit à coucher dans le temple de quelque divinité, pour obtenir la guériſon de ſes maux. Pour que perſonne ne mourût entre leurs mains, ou pour n'admettre à l'incubation que des malades ſuſceptibles d'une guériſon prompte & facile,

---

(r) Plin. lib. *XXVIII*, cap. *VI*.

(ſ) Ceux qui ſeront curieux d'en voir davantage ſur ce ſujet, peuvent lire le Traité de Voſſius, *de Idololatria.*

(t) Incubare ſatius te fuerat Jovi. Plaut. *in curcul.* act. II, ſcen. II. Voyez H. Conringius, *de incubatione in fanis Deorum medicinæ cauſâ olim factâ.*

INTRODUCTION. 9

(quoiqu'ils y fuſſent quelquefois trompés), on étoit tenu de conſulter auparavant le Dieu dont on imploroit le ſecours *(u)*; & comme ſes Miniſtres en étoient l'ame & l'organe, ils diƈtoient les réponſes à leur gré.

Quand le malade étoit admis, il y avoit des cérémonies préalables auxquelles on mettoit un appareil propre à en impoſer au peuple, toujours avide du merveilleux. Du ſanƈtuaire ou du fond des temples, il ſortoit quelquefois une agréable vapeur qui rempliſſoit le lieu où ſe tenoient les conſultans *(x)*: c'étoit l'arrivée du Dieu, qui parfumoit tout par ſa préſence. Après ces préparations cérémonielles, venoient les jeûnes, les expiations & les luſtrations, pour leſquelles on préféroit l'eau de mer *(y)*, quoiqu'à ſon défaut celle de fontaine ſuffît; car il eſt bon d'obſerver que le Dieu ne ſe communiquoit pas à des ſujets impurs *(z)*. A ces religieuſes grimaces ſuccédoient les ſacrifices, & chaque temple avoit les ſiens. Par-tout on s'accordoit ſur leur néceſſité, preſque par-tout on différoit dans la manière & dans l'eſpèce. En certains

---

(u) Arrian. lib. *VII*. Voyez auſſi les inſcriptions ci-après.

(x) Font. Hiſt. des oracles.

(y) Diogène-Laërce, *dans la vie de Platon*, rapporte qu'Euripide ayant accompagné ce Philoſophe en Égypte, y tomba malade & fut guéri par les Prêtres avec l'eau de la mer (où apparemment on le fit baigner); ce qui lui fit dire par la ſuite: *que la mer lave tous les maux des hommes. Lib. III.* Voyez auſſi les remarques de Mlle Lefevre, *ſur le Plutus d'Ariſtophane*, page 136.

(z) Porphyr. de *Abſtin. carn. lib. II.* — Clem. Alex. *Strom. lib. V.*

endroits, on facrifioit à Efculape des moineaux *(a)*, & en d'autres c'étoit des coqs *(b)* : à Cyrène, ce Dieu agréoit le facrifice des chèvres & le rejetoit à Épidaure *(c)*. A Titane, on lui offroit le taureau, l'agneau & le porc *(d)*; l'Efculape d'Athènes, bien plus fobre, fe contentoit de noix, de figues & d'autres menues denrées femblables. Tous ces dons, qui étoient de précepte légal *(e)*, n'excluoient pas la pieufe générofité des dévots ; les Prêtres s'en feroient bien gardés. Leur vigilance, fur l'article de leurs intérêts, avoit été jufqu'à faire établir à Épidaure & à Cyrène, une loi qui défendoit aux citoyens, ainfi qu'aux étrangers, de rien emporter des victimes ou de ce qui avoit été confacré aux Dieux. Tout devoit être confommé dans l'enclos du temple. Les Prêtres fe faifoient ainfi payer chèrement la peine de facrifier des victimes dont ils mangeoient la chair.

Après toutes ces formalités, on paffoit à d'autres cérémonies qui, pour avoir un objet plus férieux, n'en étoient pas moins illufoires : je parle de celles qui fe rapportoient directement à la guérifon. La Divinité, dans tous les temples, fe communiquoit d'une manière particulière, mais dans celui d'Athènes elle exerçoit en perfonne ; c'eft ce qu'on apprend par le Plutus

---

(a) Montfaucon, Antiq. expl. *tome I, page 150.*

(b) Plat. *Phæd. circa fin.*

(c) Paufan. *Corinthiac. lib. 11.*

(d) Paufan. *loc. cit.*

(e) Ariftoph. *Plut. act. III, fcen. 11.*

d'Ariſtophane, le morceau de l'antiquité qui répand le plus de lumières ſur notre ſujet.

Quand les ablutions & les ſacrifices étoient finis, les malades ſe couchoient, le Sacrificateur éteignoit les lampes & recommandoit de dormir, ou du moins de garder un profond ſilence par reſpect pour le lieu : car le moindre bruit effarouchoit la Divinité, qui avoit de bonnes raiſons pour ne pas s'expoſer aux regards curieux & indiſcrets des profanes. Lorſque le Sacrificateur croyoit tout ſon monde bien endormi, il ſaiſiſſoit ce moment pour faire ſa ronde & s'emparer des noix, des figues, des gâteaux & des autres offrandes qui avoient été tranſportées de l'autel ſur la table ſacrée, & emportoit toute cette victuaille pour manger avec ſa famille ; car puiſqu'il guériſſoit pour le Dieu, il étoit juſte qu'il mangeât pour lui. Le lendemain on diſoit que l'Immortel avoit tout conſommé *(f)*.

Vers le milieu de la nuit, lorſque tout étoit calme, Eſculape, ou plutôt le Prêtre qui en faiſoit les fonctions, accompagné de pluſieurs femmes, qu'on faiſoit paſſer pour les filles du Dieu, viſitoit les malades & leur ordonnoit le remède qu'il jugeoit convenable ; un aide le préparoit ſur le champ & le Dieu en faiſoit l'application. Quelques-uns de ces malades guériſſoient par haſard & d'autres ſe croyoient guéris, ce qui revient à peu près au même. Comme les Charlatans de nos jours, ils avoient des gens affidés qui ne venoient dans leurs temples que pour faire

---

(f) Ariſtoph. *loc. cit.* C'eſt à peu près de la même manière que ſe conduiſoient les prêtres de Belus, dont Daniel découvrit les ſupercheries.

éclater la puissance de la Divinité. C'est ce qu'on voit par cette inscription de la fameuse table d'Esculape *(g)* :

« Le Dieu a rendu ces jours-ci l'Oracle suivant au nommé
» Caïus, qui étoit aveugle ; qu'il se présentât à l'autel sacré ;
» qu'après avoir fléchi les genoux, il passât de la droite à
» la gauche, & mît ses cinq doigts sur l'autel ; qu'ensuite
» il levât la main & l'appliquât sur ses yeux. Il l'a fait & il
» a recouvré la vue en présence du peuple, qui a fait éclater
» sa joie, en voyant les miracles qui se faisoient sous notre
empereur Antonin. »

L'objet de ces faux miracles qu'ils publioient de temps à autre, étoit de réveiller l'attention du peuple & de soumettre les incrédules. Pour l'ordinaire, ils prescrivoient des remèdes naturels, mais assaisonnés de superstition. S'agissoit-il d'en consigner les bons effets sur des tablettes publiques ! C'étoit toujours des maladies graves, désespérées, incurables, qu'ils avoient guéries. On en jugera par les inscriptions suivantes :

« Lucius avoit une pleurésie formée, en sorte qu'*on*
» *désespéroit de sa vie*. Le Dieu lui a rendu cet Oracle :
» Qu'il vînt prendre de la cendre sur son autel & que
» l'ayant mêlée avec du vin, il l'appliquât sur son côté ; ce

---

(g) Cette table, qui étoit de marbre, fut trouvée parmi les débris d'un temple de ce Dieu, dans une île du Tibre. On la voyoit du temps de Mercurial, dans le palais Maffei, d'où elle aura peut-être passé dans quelqu'autre palais de Rome. Elle contenoit les quatre inscriptions qu'on insère ici. *H. Mercurialis, de arte Gymnasticâ, lib. I, cap. I.*

qu'ayant fait, il a été guéri, a rendu publiquement grâces «
au Dieu & en a reçu les félicitations du peuple. »

« Julien vomiſſoit ou crachoit du ſang, de façon que l'on *n'en eſpéroit plus rien*. L'oracle du Dieu lui a répondu, « qu'il vînt dans ſon temple, qu'il prît des pignons ſur ſon « autel & qu'il en mangeât pendant trois jours avec du miel: « ce que Julien ayant fait, il a été guéri, & il eſt venu « en rendre au Dieu ſes actions de grâces, en préſence « de tout le peuple. »

« Le Dieu a rendu cet Oracle à Valerius Aper, ſoldat, qui étoit devenu aveugle : Qu'il prît du ſang d'un coq « blanc, qu'il y mêlât du miel, & qu'il en fît un collyre, « dont il mettroit ſur ſes yeux pendant trois jours. Il a vu, « & il eſt venu rendre publiquement grâces à Eſculape. »

Les remèdes qu'on décrit ici, ſans être énergiques, ſont au moins indiqués & relatifs aux circonſtances, ils ont donc pu être utiles; mais ſi l'on peut inférer de-là que les Prêtres avoient quelques connoiſſances dans l'art de guérir, on ne ſauroit excuſer l'abus qu'ils en faiſoient. On voit dans ces inſcriptions, & ſpécialement dans la dernière, combien ils cherchoient à en impoſer ſur la nature du mal. La difficulté de voir de ce ſoldat qu'on dit aveugle, avoit vraiſemblablement ſa cauſe dans une violente ophtalmie, puiſque nos Oculiſtes modernes font encore appliquer, dans le même cas, le ſang de pigeon, qui, toute ſuperſtition à part, a la même vertu que celui du coq blanc. Voilà de ces ſupercheries particulières à ces charlatans : mais quelquefois auſſi les Grands s'aviliſſoient jusqu'à conspirer avec eux pour tromper le prince & le peuple. Deux hommes de basse condition, payés sans doute pour contrefaire, l'un l'aveugle, l'autre le boiteux, se présentent à l'audience de Vespasien *(h)*, & le prient de vouloir bien leur accorder le remède que Sérapis leur avoit révélé en songe. Il ne s'agissoit que de cracher dans l'œil du premier & de toucher du bout du pied le second. L'Empereur avoit trop de bon sens pour s'exposer au ridicule de cette cérémonie; mais pressé par ses courtisans, moins délicats que lui sur les suites de cette flatterie insigne, il touche les prétendus malades & ils sont guéris. Les Prêtres, gagés pour captiver le peuple par l'attrait du merveilleux, repaissoient souvent sa crédulité de pareilles chimères. Près du temple que le censeur Fulvius avoit fait bâtir à Apollon, sur le mont Soracte *(i)*, il y avoit un collége de Prêtres, qui, pour accréditer les oracles du Dieu, dont ils étoient les Ministres, marchoient sur des charbons ardens, qui ne leur faisoient aucun mal, parce qu'ils s'étoient auparavant frotté les pieds de certaines drogues connues des Bateleurs modernes qui avalent du feu & font d'autres prestiges de cette espèce *(k)*. On sait que Junon, sous le nom de *Lucine*, qu'elle partageoit avec Diane, étoit invoquée dans les accouchemens, & qu'elle avoit en cette qualité un culte particulier à Rome.

(h) Sueton. *lib. X, cap. VII.*

(i) Plin. hist. nat. *lib. VII, cap. VIII.* Virgil. Æneid. *lib. XI,* v. 785.

(k) Voyez Varron & Servius sur le texte cité de Virgile.

Introduction. 15

Les dames Romaines qui ne pouvoient avoir d'enfans, se rendoient à certaines heures dans son temple *(l)*. Là dépouillées de leurs vêtemens & dévotement prosternées, elles recevoient avec docilité plusieurs coups de fouet qu'un Luperque ou prêtre de Pan leur appliquoit avec des lanières faites de peau de bouc. Si cette fustigation seule ne les rendoit pas fécondes, elle avoit au moins la propriété de les disposer à le devenir *(m)*. On eût pu exécuter chez soi la recette ; mais on lui croyoit une toute autre vertu, lorsqu'elle étoit administrée dans le temple & par les mains d'un Prêtre. L'histoire ancienne, remplie de traits semblables, n'offre peut-être pas un tour de charlatanisme aussi impudent que celui-ci. Une femme qui avoit dans le corps un ver extraordinaire, se trouvant abandonnée des plus habiles Médecins, vint à Épidaure pour prier Esculape de l'en délivrer *(n)*. Comme ce Dieu étoit alors absent *(o)*, les Ministres du temple la firent coucher dans le lieu destiné à l'incubation, & préparèrent l'appareil nécessaire pour la cure. L'un d'eux ayant coupé la tête à cette femme, tira le ver qui étoit effrayant & d'une longueur

(l) Ovide, *Fastor. lib. II.*—Juven. *Satyr. II.*—Barthol. *de vet. Puerper. pag. 3.*

(m) Joan. Henric. Meïbom. *de flagrorum usu in re venereâ, pag. 44 & seq.* & Histor. flagell. *cap. 10.*

(n) Ælian. Variar. Hist. *lib. XX, cap. XXXIII.*

(o) On croyoit que les Dieux quittoient quelquefois leurs temples & faisoient des voyages en certains pays. On voit dans Homère, qu'ils étoient la plupart au siége de Troie. Sophocles se vantoit d'avoir reçu chez lui Esculape. Plutarque, *Œuvres diverses.*

prodigieufe. Ils fe mirent enfuite en devoir de lui remettre la tête & de la rajufter comme auparavant; mais ils ne purent en venir à bout. Heureufement le Dieu revint & après les avoir réprimandés d'avoir entrepris une cure qui n'étoit pas de leur compétence, par fon pouvoir irréfiftible & divin, il remit la tête fur fon tronc & renvoya l'étrangère en bon état. C'eft à des piéges fi groffiers que fe prenoient & le peuple & les gens plus inftruits, & les Grands même, qui tous étoient peuple fur cet article. Mais doit-on en être furpris! malgré toute la philofophie, dont on fait honneur à notre fiècle, on voit des Charlatans publier des cures prefque auffi ridicules, qui cependant s'établiffent dans la crédulité publique.

Après des guérifons auffi fpécieufes, un malade manqué par les Prêtres auroit eu bonne grace de fe plaindre! combien de raifons n'avoit-on pas à lui oppofer! on lui reprochoit la modicité de fes préfens *(p)*, ou fes crimes, ou quelque omiffion dans le cérémonial des préparatifs, & tous les jours on payoit de cette monnoie l'imbécille crédulité des dévots qui vouloient bien s'en contenter. De temps en temps il fe trouvoit des gens éclairés, affez courageux pour déchirer le voile qui couvroit ces miférables preftiges. On lit que Polémon *(q)* dormant dans le temple d'Efculape pour apprendre de lui les moyens de fe guérir de la goutte, ce Dieu lui apparoît & lui ordonne de s'abftenir de boire froid. Polémon lui

(p) Ariftoph. *loc. cit.*—Plaut. *Curcul. act. I, fcen. 1.*
(q) Philoftrat. *in Heroïc.*

répond:

répond : *Que ferois-tu, mon ami, si tu avois à guérir un bœuf !* Il y a plus : quoique dans trois grandes écoles de Philosophie on traitât les Oracles d'impostures, il y avoit peu de Grecs qui ne les allassent consulter sur leurs maladies. On exécutoit même avec la plus grande exactitude toutes leurs ordonnances, quelque rebutantes qu'elles fussent, & l'on cherchoit à éluder celles des plus habiles Médecins. C'est un reproche que faisoit Galien à ses contemporains, & nous aurions le même droit de le faire aux nôtres.

On a vu ce qui se pratiquoit dans le temple d'Athènes. Ailleurs, le Dieu se bornoit à prescrire des remèdes aux malades, & à leur promettre la santé ; quelquefois il les guérissoit miraculeusement pendant le sommeil. Là il prescrivoit des remèdes, tantôt assez clairs, tantôt énigmatiques, que les Prêtres se chargeoient toujours d'expliquer. Si les songes n'étoient pas susceptibles d'une interprétation satisfaisante, on faisoit dormir de nouveau les malades, avec la précaution de leur remplir l'esprit des idées les plus propres à leur inspirer des songes favorables. L'imagination prévenue de tout ce qu'on leur avoit inculqué des guérisons & des oracles du Dieu, le lieu même & les circonstances, les disposoient à se retracer la nuit les idées dont ils avoient été préoccupés pendant le jour. Les plus petites attentions n'étoient point oubliées pour le succès. On savoit que certains alimens rendent le sommeil difficile *(r)* : on les interdisoit

(r) Plutarch. *Symposiac.* 1 8,—Cicer. *de Divin. lib. I.*

aux malades. Quelquefois, pour ébranler encore plus l'imagination du sujet, on le faisoit coucher sur des peaux de victimes immolées aux Dieux *(f)*. Si tous ces soins ne réussissoient pas, un Prêtre officieux faisoit pour lui l'incubation, & alors il étoit toujours sûr d'avoir un songe, vrai ou supposé. Mais pour en être réduit à cette ressource, il falloit que le malade n'eût fait aucun rêve ; s'il en avoit fait un, quel qu'il fût, les Prêtres ne devoient jamais rester court ; « car, dit Artémidore *(t)*, les com-
» positions des Dieux sont simples & sans énigmes ; lors
» même que les Dieux parlent obscurément, ils se font
» suffisamment entendre. Témoin cette femme, qui ayant
» une inflammation à la mamelle, songea qu'un agneau
» l'allaittoit. Elle y appliqua, en forme de cataplasme,
» l'*arnogloffe*, c'est-à-dire le plantain, & elle fut guérie. ».
Arnogloffe signifie en Grec, *langue d'agneau*. Par cette heureuse interprétation, on peut juger combien les Prêtres avoient beau jeu pour expliquer ces sortes de songes.

Le fameux imposteur Alexandre avoit eu l'adresse de proposer des moyens curatifs encore plus faciles & plus commodes. Il suffisoit d'envoyer un billet cacheté, qui contenoit les demandes que l'on vouloit faire à l'Oracle *(u)*. Ce billet étoit décacheté par le Ministre, celui-ci,

---

(f) Virgil. Æneïd. lib. *VII*, v. *85 & seq.*—Pausan. *in Attic.* cap. *XXXIV*.

(t) De somnior. interpret. lib. *IV*, cap. *XXIV*.

(u) Pausan. loc. cit.—Strab. Géograph. lib. *XIV*,—Lucien, *in Pseud.*

après y avoir écrit ce qu'il vouloit, avoit l'art de le refermer sans qu'il y parût *(x)*. Le lendemain on le recevoit tout cacheté avec la réponse de l'Oracle, où il y avoit toujours assez de laconisme & d'ambiguité pour cadrer à tous les évènemens : semblable au soulier de Théramène, qui pouvoit être chaussé par toutes sortes de personnes, ou à la mesure Lesbienne, instrument de plomb, qu'on pouvoit appliquer également à toutes sortes de figures, droites, obliques, longues, carrées, &c.

Entre les preuves sans nombre que nous pourrions rapporter de cette ambiguité captieuse, il en est une d'autant plus frappante, qu'elle intéressoit le plus puissant Potentat de l'Univers *(y)*. Alexandre le Grand étant tombé malade à Babylone, quelques-uns des principaux de sa cour passent une nuit dans le temple de Sérapis, & demandent à ce Dieu, s'il ne seroit pas à propos de faire apporter le Roi lui-même, pour qu'il le guérît plus commodément. Le Dieu répond : Qu'*il vaut mieux pour Alexandre qu'il demeure où il est*. Quel que pût être l'évènement, Sérapis auroit toujours eu raison. S'il eût laissé venir Alexandre, & qu'il fût mort en chemin ou dans le temple, à quel discrédit ne se seroit-il pas exposé ! Si le Roi recouvroit la santé sans sortir de Babylone, quelle gloire pour l'Oracle ! S'il mouroit, c'est qu'il lui étoit plus avantageux de mourir après des conquêtes qu'il ne

―――――――――
(x) J. Spon en décrit la manière d'après les Anciens, dans la 31.e dissertation de ses *Recherches curieuses d'antiquité*.
(y) Arrian. *lib. VII*.

pouvoit étendre plus loin, ni peut-être même conserver: Il fallut s'en tenir à la dernière leçon, qui fut tournée effectivement à l'avantage du Dieu, dès qu'Alexandre fut mort.

D'autres fois les Prêtres prescrivoient des remèdes avec des circonstances bizarres; de manière qu'ils étoient toujours maîtres d'assurer, tant que le malade n'étoit pas guéri, qu'on n'avoit encore pu les trouver. Tel est celui que l'Oracle indiqua à Phéron, fils de Sésostris, & son successeur au trône d'Égypte. Ce Prince follement irrité de voir la crûe excessive du Nil, décocha contre ses eaux une flèche *(z)* : c'étoit un crime énorme aux yeux des Égyptiens, qui avoient la plus grande vénération pour ce fleuve. Peu après Phéron devint aveugle, c'est-à-dire, qu'il perdit pour un temps la faculté de voir, par une inflammation ulcéreuse de la conjonctive & des paupières, ou par quelques maladies de cette nature, si communes encore aujourd'hui en Égypte, tant par les vapeurs humides dont l'atmosphère est chargée pendant les débordemens du Nil, que par les sables que des vents impétueux élèvent pendant les chaleurs brûlantes de ce climat. Quoi qu'il en soit, les Prêtres ne manquèrent pas de faire entendre à ce Prince que c'étoit le châtiment de son crime, & cet aveuglement dura dix ans. La onzième année, l'Oracle de la ville de Butés publia que le terme de la punition étoit expiré, & que le Roi recouvreroit la vue, en se lavant les yeux avec l'urine d'une femme qui n'auroit connu d'autre homme

(z) Herodot. *lib. II, cap.* CXI.

que son mari. Il commença par l'urine de la Reine, sa femme, qui fut sans effet; il mit ensuite à la même épreuve, & avec aussi peu de succès, celle de toutes les autres femmes de la ville. La femme de son jardinier, plus fidèle ou plus heureuse que les autres, fournit enfin de son urine, & celle-ci guérit le Prince. La reconnoissance lui fit épouser cette femme; mais toutes les autres furent rassemblées, & brûlées avec la ville. Si les Prêtres n'avoient eu d'autre vue que de faire persévérer le Roi dans l'usage d'un remède salutaire, qui ne pouvoit agir que lentement, & le prémunir contre le dégoût par un espoir toujours renaissant, la ruse eût été innocente; mais elle ne devoit intéresser ni la vie, ni même l'honneur de celles qui fournissoient le remède. On sait qu'alors, ainsi que de nos jours, on vouloit guérir promptement; si la maladie est longue, on se dégoûte bientôt des remèdes. Ce n'est point à la Nature qu'on s'en prend, c'est au Médecin. On n'aperçoit ni son habileté ni sa prudence, on ne voit que sa lenteur; la patience échappe, il est congédié. Vient enfin un Charlatan, qui n'est quelquefois que l'heureux témoin du bienfait de la Nature, disposée par le Médecin, & plus souvent encore l'assassin complaisant du malade dont il accélère la mort en lui promettant la santé.

Les Prêtres, ainsi que nos Charlatans, eussent volontiers amené l'usage de se faire traiter par procuration; mais toute leur facilité, leur condescendance, ne purent les garantir d'être croisés par quelques fourbes, aussi rusés qu'eux, qui entreprirent fur leurs droits. Les temples ne confervèrent donc pas conftamment le privilége exclufif des oracles & des incubations ; ces cérémonies fe pratiquoient auffi dans des antres & des cavernes : leur obfcurité infpire je ne fai quelle horreur favorable à la fuperftition. Il y avoit à Nifa, près de Rhodes, un de ces antres devenu fameux. Les malades qui avoient confiance aux Dieux guériffeurs, fe rendoient dans un village voifin chez des Prêtres, qui faifoient, pour les malades, les incubations. Ils menoient ces malades dans l'antre, où ils reftoient plufieurs jours fans manger; & pendant ce temps-là, ils tâchoient d'avoir des fonges bienfaifans par l'entremife des Prêtres, qui leur fervoient d'initiateurs. Cet antre étoit inacceffible, & d'un abord dangereux pour tous ceux qui n'y entroient pas fous les aufpices des Prêtres (a). Les impoftures & les preftiges de ces Charlatans révérés, avoient répandu parmi le peuple, naturellement crédule & fuperftitieux, une aveugle myfticité, qui ne lui laiffoit rien voir de naturel, ni dans les maladies, ni dans leur traitement : il lui falloit par-tout du merveilleux. Les remèdes paroiffoient bien plus fpécifiques, quand ils étoient annoncés par des fonges ou par des vifions. Ces fonges falutaires étoient devenus fi familiers, & tellement en vogue, qu'il ne falloit pour s'en procurer, ni temple ni caverne : on en avoit également chez foi. Le préjugé, joint au defir de rêver conformément à

(a) Strab. Geograph. lib. XV.

INTRODUCTION.

son état, étoit un sûr moyen d'en obtenir *(b)* : la Théologie payenne avoit sur cela des principes qu'on admettoit sans examen. Elle enseignoit que le sommeil étoit le temps le plus convenable pour entendre la voix des Dieux *(c)* ; qu'ils ne parloient pas à nos oreilles, mais à notre intelligence, & que la veille étoit sujette à trop de distractions, pour que des mortels fussent capables du recueillement qu'exigeoit cette auguste communication. On peut juger combien ce jargon mystique avoit de pouvoir sur des esprits subjugués par des prestiges continuels.

Pour tenir toujours en haleine la superstition populaire, on multiplioit par-tout les objets de culte. On avoit consacré à certaines Divinités, des fontaines dont les eaux avoient la réputation de guérir les maladies. Si toutes ces fontaines avoient eu quelque principe minéral pour fonder la superstition, elle eût été plus excusable ; mais la plupart n'étoient que des eaux ordinaires. Près du temple d'Amphiaraüs, il y avoit une fontaine qui portoit son nom *(d)* : ses eaux ne servoient ni aux sacrifices, ni aux lustrations, ni aux ablutions des mains ; elles n'étoient destinées qu'à recevoir les pièces d'or & d'argent des pieux imbécilles, qui s'imaginoient avoir trouvé dans la réponse de l'Oracle quelque soulagement à leurs maux. Les Prêtres, pour mieux en imposer encore, rendoient

---

(b) On peut en voir des exemples dans Pline, Élien, Artémidore, & quantité parmi les inscriptions de Gruter.

(c) Plutarch. *de Socrat. Dæmon.*

(d) Pausan. *lib. I, cap. XXXIV.*

jufqu'aux animaux complices de leurs impoſtures. On publioit qu'un cheval malade & abandonné *(e)*, qui de ſon propre mouvement alloit tous les jours boire à une fontaine conſacrée à Eſculape, avoit par ſa bienfaiſance recouvré la ſanté & l'embonpoint. Les Romains eurent auſſi de ces fontaines merveilleuſes ; l'oracle de Gérion, près de Padoue, étoit accrédité par une fontaine, dont les eaux, ſelon Claudien, rendoient la parole aux muets, & guériſſoient les maladies.

Il y avoit de plus dans les carrefours des eſpèces de Bateleurs à tréteaux, comme les nôtres, qui, à l'imitation des Prêtres, ſe mêloient de faire, pour la cure des maladies, des expiations & des preſtiges. Le peuple imbécille couroit leur acheter chèrement un eſpoir frivole, dont il étoit toujours dupe ; mais les Prêtres ne vouloient avoir rien de commun avec eux, « parce qu'ils » étoient, dit M. de Fontenelle *(f)*, des Charlatans plus » nobles & plus ſérieux, ce qui fait une grande différence » en ce métier-là. » En effet, ni les Bateleurs, ni les antres, ni les fontaines n'eurent jamais la célébrité des temples ; la majeſté de ces aſiles conſacrés par la Religion, en impoſa toujours aux hommes. On y dépoſoit les inſtrumens de Chirurgie, fort rares alors *(g)*, & tout

(e) Elian. variar. *Hiſtor.*—Montfaucon, *Antiq. tom. II, part. IV, pag. 299.*—M. de Caylus, *antiq. Grecq. tome II, page 160.*

(f) Hiſtoire des Oracles, *chap. V.*

(g) Plumbeum odontagogum quod nos dentiducum dicere poterimus, apud Delphum in Apollinis templo oſtentationis cauſâ propoſitum. Cæl. Aurel. *Morbor. chronic. lib. II.*

INTRODUCTION.

ce qu'on croyoit digne d'être confervé & tranfmis à la poftérité; on y infcrivoit les remèdes qui avoient opéré quelques guérifons éclatantes, afin qu'ils puffent fervir à d'autres en pareille occafion *(h)*. Ceux qui s'étoient trouvés foulagés, pour marquer leur reconnoiffance, envoyoient de petits tableaux, contenant le détail de la maladie & des remèdes auxquels on croyoit devoir fa guérifon *(i)*; d'autres y faifoient mettre la repréfentation des parties de leur corps qui avoient été l'objet de la cure *(k)*. Il y avoit encore plufieurs autres efpèces de tableaux; fur les uns étoient peintes les perfonnes guéries, d'autres portoient une fimple infcription ou formule de reconnoif-fance; quelques-uns contenoient le nom de la perfonne convalefcente, l'hiftoire de fa maladie, & le remède qui l'avoit guérie : tous ces dons étoient de matière plus ou moins précieufe, felon la fortune ou la ferveur des

(h) Plin. *lib.* XXIX, *cap.* I.

(i) Paufan, in *Corinthia. cap.* XXXVII. — Strab. *lib.* VIII & XIV. — Gruter, *Thefaur. infcript. ex recenf.* J. Grævii, *tom.* I, *part.* I, *cap.* LXXXII, *n.*° 6. — Thomas Reinefius, *in Syntagmate infcript. claff.* I, *pag.* 132.

(k) Entre les préfens faits à Apollon, Paufanias vit dans le temple de Delphes une vieille ftatue d'airain, repréfentant un homme qu'une longue maladie avoit tellement décharné, qu'il ne lui étoit refté que les os. C'étoit, au rapport des Delphiens, Hippocrate lui-même qui l'avoit confacrée à Apollon. **Photic.** *lib.* X. — Voyez auffi Thomafius, *de Donariis veter. cap.* VII. — Hundermack, *de incrementis artis medicæ per expofit. ægrotor.* in-4.° pag. 49 & fuivantes.

Tome I.   D

particuliers *(l)*. Ils étoient suspendus dans les temples, comme des témoignages irrécusables du pouvoir de la Divinité bienfaisante, & c'étoit autant de moyens sûrs pour entretenir la crédulité des dévots ; comme aujourd'hui les descriptions de toutes ces cures imaginaires ou infidellement rapportées, que les Charlatans répandent avec tant de profusion dans les places publiques, sont autant de piéges pour les sots.

On voyoit une très-grande quantité de monumens de cette espèce à Épidaure, à Tricca, ville de Thessalie, & à Cos. On a prétendu que les ouvrages d'Hippocrate n'étoient qu'une compilation des inscriptions du temple de Cos *(m)*, mais cela n'est pas même vraisemblable: car à juger de ces inscriptions par celles qui nous restent des temps même postérieurs à ce grand Médecin, elles portoient l'empreinte de la superstition la plus aveugle, & des connoissances les plus superficielles. Or dans les écrits d'Hippocrate, on ne voit aucune trace de ces remèdes superstitieux qui défigurèrent la Médecine de son siècle : preuve incontestable de la bonté de son jugement, & du peu d'usage qu'il faisoit de ces inscriptions. Mais ce qui détruit pleinement cette fausse tradition, c'est que ses Écrits consistent beaucoup plus en observations

---

(l) Jac. Gutherii, *de veteri Jure pontificio*, lib. *III*, cap. *IX*. — Græv. *antiquit. Roman.* tom. *V*, pag. *135*. — Joan. Godofredi Lakemacheri, *Antiquit. Græc. sacr.* cap. *VII*, §. *XXIV*.

(m) Strab. lib. *XV*. — Plin. lib. *XXIX*, cap. *XXXIV*.

& en préceptes, qu'en formules de médicamens.

Cette histoire très-abrégée des superstitions médicinales ou du charlatanisme de l'antiquité, pouvoit s'étendre fort loin. Les recherches sont abondantes, & l'on en feroit aisément un ouvrage assez considérable ; mais nous avons cru qu'une pareille matière devoit plutôt être effleurée que trop approfondie. C'est pourquoi nous n'avons point parlé de la *Médecine magique*, dont on touche seulement quelque chose dans l'histoire de l'Art, pour former la chaîne des époques qu'on est obligé de parcourir ; d'ailleurs nous n'avons pas prétendu ne faire tomber le ridicule des superstitions que sur la Médecine interne, puisqu'on a vu que la Médecine externe, ou la Chirurgie, n'en avoit point été exempte. On diroit que notre condition naturelle est de passer par toutes les erreurs & par toutes les illusions dont l'esprit humain est capable, pour atteindre à quelques vérités. Il paroît donc moins étonnant que, sur un intérêt aussi vif que celui de la santé, l'homme ait pris si souvent le change, puisque tel a été de tout temps le procédé de nos connoissances ; mais les seules superstitions dont on vient d'ébaucher le tableau, rendent suffisamment raison du peu de progrès que l'art de guérir avoit fait avant Hippocrate. En effet, comme la Divinité que l'on invoquoit étoit toujours censée guérir les malades, il falloit revêtir les cures qu'elle paroissoit opérer, des dehors les plus imposans ; sans quoi les Ministres auroient bientôt vu la confiance s'évanouir, avec le crédit & les avantages qu'elle leur procuroit. Quels puissans motifs pour des hommes intéressés à perpétuer l'illusion ! Ainsi l'ambition & la cupidité se réunissant pour élever une barrière insurmontable aux progrès de l'Art, répandoient nécessairement le découragement & le dégoût. Telle cure que l'on pouvoit terminer en quelques semaines, ne pouvoit être l'affaire d'une ou de plusieurs nuits. Les remèdes n'étoient jamais variés suivant l'exigence des cas ; on ne faisoit aucune observation suivie. Ces Prêtres, comme les Charlatans modernes, moins jaloux de guérir effectivement les malades, que d'en imposer, décrioient les vrais Médecins, qui, contens d'employer leurs soins, leurs lumières au soulagement des malades, dédaignoient les mensonges autorisés par la Religion & révérés par le vulgaire. C'est ce que fait bien entendre Aristophane, lorsqu'il dit expressément *(n)* : *Qu'il ne pouvoit y avoir de bons Médecins à Athènes, où ils étoient méprisés & mal payés.* Ces Prêtres imposteurs étoient donc l'opprobre de l'Art, comme les Charlatans le sont encore aujourd'hui.

Les Sciences & les Arts, semblables au bon grain, sont aisément étouffés par l'ivraie. Le Gouvernement convaincu de cette vérité physique & morale, vient d'opposer une digue au Charlatanisme ; mais à la faveur des abus qui se glissent trop communément parmi les loix les plus sages, il trouvera peut-être encore des moyens de se reproduire impunément. Disons-le à la honte du siècle philosophique où nous vivons : il n'est encore parmi nous qu'un trop grand nombre de ces ames vénales,

(n) Loco citato.

qui, pour parler le langage de Pline, font un vrai trafic de la vie des hommes *(o)*. Mais est-ce aux réflexions les plus sages, aux raisonnemens les plus énergiques, même aux exemples les plus effrayans qu'on a sous les yeux, que céderont jamais les abus en cette matière! La Charlatanerie se fonde sur un genre de crédulité, contre lequel il est bien peu d'esprits forts. L'espérance est mère de l'illusion; & comme on croit aisément tout ce qu'on desire, on courra toujours à ces gens féconds en promesses, avec d'autant plus de fureur, que des remèdes violens & administrés au hasard, ont quelquefois opéré des révolutions heureuses & inattendues. Ces succès qui frappent l'esprit du vulgaire sont, aux yeux de l'homme instruit, d'une conséquence très-dangereuse. Mais on ne voit que le succès du moment; on vante avec enthousiasme ces cures isolées, souvent illusoires & toujours suspectes; on les raconte avec complaisance, & on oublie des milliers de victimes immolées à l'ignorance & à la cupidité meurtrières de ces imposteurs. On peut appliquer à nos Charlatans, ce que Tacite dit des Astrologues de Rome : *Ce sont des trompeurs toujours proscrits, toujours conservés (p).*

Nous nous garderons bien de confondre avec toutes ces superstitions la CIRCONCISION, opération économique, que la nature de certains climats avoit rendue nécessaire & très-fréquente. On ne sait point précisément à quel peuple

La Circoncision.

(o) Plin. *Hist. Nat. lib. XXIX, cap. I.*
(p) Genus hominum...... *fallax quod in civitate nostrâ & vetabitur semper, & retinebitur.* Histor. lib. I, cap. XXII.

on doit en rapporter l'origine. L'abbé Renaudot *(q)*, le P. Calmet *(r)*, & d'autres Savans, ont fait tous leurs efforts pour prouver qu'Abraham en étoit l'inventeur; mais Hérodote *(s)*, Diodore de Sicile *(t)*, & Marsham après eux, placent son origine avant ce Patriarche: Spencer *(u)*, qui expose les raisons respectives des deux sentimens, semble incliner pour le dernier. On a dit qu'Abraham n'avoit introduit la Circoncision, que pour servir de type ou de caractère propre à distinguer des autres peuples, ceux qui vouloient entrer dans son alliance; mais ce motif peu satisfaisant s'affoiblit encore, quand on considère que les Égyptiens *(x)*, les habitans de la Colchide, les Éthiopiens, les Syriens, & plusieurs autres peuples, l'avoient très-anciennement adoptée, sans songer à l'alliance de ce Patriarche. « Quelle vraisemblance, dit » le Juif Philon *(y)*, que tant de milliers d'hommes se » soient laissé mutiler dans la plus précieuse partie d'eux-mêmes, par le seul empire de la coutume ! » Ce n'est pas qu'on n'ait vu des peuples de l'Orient porter certains stigmates, pour marquer leur dévouement à quelque Divinité particulière; les dévots de la Déesse de Syrie, se faisoient imprimer des caractères sur les poignets & sur

---

(q) Mém. de l'Académie des Inscriptions, *tome II*, page *276*.
(r) Dissertation sur l'antiquité de la Circoncision.
(s) Hérodot. *lib. II, cap. XXXIV*.
(t) Lib. I.
(u) De legib. Hebræor. ritual. tom. I, *in*-8.°
(x) Hérodot. *lib. II, cap. CIV & CV.*
(y) Philo. Jud. *de Circumcis.*

INTRODUCTION. 31

le cou *(z)*; mais ces signes étoient visibles & faits pour être vus, & la Circoncision ne l'étoit pas.

On ne peut donc l'attribuer à une pareille cause. Elle en a de plus plausibles que Philon réduit à quatre ; & nous nous arrêterons à deux principales. La première, étoit pour prévenir une tumeur maligne & inflammatoire qui s'élevoit sur le gland, à l'abri du prépuce, & que sa chaleur brûlante avoit fait nommer *charbon (a)*. Un motif encore plus pressant pour ces peuples, de se soumettre

---

(z) Lucian. *de Deâ Syriâ.*

(a) Il paroît que cette tumeur étoit vénérienne. En effet, il régnoit alors en Égypte une espèce de mal vénérien ; au moins peut-on l'inférer du récit de Lysimaque. Cet auteur avance que les Hébreux furent affectés d'ulcères aux aines le sixième jour de leur départ ; le septième ils furent contraints de séjourner par la violence de la douleur, raison pour laquelle ce jour fut appelé *sabbat*, du mot Égyptien *sabbatosis*, qui signifie maladie des aines. A la vérité, les Livres saints donnent une autre raison de ce repos, & Josèphe observe que les mots *sabbo* & *sabbatosis* ont une signification bien différente, puisque celui-ci signifie *repos*, & l'autre *maladie des aines*; mais l'historien Juif, en montrant l'erreur de Lysimaque dans l'interprétation du mot, confirme la réalité du mal à l'époque où ses causes physiques se trouvoient, dans ce climat, à peu près les mêmes que dans le nouveau monde, dans certaines contrées de l'Afrique, & dans quelques îles des Indes orientales : ce mal naissoit indépendamment de tout commerce impur. Par les loix économiques établies dans l'Orient au sujet des gonorrhées qui étoient fort communes, & du commerce des femmes, il est aisé de juger que ces maladies des parties génitales & des aines, qui ont entr'elles une étroite correspondance, étoient réellement vénériennes. L'humidité, la putridité de l'air & des alimens, portoient dans les humeurs sébacées, mucilagineuses & séminales, cette acrimonie corrosive & délétère.

à la Circoncifion, c'étoit l'accroiffement énorme du prépuce, qui dans l'acte vénérien, occafionnoit la déviation de la femence entre les replis & les finuofités de cette peau excédante ; c'eft en effet la feconde caufe à laquelle Philon rapporte l'établiffement de cette opération. Il va même jufqu'à prétendre que les nations circoncifes font plus fécondes que les autres ; & Thevenot nous apprend que c'eft encore la raifon qui l'a fait pratiquer en Arabie *(b)*. Ce qui peut favorifer ce fentiment, ce font les fréquentes extenfions contre nature de la peau, que les Hébreux avoient rangées parmi les vices de conformation qui donnoient l'exclufion au Sacerdoce *(c)*. Ces fortes d'excroiffances font encore communes en Orient, & les femmes même n'en font point exemptes. Le clitoris & les nymphes leur croiffent tellement, que la néceffité de les couper a paffé en ufage *(d)*; d'où par fucceffion de temps il a pris force de loi.

Cependant les Voyageurs ne conviennent pas que toutes les femmes foient foumifes à cette opération. Ce n'eft que dans certaines contrées de l'Arabie & de la Perfe, comme vers le golfe Perfique & la mer d'Ormus *(e)*, qu'elle fe pratique dans les deux fexes avec une égale exactitude,

(b) Voyages de Thevenot, *cap. XXXII*, *édit. in-4.°*

(c) Joan. Selden, *de fuccess. in Pontific. Hebræor. cap. v.*

(d) Paul Æginet. *lib. VI, cap. LXX.* — Aetius, *tetrab. IV, ferm. IV*, — Strab. *lib. VII.*

(e) Chardin, Voyages de Perfe, tom. *III*, pag. 207. — Wleffing. *apud* Barthol. Gafpari frl. *Anat. lib. I*, pag. 146, *in-8.°*

Ætius

Aetius & *Avicenne* décrivent l'amputation des nymphes & du clitoris, qui étoient en usage de leur temps; Bellon rapporte *(f)*, que pour borner avec plus de succès l'accroissement de ces parties, on y applique même le feu : les Abyssines, quoique chrétiennes, conservent encore cette coutume. Léon-l'Africain *(g)* dit que c'est une loi de Mahomet, qui n'a lieu que dans l'Égypte & la Syrie ; mais il est évident que le faux prophète n'en a point fait une loi, puisque l'Alcoran n'en dit rien. Il l'a trouvée établie, il l'a laissé subsister ; voilà ce qu'il y a de vrai.

Tous les peuples ne faisoient pas la Circoncision au même âge. Chez les Hébreux, la loi d'Abraham l'avoit fixée au huitième jour *(h)*; parce qu'avant ce temps, les enfans n'étoient pas censés faire partie de la société. On ne prévenoit jamais ce terme *(i)* ; mais on ne le passoit pas non plus, à moins que la santé de l'enfant n'obligeât de le reculer. Actuellement les Égyptiens font circoncire les mâles à cinq, six, neuf, & même treize ans *(k)*. Les

---

(f) Bell. *lib. III, obs. cap. XXVIII.*

(g) Léon Afric. *lib. VIII.*

(h) Genes. *cap. XVII, v. 12.* Il étoit défendu d'offrir à Dieu aucun animal qui n'eût au moins huit jours ; avant ce terme ils n'étoient pas censés parfaits. *Exod. XX, v. 30.*—Philo. *in vitâ Mos.* Chez les Romains on n'imposoit le nom aux garçons que le neuvième jour, & le huitième aux filles, parce que la vie des enfans n'est point assurée avant le septième jour. Plutarq. *quæst. Rom. cap. 11.* — Aristot. *Hist. animal. lib. VII, c. XII.*—Macrob. *Saturn. lib. I, c. XVI.*—Servius, *in Phormion. Terent.*

(i) Le P. Calmet, *Genes. cap. XVII, v. 12.*

(k) Chard. *loc. citat.*

Tome I.   E

filles ne fubiffent cette opération que quand elles ont paffé la première jeuneffe, parce qu'auparavant il n'y a pas d'excroiffance fuffifante pour l'excifion.

Cette opération fe faifoit chez les Hébreux par toutes fortes de perfonnes. Abraham la fit lui-même à fon fils Ifaac, & Séphora la fit de même au fien *(l)*; tantôt c'étoit un Prêtre, un Lévite, & tantôt toute autre perfonne indiftinctement. Dans les temps poftérieurs à ceux dont nous parlons, on appeloit quelquefois une perfonne publique exercée à cette opération. Izates, roi des Adiabéniens, reçut la Circoncifion des mains d'un Chirurgien *(m)*: les Juifs ont encore de ces Opérateurs qu'ils nomment *Mohel (n)*. En Égypte on fe confie à de vieilles femmes, qui vont par les rues du Caire propofer leur miniftère à prix d'argent. Ainfi le miniftre de cette opération, qui autrefois n'étoit pas précifément déterminé, ne l'eft pas plus aujourd'hui.

L'inftrument qu'on employoit, étoit d'ordinaire un caillou tranchant: ce fut celui dont fe fervit Séphora pour la circoncifion de fon fils Eliézer *(o)*. Quelques

(*l*) *Exod. cap. I, v. 25.*
(*m*) *Antiq. Judaï. lib. XX, cap. II.*
(*n*) M. de Fleury, Mœurs des Ifraëlites, *page 62.*
(*o*) On a beaucoup difserté fur la fignification précife du mot Hébreu *zur*. Par-là, les uns ont entendu le tranchant d'une épée ou d'un couteau, & d'autres une pierre. Cette dernière verfion, conforme à la Vulgate, paroît d'autant plus exacte, qu'alors le fer n'étoit pas plus connu que l'airain, pour en faire des inftrumens tranchans. Les armes des anciens Gaulois, & celles de prefque toutes les nations, ont d'abord été de pierre. Voyez dans le *Mercure de France, Décembre*

INTRODUCTION. 35

Auteurs ont avancé que ces couteaux de pierre font plus propres à la circoncifion, que ceux d'airain ou de fer, parce qu'ils ne caufent point d'inflammation. Mais c'eft une fuppofition gratuite, & démentie par l'expérience; car quelque tranchans que fuffent ces cailloux, ils devoient produire plus de dilacération que nos inftrumens. Rien ne prouve mieux combien étoit violente l'inflammation que produifoient ces cailloux, que l'impoffibilité où fe trouvèrent les Sichimites de défendre leur vie trois jours après cette opération.

Quant à la manière de la faire, on n'en découvre aucune trace dans l'antiquité; mais il paroît qu'elle ne pouvoit guère différer de celle que pratiquent aujourd'hui les Juifs. Voici la defcription qu'en donne Montaigne, qui fut témoin de cette opération à Rome *(p)*. « L'enfant étendu fur les genoux du parein, le Miniftre lui prant « fon membre, & attire à foi la peau qui eft au-deffus « d'une main, pouffant de l'autre la gland & le membre « au-dedans. Au bout de cette peau qu'il tient vers ladite « gland, il met un inftrument d'argent, qui arrête là « cette peau, & empêche que la tranchant, il ne vienne à « offenfer la gland ou la chair. Après cela, d'un couteau, « il tranche cette peau..... *Puis* le Miniftre vient à belles «

1734, l'extrait d'une *Differtation du P. Monfaucon, fur un monument découvert à Évreux.* Les Africains de Maroc, & quelques Américains, fe fervent encore communément de pierres pour faire des lancettes & des rafoirs. *D. J. Palafox, page 12.*

(p) Voyage de Montaigne, manufcrit actuellement fous preffe, communiqué par l'Éditeur, M. Q.

E ij

» ongles à froisser encore quelque petite pellicule qui est
» sur cette gland, & la déchire à force, & la pousse en
» arriere au-delà de la gland. Il semble qu'il y ait beaucoup
» d'effort en cela & de dolur *(de douleur)*, toutefois ils n'y
trouvent aucun danger. »

  Il n'est personne de l'art qui ne sente combien ce manuel est défectueux ; quatre mille ans n'ont point encore appris aux Juifs à faire avec méthode une opération, dont tout le secret consiste à comprendre également dans la section les deux replis de la peau. Quels avantages ont-ils donc sur les premiers Instituteurs ! celui de se mettre en garde contre la lésion du gland, par le moyen de l'instrument qui sert à borner cette section ; celui encore de substituer au caillou tranchant un couteau d'acier, peut-être moins par choix, que par la facilité de le trouver sous la main.

De la Castration.

  Si la Circoncision étoit, dans son principe, une opération utile, on n'en sauroit dire autant de la CASTRATION ; puisqu'elle n'avoit pour objet que de dégrader l'humanité. Nous ne souillerions point, par le récit de cette mutilation barbare, les fastes d'un Art bienfaisant, s'il n'avoit tiré de cette destruction même, des principes & des moyens de conservation dans certaines maladies graves des organes de la virilité. L'origine de la Castration se perd dans la nuit des premiers âges *(q)*. Il est vraisemblable que cette odieuse invention est née dans l'Asie ; mais on ignore à

(q) Les Eunuques nés, ou devenus tels par accident, ont pu suggérer l'idée d'en faire d'artificiels.

INTRODUCTION.

quel peuple elle est dûe. Quelques-uns l'ont attribuée aux Mèdes; Hérodote en fait partager l'opprobre aux Affyriens & aux Perfes *(r)*. Si la feule jalousie a pu faire commettre un pareil forfait, ces derniers doivent en être les auteurs, eux qui trouvoient dans un coup-d'œil de quoi foupçonner la chafteté de leurs femmes & la fidélité de leurs concubines. D'autres, avec auffi peu de certitude & moins de vraifemblance, ont fait inventer par Sémiramis cette monftrueufe mutilation *(f)*; ils racontent que c'eft l'expédient dont elle ufa, lorfqu'elle voulut monter fur le trône après la mort de Ninus fon mari, afin que ceux qui devoient l'approcher, n'euffent dans leur voix & leur extérieur rien qui pût déceler cette ufurpation : mais ce fait, en fuppofant dans Sémiramis une connoiffance anticipée des effets de la Caftration, prouveroit qu'elle étoit déjà connue avant elle. Ce que l'on fait au moins, c'eft que Ninias fon fils, arma contr'elle les mains d'un Eunuque fon confident *(t)*; c'eft encore que Séfoftris, qui vivoit plus de deux cents ans avant Moyfe, fut affaffiné par un de fes Eunuques *(u)*.

On convient affez unanimement, qu'un des premiers emplois des Eunuques fut de veiller à la chafteté des femmes *(x)*. Comme l'abus des femmes mène quelquefois

(r) Hérod. *lib. VI & VIII.*—Pétron. *Satyr.*
(f) Ammian. Marcel. *lib. XIV, cap. VI.*—Claud. *in Eutrop. lib. I,* v. *339, feq.*— Sémiramis eft peu éloignée des temps d'Abraham.
(t) Diodor. Sic. *lib. II.*
(u) Manetho. *apud* Syncel. Édit. de l'Imprim. roy. *in-fol. pag. 59*, D.
(x) Eumuchus, Lecti-cuftos, d'εὐνή *lectus* & d'ἔχω *cuftodio,* dans le fens d'Héfiode. Ils étoient fans doute alors mutilés : car la jaloufie des

à la recherche des plaisirs défavoués par la Nature, les Eunuques devinrent eux-mêmes, par une étrange dépravation, les instrumens des plus affreuses débauches. Tels étoient Hermotime auprès de Xerxès, Bagoas auprès d'Alexandre, Photin auprès de Ptolomée, Ménophile à la cour de Mithridate, Narsès à celle de Justinien, &c. Étoit-ce là l'usage qu'en faisoient les Babyloniens qui en avoient un si grand nombre ? on ne sauroit l'assurer. Étoient-ils commis à la garde des femmes dans les palais des Princes ? c'est ce qu'on ne sauroit concilier avec la liberté qu'avoient les femmes, & même les concubines, de manger & de paroître en public avec les Grands *(y)*: ils remplissoient donc quelques autres fonctions. Ainsi la jalousie & la débauche n'ont pas toujours déterminé à faire des Eunuques. Les Troglodites qui étoient circoncis à la manière des Égyptiens, coupoient entièrement à ceux qui étoient estropiés de naissance, ou par accident, la partie qu'ils se contentoient de circoncire aux autres *(z)*; & peut-être étoit-ce par une vue politique, pour ne point perpétuer la race des hommes foibles & mal conformés.

On peut ranger les Eunuques sous deux classes; la version des Septante, le texte Chaldéen, &, quoiqu'en dise le P. Calmet *(a)*, le texte Hébreu *(b)* de la Bible

---

Orientaux ne se feroit point accommodée de Gardiens qu'il auroit fallu garder eux-mêmes.

(y) Daniel. *cap. v*, v. 2.—Quint. Cur. *lib. V, cap. I.*
(z) Diodor. Sic. *lib. III.*
(a) P. Calmet, *Deuteron. cap. XXIII*, v. 1.
(b) לֹא יָבֹא פְצוּעַ דַּכָּא וּכְרוּת שָׁפְכָה.

désignent deux manières de les faire ; savoir, l'attrition qui tendoit à pervertir la liqueur séminale même dans sa source; & la section, c'est-à-dire selon la Vulgate, l'amputation des testicules & de la partie virile.

L'attrition faisoit rarement périr ceux qui y étoient soumis, parce qu'on les prenoit toujours jeunes *(c)*. Voici la méthode qu'on suivoit *(d)*. L'enfant placé dans un bain, on lui froissoit peu à peu les testicules entre les doigts, assez de temps pour en meurtrir la substance, & en détruire enfin l'organisation; ou bien l'on contournoit le cordon des vaisseaux spermatiques au point d'intercepter le cours des liqueurs destinées à la nutrition des parties, & le testicule ne tardoit pas à dégénérer en squirre ou sarcocèle *(e)*. D'autres, par une pratique moins cruelle, couvroient le scrotum de suc épaissi de ciguë, qui produisoit à la longue le même effet *(f)*.

Les Eunuques faits par la section y résistoient rarement ; ce qui ne fait pas présumer que l'on y mît beaucoup d'art. La mort étoit pour les adultes une suite presque inévitable de cette mutilation; les hommes à qui Phinée *(g)*, fils du Grand-Prêtre, & ses compagnons, coupèrent les parties naturelles, en punition de leur commerce avec des femmes étrangères, ne survécurent point à cette

---

(c) Sénec. *Controvers. lib. X, quest. I.* — Claud. *in Eutrop. lib. I*, rapitur castrandus ab ipso ubere.
(d) Paul Æginet. *lib. VI, cap. LXVIII.*
(e) Hipp. *de genitur.*
(f) Marcell. *Empiric. cap. XXXIII.*
(g) Phil. Jud. *in vitâ Mos. lib. I.*

mutilation. On lit dans Suidas *(h)*, que les imbécilles imitateurs de l'eunuque Eutrope furent les victimes de leur lâche complaisance, & moururent. Il est donc clair que la difficulté de conserver les Eunuques complets ou coupés tout ras, en faisoient la rareté & le prix ; puisqu'actuellement encore en Turquie & en Perse, c'est ce qui les rend six fois plus chers que les autres. Quelques Auteurs ont prétendu, sans fondement raisonnable, qu'on avoit distingué les différentes espèces d'Eunuques par des noms particuliers *(i)*. D'autres ont cru que des Eunuques s'étoient mariés : ils en ont donné pour preuves le Putiphar de Pharaon, qui eut une femme & des enfans, & quelques autres. Mais ils n'ont point fait attention que dans les Livres saints, & quelquefois ailleurs, le nom d'*Eunuque* ne désigne souvent aucun défaut personnel *(k)*. C'étoit des Officiers servant d'ordinaire auprès de la personne du Prince, qui conservoient le nom d'*Eunuques*,

---

(h) Suidas, *Lexic. tom. II, pag. 788*, édition de Genève.

(i) Les mots *Eunuchus, Spado, Vagao* ou *Bagoas*, paroissent absolument synonymes, quoiqu'ils soient dérivés de diverses langues. Si l'on en croit Vossius *(Etimolog. ling. latin.)*, le mot latin *Spado* tire son nom d'un village de Perse, nommé *Spada*, où l'on fit le premier Eunuque. Codurc, *in cap. xxx, lib. Job.* prétend que le mot *Bagou* qu'on lit dans Pline, *lib. XIII, cap. IV*, dérive de *Beth*, servile, & du mot ב, & qu'en Babylonien *Bagou* signifie *Spado* & *Eunuchus*. Cette opinion est appuyée de l'autorité d'Ovide, qui a dit : *Quem penes est dominam servandi cura, Bagoe.* Amor. lib. II, eleg. II. L'empereur Alexandre Sévère nommoit cette espèce, *tertium hominum genus*.

(k) M, de Fleury, Mœurs des Israëlites, *page 125*.

parce

parce qu'originairement ceux qui les avoient précédés dans leurs fonctions, l'étoient en effet *(1)*.

Cependant on ne peut douter que le dérèglement chez les Payens n'ait été jufqu'à fouffrir le mariage des véritables Eunuques. Tel étoit le Dindymus de Martial, *Epigr. VIII, lib. XI.*

Les Eunuques effectifs remplirent auffi les plus grands emplois dans les cours d'Orient. On en vit commander les armées, comme *Narsès* fous Juftinien; d'élevés au Confulat & au gouvernement des provinces, comme *Eutrope* fous Arcadius; *Eusèbe,* Chambellan de Conftance, &c. & plus fouvent encore prépofés à la garde des tréfors de leurs maîtres. La caufe de cette grande faveur eft la confiance qu'infpiroit leur état. Sans famille, fans efpérance de perpétuer leur fortune ou leur nom, on les croyoit plus défintéreffés, plus vrais, moins diffipés, plus appliqués aux affaires, plus fages néceffairement, plus fidèles & moins aifés à corrompre par l'abfence ou la contrainte forcée de la paffion la plus corruptible.

Le luxe des Eunuques, chez les dames Romaines, alla fi loin que l'empereur Aurélien fut obligé, felon Vopifcus, de le réprimer en réglant leur nombre fur les conditions. Clément d'Alexandrie *(m)* les repréfente portant les litières des dames, les entretenant pendant tout le jour d'hiftoires, de contes, de galanteries ou de bagatelles, enfin rempliffant auprès d'elles toutes les

(1) Ancillon, *Traité des Eunuques.*
(m) Pedagog. *lib. III, cap. IV.*

fonctions des Sigisbées d'Italie. Quelquefois même elles en tiroient encore un autre parti *(n)*.

L'Auteur du Traité singulier & peu commun, intitulé: *Eunuchi nati, facti, mystici, &c.* examine les avantages & les inconvéniens corporels ou spirituels de l'Eunuchisme. Les derniers ne sont pas de notre objet; mais les effets corporels intéressent un peu notre matière. On a prétendu que les Eunuques étoient exempts de la lèpre *(o)*, de la goutte *(p)*, de la calvitie *(q)*, des descentes *(r)*, accidens beaucoup moins communs chez les femmes que chez les hommes; mais nous croyons très-inutile d'en examiner ici la certitude, ni d'en rechercher les causes. Le même Auteur discute aussi la question que le Pape régnant a si sagement résolue : savoir, *si la Castration peut être tolérée en faveur de la Musique devenue nécessaire au service divin !* Il réfute solidement Pasqualigo, qui s'est efforcé de la justifier par les agrémens qu'elle donne à la voix humaine, plus nécessaire, dit ce mauvais Casuiste, pour l'usage édifiant des églises *(s)*, que le sale instrument de la génération dont on abuse tant.

(*n*) *Ad securas libidinationes*, comme s'exprime St Jérôme, *lib. I*, contrà Jovinian.

(*o*) Hieronym. Fracastor. Veronens. *oper. tom. I.* — Primeros. *apud* Franckium. *Satyr. medic.* p. *3 8*.

(*p*) Hipp. Aphor. *XXVIII*, *sect. 6.* — Aristotel. *hist. animal.*

(*q*) Hipp. Loc. cit.

(*r*) Bern. Ramazzini *oper. pag. 621*, edit. Genev.

(*s*) Ce sont les Grecs qui, vers l'an 1300, ont introduit, entre autres abus, l'usage des Eunuques dans la musique des églises. Ce

INTRODUCTION.

Une autre recherche inutile, ce seroit celle de l'époque de la Castration en Europe, ou de son passage dans l'Occident. On sait que c'étoit un supplice infligé pour le vol par les Loix Saliques, & par d'autres loix aussi barbares, pour l'adultère, &c. Quant à la Castration volontaire que les hommes se sont faite eux-mêmes, comme Origène & quelques autres, c'est une espèce de suicide, destructif de la population, que toutes les loix ont dû punir. Le Parlement de Dijon fit pendre, il y a cent quarante ans, un homme qui s'étoit mutilé lui-même pour faire pièce à sa femme dont la jalousie étoit excessive.

On ne pourroit pas imaginer que les femmes eussent été soumises à la Castration, si l'on ne lisoit dans Athénée *(t)* qu'Andramites (d'autres disent Gigès) roi des Lydiens, fut le premier qui s'avisa de cette étrange invention. Rien ne nous apprend en quoi elle consistoit : on sait seulement qu'il y eut des femmes Eunuques. Ceux qui croient à la Castration des femmes s'appuieront de l'autorité de Franck *(u)*. Il rapporte qu'un Châtreur d'animaux se saisit de sa fille qui étoit Courtisanne, lui arracha la matrice, & la lui coupa, pour la rendre inhabile à la génération. Mais ce fait & beaucoup d'autres semblables qu'on pourroit

n'étoit sûrement point par zèle pour le service divin, que ce Chirurgien Calviniste de Béthune, dont parle l'Historien de l'Eunuchisme, mutiloit tous les Prêtres Catholiques qui tomboient entre ses mains, & qu'il se vantoit d'en avoir opéré dix-sept.

(t) Deipnosophist. *lib. XII, cap. II & III.*

(u) Georg. Franck. *Satyr. medic.* p. 41.

citer, prouvent moins la poffibilité de cette efpèce de Caftration que l'ignorance ou l'inattention des Auteurs qui nous les ont tranfmis. Nous aimons mieux croire avec Dalechamps *(x)* & Riolan *(y)*, que cette prétendue Caftration n'étoit qu'une fimple infibulation. Elle fe faifoit vraifemblablement avec des anneaux, à peu près de la même manière qu'elle fe pratique fur les jumens qu'on veut empêcher de concevoir, ce qu'on appelle vulgairement *boucler*. Certaines Nations emploient encore ce moyen pour retenir les filles dans les loix étroites du célibat jufqu'à leur mariage.

Pour la Caftration des animaux, c'eft un objet d'économie fuggéré à l'homme, foit pour prévenir leur multiplication exceffive, foit par un rafinement de commodité, de fenfualité, de luxe, &c. Mais un genre de Caftration bien fingulier, eft celle des poiffons, imaginée par un Économe Anglois *(M. Tull)*, tant pour arrêter dans fes étangs leur trop grande population, que pour avoir des poiffons plus gros & plus propres à être mangés dans les différentes faifons, ce qui lui a très-bien réuffi *(z)*.

(x) In Athænæum. *Loco citato.*
(y) *Schol. anat. hift. part. mulieb.* pag. 5.
(z) Affiches de Province, 26 Mai 1756.

FIN DE L'INTRODUCTION.

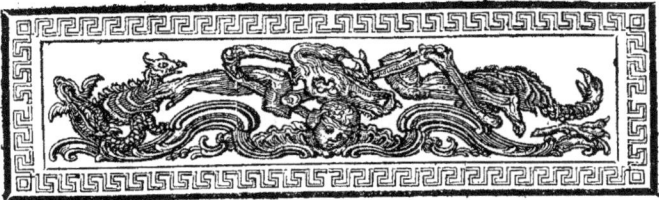

HISTOIRE
DE
LA CHIRURGIE.

Chirurgie des plus anciens Peuples.

LIVRE PREMIER.

E besoin, père de l'industrie, a fait naître & perfectionné l'art de guérir, comme tous les autres : l'expérience des choses salutaires & de celles qui sont nuisibles, en a jeté les premiers fondemens. On avoit pansé une plaie avant qu'il y eût des Chirurgiens ; l'inappétence & l'abattement avoient contraint les malades à la diète & au repos, avant que l'observation en eût fait voir la nécessité : plusieurs remèdes n'ont été que les bienfaits du hasard, & le fruit tardif de l'observation. Un homme sauva la vie à Prométhée en lui ouvrant un apostème d'un coup qui devoit lui donner la mort *(a)*. Plutarque *(b)* assure sérieusement que nous tenons

---

(a) Plutarc. *de utilitat. ex inim.* | *(b)* Plutarc. *de solert. animal. capiend.*

des animaux, plusieurs inventions de pratique. Persuadé sans doute que la douleur n'est pas pour nous une leçon assez puissante, il veut que nous ayons appris de l'éléphant à tirer avec adresse & sans dilacération les dards introduits dans les différentes parties du corps. Il sembleroit que l'opération de la cataracte n'est qu'une perforation de l'œil indifférente, quand on voit des Écrivains *(c)*, distingués d'ailleurs, prononcer gravement qu'elle nous a été suggérée par la chèvre, qu'ils disent recouvrer la vue par le moyen d'un jonc aigu qu'elle se fait entrer dans cet organe. On auroit moins de répugnance à croire avec Pline *(d)*, que les vertus de la chélidoine nous aient été indiquées par l'hirondelle qui guérit les yeux malades de ses petits avec cette plante. Mais, sans donner à ces traditions équivoques plus de foi qu'elles n'en méritent, il étoit naturel à l'homme d'emprunter de toute main des armes, pour combattre les maux qui l'environnent.

Quand les sociétés commencèrent à se former, chacun y apporta le tribut de connoissances que l'expérience & sa propre industrie avoient pu lui procurer. Chez les Égyptiens & les Babyloniens *(e)*, on faisoit transporter les malades dans les places publiques, & les passans venoient leur enseigner le remède qu'ils avoient expérimenté sur eux-mêmes ou sur d'autres. Il n'étoit pas permis de passer auprès d'eux, sans les instruire de ce qu'on croyoit le plus convenable à leur maladie. L'art a eu, sans doute, à peu-près les mêmes commencemens chez tous les peuples. Anciennement les Juifs *(f)*, les Romains *(g)*, les Portugais *(h)*, les Espagnols *(i)*, ne se communiquoient pas autrement les secours qu'ils pouvoient

---

(c) Plin. *Hist. nat. lib. VIII, cap.* L. = Gallien, *Introd. seu Medic. initio.*

(d) Plin. *loco citato, lib. VIII, cap.* XXVII.

(e) Herodot. *lib.* I, *cap.* CXCVII.

(f) Marc. Ev. VI, v. 57. = Acta Apostolor. V, v. 15.

(g) Nec positos artus unget amica manus. Ovid. *Héroïd.* v. 124. Cicéron fait aussi allusion à cet usage, 3 *Verr.* 5. & Virgil. *Æneid. lib.* XII, v. 395.

(h) Strab. *pag.* 115. edit. Parif.

(i) Eufeb. *Hist. eccl, liv,* I, tom. II, *pag.* 39. = Socrat. *lib.* I, *cap.* XVI. = Sozomène, *lib.* II, *cap.* VI. = Nicephor. *lib.* VIII, *cap.* XXXIV.

donner aux malades. De cet ufage, il fera fuivi que les Confultans les plus habiles ou les plus heureux, auront été plus fouvent employés que les autres ; c'eft apparemment ce qui rendoit en Egypte les Médecins fi communs, qu'il y en avoit autant que de maladies *(k)*, parce qu'aucun d'eux n'entreprenoit d'en guérir de plus d'une efpèce. Les uns faifoient la Médecine des yeux, d'autres celle de la tête, ou de la poitrine, ou du ventre ; chacun s'attachoit à un genre de maladie particulier, interne ou externe. Ces Médecins, Empyriques groffiers, en impoférent fans peine à des gens qui les invitoient eux-mêmes à les tromper en fe faifant continuellement illufion. Ainfi fe font établis les premiers Médecins, ces ignorans célèbres dont on fit des Dieux. Car tel eft l'amour de la vie, qu'il faifoit voir aux hommes tant de merveilleux dans cette prétendue Médecine, qu'ils ne croyoient aucun mortel digne de leur procurer un fi grand bien. Il fuffifoit d'avoir fait la moindre découverte ou opéré quelque guérifon pour mériter l'honneur de l'apothéofe ; c'étoit de la part des peuples le prix de la reconnoiffance, & pour ceux qui fe mêloient de l'art de guérir, l'attrait le plus propre à leur faire ambitionner le titre de *bienfaiteurs des hommes (l)*.

Un art auffi utile, auffi néceffaire que la Chirurgie, a dû naître avec les hommes. On en découvre en effet des traces dès l'enfance du monde, mais effacées ou défigurées par la variété & l'incertitude des traditions. Des trois fils de Noé, on en a fait deux Médecins, Sem & Cham. Si l'on en croit un Manufcrit *(m)* hébraïque de la bibliothèque de l'électeur de Bavière, le premier compofa des Traités fur

SEM.

(k) Hérodot. *lib. II, cap. LXXXV & LXXXVI.* Ce n'eft pas, comme l'ont prétendu quelques Auteurs, lorfque les connoiffances fe font étendues, que s'eft faite cette diftribution. Aujourd'hui que les Médecins Égyptiens ne font guère plus habiles, elle eft encore la même. *Voyez* Profper Alpin. *de Medec. Egyptior.*

(l) Plin. *Hift. nat. lib. XXV, cap. I.* = Eufeb. *Præparat. Evangel. lib. I, cap. VI.* = Minutius Felix in *octav.* = Lactant. *de falf. relig. lib. I.*

(m) Scipio Sgambat. Archivor. v. t. *lib. I. apud Fabric.* In Cod. Pfeud. v. t. *pag. 283. Seq.*

la Médecine. L'Auteur qui rapporte ce fait, ajoute, d'après une tradition Phénicienne, que Sem fut père des Dioscures ou Cabyres, dont naquit Esculape à la huitième génération. Si cela est, voilà une filiation de Médecins assez suivie. On sait que Cham *(n)* fut honoré sous le nom de Jupiter-Ammon; mais on ne peut juger de ses connoissances que par celles d'un de ses disciples, qui vivoit près de deux mille ans après lui. Il n'y a rien, dans l'exposé de sa doctrine, qui répugne à la vérité *(o)*, si ce n'est qu'une tradition si reculée, & dans des temps si obscurs, doit être suspecte. Aussi, pour la rendre vraisemblable, a-t-on ajouté qu'avant le déluge Cham avoit gravé ce qu'il savoit de Médecine sur des lames de métal ou sur des pierres qu'il transporta dans l'arche, ou, selon une autre tradition, qu'il cacha sous terre *(p)*, mais qu'il alla reprendre quand le déluge eut cessé, pour y joindre ses découvertes ultérieures.

CHAM.

(n) Jérem. 46. 25. = Plutar. *de Isid. & Osirid.* = Voss. *de idololatr.* = Onkel. *in Oct. Minut. Fel.*

(o) . . . . *medicas hinc ocius artes,*
Et senioris opem Synali vocat : ungere vulnus
Herbarum hic succis, ferrumque e corpore cantu
Exigere & somnum toto misisse chelidro
Anteibat cunctos; nomenque erat inde per urbes,
Perque Parethoniæ celebratum littora Syrtis.
Ipse olim antiquo primùm Garamanticus Hammon
Scire pater dederat Synalo, morsusque ferarum,
Telorumque graves ictus sedare medendo.
Atque is deinde suo moriens cœlestia dona
Monstrarat nato, natusque hæredis honori
Transmisit patrias artes; quem deinde secutus
Haud levior famâ Synalus, Garamantica solers
Monstrata augebat studio, multâque vetustum
Hammonis comitem numerabat imagine patrem.
Tum proavita ferens, leni medicamina dextrâ
Ocius intortos de more astrictus amictus,
Mulcebat lymphâ purgatum sanguine vulnus. { Silic. Italic. *de bello Punic.* 2.º *lib.* V.

(p) Fabric. *loc. citat. pag.* 294. = Cassianus. *Collat.* VIII, *cap.* XXI.

Menés

DE LA CHIRURGIE. Liv. I.

Menès ou Mesraïm son fils, que l'on prétend être le même qu'Osiris, hérita de ses connoissances. Celui-ci les transmit aussi à son fils *(q)* Athot ou Athotis, que Diodore de Sicile confond avec Thot ou Mercure. On lui attribue des Traités d'Anatomie *(r)*.

MENÈS ou MESRAÏM.

Tosorthrus ou Tosorthros, troisième fils de Manès, étudia les propriétés des plantes. Ses progrès dans l'Anatomie & la Chirurgie le rendirent recommandable à sa Nation. Pour perpétuer son nom & ses bienfaits, il eut soin de faire graver sur des pyramides ses découvertes médicinales, & sur-tout celles qui regardoient la structure du corps humain. On a même prétendu que c'est lui qui dans la suite fut adoré sous le nom d'*Or* ou d'*Orus*. Dans ces temps, couverts pour nous de ténèbres, la confusion des noms est aussi commune que difficile à démêler; la critique la plus éclairée ne réussit pas toujours à percer les nuages épaissis par le temps, & l'histoire de Thot ou Mercure n'est pas celle où jusqu'ici les Savans aient pu porter le plus de jour. Abulfarage, dans son abrégé des Dynasties Égyptiennes, compte trois hommes de ce nom; celui dont il s'agit ici est le second, selon Herbelot *(s)*. Il est appelé *Trismégiste*, non pas, comme on l'a dit, à raison de ses trois qualités de Roi, de Sage & de Philosophe, mais par une manière de s'exprimer, familière aux Grecs & aux Latins *(t)*. Le *Thaor* ou *Thoth* des Égyptiens, le *Thyoth* d'Alexandrie, n'est autre que l'*Hermès* des Grecs *(u)*, & le *Mercure* des Latins. Borrichius croit aussi que c'est le même que Chanaan fils de Cham *(x)*. Clément d'Alexandrie, qui a compilé tant d'Antiquités de toute espèce, dit qu'Hermès étoit Thébain *(y)*. Le même

TOSORTHRUS.

HERMÈS ou MERCURE.

(q) African. & Georg. Syncel. pag. 54, 55, 56.
(r) Canon. Isagog. Chronol. = Joseph. Scalig. *ad calcem* Euseb.
(s) Bibliothèque Orientale, au mot Hermes ou Edris.
(t) Stob. & Suidas *in lexic.* C'est ainsi que Virgile, pour exagérer le bonheur de ceux dont Énée envie le sort, lui fait dire : *O terque, quaterque beati !* Æneid. lib. I. Voyez aussi Plutarc. *de Isid. & Osirid.*
(u) Euseb. *Præparat. Evangelic.* lib. I, cap. VII.
(x) Borrich. *de ortu & progress.* Chim.
(y) Apparemment de Thèbes en Égypte. *Stromat.* lib. I.

Tome I. G

& quelques autres Écrivains *(z)* lui attribuent quarante-deux Livres, dont six regardoient la médecine. Le premier traitoit de la structure du corps humain ; le second, des maladies ; le troisième & le quatrième, des instrumens & des médicamens nécessaires à leur curation ; dans le cinquième, il étoit traité des maladies des yeux, & dans le sixième, de celles des femmes. Ces titres, qui annoncent un cours complet de médecine, ont fait soupçonner à M. Leclerc que ces livres étoient supposés ; mais on imagine aisément ce que c'étoit que des Écrits gravés sur des pyramides ou sur des colonnes, ou sur des lames d'airain, comme l'étoient vraisemblablement ceux de Mercure : ce ne pouvoient être tout au plus que quelques vues superficielles, ou des formules générales, conformes au génie de ces temps-là, si l'on n'aime mieux soupçonner que ces livres avoient été supposés par les Prêtres. Car, puisqu'ils vouloient faire entendre que Mercure avoit tout inventé, ils ne manquoient pas sans doute de mettre sous son nom toutes leurs rêveries ; c'étoit le moyen de les faire au moins respecter, & d'y attacher la confiance. Le faux Pimandre qui nous reste, & qu'on croit être l'ouvrage de quelque Chrétien du deuxième siècle, a le caractère de supposition le plus évident & le plus marqué ; les fragmens que nous avons encore sous le nom du même Pimandre, ne méritent pas plus d'attention. Galien regardoit comme apocryphes, les livres de médecine qui, de son temps, passoient pour être de Mercure *(a)*, & l'on peut porter le même jugement de ceux dont parle S. Cyrille.

Quel que soit ce Mercure, il est apparemment le premier qui ait employé la plante appelée *linozostis* ou *parthenion*, plus connue sous le nom de *mercuriale (b)* ; mais quel usage en faisoit-il ? C'est ce que nous ignorons.

Les Écrivains orientaux prétendent *(c)* qu'Hermès ou

(z) Strom. *lib. VI.*
(a) Galen. *de medic. simpl. facult. lib. VI.*
(b) Plin. *Hist. nat. l. XXV, cap. V.*
(c) Voyez la *Bibliothèque Orientale,* au mot *Hermès.*

Édris a été la première cause de l'idolâtrie parmi les hommes, parce qu'Asclepias son disciple, lui éleva après sa mort une statue près de laquelle il restoit en contemplation si assidûment, qu'il sembloit l'adorer. Ces statues, qui n'avoient été d'abord élevées que *(d)* pour consoler par une vaine image les ames reconnoissantes ou sensibles de la perte des personnes chéries, devinrent dans la suite un objet de culte qui passa des pères aux enfans, & de-là aux peuples chez lesquels ils allèrent s'établir. On peut supposer que le culte d'Hermès s'introduisit de cette manière dans la Grèce, où on lui érigea des autels *(e)*.

Les Mémoires de Sanchoniaton font Hermès, Conseiller de Saturne. Ceux de Diodore de Sicile, Secrétaire d'Osiris & d'Isis. Nous laissons volontiers le choix aux Savans.

OSIRIS. Osiris, l'un des plus anciens rois d'Égypte, étoit fils de Saturne & de Cybèle, & selon d'autres, de Jupiter & de Junon *(f)*. Il fut honoré chez différens peuples, sous des noms particuliers. Il paroît avoir été le même que Sérapis *(g)*. Plutarque, dans son traité sur Osiris & Isis, dit que Sérapis est un mot Égyptien, & Osiris un mot Grec, qui signifient une même puissance de la Divinité. Les Anciens croyoient aussi que Sérapis est le même que Pluton *(h)*. Les Égyptiens SÉRAPIS. donnèrent ce dernier nom à Osiris, parce qu'il introduisit PLUTON. le premier l'usage d'ensévelir les morts *(i)*, de les transférer dans un sépulcre, & de leur rendre d'autres devoirs : ce qui lui mérita l'honneur d'être appelé le *Dieu des morts* & le *Souverain des enfers*.

Plutarque va plus loin encore : il assure, sur la foi d'Héraclite le *Physicien (k)*, qu'Osiris, Pluton & Dionysius ou BACCHUS. Bacchus, ne font qu'une même Divinité. Au moins est-il vrai que le lierre consacré particulièrement à Bacchus, s'appeloit

---

(d) Minut. Fel. *in Octav.*
(e) Pausan. *Arcadic.*
(f) Maneth. *apud Eufeb. Præpar. Evangelic. lib. II, cap. I.*
(g) Lactant. *de falf. relig. lib. I.*

(h) Plutarc. *loc. citat.* = Eufeb. *Præparat. Evangelic. lib. IV.*
(i) Diodor. Sicul. *lib. V.*
(k) Plutarc. *loc. citat.* = Maneth. *apud Eufeb. Præpar. Evang. lib. II.*

G ij

en langue Égyptienne *Chenofiris*, qui fignifie *plante d'Ofiris*. On peut lire dans le *Traité de Plutarque fur Ifis & Ofiris*, beaucoup d'autres traits qui paroiffent fortifier ces conjectures. L'abbé Banier *(l)* d'après Hérodote *(m)* & Diodore de Sicile *(n)*, croit ce fentiment le plus vraifemblable. Bacchus, en tout cas, déjà reconnu pour être l'inventeur de la culture de la vigne & du vin, eft encore regardé, dans toute l'antiquité, comme Médecin lui-même, parce qu'à cette agréable découverte, il joignit l'art de calmer les maux que produit l'abus de la liqueur féduifante, foit en tempérant par la fraîcheur des feuilles de lierre, les feux qu'elle allume, foit en fe ferrant la tête avec la tige de cette plante ; & de-là peut-être l'origine des ligatures dans les douleurs de tête *(o)*.

ADONIS. Tous les Mythologues, anciens & modernes, nous autorifent encore à croire, avec Plutarque *(p)*, qu'Adonis n'eft autre que Bacchus & qu'Ofiris. On raconte qu'Adonis fut bleffé à l'aine par un fanglier dans les forêts du mont Liban où il chaffoit, & que fa bleffure fut panfée par *Cocite*, difciple de Chiron *(q)*. Or ce Cocite n'eft apparemment que le fleuve du même nom, perfonifié par l'enthoufiafme poëtique, dont l'eau fervoit fimplement à laver la plaie *(r)*.

ISIS. Quant à Ifis, elle étoit fœur jumelle d'Ofiris, & même, felon la Fable, fa femme, au moins défignée telle avant fa naiffance. Les Égyptiens affuroient qu'Ifis avoit inventé plufieurs médicamens. On trouve, à la vérité, dans Galien

---

(l) Mythol. tome *I*, in-4.°
(m) Herodot. *lib. II*.
(n) Diodor. Sic. *lib. I*.
(o) Plutarc. *Sympofiac. lib. III. quæft. 11*. = Paufan. *Phocic*. = Athen. *lib. I*.

(p) Sympofiac. *lib. IV, quæft. V*. Voyez auffi *Clem. Alex. adhortat. ad gent*.

(q) Photii Biblioth. *fect. 190*.

(r) Pareille métaphore a été employée par Ovide, qui fait dire à Hippolite : « Je fuis defcendu dans le royaume ténébreux. J'ai lavé mes « plaies dans les eaux enflammées du « Phlegeton, & je n'aurois jamais « revu la lumière du jour, fi le fils « d'Apollon, Efculape, par la vertu « toute-puiffante de fon art, ne m'eût « rendu à la vie. » *Métamorphofes*, liv. *XV*.

quelques recettes qui portent son nom *(s)*. La première est celle d'un emplâtre gris *(t)* contre les ulcères malins, invétérés & incurables, qui fluent beaucoup. Il y a aussi celle d'un emplâtre céphalique *(u)*, & d'un autre auquel on attribue les plus grandes vertus dans beaucoup de maladies chirurgicales *(x)*. Mais il y a bien de l'apparence que ces remèdes ne lui étoient attribués par les Prêtres qui déservoient ses Temples, que pour les mettre en crédit, puisque les emplâtres n'ont été connus que plusieurs siècles après Isis.

Les Égyptiens prétendoient aussi que la même, depuis sa déification *(y)*, prenoit plaisir à visiter la nuit, pendant le sommeil, les personnes qui imploroient son secours dans les maladies. Ils soutenoient que c'étoit une tradition appuyée non sur des fables puériles & frivoles, telles que les Grecs en débitoient, mais sur des faits avérés & constans. Ils en appeloient sur ce point au témoignage de tous les peuples du monde qui, dans leurs infirmités, invoquoient avec succès la Déesse. A les entendre, elle indiquoit à ceux qui souffroient des remèdes propres à leurs maux, & l'exacte observation de ses avis salutaires avoit sauvé, contre toute attente, des malades abandonnés des Médecins; on avoit vu même des gens aveugles ou mutilés de quelques membres, rétablis dans leur premier état par la confiance qu'ils avoient eue en elle.

Isis est la même que les Grecs appeloient *Io*, & que les Romains honorèrent sous le nom de *Cybèle*. On l'a confondue encore avec Proserpine *(z)*. Selon Servius & Isidore, Isis en langue Égyptienne signifioit *Cérès* ou la *Terre (a)* : cette

---

(s) Galen. *de Medic. compos. per gener.* lib. *II, cap.* XII. = Méthod. medend. lib. VI, *cap.* VI. id. ibid. *cap.* V.

(t) Galen. *de Medic. compos. per gener.* lib. IV, *cap.* X.

(u) Galen. *loc. citat.* lib. II, *cap.* XIX.

(x) Galen. *loc. citat.* lib. II, *cap.* III.

(y) Diodor. Sic. lib. I.

(z) Plutarc. *de Isid. & Osirid.*

(a) Sanchoniat. *apud Euseb. Præparat. Evangelic.* lib. II.

Déeſſe étoit chez les Grecs en ſi grande vénération, qu'il n'étoit permis qu'aux Prêtres de regarder ſa ſtatue. Les Romains lui élevèrent auſſi des Temples. On peignoit ſur des tableaux votifs les guériſons qu'on croyoit lui devoir *(b)*. Nous avons fait voir dans l'*Introduction* comment elles s'obtenoient, & quelle part y avoit la divinité.

Enfin Iſis étoit invoquée par les femmes dans le travail de l'enfantement. Ovide la fait apparoître en ſonge à Téléthuſe pour lui annoncer un heureux accouchement ; & ailleurs il lui adreſſe une élégie pour la ſupplier d'accorder à Corinne ſa protection dans le même cas *(c)*. Les Égyptiens n'attribuoient pas ſeulement à cette Déeſſe l'invention de la Médecine, mais encore celle du Médicament qui procuroit l'immortalité *(d)* ; ils diſoient que l'ayant fait prendre à ſon fils Orus qu'elle trouva mort ſur le rivage du fleuve, où les Titons l'avoient ſurpris dans une embuſcade, elle le reſſuſcita & le rendit même immortel. Ce baume de l'immortalité pourroit bien n'être, ſelon la conjecture du P. Calmet, que l'embaumement des corps, art qui, pour parler ſon langage, rend en quelque ſorte les morts immortels, en les préſervant de la corruption.

ORUS OU APOLLON.

Orus étoit fils d'Iſis & d'Oſiris ; il eſt le même qu'Apollon. *(e)* On croyoit que ce Dieu, qui préſidoit aux beaux arts, avoit donné la médecine aux hommes *(f)*, ſur-tout celle qui ſe fait par la divination ; ſur quoi Leclerc paroît diſpoſé à prendre cette divination pour l'art du pronoſtic médicinal *(g)*, mais ſans vraiſemblance. L'école de Gnide, poſtérieure de pluſieurs ſiècles au temps dont nous parlons, en avoit à peine l'idée. Il eſt donc évident que, ſi l'Orus Égyptien ou l'Apollon Grec tiroit des pronoſtics dans les maladies, il

---

(b) Tibul. *lib. I, eleg. 3.*
(c) Métamorphoſ. *lib. I, fab. V.* = Amor. *lib. I, eleg. XIII.*
(d) Diodor. *loc. citat.*

(e) Herodot. *lib. II.* = Diodor. *loc. citat.* = Plutarc. *de Iſid. & Oſirid.*
(f) Diodor. Sic. *lib. V.*
(g) Hiſt. de la Médecine, *pag. 79.*

DE LA CHIRURGIE. Liv. I.   55

les déduifoit de l'état des aftres ou de quelqu'autre principe auffi fuperftitieux *(h)*.

Les habitans de Milet & ceux de Délos, révéroient un certain Apollon *Uléen (i)*, c'eft-à-dire falutaire, que la Chirurgie a droit de revendiquer; car ὐλεῖν fignifie *être fain*, & de-là viennent les mots ὐλος *fain*, ὐλη *cicatrice*.

Homère, dans l'Iliade, introduit un Médecin nommé *Pæon* (furnom d'Apollon), qu'il fait Médecin de Jupiter, & qu'il place à fa table au-deffus des Dieux, pour avoir guéri Pluton de la bleffure qu'il avoit reçue des flèches d'Hercule *(k)*; c'eft de-là que certains remèdes ont été appelés *Pæoniens (l)*. C'eft à Pæon qu'on doit la découverte de la pivoine appelée en latin *pæonia* de fon nom *(m)*, mais on ignore l'ufage qu'il en faifoit. Phœbus étoit encore un furnom d'Apollon *(n)*. Macrobe en donne l'interprétation, & l'on apprend par-là dans quel fens Homère lui attribue les morts fubites des hommes *(o)*.

Ariftophane *(p)* reproche à Apollon fon avidité pour l'argent; mais à confidérer le temps de ce Comique, c'étoit des Prêtres qu'il vouloit fe plaindre; il avoit la hardieffe de blafphémer la Divinité, & il n'ofoit médire de fes Miniftres.

Dans plufieurs monumens, Apollon eft repréfenté avec un bâton entouré d'un ferpent, animal qui a, dit-on, de très-grandes propriétés dans la médecine, & par cette raifon

---

(h) Galen. *de dieb. decret. lib. III, cap. VI*.

(i) Strab. *lib. V*.

(k) Iliad. *lib. V, v. 401*.

(l) Virg. Æneïd. *lib. VII, v. 769*.

(m) Plin. Hift. nat. *lib. XXV, cap. IV*.

(n) Virgil. Æneïd. *lib. III, v. 251*.
Quæ Phœbo, Pater omnipotens, mihi
   Phœbus Apollo
Prædixit.

(o) Saturnal. *lib. I, 17*. Phœbus Φάος βίου, *lumière de la vie*. Apollon eft ainfi nommé, 1.° parce qu'il excite fouvent par la chaleur de fes rayons, des maladies qui tuent les hommes : Ἀπολλύω, *perdo*; 2.° parce que fa chaleur bienfaifante diffipe toutes les maladies.

(p) In Avib. *act. II, fcen. II*.

consacré de même à Esculape *(q)*. Comme on croyoit que le fenouil a la vertu de rajeunir le serpent, & de rendre à ses yeux leur première vigueur *(r)*, ainsi la Médecine ayant la propriété de donner en quelque sorte aux malades une vie nouvelle *(s)*, ce reptile en est devenu le symbole.

ESCULAPE. Pour Esculape, il étoit originaire d'Égypte, & Cicéron en compte trois *(t)*. Le premier révéré en Arcadie, étoit regardé comme l'inventeur de la sonde pour les plaies, & de l'art de les bander. Le second, frère du second Mercure, fut foudroyé par Jupiter, & inhumé à Cynosure. Le troisième, fils d'Arsipe & d'Arsinoë, fut l'inventeur de la purgation & de l'extraction des dents. Marsham prétend qu'il y eut encore un Esculape, roi de Memphis, fils de Menès, frère de Mercure Ier qui vivoit environ deux cents ans après le déluge, & plus de mille ans avant l'Esculape Grec.

On trouve dans Eusebe *(u)*, qu'il y en eut un autre, fils de Sydic (ou *le Juste*) & d'une des sept sœurs Titanides, filles de Saturne & d'Astartès. Selon S. Cyrille, il fut instruit dans la médecine par Apis, prêtre Égyptien, & selon d'autres par Hermès qui étoit son cousin-germain. Les frères de ce dernier Esculape étoient appelés *Dioscures* ou *Cabyres*. Les enfans des Cabyres, surnommés aussi *Corybantes* ou *Samothraces*, furent, dit-on, les premiers qui découvrirent les propriétés des plantes contre la morsure des animaux, en y joignant des charmes & des mots magiques *(x)*.

FEMMES MÉDECINS. Si de nos jours, où l'art de guérir, sagement réservé à un ordre de citoyens studieux, est devenu comme un asile fermé par les loix à l'ignorance, des femmelettes trouvent le moyen d'y faire irruption, est-il surprenant qu'elles y soient

---

(q) Plin. *Hist. nat. lib. XXIX*, cap. IV.

(r) Plin. *Histor. nat. lib. XX*, cap. XXIII. = Euseb. *Præpar. Evang. lib. III.*

(s) Theodoret. *Therapeut. lib. I.*

= Orapollo *Hieroglyphic.* pag. 69. = Plutarc. *de solert. animal.*

(t) De natur. Deor. *lib. VII.*

(u) Euseb. *Præparat. Evangelic. lib. I.*

(x) Euseb. loco citato.

entrée

entrées, lorsqu'il étoit ouvert à tout le monde? Doit-on enfin s'étonner que la superstition, mère de toutes les erreurs, & l'erreur elle-même la plus opposée au progrès des connoissances, en ait fait des divinités?

CYBÈLE. Cybèle, qui passoit pour la femme de Saturne & la mère des Dieux, eut la réputation d'avoir enseigné des remèdes contre les maladies des enfans *(y)*.

LATONE. Latone, mère d'Apollon & de Diane, s'occupoit aussi de la Chirurgie, puisqu'elle est représentée dans l'Iliade, pansant Énée de ses blessures *(z)*.

JUNON-LUCINE. *(a)* Junon, fille de Saturne & de Rhée, présidoit aux nôces & aux accouchemens; les femmes l'invoquoient dans ces deux circonstances *(b)*. On représentoit cette Déesse tenant un fouet d'une main, & de l'autre un sceptre, avec cette inscription *Junoni Lucinæ*. On croit qu'elle fut surnommée *Lucine, à luce*, parce qu'elle aidoit les femmes à mettre les enfans au monde & à leur faire voir le jour *(c)*; de-là vient qu'Ovide l'appelle dans ses Fastes, *Déesse de la lumière, Dea lucis (d)*.

DIANE. Diane, fille de Jupiter, est la même qu'Ilithie *(e)*; mais elle étoit encore appelée la *Lune, Pallas, Hecate, Junon* ou *Lucine (f)* : sous ce dernier nom, elle étoit invoquée dans les douleurs de l'enfantement *(g)*. La raison qu'en donne la

---

(y) Diodor. Sicul. *lib. IV*.

(z) Iliad. *lib. V*.

(a) Diod. Sicul. *lib. V.* = Catull. *Carm. secular. ad Dian. 32*.

(b) Térence dit au sujet de Glicerie: *Juno Lucina fer opem.* = Plin. *Hist. nat. lib. XXV, cap. IX*.

(c) Videtur, (dit Varron *de ling. latin. cap. IV*.) *à Latinis Juno Lucina dicta, vel quod à luce ejus, quâ quis conceptus est, una juvat, donec mensibus actis produxit in lucem. Facta igitur à juvando & luce Juno Lucina, à quo parturientes eam invocant.*

(d) Fastor. *lib. II*.

(e) Voyez l'hymne attribuée à Orphée, Θεα Δίκτυνα λοχεία. Les inscriptions de Gruter, *pag. 1011*, & Nonnus Dionysiac. *lib. XLI*.

(f) Euseb. *Præparat. Evangelic. lib. III.* = Catull. *loc. cit.* = Gruter, *pag. 41.* = Ciceron, *de natur. Deor. lib. II*.

(g) Ovid. *Metamorphos. lib. IX, fab. 2.* = Horat. *Carmen secul*.

Tome I. H

fable, c'eſt que Latone, arrivée dans l'île de Delos ſous un arbre, y accoucha d'abord de cette Déeſſe, qui l'aida enſuite à mettre au monde Apollon ſon frère *(h)*. Il eſt ſûr que de deux jumeaux, le premier qui ſort, facilite la ſortie de l'autre. Voilà ſans doute à quoi ſe réduit tout le merveilleux de l'hiſtoire. Socrate dit que les Argiens ſacrifioient un chien à Ilithie, à l'effet d'en obtenir une délivrance facile pour les femmes en travail d'enfant *(i)*.

Plutarque croit que Diane n'eſt autre que la Lune qui s'appeloit *Lochia* ou *Ilithia*. Les Anciens, perſuadés que l'humidité de la nuit venoit de la Lune, lui attribuoient les plus malignes influences *(k)*. C'eſt ſur ce fondement que Plutarque défend aux nourrices d'expoſer leurs enfans à ſes rayons, qui étant pleins d'humidité, ſelon lui, tordoient & faiſoient déjeter leurs membres, comme il arrive au bois verd; c'eſt vraiſemblablement encore par la même raiſon qu'Homère lui attribue la mort ſubite des femmes.

PALLAS. Pallas, qui eſt la même que Diane, avoit trouvé des herbes ſalutaires. Périclès lui fit élever une ſtatue avec le ſurnom d'*Hygeïa*, en reconnoiſſance de ce qu'elle lui avoit montré en ſonge le *parthenium* ou la matricaire pour la guériſon d'un de ſes eſclaves qui étoit tombé du haut d'un temple *(l)*; c'eſt pourquoi Ovide exhorte les Médecins à ſacrifier à cette Déeſſe *(m)*.

On voit à travers de toutes ces fables, que de temps immémorial les femmes ſe ſont mêlé de la Médecine, & ne s'en ſont point tenu aux accouchemens. Or, comme à l'époque où nous ſommes, cette partie des accouchemens

---

(h) Diodor. Sicul.

(i) Apud Plutarc. *quæſt. Rom.* LII.

(k) Plutarc. *Sympoſiac. lib. III, quæſt. X.*

(l) Plutarc. *in vit. Pericl.* = Plin. *Hiſt. nat. lib.* XXII, cap. XVII.

(m) Faſtor. *lib. III.*

Vos quoque, Phœbeâ morbos qui pellitis arte,
Munera de veſtris pauca reſerte Deæ.

étoit déjà érigée en art, & faifoit une profeffion particulière, arrêtons-nous à confidérer fes commencemens & fes progrès.

{De l'accouchement.} L'accouchement eft une des premières opérations que la Nature elle-même fembloit offrir à la Chirurgie. Cette opération qui, dans l'état naturel, confifte à aider la femme à fe débarraffer de l'enfant qu'elle a porté pendant neuf mois, & à le dégager de fes liens, a dû s'attirer l'attention des deux fexes; il eft évident que les femmes ont commencé à s'accoucher elles-mêmes. Clément d'Alexandrie *(n)* raconte que les femmes des environs de l'Ibérie, quoiqu'enceintes, fe livroient aux mêmes travaux que les hommes, & fouvent accouchoient au milieu de leurs occupations ordinaires; alors l'accouchée prenoit fon enfant, & l'emportoit chez elle. Les femmes des Sauvages & des Abyffins, lorfqu'elles font en travail, ne font que s'agenouiller, & dépofent leur fardeau, fans attendre qu'une main étrangère leur facilite cette douloureufe éruption. Latone n'eut d'autres fecours en mettant au monde Apollon, que le tronc d'un palmier contre lequel elle s'adoffa *(o)*. Quoique cette prérogative foit annexée fpécialement aux climats chauds, tous les accouchemens n'étant pas naturels ni toujours heureux, il fe trouva dès les premiers temps, des circonftances où l'on fut obligé d'aider celles qu'un travail long & pénible, ou contre nature, jetoit dans l'épuifement, & mettoit en danger de périr avec leur fruit. Les femmes qui fe vifitent avec tant d'empreffement dans ces momens critiques, ont fans doute été les premières à fecourir leurs femblables. Celles qui montroient plus de courage, de fagacité ou d'adreffe, auront été plus recherchées que les autres; c'eft ainfi qu'infenfiblement fe font formées les *Sages-femmes (p)*. La première femme, qui dans l'hiftoire

---

(n) Strom. *lib. IV.*
(o) .... Ἐϊσόκε Λητώ Οὐπιδανῆς πιτύλοισι γερων ματώσατο φοίνιξ.
Nonnus Dionyfiac. *lib. XXVII.*

(p) Les Hébreux appeloient une Sage-femme, *Hameiale Deth*, qui fait accoucher.

sacrée soit désignée sous ce titre, est celle qui assista au second accouchement de Rachel, femme de Jacob, qu'elle eut le déplaisir de voir expirer en mettant un fils au monde *(q)*. Il semble même que dès-lors on se servoit d'une espèce de siége propre à cette opération; c'est au moins ce qu'on peut conjecturer du mot *haabenim* que Moyse emploie *(r)*, & que les Interprètes ont rendu par le mot *sellas*. Dans le quinzième siècle, & vers le commencement du seizième, les Sages-femmes en France avoient encore des siéges, qu'elles faisoient transporter dans les maisons où elles étoient appelées *(s)*, & cet usage se pratique encore en Allemagne.

<small>Ligature du cordon ombilical.</small>

C'est une question de savoir si l'on a fait de tout temps la ligature du cordon ombilical? On peut répondre par la négative avec d'autant plus de certitude, qu'elle n'est pas d'une nécessité absolue *(t)*. Il n'y a que des accidens tels que la rupture, qui ait pu en faire naître l'idée. On raconte que Jupiter, en sortant du sein de sa mère, fut porté sur le mont Ida, & que le cordon ombilical tomba près du fleuve Triton; de-là cet endroit consacré prit le nom d'*Omphalos*, mot grec qui signifie *nombril*, & tout le terrain d'alentour, celui d'*Omphalien (u)*. Cette tradition feroit présumer que, dans les temps les-plus reculés, on ne connoissoit pas la ligature, qui est cependant d'un usage très-ancien, puisqu'on ne peut en fixer l'origine. La Nature paroît en avoir montré seule l'utilité aux nations les plus barbares. Kolben qui a voyagé chez les Hottentots, leur vit lier le cordon ombilical avec une artère de mouton, qu'ils laissoient pendre jusqu'à ce qu'elle tombât d'elle-même *(x)*. Ézéchiel, qui écrivoit environ l'an du monde 3408, & par conséquent long-temps

---

(q) Genes. *cap.* XXXV, *v.* 16.
(r) Exod. *cap.* 1, *v.* 16.
(s) Rhodion *de partu homin.* p. 18, Edit. Paris. *lat.* 1538.
(t) Voy. la Collection de thèses de M. Haller, & en particulier une thèse de Gottingue où M. Schaël prouve la même chose.
(u) Diodor. Sic. *Biblioth. lib.* V.
(x) Relat. du cap de B. Espér.

avant Hippocrate, eſt le premier qui en faſſe mention *(y)*. Il ajoute qu'on lavoit les nouveaux nés avec de l'eau ſalée, & qu'on les enveloppoit de langes. La manière dont il s'exprime ſur cette pratique, annonce le danger qu'on croyoit courir en la négligeant, & l'uſage conſtant où l'on étoit de l'obſerver.

Plutarque rapporte que de Saturne & de Rhée naquirent le premier jour, Oſiris *(z)*; le ſecond, Aroveris qui eſt Apollon, & ſelon d'autres Orus; & le troiſième, Typhon, qui ne ſortit ni à terme ni par l'iſſue naturelle, mais qui s'ouvrit le flanc de ſa mère, & s'échappa par la plaie. On ſemble entrevoir dans cette fable, un de ces accouchemens contre nature, terminés par des voies inſolites, tels que Bartholin en fournit pluſieurs exemples *(a)*.

Ici s'ouvre une ſcène nouvelle. L'invention de l'écriture qui ſemble au premier aſpect abſolument étrangère à l'art de guérir, parut y produire une heureuſe révolution. La Médecine & la Chirurgie, livrées juſqu'alors à des traditions vagues, incertaines, arbitraires, prirent bientôt tout une autre face. Un moyen bien propre à accélérer les progrès de l'art, ce fut l'obligation impoſée à ceux qui étoient atteints de quelques maladies, d'aller faire inſcrire dans les temples des Dieux, les procédés curatifs & les remèdes dont ils s'étoient ſervis. Le temple de Memphis en Égypte, devint le principal dépôt de ces regiſtres ſalutaires *(b)*; ils y étoient gardés avec le même ſoin que les archives de la nation. Dans les commencemens, chacun avoit la liberté de les aller conſulter, & de choiſir le remède qu'il croyoit convenable à ſa maladie.

La lecture & la combinaiſon que les Prêtres faiſoient de

État de la Chirurgie ſous les premiers Patriarches.

Les Prêtres, Médecins en Égypte.

(y) Oſiris, *cap. XVI, v. 4.*
(z) De Iſid. & Oſirid.
(a) Thom. Barthol. *de inſolit. part. human. viis, cap. XII & XIII.*
(b) Galen. *de compoſit. Medic.* *per gener. lib. V, cap. II.* Cet uſage étoit auſſi obſervé dans d'autres pays. Voy. Plin. *Hiſt. nat. lib. XXIX, cap. I.* = Pauſan. *lib. II, cap. XXVII & XXXVI.* = Strab. *lib. VIII.*

ces mémoires, & les entretiens qu'ils avoient, soit avec les porteurs de recettes, soit avec les malades eux-mêmes, qui durent souvent les appeler, en firent les premiers maîtres de l'art. De si belles apparences ne se soutinrent pas long-temps. Quand ils crurent avoir suffisamment accoutumé le peuple à dépendre dans cette partie de leurs prétendues connoissances, ils firent un code médicinal, dont il n'étoit pas permis d'enfreindre les loix. C'est d'après ce code, qu'ils faisoient regarder comme sacré, & qu'ils attribuoient à Hermès, à Isis ou à quelque Divinité semblable, que la Médecine fut exercée dans la suite. Si les Médecins, en suivant ce qu'il prescrivoit, ne parvenoient point à la guérison des malades, ils n'étoient responsables de rien; au lieu qu'en ne s'y conformant point, si l'évènement ne justifioit pas leur conduite, ils étoient punis de mort *(c)*. Le prétexte d'une loi si sévère, étoit qu'une pratique confirmée par une longue expérience, & appuyée de l'autorité des plus grands maîtres de l'art, étoit préférable à tout ce que pouvoit produire l'expérience d'un petit nombre de particuliers *(d)*. Ce principe très-bon en soi, devenoit pernicieux par l'étendue qu'on lui donnoit; mais la Médecine étant alors trop peu avancée, cette contrainte, loin d'en procurer les progrès, la tenoit dans une éternelle enfance. L'expérience qui donne tous les jours des leçons aux hommes les plus instruits, devenoit absolument inutile.

Les Prêtres qui s'étoient emparé de l'intendance de la Médecine, s'assurèrent une prééminence apparente dans l'esprit du vulgaire, en guérissant au nom de leurs Divinités. C'étoit même une conséquence de leurs principes : car, puisqu'ils faisoient regarder toutes les maladies comme une punition des Dieux *(e)*, il étoit dans l'ordre que les Dieux guérissent

---

(c) Diodor. *lib. I.*
(d) Idem, *loco citato.*

(e) Plin. *Hist. nat. lib. II, cap.* VII. = Celf. *lib. I.* = *Præfat.* Homer.

les maux qu'ils envoyoient aux hommes; & voilà vraisemblablement l'origine des incubations dans les temples. Sous le prétexte spécieux d'étendre de plus en plus le domaine & le crédit de leurs Divinités, ils étendoient réellement leur autorité personnelle, qui n'étoit déjà que trop grande. En effet ils tenoient le premier rang dans l'État : assis sur les degrés du trône, ils composoient le conseil du Prince *(f)*, rendoient la justice *(g)*, & présidoient à la levée des impôts *(h)*. On conçoit qu'étant les dépositaires de la loi, ils étoient les premiers à se soustraire à sa rigueur. Dès le temps du Patriarche Joseph, les terres qu'ils tenoient de la libéralité du Prince, n'étoient chargées d'aucune redevance *(i)*; & ces possessions n'avoient sûrement pas diminué entre leurs mains, depuis Isis qui leur avoit abandonné en toute propriété un tiers de l'Égypte *(k)*, tant pour fournir à la dépense de leur entretien, qu'à celle des sacrifices & de tout ce qui étoit relatif au culte des Dieux. Si bien récompensés d'avance, il ne leur étoit guère onéreux d'exercer gratuitement la Chirurgie, lorsqu'ils suivoient les armées pendant la guerre *(l)*.

Ces Prêtres, habiles à se prévaloir de l'ignorante crédulité d'une nation superstitieuse, avoient enveloppé la religion des nuages du mystère, & d'une infinité d'énigmes. La Médecine, entre leurs mains, prit le caractère de cette obscurité religieuse. L'Astrologie judiciaire vint ensuite obscurcir encore les premières lueurs de cet art utile, & s'enveloppa pareillement de mystères que l'on ne confioit pas indiscrétement *(m)*. On se gardoit bien de dévoiler aux profanes les choses sacrées; on n'initioit que ceux qui devoient parvenir à

(f) Diodor. *lib. I.* = Strab. *lib. XVII.*

(g) Ælian. *variar. histor. lib. XIV, cap. XXXIV.*

(h) Clem. Alex. Strom. *lib. VI.*

(i) Genes. *cap. XLVII, v. 22 & 26.* = Herodot. *lib. II.*

(k) Diodor. *loco citato.*

(l) Ibidem.

(m) Scholiast. in Ptolæm. *tetrab. lib. I.* = Clem. Alex. Strom. *lib. V.*

la royauté, ou ceux qui y étoient déjà parvenus, la plupart pris dans la claſſe des gens de guerre, les ſeuls auxquels il fut permis de prétendre à cet honneur, avec les Prêtres (n). Parmi ces derniers, on choiſiſſoit ceux qui s'étoient acquis le plus d'eſtime & de conſidération par leur ſavoir (o). Strabon nous apprend encore qu'en Égypte on déféroit le diadème aux Prêtres, & chez les Chaldéens aux Mages qui ſurpaſſoient les autres en ſageſſe (p).

Les Prêtres Hébreux, Médecins.

Chez les Hébreux, les Prêtres étoient auſſi chargés en partie de l'exercice de la Médecine (q); ils ſéparoient les lépreux des hommes ſains, jugeoient des impuretés légales, & preſcrivoient la manière de ſe purifier. La Circonciſion étoit auſſi de leur miniſtère, mais non à l'excluſion de toute autre perſonne. Par la loi de Moyſe, la Chirurgie ne s'exerçoit pas gratuitement; de deux hommes qui ſe battoient, ſi l'un étoit bleſſé, l'autre étoit condamné à le dédommager de ſon travail & des frais de la guériſon (r).

Tel étoit à peu-près l'état de la Chirurgie chez les Égyptiens & chez les Hébreux au temps de Jacob & de Moyſe. Ce dernier étoit lui-même inſtruit dans les arts & dans la Médecine des Égyptiens (ſ). Les Juifs entichés des ſuperſtitions de ce peuple, & ſur-tout du culte des aſtres, ſi l'on en croit les Aſtrologues Égyptiens (t), engagèrent Aaron à élever le veau d'or, pour ſe rendre favorables Vénus & la Lune contre les influences du Scorpion & de Mars, qui leur étoient contraires. On a été même juſqu'à rapporter au même principe le ſerpent d'airain élevé par Moyſe dans le déſert contre les morſures des ſerpens,

---

(n) Plutarc. de Iſid. & Oſirid.
(o) Clem. Alex. loc. citat. = Diod. lib. I.
(p) Strab. lib. I.
(q) Levitic. XIII. = Mœurs des Iſraélites de M. Fleury, page 56.

(r) Exod. XXI, v. 18 & 19.
(ſ) Clem. Alex. Strom. lib. I.
(t) Kirker. Œdip. Ægyptiae. t. I. = Syntagm. IV, pag. 229. = P. Frid. Arp. de ortu & progreſſu art. Taliſman. pag. 9.

DE LA CHIRURGIE. Liv. I. 65

Ne quittons pas les Égyptiens sans parler de l'embau- Embaumement mement des corps chez ces peuples & chez les Hébreux. des Égyptiens. C'étoit chez les Égyptiens une pratique attachée au syſtème de la religion; leurs Sages croyoient à l'immortalité de l'ame, idée sublime, qu'ils défiguroient par l'erreur de la métempſycoſe *(u)*. Ils croyoient cependant que l'ame reſtoit auprès du corps qu'elle avoit quitté, tant qu'il conſervoit ſa première forme *(x)*; cette opinion, fortifiée par la politique du gouvernement *(y)*, & par la difficulté de ſouſtraire les cadavres aux ravages des inondations annuelles, dans un terrain léger & ſablonneux *(z)*, avoit tellement piqué leur émulation, qu'ils étoient parvenus, à force de recherches, à prévenir la diſſolution des corps par l'embaumement. Ceux qui pratiquoient cet art, jouiſſoient des mêmes honneurs que les Prêtres; comme eux, ils entroient dans le ſanctuaire des temples, & peut-être même faiſoient-ils partie de leur Collége *(a)*. Cette profeſſion qui s'apprenoit dès l'enfance, étoit héréditaire comme les autres.

Pour proportionner les dépenſes de l'embaumement à toutes les fortunes, il y en avoit de trois ſortes. Le premier, le plus ſomptueux des trois, coûtoit un talent, ſomme qui revenoit environ à quatre mille cinq cents livres de notre monnoie. Le ſecond alloit à vingt mines, que l'on peut

---

(u) À Pythagorâ immortalem eſſe qninam traxit Plato, ille verò ab Ægyptiis. Clem. Alex. Strom. lib. VI.

(x) Porphyr. de Abſtin. carnium, lib. II. — Servius in ſchol. ad lib. III Æneïd. dit : *Ægyptii periti condita diutiùs reſervant corpora, ſcilicet ut anima multo tempore perduret, & corpori ſit obnoxia, ne citò ad aliud tranſiret.*

(y) On a penſé que les Légiſlateurs, pour reſſerrer les liens qui attachent entr'eux les citoyens & les parens, avoient cherché à inſpirer aux enfans le plus grand reſpect pour leurs pères & mères. Aſichis avoit en vue de reſſerrer ces nœuds, en établiſſant la loi par laquelle il n'étoit permis d'emprunter qu'en mettant en gage le corps de ſon père. La loi portoit encore que, ſi le débiteur n'avoit ſoin de retirer le corps en rendant la ſomme empruntée, il ſeroit privé pour toujours, lui & les ſiens, du droit de ſépulture.

(z) Caſſian. collat. XV, cap. III. = *Cicero. Tuſcul. quæſt. I.*

(a) Diodor. Sic. lib. I.

Tome I. I

évaluer à quinze cents livres. L'énonciation vague du troifième ne permet pas d'en fixer la valeur, mais la modicité du prix le mettoit à portée du particulier le moins riche.

Quand on apportoit un corps aux Embaumeurs, ils montroient des modèles de morts, peints fur bois. La figure la plus recherchée étoit celle d'une perfonne qu'Hérodote fe fait un fcrupule de nommer; c'étoit peut-être la figure d'Ifis, qui a beaucoup de reffemblance avec les *mumies* ou *momies*, ou celle de quelqu'autre Divinité qu'il n'ofoit dire avoir été embaumée comme une fimple mortelle. Ils en montroient une feconde inférieure à la première & moins difpendieufe, & enfin une troifième qui étoit au plus vil prix. Ils demandoient fuivant lequel de ces trois modèles on vouloit que le mort fut embaumé. Les conventions faites, les porteurs fe retiroient, & les embaumeurs fe mettoient à opérer. La première préparation de l'embaumement le plus recherché, fe faifoit à la tête; Hérodote prétend qu'après avoir tiré, au moyen d'un fer courbé, la cervelle par les narines, ils introduifoient, à fa place, des drogues dans les cavités du crâne *(b)*. Or en fuppofant que l'extraction fe fît de cette manière, on ne pouvoit entraîner qu'une petite quantité de cervelle, encore falloit-il défigurer étrangement la face; on eût procédé avec plus de facilité & de fuccès par le grand trou de l'occipital, que Gryphius croit être l'iffue qu'ils choififfoient *(c)*; mais il ne faut que jeter les yeux fur les mumies, pour rejeter cette opinion. L'ouverture du fond de l'orbite, du côté droit, n'eft pas, comme l'a cru M. de Caylus *(d)*, une preuve que le crâne ait été embaumé par les narines; c'eft une conformation naturelle qui exifte du côté droit comme du côté gauche. Le fait eft ou il n'eft pas; mais dans l'un & l'autre cas, il falloit s'exprimer avec plus

---

(b) Herodot. *lib. II.*
(c) Tractat. de Mum. Uratiflav. pag. 45.

(d) Mémoires de l'Académie des Infcriptions, *tome XXIII.*

de précision. Au reste il est bien permis à un Antiquaire de se tromper sur un fait d'anatomie.

De la tête, on passoit à l'embaumement du ventre. Il y avoit un Officier, dont la fonction étoit de désigner l'endroit que l'on devoit inciser, & c'étoit toujours du côté gauche. L'inciseur faisoit la section au lieu marqué avec une pierre d'Éthiopie, & s'enfuyoit aussi-tôt de toutes ses forces, parce que les assistans le poursuivoient à coups de pierres, comme un homme chargé de la malédiction publique ; ce qui ne favorisoit pas les progrès de l'Anatomie *(e)*. Ensuite on tiroit par l'incision, les intestins, qu'on passoit dans le vin de palmier & dans quelques liqueurs odoriférantes. Le corps étoit couvert de natrum pendant soixante-dix jours, terme prescrit par la loi pour pleurer le mort, & il n'étoit pas permis de l'y laisser plus long-temps *(f)*; ensuite on le lavoit & on recousoit le ventre, après l'avoir rempli de myrrhe, d'aloès, de nard des Indes, de bitume de Judée, & d'autres aromates, qui leur étoient apportés du pays de Galaad par des marchands Ismaëlites *(g)*. De tous les parfums, on n'exceptoit que l'encens.

Si l'on eût commencé, comme le prétend Hérodote, par remplir le corps d'aromates, l'action du natrum sur les résines les eût bientôt mises dans un état de dissolution, en formant, avec leurs huiles, une matière savonneuse très-soluble, qui auroit été infailliblement emportée par les lotions *(h)*. Ainsi

---

(e) Ceux qui touchoient les morts, étoient aussi en horreur chez les Hébreux. Les connoissances qu'on tiroit de l'ouverture des victimes, devoient donc être fort superficielles & fort bornées. *Levitic. cap.* XIX, *v.* 28. = *Lib. Num. cap.* XIX, *v.* 11, 12, 13 ; & *cap.* XXXI, *v.* 19. = Phil. Jud. *de legib. peculiarib.* Par un contraste singulier & bizarre, on révéroit un Prêtre barbare qui sacrifioit un homme vivant, & l'on auroit regardé comme infâme, un Médecin, s'il eût osé chercher dans les cadavres, des connoissances pour le conserver en santé. Nous n'avons pas été nous-mêmes exempts de ce préjugé, que la Philosophie dissipa heureusement de plus en plus.

(f) Genef. *cap.* L, *v.* 2, 3.
(g) Idem, *cap.* XXXVII, *v.* 25.
(h) Mém. de l'Acad. des Sciences, année 1750.

c'est manifestement une erreur de cet Historien, qui a pu regarder comme indifférente & sans conséquence, une transposition dans le détail des préparations.

Hérodote garde le silence sur l'embaumement de la poitrine; mais on entrevoit, par le récit de Diodore, qu'ils y parvenoient en détruisant la cloison du diaphragme, puisqu'ils ne laissoient que le cœur & les reins. Aucun des deux Historiens ne nous dit ce que l'on faisoit des entrailles; mais Plutarque *(i)* & Porphyre *(k)* nous apprennent qu'elles étoient enfermées dans une caisse tournée du côté du Soleil, & qu'après une courte prière adressée à cet astre, la caisse étoit jetée dans le Nil. On terminoit l'embaumement, en enveloppant le corps avec des bandelettes de lin enduites de gomme (ou plutôt de résine), dont on employoit quelquefois jusqu'à mille aunes, & on peignoit les ongles en rouge avec des feuilles d'alcana.

Le corps ainsi préparé étoit remis aux parens, qui l'enfermoient dans un étui de bois fait exprès, & le plaçoient debout contre la muraille, dans une chambre destinée à cet usage. Les Rois, de leur vivant, faisoient élever de superbes pyramides ou des catacombes, monumens orgueilleux de leur fragilité; & c'est sous ces masses impénétrables qu'on déposoit leurs dépouilles mortelles.

Il y avoit quelques différences dans l'embaumement des Éthiopiens, ce qui a droit de surprendre dans deux peuples si voisins & si conformes dans leurs loix, leurs usages & leurs maximes; peut-être aussi ne proviennent-elles que des traditions plus ou moins exactes. Ctésias, cité par Diodore *(l)*, convient qu'en Éthiopie on saloit les corps, mais qu'ils ne pouvoient conserver la ressemblance du défunt, en passant par le feu. Ce Ctésias qui étoit de l'art, & par conséquent plus instruit qu'Hérodote de la matière qu'il traitoit, mérite d'autant plus de croyance que son assertion paroît démontrée.

(i) Plutarc. *tom. II, pag.* 159, B. édition de l'Impr. royale, 1724.

(k) Porphyr. *de Abstin. carn.*

lib. IV. = Sextus Empiric. *lib. III, cap. XXIV.*

(l) Diodor. Sic. *lib. II.*

Dans la description du cabinet de la Société royale de Londres, imprimée en 1681, il est parlé d'une mumie Égyptienne, dont la matière balsamique avoit pénétré les parties molles & les os mêmes, de sorte qu'ils paroissoient entièrement noirs & calcinés. Néhemias Grew, célèbre Anglois, sans peut-être avoir eu connoissance de ce passage de Diodore, a conjecturé que les Égyptiens soumettoient les corps à une sorte de coction. Il prétend qu'elle s'opéroit dans une espèce de baume liquide, jusqu'à ce que les parties aqueuses en fussent tout-à-fait dissipées, & que les parties huileuses & gommeuses en eussent parfaitement pénétré la substance. Il propose de préparer les cadavres, pour une coction ou macération, dans l'huile de noix.

C'est ainsi que cet art, vainqueur de la corruption, disputoit pendant une longue suite de siècles, à l'action dévorante du temps, les restes fragiles de notre orgueilleuse mortalité. (m) Auguste étant en Égypte, on lui montra le corps d'Alexandre le Grand & celui de Ptolémée, morts depuis plus de trois cents ans, enfermés dans des tombeaux; il fut étonné de voir que les os & la peau même étoient dans toute leur intégrité.

Tel étoit l'embaumement du premier ordre. Ceux qui vouloient faire moins de dépense, s'en tenoient à celui de la seconde qualité, qu'Hérodote décrit de cette manière. On remplissoit des seringues d'une liqueur onctueuse tirée du cèdre, & l'on injectoit le corps du mort sans y faire aucune incision, & sans en tirer les entrailles. Quand on avoit introduit l'extrait de cèdre par le fondement, on le bouchoit pour empêcher l'injection de sortir. Aussitôt, on saloit le corps avec le natrum pendant le temps convenable; le dernier jour on tiroit du ventre la liqueur, qui avoit eu assez de force pour consumer les entrailles qu'elle entraînoit avec elle. Le *natrum* détruisoit la lymphe corruptrice des chairs, & il ne restoit que la peau collée sur les os. C'est dans cet état qu'ils le rendoient, sans y rien faire de plus.

(m) Luther. *in explic. cap.* L. Genes.

Pour admettre une pareille préparation, il faudroit n'avoir aucune connoissance de la structure des parties ni de la vertu des médicamens. L'Anatomie nous apprend (& l'expérience avoit dû l'apprendre aux embaumeurs eux-mêmes) qu'il est impossible de faire par le fondement une injection qui remplisse le ventre, sans le secours d'aucune incision ou de quelque dilacération. D'ailleurs, de l'aveu même des Anciens *(n)*, le cédria n'est point corrosif : la propriété qu'ils lui reconnoissent est absolument opposée à celle que lui suppose Hérodote. Il y a donc bien de l'apparence que la base principale des injections étoit le *natrum*, qui a réellement la vertu qu'Hérodote attribue au cédria; cette résine n'étoit vraisemblablement employée ici que comme aromate, & en petite quantité.

La troisième espèce d'embaumement n'étoit que pour les pauvres : il consistoit à laver le ventre avec une liqueur nommée συρμαίη (le Scholiaste d'Aristophane nous apprend que c'étoit le suc d'une racine que l'on croit être le raifort des Anciens); après quoi ils le mettoient dans le *natrum* pendant soixante & dix jours : on le rendoit ensuite à ceux qui l'avoient apporté.

Chez les Hébreux on enterroit tout simplement les gens du commun, & l'honneur de l'embaumement étoit réservé aux personnes de la plus haute considération. En cela l'on n'avoit d'autre vue que d'arrêter, pendant le temps du deuil, la putréfaction qui faisoit de rapides progrès dans ce pays-là *(o)*. On voit en effet qu'elle se faisoit déjà sentir près

---

(n) Cedrus magna, quam Cedrelaten vocant, dat picem quæ Cedria vocatur.... Defuncta corpora incorrupta ævis servat, viventia corrumpit ; mirâ differentiâ cùm vitam auferat spirantibus, defunctis pro vitâ sit. Hist. nat. Plin. *lib. XXIV, cap. V.*

Primus sudor aquæ modo fluit canali ; hoc in Syriâ Cedrium vocatur, cui tanta vis est ut in Ægypto corpora hominum defunctorum eò perfusa servarentur. Idem, *lib. VI, cap. II.*

(o) Les Grecs, qui étoient dans l'usage de brûler les corps de leurs morts, pratiquoient aussi une sorte d'embaumement pour préserver les cadavres de la corruption pendant le temps qui précédoit cette cérémonie. Xenophon, *Hist. græc. lib. V.* Emilius Probus étant mort de maladie, ses

du corps du Lazare, qui n'étoit que depuis quatre jours dans le tombeau *(p)*.

Il ne paroît pas que Joseph, dans l'embaumement du corps de son père, ait eu d'autre motif que de le mettre en état de supporter, sans se corrompre, tout le temps du deuil, & celui de son transport dans la terre de Chanaan *(q)*. Comme il étoit vice-roi d'Égypte, il le fit embaumer selon la coutume du pays, & il chargea de ce ministère les Médecins attachés à sa personne *(r)*; mais ils n'y mirent que quarante jours, tandis que les Historiens profanes écrivent qu'on en employoit soixante-dix. Il n'y a pas lieu de croire que lui-même ait été embaumé autrement. Quoi qu'il en soit, plusieurs endroits des Livres saints, qui nous font connoître plus particulièrement l'embaumement des Juifs, donnent lieu de présumer qu'il n'étoit qu'extérieur.

On voit, en effet *(s)*, qu'aux funérailles d'Asa, roi de Juda, son corps fut mis sur un lit rempli de parfums, composés avec un luxe excessif, & que l'on y alluma un grand feu; d'autres passages établissent que c'étoit une coutume *(t)*. On mettoit dans cet appareil funéraire, beaucoup de profusion & de faste, & les aromates y étoient prodigués. On lit dans l'Évangile de Saint-Jean, qu'il fut employé cent livres de myrrhe & d'aloès à l'embaumement du corps de Jésus-Christ *(u)*.

Si l'embaumement des Hébreux n'étoit pas aussi recherché

---

amis, pour le transporter plus facilement à Sparte, enduisirent son corps de cire, au défaut de miel. *Plutarc. in Agesil.* En effet, Pline dit que le miel est un préservatif contre la pourriture, *lib. XXII, cap. XXII.* On faisoit encore fondre plusieurs drogues dans une chaudière, & quand elles étoient fondues, on répandoit cette liqueur bouillante sur le cadavre. *Aristoph.* in Avib. act. II, scen. II.

(p) Joan. Evang. *cap. II, v. 29.*

(q) Genes. *cap. L, v. 24, 25.* = Exod. *cap. XIII, v. 19.* = Josué, *cap. XXIV, v. 32.*

(r) Genes. *loco citato.*

(s) Paralipom. *lib. II, cap. XVI, v. 24.*

(t) Loc. citat. *lib. II, cap. XXI, v. 19.* = Jerem. *cap. XXXIV, v. 5.*

(u) Joan. Evang. *cap. XIX v. 39.*

que celui des Égyptiens, c'est qu'ils n'avoient pas d'aussi puissans motifs que ceux-ci, pour porter cet art au plus grand degré de perfection ; c'est d'ailleurs que le génie des Hébreux, moins inventif, les portoit plus à la simplicité de la vie pastorale, & aux travaux qui en dépendent. Les sciences & les arts conservent toujours l'empreinte des mœurs & de la religion des peuples qui les cultivent. Il paroît que ces deux nations ennemies, mais toujours émules, n'ont jamais cessé d'emprunter réciproquement l'une de l'autre, beaucoup de rits & de coutumes, qu'elles accommodoient à leurs mœurs; peut-être même trouveroit-on que les Hébreux ont été plus souvent copistes que modèles (x).

Essayons maintenant de démêler en quoi consistoit à peu près à la même époque, la médecine des Indiens, des Celtes, des Germains & des Gaulois.

LES BRACHMANES.
On a vu jusqu'ici presque par-tout les Prêtres réunir le Sacerdoce & la Médecine. Les Indiens & les Bactriens avoient aussi pour Médecins, leurs Brachmanes ou Bramines, qui étoient en même temps leurs Prêtres (y). C'étoit des espèces de spéculatifs qui se mêloient de philosopher sur la nature de l'homme. Ils vivoient exposés à l'air & dans la plus grande frugalité. Ils ne mangeoient rien de ce qui avoit eu vie, & ne buvoient ni vin ni d'autres liqueurs enivrantes (z). Chacun se faisoit un plaisir de leur fournir abondamment du riz, nourriture ordinaire de l'Inde, & de leur donner l'hospitalité. Ils prétendoient avoir des remèdes pour rendre les femmes fécondes, & leur procurer à leur choix, des garçons ou des filles. Leur médecine consistoit principalement en régime; de tous les médicamens, les onctions & les cataplasmes étoient ceux qu'ils approuvoient le plus ; ils n'avoient pas

---

(x) *Post aliqua sæcula* (Hebræi) *Ægyptiorum conversatione depravati adeò fuerunt, ut nihil ab Ægyptiis differre viderentur.* Euseb. *Præparat. Evang. lib. VII.*

(y) Strab. *lib. XV.* = Porphyr. *de Abstin. carn.* passim.

(z) Bardesan. apud Euseb. *Præparat. Evangelic. lib. VI.*

dés autres remèdes, une opinion avantageuse. Ainsi presque toute leur Médecine étoit purement chirurgicale.

Pour les Celtes, les Germains, les Gaulois, ils se vantoient de descendre de Pluton, selon la tradition de leurs Druides *(a)*, dont on fait remonter l'origine au temps d'Abraham, & même à celui de Noé. On cite, sur ce point, le témoignage de Bérose & les antiquités Étrusques *(b)*; mais quand ces autorités seroient moins équivoques, la difficulté de fixer l'origine de ces trois peuples, qui peut-être en effet n'en font qu'un, jointe à la conformité de leurs dogmes & de leurs usages sur certains points, avec ceux des Prêtres d'Égypte & des Mages *(c)*, est une forte preuve de leur ancienneté. Quelques Savans ont été jusqu'à croire que c'étoit sur le modèle des Mages que les Druides s'étoient formés *(d)*. Sans nous arrêter à ces conjectures, on sait que ces Prêtres avoient inspiré le plus grand respect pour le gui de chêne. Il étoit employé dans toutes les cérémonies religieuses ; aussi se cueilloit-il avec beaucoup d'appareil au mois de décembre, consacré parmi eux par la religion. Le sixième jour de la Lune, un Prêtre, vêtu d'une robe blanche & armé d'une petite faulx d'or, montoit sur l'arbre & en abattoit des feuilles, qu'un autre Prêtre recevoit dans une nappe blanche : ensuite on immoloit des victimes, & l'on supplioit la Divinité de verser d'heureuses influences sur le don qu'elle venoit de leur faire. Ils regardoient ce précieux gui, comme un remède assuré contre la stérilité de tous les animaux, & comme l'antidote de tous les poisons. Au premier jour de l'an, après avoir béni & consacré le gui de chêne, on le distribuoit au peuple en lui souhaitant une bonne année; de-là cette formule qui s'est conservée long-temps parmi nous: *au gui, l'an neuf (e)*.

(a) Cæsar *de Bell. Gallic. lib. VI.*
(b) Edm. Dickins. *in Delph. Phœniciss. subjectâ appendice,* p. 32.
(c) Cæsar, *loco citato, lib. IV.*
(d) Banier. *Mythol. ou les Fables expliquées par l'Histoire,* tome II, *in-*4.° page 629.
(e) Plin. *Hist. nat. lib. XVI, cap. XLIV.*

Ils avoient encore beaucoup de vénération pour la *sabine* ou la *selage*, qu'on croit être la *pulsatille*. Pour cueillir cette plante, il falloit encore être vêtu de blanc, avoir les pieds nus & bien lavés, & faire précéder un sacrifice avec le pain & le vin : alors on l'arrachoit sans fer de la main droite, qu'on avoit soin de couvrir d'un pan de sa robe, pour la faire passer imperceptiblement à la main gauche. On estimoit cette plante utile contre toute sorte d'accidens, & sa vapeur s'employoit dans les maladies des yeux *(f)*.

Tous ces prestiges de l'ignorance n'étoient dignes que de pitié ou de dérision, si la superstition n'eût pas dégénéré en barbarie, en férocité. Mais un Gaulois malade faisoit-il vœu pour le recouvrement de sa santé, d'immoler un homme à Ésus, à Teutates, à Saturne *(g)*! il trouvoit aussitôt dans les Druides les ministres de ces abominables sacrifices. C'est ce qui détermina les empereurs Tibère & Claude à les chasser de leurs États. On ne sauroit, dit Pline, savoir trop de gré aux Romains, d'avoir éloigné des monstres qui se faisoient un point de religion de tuer un homme, & un principe de santé de le manger *(h)*. Voilà cependant les Prêtres, les Juges, les Docteurs, les Médecins des anciens Gaulois : ces hommes qui décidoient à leur gré de la guerre & de la paix, qui punissoient les coupables, déposoient les Magistrats & les Rois même, quand ils n'observoient pas les loix du pays ; enfin, ces Sages qu'Aristote, Sosion, & d'autres auteurs plus anciens, préconisent sérieusement comme des personnages très-éclairés en matière de religion. Tel a été par-tout le sort des peuples: quand ils n'ont point été subjugués par la force, ils l'ont été par l'adresse & par l'imposture.

(f) Plin. *Hist. nat. lib. XXIV, cap. 11.*

(g) Tacit. *de morib. Germanor.* = Lactant. *de fals. religione, lib. I.* = Lucain, *Phars. lib. I.*
 Et quibus immitis placatur sanguine diro
 Theutates, horrensque feris altaribus Esus.

(h) Plin. *loco citato, lib. XXXI, cap. 1.*

CHIRURGIE des Chinois & des Japonois.

UNE nation, dont l'origine se perd dans les temps les plus reculés, qu'un respect superstitieux pour l'antiquité, dont elle est jalouse, asservit à tous ses anciens usages, & qui n'eut jamais d'autre ambition que de rester isolée dans les vastes contrées qu'elle occupe, peut bien figurer dans l'histoire des connoissances médicinales avec les peuples les plus anciens. Les Chinois sont froids & tranquilles, autant du moins par éducation que par tempérament. Dès l'enfance on les accoutume à l'ordre, à la raison, aux usages reçus. Leurs mouvemens sont mesurés & prescrits par des rites & des cérémonies qui glacent l'ame & éteignent le sentiment *(a)*.

Les Japonois, colonie Chinoise *(b)*, ont des mœurs & un caractère plus libres, plus développés; la religion & les usages favorisent ce développement. On exerce la mémoire des enfans par des poëmes où l'on célèbre les belles actions de leurs ancêtres, où l'on inspire le mépris de la mort, & où le suicide est vanté comme le plus grand acte d'héroïsme. Le Législateur craignant que la Religion fût impuissante sur eux pour réprimer les excès de l'amour, convertit en culte l'amour même. Ce point de religion, qui n'est pas le moins respecté, conduit sûrement à plus d'excès que d'omissions. Les Chinois semblent n'avoir eu d'autre but que d'émousser la violence & l'impétuosité de l'ame, & les Japonois que de prévenir son engourdissement, sa langueur. Ainsi les mœurs des deux nations sont fort différentes; mais leur Médecine étant à peu près la même, nous confondrons en ce point l'histoire des deux peuples.

(a) Hist. philosophiq. & politiq. des établiss. & du commerce des Européens dans les deux Indes, tome I, in-8.°

(b) Martini, *Hist. de la Chine,* page 237.

Les Japonois ont dans leur lubricité, dans leur oisiveté *(c)* continuelle, & dans leurs usages, trois grands ennemis de leur santé. Un des premiers inconvéniens de l'usage tient à la manière de se vêtir. Par une coutume très-ancienne & presque légale, jamais ils n'ont la tête couverte : on rase la tête aux jeunes gens jusqu'à la suture sagittale, & dans l'âge viril jusqu'au niveau des oreilles ; c'est pour eux une propreté & même un ornement. Porter un léger bonnet de soie, ou se couvrir les talons dans les froids les plus cuisans, est un privilége qui n'est réservé qu'aux vieillards décrépits. Quelque rigoureuse que soit la saison, il y auroit une indécence répréhensible, & une irréligion scandaleuse, à se présenter devant les Magistrats, ou à célébrer les jours de fête, sans avoir la tête rasée. Si pour remplir un de ces devoirs, ils sont contraints pendant le froid de se soumettre au costume, un frisson subit de tout le corps, la fièvre, la céphalalgie, & d'autres maux de cette espèce, sont les tributs funestes qu'ils payent infailliblement à l'usage.

La lubricité à laquelle les Japonois attachent le souverain bien, & qu'ils satisfont sans retenue, sans pudeur, depuis les premières années de l'adolescence jusque dans un âge avancé, énerve leurs membres, épuise leurs forces & les laisse dans un état de langueur. Ce peuple, naturellement doué d'une constitution vigoureuse, fortifiée par la température du climat & par la qualité du sol, sans essuyer les désastres de la guerre, est dévasté par la perversité de ses mœurs, & plus encore par l'ignorance de ses Médecins. Les riches sont les victimes d'une vie molle & voluptueuse, les pauvres de leur extrême disette : de-là une foule de maladies qui les affligent. Les plus communes sont celles qui attaquent les nerfs, les tendons, les ligamens, les membranes, comme l'épilepsie, l'apoplexie, la paralysie, la maladie sacrée, mais spécialement la cécité & la goutte. Ces maux rendent les Médecins très-nécessaires

---

(c) Ten Rhyne, *de Arthritide*, in-8.º Londini, 1693.

à la Chine & au Japon: auſſi la Médecine y eſt-elle cultivée, tant par l'utilité qu'on lui reconnoît pour le rétabliſſement de la ſanté, pour la conſervation de la vie, que par l'opinion établie également dans les deux nations, que cette Science a une liaiſon très-étroite avec le mouvement des aſtres, pour leſquels ils ont de la vénération.

Il y avoit autrefois à la Chine des Écoles impériales de Médecine: aujourd'hui, les Médecins qu'on y eſtime le plus, ſont ceux qui tiennent de père en fils leur ſavoir *(d)*. Comme ils n'ont point de phyſique, preſque aucune connoiſſance des parties du corps humain & de leurs uſages, ni par conſéquent des cauſes des maladies, leur Médecine, dénuée de tout principe, n'eſt qu'un amas informe de ſyſtèmes, de tâtonne-mens, de conjectures. Ce mal, juſqu'à un certain point, a encore ſa ſource dans leurs coutumes. Ce ſeroit parmi eux une cruauté inouïe d'ouvrir un cadavre, & d'en tirer le cœur & les entrailles, pour les enterrer ſéparément. Ils auroient même horreur de voir, comme en Europe, des oſſemens de morts entaſſés les uns ſur les autres. Le peu qu'ils ſavent d'Anatomie, ils le doivent à l'ouverture peut-être fortuite de quelques animaux, moyen inſuffiſant, dont ils ne pouvoient tirer un grand fonds de lumières. On voit, en effet, que ce qu'ils diſent de l'Anatomie, eſt le plus ſouvent l'ouvrage de l'imagination; ainſi toutes les connoiſſances qu'ils en déduiſent, ne ſauroient être fort ſolides.

Le capitaine, eſt le ſang *[Hivé]*; ſon eſcorte, ce ſont les eſprits *[Ki]*. Le ſang coule dans les vaiſſeaux, & les eſprits au-dehors; ils ſont dans un mouvement continuel de circu-lation, & doivent faire dans l'eſpace d'un jour & d'une nuit cinquante tours. Ils prétendent que pendant une reſpiration, c'eſt-à-dire, pendant l'intervalle d'une expiration & d'une inſpiration, le pouls bat communément quatre fois, & que le ſang fait ſix pouces de chemin: en douze heures chinoiſes

Syſtème anatomique & phyſiologique.

(d) Hiſtoire de la Chine, par le P. Duhalde, *tome II.*

qui font un jour & une nuit, ils comptent treize mille cinq cents refpirations. Le chemin du jour fera de huit cents dix *tchang*, mefure qui a dix *tché*, ou pieds *(e)* de chacun dix pouces. Or, le plus court chemin du fang & des efprits dans le corps humain, n'eft que de feize *tchang*; par conféquent, le fang fait en un jour & une nuit cinquante fois ce tour, parce que dans le même efpace de temps fe fait la converfion des cieux *(f)*, dans ce qu'ils appellent les cinquante maifons céleftes. Ils croient encore que quelques humeurs dominent à certaines heures, dans une partie plus que dans une autre. Un Charlatan, de nos jours, perfuadé que pour intéreffer le commun des hommes, il ne faut que leur préfenter des chofes fingulières, a réveillé toutes ces rêveries dans un livre affez dangereux pour les ignorans *(g)*, mais qui n'eft qu'un mauvais roman de médecine aux yeux des gens inftruits & fenfés.

Les Chinois & les Japonois établiffent deux principes de la vie, qui font la chaleur vitale & l'humide radical: les efprits font le véhicule de la chaleur naturelle, le fang eft celui de l'humide radical. Ils appellent *yo* ou *yam* la chaleur vitale, & *yn* l'humide radical: de ces deux noms réunis enfemble, ils ont compofé celui de l'homme, qui eft *gyn* en leur langue. Ils difent dans leur manière fymbolique, que comme la divifion ou la féparation de ces deux traits détruit la figure du nom de l'homme, fa vie eft pareillement détruite par la défunion de ces deux principes. Ils les placent dans les principales parties du corps, dans tous les membres & dans les entrailles, pour y entretenir la vie & la fanté.

Ils font trois divifions du corps humain; ils le partagent d'abord en partie droite & en partie gauche *(h)*, & chacune de ces parties a un œil, un bras, une main, une épaule, une jambe & un pied.

(e) Then Rhyne, *loco citato*.
(f) Cleyer. *de medic. Sinenf. in-4.º* Francofurti, 1682.

(g) Le Confervateur du fang humain.
(h) Ten Rhyne, *loco citato*.

La seconde division est de même en trois parties ; savoir, la haute, la moyenne & la basse région. La haute, est depuis le sommet de la tête jusqu'à la poitrine ; la moyenne, depuis la poitrine jusqu'au nombril ; & la basse, depuis le nombril jusqu'à la pointe des pieds. *Voyez les planches ci-après.*

La troisième division du corps humain comprend les membres & les intestins. Les six membres principaux où ils font résider l'humide radical sont distribués ainsi : savoir ; trois à gauche, qui sont le cœur, le foie & l'un des reins ; trois à droite, qui sont le poumon, la rate & l'autre rein, qu'ils appellent *la porte de la vie*, en ce que, selon les uns, c'est le réservoir de la semence, & selon d'autres, l'organe où s'en fait la sécrétion.

Les viscères, dans lesquels ils établissent la chaleur vitale, sont encore au nombre de six ; trois à gauche, savoir, les petits intestins ou le péricarde, la vésicule du fiel & les uretères ; trois à droite, qui sont les grands intestins, l'estomac & la troisième partie du corps.

Quant à l'humide radical, ils le distinguent en foible, en plus foible & en très-foible. Ils le font résider dans les artères des deux bras, & mettent son origine ou sa source à la poitrine ; c'est-à-dire au poumon, où ils supposent qu'est le centre de la circulation, & que se fait la sécrétion des esprits.

L'humide radical, qu'ils appellent *foible,* par comparaison à la chaleur naturelle, est porté dans l'un & l'autre bras par les artères qui commencent dans la poitrine, & finissent au doigt du milieu.

L'humide radical plus foible a ses artères, qui vont encore de la poitrine dans les deux bras, & se perdent extérieurement à l'extrémité du pouce.

L'humide radical très-foible va, du cœur, se porter dans l'un & l'autre bras par les artères, qui se terminent aussi extérieurement au bout du petit doigt.

La longueur de chacune de ces artères, du commencement

à la fin, est de trois pieds & demi*, & la longueur combinée de toutes les artères de l'humide radical, est de vingt-un pieds.

La chaleur naturelle a de même ses artères qui prennent naissance à la tête, parcourent les deux bras, & finissent aux extrémités des doigts.

Elle est de trois espèces; savoir, la chaleur innée forte, dont les artères commencent dans l'un & l'autre bras, à l'extrémité du doigt indicateur, & finissent à la pointe du nez.

La chaleur innée moins forte, dont les artères commencent aux petits doigts de chaque bras, pour finir aux angles internes des yeux.

Enfin la chaleur naturelle très-foible, dont les artères prennent leur origine à l'extrémité des doigts annulaires, & viennent aboutir aux angles externes des yeux.

Or, la longueur de chacune des artères étant de cinq pieds, les trois artères de l'un & l'autre bras ont ensemble trente pieds de longueur. Nous observerons en passant que le nom d'*artère*, chez les Chinois & les Japonois, n'a pas la signification précise que nous y attachons : il est pris indistinctement pour les veines, les artères & les nerfs.

Les extrémités inférieures ont, ainsi que les supérieures, trois degrés de chaleur naturelle & trois degrés d'humide radical, qui parcourent des artères particulières.

La chaleur innée forte, prend son origine au nez, & se borne intérieurement à l'extrémité des doigts des pieds.

La chaleur innée moins forte, commence aux angles internes des yeux, & finit à la partie interne du petit orteil de chaque pied.

La chaleur innée très-forte, commence dans les artères

---

* Le pied géométrique, chez les Japonois, est de dix pouces. Le pouce est la longueur de l'article moyen du doigt du milieu, de manière que l'exactitude exige qu'on forme le pied sur l'article du sujet, dont on veut mesurer les artères.

au *canthus* interne des yeux, & se termine au pénultième & au dernier orteil de chaque pied.

Chacune de ces artères est longue de huit pieds; ainsi la longueur des six artères de chaque côté, est de quarante-huit pieds.

L'humide radical est aussi charié par trois artères; le foible, prenant son origine dans les artères de chaque pied au gros orteil, se termine au foie, puis à la vésicule du fiel.

L'humide radical plus foible, commence de même au gros orteil & va se perdre à la tête, puis à l'estomac.

Le très-foible commence au cœur, il finit dans les reins & dans la vessie.

La longueur de chacune de ces artères est de six pieds & demi, ce qui fait collectivement pour les deux côtés trente-neuf pieds.

Il y a aussi douze veines par lesquelles passent autant de chaleurs innées & d'humides radicaux; mais ces vaisseaux pourroient bien être les mêmes que ceux qu'on vient de désigner.

Les Chinois comptent encore deux autres canaux, qu'ils nomment *kée-miak* & *rak-miak*; ils paroissent être réellement des artères, si l'on a égard au mot *miak*, qui signifie pouls. Ces vaisseaux portent naturellement dans le sang la chaleur innée & l'humide radical, mêlés ensemble & tempérés; mais l'un devient-il plus fort que l'autre, il s'ensuit un état contre nature, ou la maladie & la mort même.

Le premier de ces deux vaisseaux, qui contient l'ame, est long de cent soixante-deux pieds; le canal artériel *kée-miak*, dans lequel est contenue la chaleur innée, se porte en haut: le second canal, *rack-miak*, qui est privé d'ame, parce qu'il porte l'humide radical, est long de trois cents soixante-cinq pieds.

Il n'a été question jusqu'ici que d'artères internes, tant pour la chaleur naturelle que pour l'humide radical, & de leur longueur. Il y a de plus deux veines ou artères externes qu'on nomme *yn-kio* & *jo-kio*: celle-ci, qui est l'artère de la

Tome I. L

chaleur innée dans le jaret, commence à la malléole externe & finit aux yeux ; l'autre, qui est l'artère de l'humide radical, commence à la malléole interne, & finit pareillement aux yeux. Chacune de ces artères est longue de sept pieds & demi : total, quinze pieds.

Il y a enfin deux artères connues sous les noms de *tok-miak* & de *nim-miak :* la première commence au périnée, & traversant le corps en devant, va se perdre à la lèvre supérieure sous le nez ; la seconde, qui a la même origine, passe par-derrière & va finir au même endroit. La longueur de l'une & de l'autre est de quatre pieds & demi ; ce qui fait neuf pieds pour les deux.

Les Chinois admettent, comme les Égyptiens & les Chaldéens, dans leur médecine, les influences célestes. Ils croient que la chaleur innée, qui domine pendant le jour, est d'une nature solaire, & que l'humide radical, qui règne pendant la nuit, est d'une nature lunaire. Comme le printemps *(i)* exerce son empire sur les végétaux, il l'exerce de même sur le foie ; l'été domine sur le cœur, l'automne sur le poumon, l'hiver sur les reins, & l'estomac est soumis à chacune des quatre saisons de l'année, ou au moins aux dix-huit derniers jours des quatre mois lunaires, qui sont le troisième, le sixième, le neuvième, & le douzième. Ainsi l'année est divisée par les Chinois en cinq saisons, qui sont composées chacune de soixante-douze jours ; or 72 multipliés par 5, donnent 360 jours, dont les Médecins composent l'année lunaire, qui commence vers notre mois de février.

Les Chinois & les Japonois croient apercevoir des rapports mutuels entre certaines parties. Ainsi, du côté gauche, les petits intestins ont une relation marquée avec le cœur, la vésicule du fiel avec le foie, les artères avec les reins. Du côté droit, les grands intestins répondent aux poumons, l'estomac à la rate, & la troisième partie du corps à la porte de la vie ou au rein droit.

(i) Cleyer, *loco citato. Tract. de pulf.* pag. 8.

Ces différentes parties font, selon eux, les siéges naturels de la chaleur vitale & de l'humide radical; c'est de chacun de ces endroits que ces élémens de la vie passent dans les autres parties du corps par le moyen des esprits & du sang, auxquels les Chinois ont attribué une sorte de circulation dès la naissance de leur médecine, c'est-à-dire, environ quatre cents ans après le déluge.

Toute cette physiologie paroîtra ridicule & pitoyable ; cependant à travers le brouillard, il perce quelquefois de légères lueurs de vraisemblance. Les Chinois considèrent le corps humain comme une machine harmonique, comme une espèce de luth, dont toutes les parties, par le moyen des nerfs, des veines & des artères, rendent divers sons, ou plutôt ont une propriété relative en raison de leur figure, de leur situation, de leurs divers usages. Ils prétendent que par le moyen des différens sons, ou des touches variées de ces organes, on peut juger infailliblement de leur disposition actuelle, comme une corde plus ou moins tendue, touchée en un lieu ou en un autre d'une manière plus ou moins forte, rend différens sons, ce qui fait connoître si elle est trop tendue ou trop lâche *(k)*.

Outre les douze voies ordinaires de la circulation du sang & des humeurs, les Chinois admettent huit autres voies extraordinaires, dont Cleyer a donné une description fort obscure. Il auroit été à souhaiter que ce système anatomique & toutes les parties de la médecine Chinoise, eussent été développées par Ten Rhyne, qui en étoit bien mieux instruit; mais l'infidélité ou le plagiat de Cleyer, nous a privés de cet ouvrage curieux.

Les Chinois, après avoir établi dans le corps de l'homme, ces douze sources de la vie, ont cherché à connoître par des signes extérieurs, les dispositions internes de ces douze parties. Ils ont cru les trouver dans la tête, siége de tous les sens qui exercent les opérations animales. Ils se sont

---

(k) Ten Rhyne, *loco citato.*

figuré des rapports nécessaires entre ces sens & les sources de la vie; ils ont cru que la langue se rapportoit au cœur, les narines au poumon, la bouche à la tête, les oreilles aux reins, les yeux au foie. Ils prétendent tirer de la couleur du visage, de celle des yeux & des ongles, de l'état des narines & des oreilles, du son de la voix, des saveurs que la langue éprouve ou desire, la disposition du tempérament & des présages de la vie ou de la mort du malade. Mais, à juger de toute cette théorie par ce que nous en apprend Cleyer, si la Nature est uniforme & régulière dans ses opérations, on ne sauroit faire grand fonds sur une pareille doctrine. On y entrevoit l'abus de l'expérience, & un peu de prestige, comme dans le système du pouls, auquel on a prodigué plus d'éloges, & donné bien plus d'importance, qu'il ne paroît en mériter. Ce système du pouls est étroitement lié à celui de leur anatomie ou plutôt de la circulation. L'ordre des différens pouls répond tant à la situation du lieu où l'on est né, comparée avec l'état des astres, qu'à la division du corps humain en trois parties. La première ou la supérieure, à laquelle se rapporte le premier pouls de chaque main, est celle qui s'étend depuis la tête jusqu'à l'orifice de l'estomac; elle contient les poumons, le cœur & son enveloppe. La seconde ou la moyenne, relative au pouls moyen ou au second pouls, s'étend de la poitrine à l'ombilic, & contient le foie, sa vésicule & l'estomac. La troisième partie répondant au troisième pouls, s'étend de l'ombilic à la plante des pieds, & contient les reins ou les réservoirs des esprits animaux, la vessie, les uretères, les grands & les petits intestins. Le mystère du pouls consiste dans la mesure combinée des respirations avec les battemens du pouls ou les pulsations de l'artère.

Dans les maladies du cœur, c'est le pouls du carpe de la main gauche qu'il faut consulter *(1)*. Dans celles du foie,

---

(1) Histoire de la Chine, par le P. Duhalde, tome *IV*.

c'est encore du même côté, précisément à la jointure du carpe, avec l'os qu'on nomme *cubitus*.

Dans les maladies de l'estomac, on examine le pouls du carpe de la main droite, & dans celles du poumon, on consulte encore le pouls du même côté, mais dans l'articulation du bras avec l'avant-bras.

Pour les maladies des reins, on touche le pouls immédiatement plus haut que la jointure, à l'extrémité du *cubitus*; à la main droite pour le rein droit, à la gauche pour le rein gauche.

Malgré toutes les hypothèses qui défigurent cet empyrisme, l'expérience a quelquefois servi les Praticiens de la Chine. Dans les blessures accompagnées de grandes hémorragies, ils trouvent qu'un pouls délié & comme vide est bon, & qu'un pouls plein, fort & fréquent est mauvais.

Dans les hémorragies du nez, ou dans celles qui se manifestent par la bouche, le pouls délié & profond est de bon augure; le pouls trémulant, haut & fort, annonce un danger éminent, & même la mort, s'il a de la dureté.

Nous renvoyons à l'Ouvrage, souvent inintelligible, de Cleyer, ceux qui seront tentés d'approfondir ce système plus curieux qu'utile.

Dès la plus haute antiquité *(m)*, toutes les parties de la Médecine étoient exercées à la Chine & au Japon, comme chez toutes les autres nations, par une seule personne; c'étoit même une loi de *Wacquan*, un de leurs Médecins, qui existoit il y a environ deux mille sept cents ans. Depuis ce temps leur Médecine a été partagée en trois parties : les remèdes internes sont administrés par les Médecins que les Chinois nomment *Phondo*, & les Japonois *Ifiaphondo*. Ceux qui appliquent les remèdes externes sont les Chirurgiens, & leur nom générique est *Gecqua*. La troisième classe, qui traite les maladies des yeux, est nommée par les Chinois *Bakfieu-Sinkai*, & par les Japonois

Partage de leur Médecine en trois Professions.

(m) Ten Rhyne, *loco citato*.

Méesja. Il ne paroît pas que ces Oculistes soient d'une grande habileté, puisqu'ils regardent comme incurable la suffusion ou cataracte, maladie très-commune au Japon. Dès qu'elle commence à se déclarer, le malade se rase la tête & mène une vie très-retirée; ce qui ne l'empêche pas, quand il est riche, de se livrer sans mesure au plaisir des femmes, qui accélère la perte de la vue.

Les Chirurgiens ne paroissent pas l'emporter de beaucoup sur les Oculistes; leur empyrisme se montre dans l'empiême & dans les autres maladies de leur ressort. M. Martin, gouverneur au Japon, avoit à la poitrine un abcès si considérable, qu'il étoit contraint de rester toujours courbé sur le côté opposé. On fit flétrir à la chaleur du feu une feuille du figuier qu'on nomme *indien*, & on l'appliqua sur l'endroit malade : elle procura une copieuse évacuation de matière purulente, mais avec des efforts aussi douloureux que si l'on eût arraché tous les viscères du malade. Ten Rhyne qui rapporte le fait, ajoute, sur la foi d'un Praticien Chinois, que cette feuille, sans aucune autre préparation, est si attractive, que, dans les suppressions des lochies, où l'on se sert de ce topique, si on ne l'ôte à temps, il est à craindre qu'il ne porte le trouble dans les humeurs & dans toute l'économie animale, au point même de produire des syncopes mortelles.

Les Japonois, dans les abcès des glandes internes & externes, appliquent un autre médicament végétal qu'ils nomment *racquakph*. C'est une espèce de fève chinoise rampante, dont la racine est jaune & d'une odeur agréable; elle ne diffère de nos haricots que par un peu d'amertume. On en cueille la racine le sixième mois de l'année chinoise & japonoise, & on la fait sécher à l'ombre. Sa vertu est de corriger la malignité de l'air, de guérir le vertige, les douleurs de tête, de diviser les humeurs atrabilaires, de faire mourir les vers des intestins, & de chasser les vents.

Dans la cure des hernies, on fait rentrer les parties *(n)*

(n) Histoire de la Chine, par le P. Duhalde, tome *IV*.

échappées, avec les mains frottées d'huile, mais sans art ni méthode: ensuite ils lavent la partie malade avec le suc de *gin-seng*, & celui d'une autre plante qu'ils nomment *keou-ki*. On fait manger au malade du riz cuit à l'eau, en consistance de bouillie claire, où l'on a fait bouillir des rognons de mouton : & ce qu'on ne croira pas facilement, le malade est guéri, dit-on, en dix jours.

Les Chinois regardent avec raison le lait de femme comme un excellent collyre dans les ophtalmies ; mais les yeux d'éléphant qu'ils y font tremper auparavant, donnent à ce procédé curatif, un air de charlatanisme ou de superstition. Le fiel du même animal, délayé dans de l'eau, est un remède qu'ils estiment souverain pour éclaircir la vue; ils l'emploient encore dans la tympanite des enfans, & sur les abcès qu'ils en frottent: ce remède opère ce qu'il peut, la Nature fait le reste. La cendre de la peau de l'éléphant est vantée par les Chinois pour cicatriser les plaies & les ulcères, non comme dessiccative, mais parce qu'ils croient que la chair de l'éléphant étant bouffie & massive, les plaies, par le seul contact des parties, se ferment en moins d'un jour. Cette cendre, mêlée avec de l'huile, est encore employée comme topique dans la tympanite des enfans.

Pour guérir les furoncles & les apostèmes, ils se servent de la chair de chameau, qu'ils croient propre à fortifier les nerfs & à donner de l'action aux solides. Dans les tumeurs ou apostèmes qui surviennent à la tête, & dans les maladies de la vessie, ils font de la feuille de thé un usage interne & externe. Les Japonois, & vraisemblablement les Chinois, n'ont d'autre menstrue que l'eau, pour tous les médicamens qu'ils tirent des trois règnes.

De tout ce qui vient d'être dit, il résulte que si leur matière médicale n'est pas riche, leur Chirurgie est très-empyrique & peu avancée. Aussi, la population qui est excessive chez eux, est-elle sans cesse combattue par la corruption des mœurs, par le vice du gouvernement, & plus encore, comme nous l'avons dit, par l'ignorance des Médecins. Ils ont coutume d'employer dans les maladies deux médicamens: le premier, est le *racquakph* dont nous venons de parler; le second, qu'ils nomment *kui-kiu* ou *xin-kiu*, est une racine noueuse & fibreuse, qu'ils estiment très-efficace pour guérir les maux de tête de cause froide, purifier le sang, en faciliter la circulation, tempérer les autres humeurs & fortifier le cœur.

Ils emploient ces végétaux en forme d'apozème: s'ils sont sans succès, ils ont deux autres remèdes qu'ils empruntent de la Chirurgie, & qu'ils regardent comme spécifiques. Toute maladie qui résiste à ceux-ci, qui sont le *moxa* & la ponction avec les éguilles, est réputée incurable. Le *moxa* est la meilleure & presque l'unique ressource des Japonois dans la plupart de leurs maladies: aussi voit-on, dans cet empire, tous les hommes couverts des stigmates & des cicatrices que laisse l'impression de ce caustique. Il passe *(o)* pour un remède si certain, & un préservatif si sûr, que les criminels condamnés à une prison perpétuelle, ont la permission de sortir tous les six mois pour se le faire appliquer. Les personnes libres en réitèrent l'application jusqu'à trois fois par an au renouvellement des saisons, à peu près de la même manière qu'en Europe on a recours à la saignée & à la purgation, pour diminuer la pléthore ou prévenir l'orgasme des humeurs. Ces peuples, ennemis irréconciliables de la saignée, comme moyen destructif du principe de la vie, y substituent le *moxa*, dont le fréquent usage, à ce qu'ils prétendent, donne de la force & de la vigueur: l'application s'en fait à tout âge & en toute saison, sans distinction de condition ni de sexe. Les Japonois se croiroient malheureux, si on les privoit de ce remède: par lui, dit Ten Rhyne, ils éludent & charment presque toutes les douleurs; à peine trouveroit-on un homme qui n'en ait éprouvé les bons effets.

Les Chinois appellent indifféremment l'application du

(o) Histoire des Voyages, tome *IV*, in-4.°

moxa & celle des aiguilles, *Xin-kieu (p)*. Au Japon, le nom particulier de ceux qui appliquent les aiguilles, est *farritatte*: s'ils joignent à cet art, celui d'appliquer le *moxa*, on les appelle *farrawyts-tenfas*. Les Japonois ont emprunté ces remèdes des Chinois, qui n'en font pas un si fréquent usage. Il est tout naturel que ceux qui pratiquent habituellement cet art, y soient les plus exercés & les plus habiles; cependant, par un de ces abus qui ne sont que trop ordinaires, ce sont les Médecins qui se chargent de l'appliquer dans les cas difficiles & chez les Grands.

Voici la préparation du *moxa* à la Chine & au Japon. On ramasse les feuilles les plus tendres de l'armoise & ses sommités; après les avoir fait sécher à l'ombre, on les frotte dans les mains, on en ôte les cotons, les fibrilles, & l'espèce d'étoupe qui reste est conservée pour l'usage. L'armoise, ainsi préparée, prend le nom de *moxa*; le plus ancien est réputé le meilleur. On en forme entre les doigts de petites masses d'une forme pyramidale, qui excèdent un peu le volume d'un pois; quelquefois on enveloppe dans un papier cette laine végétale, & on la comprime dans la main, afin qu'elle soit plus uniformément broyée; on en coupe des globules gros environ comme deux plumes à écrire, qu'on applique avec l'extrémité des doigts à l'endroit malade ou douloureux, qu'il s'agit de brûler; le sommet de cette étoupe s'allume avec une mèche ou quelque matière enflammée. A la Chine, les riches portent le luxe jusque dans les remèdes; ils se servent d'un bâton allumé ou d'une espèce de bougie composée de musc, d'aloès en poudre, & d'autres aromates propres à flatter l'odorat. Le feu, ne gagnant l'étoupe qu'avec assez de lenteur, ne la réduit pas tout-à-fait en cendre; il reste à sa base un petit segment, de manière que l'épiderme est attiré sans violence, & qu'il s'y élève une petite vessie ou pustule: le plus souvent la trace du feu

---

(p) Ten Rhyne, *de Acupunctura*.

n'est qu'une tache cendrée. Il attire à vue d'œil les humeurs peccantes, & les abforbe de manière, qu'elles font totalement confommées fans que la peau le foit : « car, dit Ten Rhyne
» dans fon enthoufiafme pour ce remède, à la chaleur de
» cette étoupe, les humeurs affluent plus précipitamment qu'un
» homme ne court à l'incendie lorfque la cloifon de la maifon voifine eft en feu ».

L'application du *moxa* n'eft pas auffi douloureufe qu'on pourroit le croire; les enfans même la fupportent fans verfer beaucoup de larmes. Aux perfonnes foibles & délicates, cette opération fe réitère communément jufqu'à trois & quatre fois; lorfque les malades font forts & charnus, ou que les vents font profondément cachés, comme dans la goutte fciatique, on répète l'application du feu vingt, trente, cinquante fois, & même plus, jufqu'à ce que les flatuofités opiniâtres cèdent enfin à fon activité. Il n'y a nulle fuite fâcheufe à craindre. Ten Rhyne eft cependant forcé de convenir que ce remède, tout bienfaifant qu'il eft, lorfqu'il eft prudemment adminiftré, jette les malades dans des angoiffes qui vont jufqu'à la fyncope, quand on porte l'application à un certain excès. Pour l'ordinaire, quand l'opération eft finie, on peut toucher & comprimer à fon gré, la partie malade, parce que le cautère végétal, en brûlant, appaife la douleur, & la diffipe le plus fouvent tout-à-fait.

Après l'application du *moxa*, le topique vulgaire des payfans Japonois eft la feuille de plantin légèrement flétrie par l'action du feu, ou broyée entre les mains. Si cette feuille eft appliquée humide & chaude par fon côté nerveux, elle fait fuinter une férofité femblable à celle que produit notre cautère. Si on l'applique par le côté liffe, la plaie fe ferme bientôt fans laiffer de cicatrice remarquable. Lorfque les Japonois ne prennent pas cette précaution, la plaie fe couvre de chairs fongueufes qui produifent un pus fanieux, d'où réfultent des cicatrices difformes. Il ne faut pas précipiter la chute de l'efcarre, quoiqu'elle ait peu d'adhérence, mais en confier le foin à la Nature, & laiffer la matière purulente s'écouler à loisir. C'est pour cela qu'en appliquant les feuilles par le côté fibreux, & les y laissant plus long-temps, la sérosité s'échappe plus aisément, & que l'application des mêmes feuilles par le côté uni, doit durer moins de temps, pour ne pas cicatriser le petit ulcère.

Les premiers jours après l'application du *moxa*, on touche à plusieurs reprises la partie cautérisée, avec le bout du doigt ou avec un linge propre, trempé dans de l'eau chaude légèrement marinée, pour ne point y causer l'inflammation & la fièvre. On a observé que, par ce moyen, la sérosité purulente s'échappe plus tôt & plus sûrement de la partie ulcérée.

Les Médecins de la Chine & du Japon, distinguent par des figures singulières, qui font partie de leur art, les endroits où doit se faire l'application du *moxa*, & c'est en cela que consistent toute leur science & toute leur habileté. Ces figures, qui sont gravées, furent d'abord composées par un habile Médecin Chinois nommé *Oyt*, sous le règne de la famille *Sio-nojo*, qui est de l'antiquité la plus reculée ; on y voit la marche des vaisseaux, telle qu'ils l'imaginent. Les endroits qu'il faut piquer, sont désignés par des points verts, & ceux qu'on doit brûler, par des points rouges. La connoissance de ces endroits a paru si importante, qu'ayant été depuis érigée en art, elle est exercée par des espèces d'Experts, comme sont chez nous les Bandagistes, &c. Sur les boutiques des Experts, sont gravées les figures qui font reconnoître les points où se doit appliquer le *moxa*. *(Voyez les planches suivantes.*

Il ne faut pas croire qu'une légère erreur dans le local précis, fût un obstacle au succès du remède ; cependant plusieurs faits prouvent qu'il importe de ne point s'écarter des principes.

Les lieux de l'application diffèrent, selon le genre des maladies, le caractère des humeurs & la nature des parties subjacentes. Les préceptes de l'art tiennent à la distribution des vaisseaux & au mouvement du sang, que les Chinois & les Japonois connoissent mieux, à ce que prétend Ten

Rhyne, qu'aucune nation de l'Europe : ce qui n'a pas la moindre vraisemblance. Car comment peut-on avancer qu'une connoissance, purement pratique & d'observation, soit plus étendue chez des peuples qui n'osent ouvrir aucun cadavre, que chez nous, qui avons porté l'angeiologie & les autres parties de l'Anatomie à la démonstration la plus complette. Ce qu'on peut dire de plus certain, c'est que, dénués d'Anatomie comme ils le sont, ils ne peuvent tenir les principes qu'ils se sont faits dans l'application du *moxa* & des aiguilles, que d'un nombre infini d'expériences qu'ils multiplient sans cesse.

Les Japonois emploient le *moxa* dans les maladies provenant de la pituite froide ou des vents, qu'ils accusent de la plupart des maladies. Cette idée est tellement confirmée chez eux & parmi la plupart des nations de l'Asie, qu'ils ne trouvent pas mauvais qu'on laisse échapper les vents des intestins, pourvu que ce soit sans bruit : l'odeur leur en déplaît moins que le son.

Dans les maladies des yeux, ils appliquent le *moxa* avec succès à la nuque & aux épaules. Ils s'en servent aussi avec avantage dans les douleurs rhumatismales & catharreuses, qui sont fort communes dans leur climat. « En arrivant au
» Japon, dit Ten Rhyne, notre Interprète vint me faire
» visite ; il étoit boîteux, se servoit d'un bâton, & s'en
» prenoit à la goutte : *Demain*, dit-il, *vous serez étonné de*
» *l'énergie de mon remède* (c'étoit le *moxa*). En effet, le
» lendemain il revint me trouver, marchant librement, &
» il me montra son genou, couvert de papier Japonois, qui
» servoit seulement à couvrir les endroits brûlés : *Voilà*, me
» dit-il, *comme j'ai chassé la douleur des articles*. J'ai vû
» par la suite, ajoute Ten Rhyne, des exemples innom-
» brables du succès de ce remède contre les douleurs qui
se fixent dans certaines parties, » & qu'il attribue aux vents qui se glissent entre le perioste & les os : fait dont il prétend s'être assuré par l'observation. Un malheur attaché à l'humanité, malheur qui s'oppose au progrès de nos

connoissances, c'est que les Observateurs, même de bonne foi, mais prévenus, rapportent tout ce qu'ils voient à l'idée qui les occupe. Cette idée favorite est un enfant gâté, que l'imagination pare toujours aux dépens de la raison & de la vérité.

Dans la foiblesse d'estomac, les Japonois cautérisent une certaine région des épaules ; dans la gonorrhée ou dans la foiblesse des organes de la génération, c'est l'*os sacrum* & la région lombaire : le *moxa* fortifie ces parties, diminue & supprime même quelquefois l'écoulement involontaire de la matière prolifique. On brûle le trou du menton, pour guérir le mal de dents. Un phénomène singulier, qui a surpris Ten Rhyne, c'est que, si l'on applique le *moxa* trois pouces au-dessous de l'ombilic, le long de la ligne blanche, il en résulte une impuissance certaine, sans aucun espoir de recouvrer la virilité ; aussi l'application du caustique se fait-elle sur les côtés du ventre, un peu au-dessus ou au-dessous de l'ombilic, & non ailleurs.

On applique encore le *moxa* pour prévenir ou dissiper certaines tumeurs. Une dame Japonoise, dans son enfance, eut une petite tumeur à la nuque, que les Médecins essayèrent de détruire par toute sorte de remèdes ; on en vint jusqu'à l'extirpation de la tumeur : elle se régénéra plusieurs fois. Une vieille femme, ayant considéré cette excroissance, se mit à sourire des vains efforts des Médecins, & détermina la malade à se faire appliquer le *moxa* à la partie moyenne de la plante des pieds. Ce moyen de diversion réussit, la tumeur fut dissipée, & ne reparut plus.

Les Médecins Japonois font un secret de la méthode de cautériser dans la phthisie & autres maladies de ce genre. Ils la mettent en usage en quatre endroits différens ; à la région lombaire, près de *l'os sacrum*, des deux côtés de l'épine du dos, & à deux autres endroits un peu plus loin. Ils prétendent par-là restaurer les forces, & rendre la vigueur aux parties génitales ; il est rare de trouver un Japonois qui ne porte des traces de sa lubricité vers les lombes.

On recommande encore le *moxa* dans l'afcite, la tympanite, & même dans une efpèce de tumeur des tefticules, qui eft endémique en ce pays-là. Cette maladie, fuite ordinaire de l'incontinence & de la débauche, s'annonce par un tremblement auquel fuccède la fièvre. La tumeur acquiert fouvent un accroiffement fi énorme, qu'elle épuife les fucs nourriciers, & met le malade dans l'impoffibilité de marcher. Au commencement de cette maladie, on applique le *moxa* fur le *fcrotum* ou fur le fecond article du gros orteil de chaque pied. Cet endroit eft d'une grande fenfibilité; mais les Japonois ne connoiffent pas d'endroit plus fenfible dans toute l'étendue du corps, qu'entre le pouce & le premier doigt des pieds.

D'après toutes ces obfervations, d'après les effets qu'en a vu Ten Rhyne, il s'écrie : « Cet accord, cette fimpathie entre » les parties, dépend donc d'un arrangement, d'une diftribution de vaiffeaux, inconnue aux Médecins de l'Europe ! » Point du tout; c'eft d'abord que notre Médecine eft devenue trop difcoureufe; c'eft que chez nous l'étude des parties a fait négliger la fcience pratique de l'enfemble, ou de cette confpiration des parties entr'elles, fi bien obfervée par Hippocrate & par tous les vrais Médecins : en cela feul, la Médecine des Chinois, toute empyrique, toute imparfaite qu'elle eft, même à cet égard, eft digne de quelque attention.

Il ne fuffit pas d'avoir montré le port, fi l'on ne découvre les écueils qu'il faut éviter pour y parvenir. Outre les endroits dont nous avons parlé, les Médecins Japonois défendent encore l'application du *moxa* dans les fièvres ardentes ou continues, tant qu'elles en confervent le caractère, dans la crainte d'en augmenter le redoublement. Ils le profcrivent encore pendant l'accès des fièvres intermittentes ; mais hors de l'accès, ils l'appliquent hardiment.

Ils défendent auffi le *moxa* dans l'enchifrenement ou rhume de cerveau, parce qu'il allume la fièvre. D'ailleurs ils imaginent que le froid de l'air extérieur s'infinue par les pores de la peau, tenus ouverts par la brûlure, qui a donné issue aux vents, & dans ce cas ils trouvent le remède pire que le mal.

On n'administre le *moxa* aux femmes que cent jours après l'accouchement. « Pour moi, dit Ten Rhyne, j'ai plus d'une fois fait appliquer avec succès le *moxa* à des femmes « nouvellement accouchées, pour les douleurs de tête & les « embarras de la poitrine. »

Enfin on ne cautérise jamais ou très-rarement, & avec la plus grande circonspection, les parties latérales internes des pieds, non plus que les parties du bras où les nerfs, les tendons & les ligamens sont peu garnis de chairs; mais on n'épargne pas le contour externe des jambes, des bras, & les interstices des muscles qu'ils regardent comme le séjour ou la retraite des vents.

Pour pratiquer la ponction, ils desirent dans l'aiguille, qu'elle soit longue, bien affilée & ronde; le manche doit être tourné en spirale; la matière de l'aiguille est presque toujours d'or, rarement d'argent, jamais d'autre métal *(q)*. *(Voyez la figure ci-après)*.

Le maillet doit être d'ivoire, d'ébène ou de quelqu'autre bois très-dur; il est poli des deux côtés, mais percé de petits trous peu profonds, comme un dez à coudre, pour recevoir la tête de l'aiguille; le manche est creusé dans sa longueur, pour lui servir d'étui, & elle y est retenue par un ruban de soie, fixé à l'extrémité du manche.

L'aiguille doit être introduite dans la partie affectée par une simple piqûre, ou en la tournant entre le pouce & le doigt indicateur, ou en l'enfonçant légèrement avec le maillet, selon la nature de la maladie & la structure de la partie sur laquelle on opère.

On applique aux personnes foibles les aiguilles, à l'abdomen; & aux personnes fortes, au dos ou quelquefois aux lombes.

(p) Ten Rhine, *loco citato*.

Lorsqu'on a de la peine à sentir le pouls, on pique le bras aux environs des veines.

L'aiguille doit être légèrement imprimée dans la partie malade, à moins que la nécessité n'exige le contraire, comme dans certaines maladies de la tête où l'on enfonce quelquefois l'aiguille jusqu'au crâne, & dans quelques affections de la matrice. Ainsi lorsque le fœtus se tourne mal, & que la mère est foible, on va quelquefois jusqu'à percer l'uterus; mais pour l'ordinaire la profondeur de la piqûre est d'environ un demi-pouce.

L'aiguille doit être retenue dans la partie, l'espace de trente respirations, si le malade peut le supporter; sinon on la retire pour la remettre de nouveau à trois, quatre, cinq ou six reprises, si le malade en a le courage, & que le mal soit opiniâtre.

Pour subir cette opération, le malade doit être à jeun: si la maladie est grave, on fait la piqûre profonde.

On pique les adultes plus profondément que les jeunes gens & les vieillards; ceux qui sont gras & charnus, plus que ceux qui sont maigres & délicats.

Les Opérateurs observent de ne piquer que superficiellement sur les gros troncs de nerfs, les tendons & les ligamens; toutes parties, dont l'expérience a fait voir que la piqûre n'est pas seulement douloureuse, mais susceptible d'accidens graves. Quant aux endroits charnus, ils les épargnent moins, & les piquent même profondément.

La ponction est spécialement pratiquée dans les maladies du ventre supérieur & de l'inférieur.

On la fait à la tête dans la céphalalgie, l'affection soporeuse, l'épilepsie, l'ophtalmie, & d'autres maladies qu'ils croient produites par certains vents malins.

On pique l'abdomen dans les douleurs de colique, dans la dissenterie, l'*anorexie*, l'affection histérique, les dérangemens de santé, qui viennent d'excès de boisson, & dans les douleurs vagues.

On perce l'uterus des femmes enceintes, lorsqu'ayant

DE LA CHIRURGIE. Liv. I.

le terme de l'accouchement le fœtus fait des mouvemens extraordinaires. On a vu ces mouvemens désordonnés faire éprouver à la mère des douleurs atroces, & mettre sa vie dans le plus grand danger. On porte alors la témérité jusqu'à percer le fœtus même, afin que, surpris par cette piqûre, il cesse ses mouvemens excessifs.

Enfin l'on fait usage de la ponction dans les maux de tête récens & invétérés, dans le vertige, la lippitude, dans le commencement de la suffusion, pour donner issue au vent qu'ils *(r)* croient renfermé dans l'œil, dans l'apoplexie, le spasme cinique, l'*emprosthotonos*, l'*opisthotonos*, les convulsions, l'épilepsie, le rhume de cerveau, le rhumatisme, dans les fièvres intermittentes & continues, dans la mélancolie hypocondriaque, dans les maladies vermineuses des intestins, dans celles qui en sont les suites, comme la diarrhée & la dissenterie, dans le *cholera-morbus*, sur-tout dans la passion iliaque & dans d'autres maux produits par les vents des intestins, dans la lassitude spontanée qui naît de la même cause, dans la tuméfaction des testicules, dans la gonorrhée, dans les affections rhumatismales, vagues & ambulatoires. Les vents, que les Chinois & les Japonois croient être la cause de tant de maladies différentes, sont trop profondément cachés dans la goutte au genou, pour hasarder une pareille opération ; mais il est encore plus probable que dans cette maladie qui attaque les parties tendineuses & nerveuses, la ponction n'aura pas eu de bonnes suites, ce qui l'aura fait abandonner.

Dans toutes ces maladies on perce la partie où le mal a pris naissance. On peut voir dans les planches qui suivent, les endroits où se fait la ponction ; mais pour rendre la chose plus frappante, nous allons rapporter un fait dont Ten Rhyne a été témoin *(s)*.

(r) Ten Rhyne, *de Acupuncturâ præfat.*
(s) Idem, *Coroll. de Acupuncturâ.*

« Un Garde de l'empereur du Japon, qui nous servoit de conducteur en cette Cour, ayant excessivement chaud, but beaucoup d'eau à la glace pour se rafraîchir. Il fut bientôt saisi d'une grande douleur d'estomac ; cette douleur, aigrie par l'excès de boisson & d'alimens qu'il avoit pris, peut-être encore par le défaut d'habitude de la mer, lui occasionna de fréquentes nausées & des vomissemens. Pour se guérir, il prit d'abord du vin du Japon, dans lequel on avoit fait infuser du gingembre ; mais la douleur augmentant, il s'en prit à un vent opiniâtre qui s'étoit fixé dans ce viscère, & se détermina à la ponction qu'il se fit de cette manière. Après s'être couché sur le dos, il s'enfonça en quatre endroits différens, du côté gauche de l'abdomen au-dessus du pylore, une aiguille qu'il bornoit soigneusement à une certaine mesure avec l'extrémité des doigts ; tandis qu'il frappoit avec le petit maillet (car il avoit la peau un peu dure), il retenoit son haleine ; l'aiguille entrée de près d'un pouce, il la retira, & comprima bien avec ses doigts les endroits piqués : il n'en sortit point de sang, on n'apercevoit qu'une légère trace de l'aiguille. » ; l'Auteur ajoute que le malade fut soulagé, & bientôt guéri.

La ponction suit, dans ses effets, à peu-près la même marche que le *moxa* ; elle n'agit vraisemblablement qu'en appelant dans la partie irritée une plus grande affluence d'humeurs, à moins que l'imagination, dispensatrice de tant de biens & de maux physiques & moraux, n'aide l'action de ce remède.

Pour ce qui est de la maladie vénérienne, elle est aussi commune à la Chine qu'en Europe *(t)* ; ses noms vulgaires sont *yang-meï-tchouang*, ulcère semblable à un fruit d'un blanc purpurin, dont la peau est ridée, & *tien-pao-tchouang*, ulcère accompagné d'une grande ampoule. Elle a encore trois autres dénominations moins usitées, particulières aux Chinois, & qui semblent être prises de certains accidens sensibles de la maladie.

(t) J. Astruc, *Dissertat. de natur. & curat. morbor. venereor. inter Sinas ad calcem, tom. I, de Morb. vener.* Edit. Lutetiæ, 1740.

Leurs livres de Médecine enseignent que la maladie vénérienne peut s'acquérir de trois manières.

1.° Par le commerce avec des femmes gâtées, moyen de communication le plus ordinaire.

2.° Par la respiration, lorsqu'un souffle corrompu vient frapper l'odorat.

Ils prétendent que ces deux espèces de communication font les mêmes, que le siége seul en est différent. Dans le premier cas, disent-ils, la maladie se manifeste à la partie inférieure du corps, par des taches rouges & par des douleurs très-vives dans les nerfs & dans les os ; dans le second cas, elle attaque la partie supérieure, & spécialement la tête & la face.

La troisième manière de contracter cette maladie, est de se chauffer de près dans un lieu humide & aquatique, par un temps pluvieux où règne le vent du midi, même lorsqu'on est couvert de sueur ou de pluie ; alors les flatuosités aqueuses, introduites dans le corps, y fermentent, & produisent la maladie, ce qui n'arrive cependant pas constamment. Ils ajoutent que l'excès d'alimens & de liqueurs échauffantes peut opérer le même effet, parce que l'esprit de la liqueur, se répandant par-tout le corps, y excite une fermentation qui développe la maladie. Cette espèce de contagion est plus ordinaire dans les provinces méridionales de la Chine, où le sol est bas, l'air chargé de vapeurs humides & délétères ; elle est moins commune dans les autres provinces situées au nord, qui jouissent d'un sol plus élevé, plus riant, & d'un air plus sec & plus tempéré. Quand la maladie commence à se déclarer, elle est facile à guérir ; mais avec le temps, elle s'aggrave jusqu'à causer la chute des cheveux.

Les Chinois ont deux méthodes curatives de cette maladie : l'une, pour parler leur langage, attaque le virus à force ouverte ; l'autre la mine lentement, en l'expulsant par les sueurs.

A la Chine, comme en Europe, le mercure a le premier rang parmi les remèdes anti-vénériens. Jamais les Chinois ne l'emploient fans être préparé ; alors ils le nomment *kin-fen*, *tfin-fen* ou *chyou-yn-fen*. La préparation de ce minéral ne fe fait que dans une province de l'Empire ; une feule famille en a le fecret. Il confifte, à ce qu'on préfume, à mettre une quantité donnée de mercure dans un vaiffeau couvert, dont on a foin de luter les bords pour empêcher l'évaporation & l'accès de l'air : on expofe ce vaiffeau fur le feu pendant quelques jours ; du mercure en ébullition s'élève une vapeur qui s'attache au couvercle, c'eft le produit de l'opération ; ce ne fauroit être une panacée ni un mercure fublimé corrofif. Cependant la préparation mercurielle envoyée à M. Aftruc, offrit par l'analyfe à feu M. Rouelle, des réfultats qui lui ont fait conclure que c'étoit une panacée mercurielle ; depuis il a avoué, dans fes Cours, s'être trompé, & que c'étoit un fublimé corrofif. Le remède envoyé a vraifemblablement dégénéré par la longueur du voyage & par l'air de la mer ; la petite quantité qu'on en avoit, n'a pas permis de faire une analyfe fatisfaifante ou de la répéter pour porter un jugement décifif. Ainfi on ne hafarde rien à dire qu'on ne connoît pas précifément la nature de ce remède ; on peut tout au plus conjecturer que c'eft un mercure fublimé corrofif, par ce que nous dirons de la matière médicale de *Li-che-tchen*, un de leurs Médecins. Voici une formule par laquelle les Chinois croient guérir les maladies vénériennes les plus graves & les plus invétérées.

℞. Mercure doux . . . . ʒj gr. LVII ⅔ *.
Terre du Japon . . . . ʒij gr. L ⅔.
Fleurs torréfiées de Geneft . . . .
Écailles de tortues calcinées, de chaque ℥ ff. gr. XXXVI.

Réduifez féparément chacune de ces drogues en poudre très-fine. Ajoutez de farine de froment ℥iij ʒiij.

---

* Ces dofes ont été réduites à une valeur connue en France, parce que les poids des Chinois ne font pas les mêmes que les nôtres. La livre Chinoife équivaut à 18 onces de Paris.

Taelus à . . . . 9 gros.
Mas à . . . . 64 grains ⅘.
Fen à . . . . 6 grains 12/25.

Agitez le tout exactement dans un mortier en versant de l'eau commune, jusqu'à ce qu'il en résulte une pâte molle, dont on fera des pilules de la grosseur d'un pois.

La dose est de deux gros cinquante grains trois cinquièmes de grains *, deux fois le jour, matin & soir, pendant six à sept jours. Si la maladie est rébelle, le remède sera continué onze ou douze jours. Son usage produit pour l'ordinaire le ptialisme, la mauvaise odeur de la bouche & l'ébranlement des dents, accidens que les Chinois regardent comme les présages d'une prompte guérison.

Pendant l'usage de ce remède, on interdit au malade toute nourriture échauffante.

Cette méthode, par laquelle ils prétendent emporter d'assaut la maladie, est communément suivie de rechute. Tantôt le mal qui paroissoit guéri, s'empare des narines, du gosier & de l'intérieur de la bouche; tantôt & quelquefois en même temps, des douleurs vives se font sentir dans les nerfs & dans les os, que les Médecins Chinois disent alors tomber en putréfaction. Ces empyriques surpris que la maladie n'ait point cédé à cette attaque, la caractérisent de venin adhérent, *kie-tou*. Si le mal assoupi reste caché, & se transmet aux enfans, & même aux petits enfans, ils l'appellent venin héréditaire, *y-tou*; avec ces distinctions adroites, ils masquent leur ignorance & leur impéritie.

Ces Médecins ont, contre le venin adhérent, plusieurs recettes connues, mais la plus accréditée est la suivante qui est tout-à-la-fois sudorifique & diurétique. Le charlatanisme l'a décorée de ces dénominations pompeuses, propres à remuer l'imagination, & à fixer l'attention des sots & des ignorans.

℞. De bon vin.............. 5 ℔ ℥x.

Versez-le dans une bassine où vous jetterez un gros crapaud vivant.

---

* La dose seroit forte avec le sublimé doux, & excessive avec le sublimé corrosif; il paroît qu'il s'est glissé ici quelqu'erreur.

Après avoir recouvert le tout d'une autre baſſine, dont on lute les bords, on l'expoſe au bain-marie l'eſpace de deux ou trois jours, & l'on finit par laiſſer refroidir la décoction toute une nuit.

Le lendemain matin, le malade prend de ce vin tiède autant qu'il en peut boire, ſans s'enivrer, & reſte au lit pour exciter la ſueur. Ils emploient ce remède en toute ſaiſon, même en été & en hiver.

La ſeconde matinée, le malade diminue la doſe de moitié, & ſe fait ſuer encore, à moins que la ſueur de la veille n'ait été très-copieuſe ; la doſe doit toujours être de moitié moindre que le jour précédent, juſqu'à ce que le virus ſoit tout-à-fait expulſé.

Dans la ſeconde méthode, qui a pour objet de diſſiper en détail le virus vénérien, leurs remèdes ſont pris dans la claſſe des ſudorifiques & des toniques végétaux ; ils en font une décoction à laquelle ils ajoutent du vin. Si la maladie eſt légère, on prend le remède tous les matins pendant dix jours ; ſi elle eſt grave, pendant vingt jours : c'eſt la méthode qu'ils ſuivent particulièrement dans la maladie acquiſe de la troiſième manière. Ils ſe gardent bien, dans ce cas, d'adminiſtrer les remèdes les plus actifs, de crainte d'épuiſer ou de détruire l'humide radical, accident qui, ſelon eux, traîne à ſa ſuite l'anorexie, le maraſme & la mort même.

Les Chinois ont, pour les ulcères vénériens, difficiles à cicatriſer, un emplâtre compoſé d'encens dépouillé de ſon huile, de mirrhe, d'orpiment, de ſang de dragon, de camfre & de mercure ; le tout amalgamé avec la cire & la graiſſe de porc. Ce topique déterſif & anti-vénérien peut quelquefois remédier à l'accident local ; mais, quand par ſa ſeule application on parviendroit à cicatriſer certains ulcères, tant que le virus n'eſt point détruit, on n'a rien fait : c'eſt l'hidre auquel renaît une tête à meſure qu'on la lui coupe.

Le Médecin Chinois, conſulté par le P. Foureau, Jéſuite, n'a point parlé d'une troiſième méthode, qui eſt la fumigation mercurielle : mais un autre Médecin nommé *Li-chen-tchen*, en a fait une mention expreſſe dans ſa grande *matière médicale*, publiée vers la fin du ſeizième ſiècle de notre ère. Cet ouvrage eſt mis par les Chinois au rang des livres claſſiques de Médecine.

On prend quatre ſcrupules de mercure, cinquante grains de plomb & autant d'étain, d'une eſpèce de litarge & de cinabre, de chacun quatre grains. On partage ces drogues, miſes en poudre, en douze parties égales, dont on forme des eſpèces de bougies, qu'on allume après les avoir trempées dans l'huile. Le malade, expoſé dans un lieu bien clos à la fumée qui s'en exhale, eſt excité par l'action du mercure, à la ſalivation qui opère la guériſon.

On trouve dans la même matière médicale, pluſieurs préparations de mercure ſublimé corroſif, qui ne diffèrent point eſſentiellement des nôtres ; ne les auroient-ils pas empruntées des Européens ? Qui ſait s'ils n'avoient pas fait traduire en leur langue quelques-uns de nos traités de Chimie, comme ils ont fait traduire depuis les ouvrages de *Dionis*, Chirurgien de Paris ? L'appareil de ces préparations, les combinaiſons, les connoiſſances qu'elles ſuppoſent, la reſſemblance des doſes de ces formules avec les nôtres, la diſette ou la ſimplicité de leur matière médicale, relativement aux autres maladies, ſont autant de faits qui dépoſent en faveur de cette opinion.

Ce ne ſeroit pas une raiſon pour croire que la maladie vénérienne fût récente parmi eux. Si on les interroge ſur ce point, ils répondent qu'elle eſt auſſi ancienne que leur Empire, & leur aſſertion n'eſt pas ſans fondement. Des traités de Médecine Chinoiſe, dont on ne conteſte point l'antiquité, font mention de la vérole comme d'une maladie déjà très-ancienne, ſans parler de ſon origine. D'ailleurs, ſi elle eſt endémique dans certaines provinces de ce vaſte Empire, il eſt inutile de demander à quels peuples ils la doivent. M. Aſtruc penſe que cette contagion pourroit bien n'être que le ſcorbut ; on convient qu'à un terrain marécageux, & un air humide, peuvent diſpoſer à cette maladie ; mais certaines modifications de l'air, ou certain concours de caufes, ne peuvent-ils pas également porter dans les humeurs une dépravation vénérienne? Des faits inconteftables en démontrent la poffibilité. Quelques fymptomes ifolés & reffemblans entre les deux maladies, ne font pas des titres fuffifans pour déterminer, fans examen ultérieur, fans une inftruction plus ample, plus précife, fi cette affection eft plutôt fcorbutique que vénérienne. On n'ignore pas que la maladie vénérienne, toujours la même au fond, offre des nuances particulières aux climats où elle fe manifefte; elle peut donc être très-ancienne chez les Chinois, & l'ufage du mercure y être affez nouveau. Heureufement que cette maladie eft plus bénigne à la Chine qu'en Europe; car à peine y termineroit-on une feule cure. Les Chinois ont de trop foibles armes pour combattre cet ennemi, tel qu'il fe montre dans nos climats, mais moins par rapport au remède que par la manière de l'adminiftrer.

FIN du premier Livre.

HISTOIRE DE LA CHIRURGIE.

LIVRE SECOND.

Chirurgie des Grecs & de quelques autres Peuples.

Il est peu de nations dans l'Antiquité, qui n'ait voulu s'attribuer l'invention de quelques Arts. On conçoit que la nécessité, mère de l'industrie, a pu donner d'utiles leçons, même aux peuples les plus barbares; mais ces inventions se sont toujours ressenties de la simplicité de leurs mœurs. Contens de peu, ils ignoroient ces besoins factices, enfans du luxe & de la mollesse, & peut-être seroient-ils restés dans cette heureuse barbarie, si des peuples plus policés, plus instruits, n'eussent porté chez eux, avec leurs vices, leur génie & leurs arts. C'est ainsi que les Égyptiens & les Asiatiques ont été les précepteurs & les maîtres des peuples de la Grèce. Après Inachus & Ogygès, les colonies de Danaüs & de Cadmus, y transplantèrent avec elles, le germe des connoissances & des arts qui dans la suite rendirent cette nation si célèbre & si florissante.

C'est alors que le goût des Sciences s'étendit par la communication, & qu'elles furent cultivées avec quelque succès. Mais, pour les faire sortir de l'enfance, il fallut encore que des hommes supérieurs aux autres, avides d'instruction,

Tome I.   O

& de la curiosité la plus active, fentant ce qui manquoit à leur nation, retournaffent à leurs premiers maîtres. C'eft chez les Sages & les Prêtres d'Égypte *(a)*, qu'Orphée de Thrace, le Thébain Linus, Mufée d'Athènes, Melampe d'Argos, & tant d'autres, allèrent puifer ou perfectionner les Sciences & les Arts de la Grèce.

Homère avoit voyagé en Égypte, & en avoit rapporté les connoiffances qu'il fit briller dans fes poëmes. C'eft de ces voyages favans qui font plutôt, au gré de Pline, de véritables *exils (b)*, que les Grecs tirèrent tant de fruit. Enrichis des précieufes dépouilles de leurs voifins, dont ils devinrent les rivaux, on les vit bientôt, méconnoître la fource d'où couloient leurs richeffes. De-là l'orgueilleufe chimère de leur antiquité prétendue, & la vanité qu'ils avoient de paffer pour les créateurs de leurs arts. Ils allèrent jufqu'à s'approprier *(c)* les grands hommes qui avoient illuftré l'Égypte plufieurs fiècles avant qu'ils euffent feulement un nom. La falfification des faits, les ténèbres les plus épaiffes répandues fur la chronologie, les inventions fabuleufes, rien ne leur coûtoit pour couvrir leur ignorance & leur groffièreté primitives. C'eft ce qu'on verra principalement dans les temps nommés *héroïques*, où la Chirurgie commence à prendre quelque forme.

La paix, le loifir, l'abondance ont fait naître les Arts & les Sciences, & toujours on leur devra leurs progrès. La Chirurgie au contraire s'eft formée & fe perfectionne parmi les défaftres & les ravages de la guerre : c'eft au fein de fes horreurs qu'elle répand fes bienfaits avec plus de profufion. Ainfi cette fameufe époque où toute la Grèce armée fut en mouvement pour venger les droits d'un époux outragé, eft celle où nous nous fixons

---

(a) Diodor. Sic. *lib. I.* = Clem. Alexand. *Strom.* = Diogen. Laër. *initio vit.*

(b) Plin. *Hift. nat. lib.* XXX, *cap. 1.*

(c) Vita enim me deficiet, fi velim figillatim perfequi Græcorum furta quæ à nimio fui amore profecta, & quemadmodùm pulcherrimorum quæ funt apud ipfos decretorum fibi vindicant inventionem quam à nobis acceperunt, &c. Clem. Alex. *Strom. lib.* VI. Voyez auffi *lib.* V.

DE LA CHIRURGIE. Liv. II. 107

ici, pour faire connoître les grands hommes qui ont le plus anciennement cultivé cet Art chez les Grecs, & de-là suivre les progrès qu'il a faits chez cette nation.

Agenor, roi de Phœnicie, père de Cadmus, exerça la Chirurgie avec diſtinction; les Tyriens lui offroient *(d)* les prémices des plantes deſtinées à la cure des maladies; il panſa Helenus, fils de Priam, & contint ſa main, qui étoit bleſſée, avec une bande de laine *(e)*, ſervant d'attache à une fronde, ce qui nous repréſente le ſoutien, connu dans la Chirurgie ſous le nom d'*écharpe*. Si ce prince n'en eſt pas l'inventeur, il eſt au moins cité le premier dans les archives de l'antiquité pour en avoir fait uſage. AGENOR.

Chiron, ſon contemporain, naquit, ſelon la fable, des amours de Saturne & de Philyre *(f)*; il fut appelé *Centaure*, c'eſt-à-dire, moitié homme & moitié cheval. Ce qui a donné lieu à cette fiction, c'eſt que les Theſſaliens ayant inventé la chaſſe des taureaux à cheval, les premiers, qui de loin aperçurent ces chaſſeurs, s'imaginèrent que l'homme & le cheval ne faiſoit qu'un même corps *(g)*. CHIRON.

Ce Centaure ſe diſtingua dans la connoiſſance des plantes, & il doit à l'heureuſe application qu'il en fit, la réputation d'avoir été un des plus célèbres Chirurgiens de l'antiquité: on le fait même paſſer pour le premier qui en ait introduit l'uſage dans la pratique de la Chirurgie *(h)*. Les Magnéſiens, par reconnoiſſance, lui offroient les prémices des plantes qu'ils vouloient employer à la cure des plaies *(i)*.

Celſe & Paul d'Égine, décrivent une ſorte d'ulcère qu'ils nomment *Chironien (k)*. Eſt-ce celui qui provint de la bleſſure

---

(d) Plutarc. *Sympoſiac. lib. III, quæſt. 1.*

(e) Homère, *Iliad. XIII*, v. 597 *& ſeq.*

(f) Apollodor. *lib. I, cap. 11.*

(g) Voyez les marbres d'Arondel, pag. 468, edit. Lond. *1732.* = Zetzès *Chiliad. VI, ſect. XCIV.* = Plin. *Hiſt. nat. lib. XI*, a dit: *Pugnare ex equo Theſſalos qui Centauri appellati ſunt habitantes ſecundùm Pelium montem.*

(h) Plin. *loco citato, lib. VII, cap. LVI.* = Hygin. *fabul. 274.* = Suidas, *lexic.*

(i) Plutarc. *loco citato.*

(k) Celſ. *lib. V, cap. XXVIII, ſect. V.* = Paul Ægin. *lib. IV, cap. XLVI.*

que fit au pied de Chiron, une des flèches d'Hercule, lorsqu'il reçut chez lui ce héros? on n'a rien de certain sur cela; on sait seulement qu'il fut guéri par l'usage de la centaurée, qui a pris de-là le surnom de *Chironion (l)*. Une tradition porte que Chiron rendit la vue à Phœnix *(m)*, à qui son propre père, Amintor, avoit fait crever les yeux par jalousie. Pour la vérité de ce fait, il seroit à desirer qu'on pût établir la possibilité d'une pareille cure.

La médecine de Chiron étoit celle de l'âge d'or: elle nous retrace des mœurs simples, une vie frugale, exercée, sujette à peu de maladies, ou à des maladies benignes. On n'avoit point encore inventé l'art de tourmenter les malades par tant de drogues, dont le sentiment est souvent plus insupportable que tout le mal qu'on éprouve. La gaieté est la compagne de la santé: on ne pensoit donc qu'à entretenir ou à rétablir leur union. Nos Médecins se bornent à la recommandation du précepte; Chiron le mettoit en pratique. La lyre sous ses doigts rendoit des sons qui chassoient les maladies *(n)*; si ce remède n'étoit pas toujours efficace, du moins il étoit agréable, souvent utile & jamais dangereux.

Chiron joignoit à ce savoir, rare alors, des qualités qui le distinguoient du vulgaire; il a encore sur ce point le suffrage de toute l'antiquité. Homère l'appelle le plus juste des Centaures *(o)*, & Eustathe remarque que cette expression désigne le seul juste d'entre les Centaures, parce qu'ils étoient tous décriés par leurs violences & leurs injustices. Hermippe *(p)* ajoute qu'il est le premier qui ait dirigé les hommes dans les sentiers de la Justice, en leur apprenant à jurer sur les choses sacrées, pour maintenir l'intégrité & la sainteté des sermens.

(l) Plin. *Hist. nat. lib. XXV, cap. VI.* = Theophrast. *lib. IX.* = Dioscorid. *lib. IV.* = Eustat. *in Iliad. lib. I.*

(m) Propert. *Elegia. I. lib. II.*

(n) Ovid. *de art. amand. lib. I.* = Staphil. *lib. III, rer. Thessalic.* =

Bœtius, *de musicâ.* = Natal. Com. *Mytholog. lib. IV, pag. 375.*

(o) Homère, *Iliad. lib. XI, sub fin.*

(p) Apud Clem. Alex. *Strom. lib. I.*

Sous un extérieur féroce, il cachoit l'ame la plus fenfible *(q)* le caractère le plus doux & le plus humain : fes talens & fes mœurs lui méritèrent l'honneur d'élever la jeuneffe la plus diftinguée de fon temps ; fa demeure étoit un antre du mont Pélion, où il donnoit fes leçons fur la Chirurgie, qui entroit alors dans l'éducation des jeunes gens deftinés à la profeffion des armes. Car des mains accoutumées à porter le fceptre, ne dédaignoient pas de s'employer au foulagement de l'humanité. L'antre de Chiron fut une école de héros Chirurgiens, parmi lefquels on compte Hercule, Ariftée, Théfée, Telamon, Teucer, Pelée, Achille, & même Efculape.

Les Centaures s'étoient retirés près de Chiron après la défaite qu'ils effuyèrent à Malée, croyant réprimer la fureur d'Achille, par la préfence de fon précepteur ; mais le refpect ne l'arrêta point. Il les attaqua, fans deffein d'envelopper Chiron dans leur perte, & le malheur voulut qu'une flèche décochée par ce héros, ayant manqué Éléarus, alla frapper Chiron au genou. Achille pénétré de cet accident courut à fon fecours, & appliqua fur la plaie un topique qu'il tenoit de lui ; mais le mal étoit au-deffus des reffources de fon art. Chiron mourut après avoir fourni une longue carrière *(r)* : il fut mis au rang des immortels, & fa mémoire fut *(f)* confacrée fous le nom du *Sagittaire*, l'un des fignes céleftes, parmi lefquels il eft placé. A ce titre il reçut les honneurs divins ; on lui faifoit des facrifices, & par une piété monftrueufe, des hommes même furent les victimes qu'immola la fuperftition à l'ami des hommes, à celui qui avoit paffé fa vie à les inftruire & à les conferver *(t)*.

On ignore fi Chiron avoit laiffé quelques écrits. Suidas rapporte qu'il donna des préceptes en vers à Achille. On le fait encore auteur de quelques poëfies, que d'autres attribuent

---

(q) Pindar. *Od. Pyth. III,* initio.
(r) Philoftrat. *in Heroïc.* = Paufan. *Eliac. lib. V.*
(f) Senec. *Thieft. v. 680.* = Natal. Com. *Mythol. lib. IV.*

(t) Clem. Alexand. *admonit. ad gen.* = Eufeb. *Præparat. Evangelic. lib. IV.*

à Héfiode *(u)*. On affure auffi qu'il avoit écrit fur l'hippiatrique un Traité qui a été connu *(x)* des Arabes; mais rien de tout cela n'eft parvenu jufqu'à nous.

Chiron eut deux filles, *Hyppo* & *Ocyroë*, qui toutes deux fe rendirent habiles dans la divination & dans les arts de leur père. La première enfeigna à Éole ce qu'elle favoit de phyfique & de chirurgie *(y)*; l'autre, pour avoir voulu pénétrer dans l'avenir, & prédire les aventures du jeune Efculape, fut, dit-on, changée en jument, métamorphofe qui, felon la remarque de l'abbé Banier, défigne fans doute, qu'elle excella, comme fon père, à monter à cheval *(z)*.

JASON.

ARISTÉE.
THÉSÉE.

HERCULE.

Les élèves de Chiron ne tardèrent pas à déployer leur valeur & leurs talens dans l'expédition des Argonautes. Jafon, dont le nom défigne la profeffion *(a)*, fut le chef de cette expédition. Ariftée, roi d'Arcadie, & Théfée qui l'accompagnèrent, exerçoient comme lui la chirurgie; mais les anciens ne nous ont rien tranfmis de leur pratique. Hercule eft un des plus diftingués; on ne fauroit douter qu'il ne fût d'origine Égyptienne *(b)*, & que les Grecs n'aient emprunté de lui tout ce qu'ils difent du leur, qu'ils font naître de Jupiter & d'Alcmène. Le vulgaire qui fe plaît à décorer la naiffance des grands Hommes, de l'appareil du merveilleux, répandit qu'il avoit étranglé, dans fon berceau, fans autre fecours que fes mains, deux ferpens ailés que Junon avoit envoyés pour le dévorer: c'eft à cette occafion que les Grecs crurent devoir changer fon nom d'Alcide en celui d'Hercule, qui fignifie *gloire de Junon* ou *de par Junon*, parce que c'étoit de l'inimitié de cette Déeffe qu'il tiroit toute fa gloire. Ainfi, dit un ancien *(c)*, tandis que les enfans tiennent ordinairement leur nom de leurs parens, le feul Hercule ne dut le

---

(u) Fabric. *Biblioth. Græc. lib. I*, cap. *III*.

(x) Kirker. *Œdip. Ægyp. t. III*.

(y) Clem. Alex. *Strom. lib. I.*

(z) Ovid. *Metamorph. lib. II*, fab. *X*.

(a) On a dérivé ce mot de ίαομαι *curo*.

(b) Maneth. apud Eufeb. *Præparat. Evangelic. lib. II*.

(c) Diodor. Sic. *Biblioth. lib. IV.*

DE LA CHIRURGIE. Liv. II.

fien qu'à fa valeur. Ce héros pratiqua la Chirurgie, mais en empyrique fuperftitieux. L'ignorant qui veut en impofer, cherche à montrer en apparence ce qui lui manque en réalité; fi perfonne n'éclaire fa rufe, on lui tient compte même des efforts qu'il a faits pour tromper. Hercule, dans cette perfuafion, avoit inventé un nœud qui portoit fon nom. Pline *(d)* en parle comme d'un remède prompt & efficace pour la guérifon des plaies. Oribafe nous en a confervé la defcription *(e)*. La fuperftition qui ne fait point s'arrêter, en avoit multiplié les ufages : on fe perfuadoit que ce nœud, venant d'Hercule, devoit communiquer fa force à ceux qui en faifoient une application journalière.

Hercule fut guéri des bleffures de l'Hydre par le *Dracontium*, plante qui vraifemblablement a pris de-là fon nom, mais que d'autres croient n'avoir été nommée ainfi, qu'à caufe de la vertu furprenante qu'on lui avoit reconnue dans certains maux où elle étoit appliquée. Pline fait mention d'une autre plante trouvée par Hercule, & nommée *Heracleon*, qu'on croyoit propre à la cure des plaies faites par le fer *(f)*.

Hercule eut une fille appelée *Épione*, qui hérita de fes connoiffances médicinales *(g)*.   ÉPIONE.

Iolas, parent de ce héros, étoit affocié à fon culte, comme il l'avoit été à la défaite de l'Hydre. On raconte qu'à mefure qu'Hercule coupoit une tête, Iolas avec un fer ardent féchoit la plaie pour en arrêter le fang, & empêcher une nouvelle tête de renaître. Que le fait foit faux ou vrai, l'antiquité de la tradition attefte au moins celle du cautère actuel.   IOLAS.

Vers le même temps *(h)*, vécut Orphée, roi de Thrace, fils   ORPHÉE.

(d) Plin. *Hift. nat. lib. XXVIII, cap. VI.*

(e) Ad nodum Herculeum habenam adhibere oportet, quæ duos nodos accipiat inter fe diftantes, quâ fit ut Herculeus nodus utrinque fe oftendat; hinc autem finus, inde vero funt capita duo.

Valet ubi æqualiter intendere confilium eft. Oribaf. *de laqueis, cap. VIII.*

(f) Plin. *loco citato, lib. XXV, cap. IV.*

(g) Epift. Abderit. ad Hippocr.
(h) Diodor. Sic. *lib IV.*

d'Æagre, disciple de Linus, & poëte comme lui. Le génie menfonger des Grecs ou leur amour pour le merveilleux, a chargé fon hiftoire d'une infinité de rêveries & de contes puériles. C'eft apparemment ce qui a déterminé Ciceron à regarder Orphée comme un perfonnage fabuleux *(i)*. Voffius & Furner *(k)*, prévenus de la même opinion, l'ont appuyée d'étymologies plus obfcures encore que l'hiftoire de ce Poëte-Médecin. Il paffoit en Grèce pour l'inventeur de l'expiation des crimes & de la magie. Quand Pline lui reproche d'avoir examiné les plantes avec trop de curiofité, c'eft relativement à leurs vertus magiques; car toute autre recherche lui eût mérité des éloges *(l)*. Un remède qu'il croyoit très-efficace dans l'Angine, étoit de faire fur la partie malade un liniment avec le fang humain de quelqu'endroit qu'on l'eût tiré *(m)*. Zetzès nous apprend qu'Orphée guérit fa femme de la morfure d'un ferpent, & c'eft de-là que les poëtes ont feint qu'il l'avoit tirée des enfers *(n)*; peut-être l'avoit-il publié lui-même, car c'étoit encore un homme à preftiges. Ce goût ne mourut point avec lui : on dit qu'après fa mort *(o)*, fa tête rendoit des Oracles dans une caverne de Lefbos. On en avoit prévenu la corruption, en l'affaifonnant à la manière des Égyptiens, avec le *Natrum* & les aromates; fous la langue de cette tête on avoit placé une lame d'or, fur laquelle étoit gravé le nom d'une certaine divinité. Cet ufage étoit affez commun, mais pour l'ordinaire l'impofteur qui rendoit ces fortes d'oracles *(p)*, prenoit la tête d'un enfant nouveau-né facrifié à Saturne ou à d'autres divinités, que des Prêtres féroces croyoient avides, comme eux, de fang humain.

La Grèce crédule & fur-tout prodigue de l'apothéofe,

(i) De natur. Deor. lib. *I.*
(k) De Poëtis, cap. *III*, §. *3.*
(l) Hift. nat. lib. *XXV*, cap. *II.*
(m) Plin. loc. citat. lib. *XXVIII*, cap. *IV.*
(n) Chiliad. lib. *I.* Hift. *5.*

(o) Philoftrat. in vitâ Apollon. lib. *IV*, cap. *XIV.* = in Heroïc. cap. *VII.*
(p) Kirker. Œdip. Ægyptiac. t. I. = Syntagm. *IV.* = Rivel. ad Genef. cap. *XXXI.*

décerna

décerna à Orphée les honneurs accordés aux demi-dieux & aux héros. Lactance *(q)*, place sa naissance sous le règne de Laomedon, roi de Troie; & la plupart des traditions le mettent au nombre des Argonautes, ainsi qu'Éribotes, fils de Teleonte, qui pansa Oïlée, père d'Ajax *(r)*, lorsqu'il fut blessé à l'épaule par les Stymphalides, oiseaux fabuleux. Apollonius de Rhodes ajoute, qu'Éribotes détacha de son baudrier une boîte qui paroissoit renfermer quelques médicamens. ÉRIBOTES.

Les femmes qui ont partagé quelquefois avec les hommes les hasards de la guerre, ont toujours été les premières à en réparer les désordres. Médée s'en occupa d'une manière particulière; quelques connoissances de la médecine & de l'histoire naturelle, la firent passer pour sorcière aux yeux d'un peuple ignorant & grossier. Mais si elle s'étoit appliquée à la recherche des plantes vénimeuses, elle n'ignoroit pas les propriétés de celles qui peuvent devenir utiles à la cure des plaies; elle en fit l'heureuse application sur Jason, Laërte & les Thespiades qui avoient été blessés dans un combat *(s)*. On lui attribue aussi l'invention de teindre les cheveux de diverses couleurs *(t)*. MÉDÉE.

De tous les Élèves de Chiron, il n'en est pas qui se soit plus distingué dans la chirurgie qu'Esculape, nommé par les Grecs *Asclepios*. Il naquit, selon la plus commune opinion, d'Apollon & de la Nymphe Coronis. Cette Nymphe, enceinte du fait d'Apollon *(u)*, passant avec Phlegias son père dans le Péloponèse, accoucha d'un enfant sur une montagne du territoire d'Épidaure, qu'on appeloit *Myrtion*, à cause des Myrtes qui y croissoient, & qui prit ensuite le nom de *Tithion*, mont de la mamelle, parce que cet enfant y fut allaité par une chèvre qui paissoit dans un bocage, tandis qu'un chien faisoit le guet. Arestanas (ainsi se nommoit le chévrier) ESCULAPE.

(q) De falf. relig. errorib. *lib. I, cap. XXII.*
(r) Argonautic. *lib. II.*
(s) Diodor. Sic. *lib. IV.*

(t) Clem. Alex. Strom. *lib. I.*
(u) Pausanias, in *Laconic. & Corynthiac.*

s'aperçut, en comptant son troupeau, qu'il lui manquoit une chèvre & son chien; il parcourut le bosquet, & après bien des recherches il les découvrit auprès de cet enfant. Sa première résolution fut de l'emporter; mais le voyant environné d'une flamme céleste, il crut voir là quelque chose de divin & se retira. Voilà déjà bien du merveilleux : Pindare *(x)*, selon le privilége des poëtes, en va mettre encore plus dans son récit. Il raconte que Coronis portant dans son sein le gage de son intimité familière avec Apollon, ne laissa pas d'accorder aussi ses faveurs à un jeune Arcadien nommé *Ischis*. Le dieu jaloux voulant se venger de l'infidèle, envoya Diane sa sœur à Lacerie, ville de Thessalie, pour y faire venir la peste, & Coronis en fut une des premières victimes. Tandis qu'on l'étendoit sur le bûcher, Apollon se ressouvenant du dépôt précieux qu'elle portoit dans son sein, vint tirer lui-même l'enfant du milieu des flammes, & le porta au centaure Chiron pour l'élever. Dégagez cette relation des mensonges pompeux qui l'enveloppent, vous aurez l'histoire. La vérité est que quelque prêtre d'Apollon, ayant eu commerce avec Coronis, mit tout sur le compte du Dieu *(y)*, ornant l'aventure de toutes les fictions propres à éblouir le peuple crédule, & la mort de la mère aura été tout simplement la suite de ses couches. Quoi qu'il en soit, l'enfant ayant été retiré du lieu où il avoit été abandonné, fut nourri par Trigone; & celle-ci peut-être étoit la femme du chévrier qui l'avoit découvert. Lorsqu'il fut en état de profiter des leçons que donnoit Chiron, Phlegias, à qui sans doute on l'avoit remis, confia son éducation au Centaure. Ainsi Chiron l'éleva & l'instruisit dans la chirurgie qu'il pratiqua depuis avec un succès éclatant.

Quelques-uns disent qu'Esculape eut pour femme Lampecia, fille du soleil; mais l'opinion la plus probable & la plus reçue, est qu'il épousa *Épione*, dont il eut deux fils, Machaon & Podalyre qui se trouvèrent à la guerre de Troie, & quatre

---

(x) Pythior. *Od. III.*
(y) Voy. les Œuvres de S.ᵗ Cyrille,
& la *Mythologie* de l'abbé Banier, tome *II*, *in-4.°*

filles, Hygeïa, Églé, Panacée & Jaſo. C'eſt tout ce que nous en dirons; car, ſuivant l'étymologie des noms qu'on leur donne, elles paroiſſent n'être que l'emblème des choſes naturelles, ou de quelques remèdes.

Les Anciens ont prodigué à Eſculape les témoignages les plus honorables. Plutarque *(z)* l'appelle le prince des Médecins. Apollodore *(a)* dit, que s'étant appliqué à la Chirurgie, il avoit tiré pluſieurs perſonnes des bras de la mort. La manière dont Pindare *(b)* le fait parler, décèle un homme déjà inſtruit dans cet Art, & un preſtigiateur en Médecine. « Tous ceux, dit-il, qui ſe ſont adreſſés à moi avec des ulcères venus d'eux-mêmes, ou bleſſés de quelque javelot & de quelque coup de pierre; ceux que les chaleurs exceſſives de l'été ou le froid rigoureux des hivers ont rendus malades, je les ai délivrés de leurs maux. En traitant les uns par d'agréables enchantemens, donnant aux autres des boiſſons adouciſſantes, appliquant à ceux-ci des médicamens en diverſes parties du corps, faiſant à ceux-là des inciſions, je les ai tous parfaitement rétablis ». Du temps de Pline *(c)*, on attribuoit à Eſculape un remède qu'on croyoit très-ſouverain contre les maladies de l'anus. Il étoit compoſé des humeurs excrémentielles des aines & des aiſſelles des beſtiaux, de cendre de tête de chien, de peau de ſerpent macérée dans le vinaigre, lorſqu'il y avoit des rhagades, & de la cendre d'un jeune chien blanc, avec de l'huile roſat.

Il paroît donc qu'Eſculape excelloit dans la Médecine externe. Platon *(d)* le confirme, en diſant qu'il avoit montré ſon habileté dans ce genre de Médecine, qui guérit les infirmités par le fer & par les médicamens, mais qu'il n'avoit jamais attaqué les maladies internes. On ſait que Galien *(e)*, parlant de certaines maladies dont la guériſon s'opère, en

---

(z) Sympoſiac. *IX*, quæſt. *XIV*.
(a) Apollodor. lib. *III*.
(b) Pythior. od. *III*.
(c) Hiſt. nat. *l. XXX, c. VIII*.

(d) De rep. Dialog. *III*.
(e) De ſanitat. tuend. lib. *I*, cap. VIII.

rappelant l'ame à elle-même, cite pour garant de son opinion le Dieu de sa patrie, Esculape, qui ordonnoit des chants, des danses pour calmer les mouvemens impétueux de l'ame, & enchaîner la fougue du tempérament; qui prescrivoit l'exercice de la chasse, celui du cheval & des armes, & déterminoit même l'espèce d'exercice suivant la nature de la maladie. Or, à cet égard, il est évident que Galien parle d'Esculape déïfié: car dans le temps de sa vie mortelle, on ne connoissoit pas la gymnastique comme faisant partie de la Médecine, puisque cette invention est dûe à Hérodicus, contemporain d'Hippocrate. C'étoient-là sans doute les moyens curatifs que les Prêtres donnoient aux malades qui venoient implorer l'assistance du Dieu de la Médecine

Diodore de Sicile *(f)*, représente Esculape comme un génie fécond & lumineux, qui, s'étant appliqué singulièrement à la Chirurgie, inventa plusieurs choses utiles à la santé des hommes, & s'acquit tant de réputation, qu'on ne lui attribuoit pas seulement la guérison des maladies désespérées, mais même la résurrection de plusieurs morts.

Pour réduire ces prétendus miracles à leur juste valeur, voici comme les a vus Celse *(g)*. « Les Grecs, dit-il, ont cultivé la Médecine un peu mieux que toutes les autres nations, mais seulement quelques siècles avant nous, puisque Esculape en est regardé comme le plus ancien auteur, & que pour avoir fait faire quelque pas à cet Art, encore vulgaire & grossier, il fut mis au rang des Immortels. » Pline *(h)* nous en donne à peu-près la même idée, lorsqu'il raconte que la Médecine a augmenté son crédit par un mensonge, puisque, après avoir feint qu'Esculape avoit été foudroyé pour avoir rendu la vie au fils de Tyndare, elle ne cessa de publier que d'autres avoient encore été rappelés à la vie par son secours.

(f) Cum multa in arte medicâ ex patris disciplinâ cognovisset, Chirurgiam & medicamentorum confectiones adinvenit, radicum enim vires perscrutatus est; adeoque tandem provexit artem ut pro conditore ejus & principe colatur. Diodor. Sic. *Biblioth. lib. IV & V.*

(g) Præfat. *lib. I.*

(h) Hist. nat. *lib. XXIX, cap. I.*

Dans toutes les cures d'Esculape que nous venons de rapporter, on voit peu de charmes & de magie. Nous ignorons ce qui a pu déterminer *Leclerc* à regarder Esculape comme le partisan & le protecteur des Amulettes & des Talismans, dont l'origine est bien plus ancienne, puisque c'est en Égypte qu'il faut la chercher *(i)*. Ce pays, le berceau des Arts & des Sciences, a été celui de toutes les superstitions; cependant on ne peut nier qu'Esculape n'ait partagé les folies de sa nation, telles que les augures, la divination, &c. Macrobe *(k)* dit même qu'il y présidoit. C'est par ces mensonges accrédités, qu'on amusoit l'impatience des malades crédules.

Pindare, & d'après lui Clément Alexandrin & Saint-Cyrille, reprochent à Esculape son avarice, qui lui faisoit mettre à trop haut prix son savoir & son habileté; mais un Auteur cité pas Suidas, assure que ce Dieu auroit traité Pauson, Irus ou quelqu'autre pauvre que ç'eût été. « Au reste, dit *Leclerc*, « si aujourd'hui on ne laisse pas de payer les Médecins lorsqu'ils « tuent les malades, je ne vois pas pourquoi celui-ci auroit « ressuscité les gens *gratis*. »

Les Grecs qui ont enveloppé le berceau d'Esculape des nuages de la fable, n'en ont pas moins répandu sur sa mort. On a débité que ses cures merveilleuses, & les résurrections fréquentes qu'il avoit opérées l'avoient brouillé avec Pluton; que ce Dieu irrité de voir son empire désert, & la puissance infernale affoiblie, s'en plaignit à Jupiter qui le tua d'un coup de foudre. Si l'on en croit Ovide *(l)*, & après lui Servius, il fut frappé de la foudre pour avoir rappelé des enfers Hippolite par la vertu des plantes. Sextus l'Empyrique *(m)* en donne différentes raisons. « Plusieurs Auteurs, dit-il, peu « contens de la tradition sur ce qui fit foudroyer Esculape, « racontent la chose à leur manière, & tous assez d'accord sur « le fait, varient extrêmement sur la cause ». Héraclite *(n)* paroît

---

(i) Lactant. *de fals. relig. lib. II.*
(k) Saturnal. *lib. I, cap. XX.*
(l) Métamorphos. *lib. XV.*

(m) Advers. Grammatic. *lib. XII.*
(n) De incredibil. *lib. XXIV.*

plus croyable, en ce qu'il dit simplement qu'Esculape si célèbre dans la Médecine, mourut de la fièvre. Selon Suidas *(o)*, il mourut d'une inflammation de poumon; & comme Hippocrate *(p)* obſerve que dans cette maladie le côté devenoit ſouvent livide après la mort, c'eſt peut-être ce qui a fait dire qu'Eſculape avoit été frappé de la foudre : ce qui ſuffiſoit alors pour mériter les honneurs de l'apothéoſe *(q)*. Cependant il paroît que ſes cures & les ſervices qu'il avoit rendus à ſes concitoyens, contribuèrent le plus à le faire diviniſer. La reconnoiſſance en fit donc un Dieu; il fut placé au rang des aſtres *(r)*, ſous le nom d'*Ophiucus*, conſtellation qu'on diſtingue au-deſſus du Scorpion. Pauſanias *(ſ)* & Hygin *(t)*, prétendent qu'il fut déifié dès qu'il commença à s'occuper de l'art de guérir : mais Clément d'Alexandrie *(u)*, après Apollodore, ne place ſon apothéoſe, ainſi que celle d'Hercule, qu'environ trente ans après la priſe de Troie ; ce qui s'accorde aſſez bien avec Homère, qui met Machaon, fils d'Eſculape, au nombre de ceux qui furent au ſiége de cette ville. De plus, la mythologie n'offre point d'exemples que Jupiter ait foudroyé un Dieu; de ſorte que ſelon la doctrine même des Payens, ce genre de mort ſeroit la plus ſûre preuve de ſon humanité.

Épidaure devint le centre du culte d'Eſculape, mais le plus ancien temple bâti en ſon honneur étoit à Titane *(x)*, petite ville dans le voiſinage de Sicione. Peut-être étoit-ce originairement un tombeau comme étoient les premiers temples

---

(o) *Lexic.*
(p) *De victûs rat. in acut.*
(q) Plutarc. *Sympoſiac. lib. IV, quæſt. II, & lib. V, quæſt. X.* = Minutius Felix, *in Octav.* = Lactant. *divinar. inſtitut. lib. I, cap. X.* = Artemidor, *de inſomniis, lib. II, cap. X.*

Chez les Romains, on avoit auſſi du reſpect pour les gens foudroyés ; on n'oſoit les brûler. La religion preſcrivoit de les enterrer. Plin. *Hiſt. nat. lib. II, cap. LV.*

(r) Apollodor. *lib. III.* = Lactant. *loc. citat.* = Hygin, *fabular. lib. II, 14.*
(ſ) Corynthiac. *lib. III.*
(t) *Fabul.* 224.
(u) Clem. Alex. *Strom. lib. I.*
(x) Pauſan. *lib. II.* = Hiſtoire de l'Acad. des Inſcrip. *tome XXI.*

des anciens *(y)*. On difoit ce temple fondé par Alcanor, fils de Machaon; il devint confidérable dans la fuite, fi l'on en juge par la defcription de Paufanias. Ce culte long-temps renfermé dans le territoire de Titane & d'Épidaure, paffa de cette dernière ville dans toutes les contrées de la Grèce. De-là, le nom d'*Epidauria* donné par les Athéniens, aux fêtes qu'ils établirent en l'honneur d'Efculape, qui eut bientôt un temple dans une ville, où les Dieux avoient moins de peine à fe faire naturalifer que les hommes *(z)*. Il étoit honoré à Épidaure fous la figure d'un ferpent, ce qui n'empêchoit pas qu'on ne donnât à fes ftatues la figure d'un homme. Il en avoit une d'or & d'ivoire, ouvrage de Thrafimède de Paros, qui le repréfentoit affis fur un trône, ayant un bâton d'une main & appuyant l'autre fur la tête d'un ferpent, avec un chien couché près de lui.

Efculape étoit rarement repréfenté fans barbe. On fait que Denys le Tiran *(a)*, voyant une de fes ftatues décorée d'une barbe d'or, il la lui ôta, en difant, qu'il ne convenoit pas au fils d'avoir de la barbe, quand Apollon fon père n'en avoit pas.

On voit dans les monumens Efculape fous la figure d'un homme grave, couvert d'un manteau ou d'un vêtement qui lui defcend jufqu'aux talons, pour caractérifer fans doute la prudence & la difcrétion néceffaires au Médecin. Quelquefois il a le boiffeau de Sérapis fur la tête, & à la main un bâton entortillé d'un ferpent, fymbole de la prudence. Le coq qui lui eft confacré, eft prefque toujours à fes pieds. On fait que Socrate, avant d'expirer, dit à ceux qui l'affiftoient en ce dernier moment; *nous devons un coq à Efculape, donnez-le fans délai.* D'autres fois Efculape eft repréfenté affis avec des boîtes d'onguent fur les genoux, & les inftrumens néceffaires à fon Art.

(y) Eufeb. *Præparat. Evangelic. lib. II.* = Voyez auffi la differtation du P. Calmet fur les anciens temples des Payens.

(z) Paufan. *loc. citat. lib. I.*

(a) Lactant. *de falf. relig. lib. II.*

Nous ne finirions pas, si nous voulions détailler tous les attributs différens & les symboles sous lesquels la superstition des Payens honoroit cette divinité ; il nous suffit d'avoir fait connoître à peu-près les plus remarquables, sans prétendre au minutieux avantage de les décrire tous. D'ailleurs le culte des anciens avoit tant de variétés, que pour tout recueillir, il faudroit s'engager dans un travail aussi pénible qu'inutile pour notre objet.

MACHAON. Le premier & le plus célèbre Chirurgien que les fastes de l'Antiquité nous fassent connoître, après l'expédition des Argonautes, est Machaon, l'aîné des enfans d'Esculape. Quelques-uns ont attribué l'aînesse à Podalyre, parce qu'Homère le nomme toujours le premier ; mais il est aisé de s'apercevoir que ce Poëte a sacrifié l'exactitude du fait à la mesure des vers. Ce qui le prouve, c'est que Quintus Calaber *(b)* nous apprend que Machaon instruisit Podalyre dans son art. Ces deux frères, attachés par les liens du sang & de l'amitié, furent encore unis d'intérêt. Ils régnèrent conjointement sur une partie de la Messénie, d'où ils partirent avec vingt vaisseaux pour se rendre au siége de Troie. Leur habileté dans la Chirurgie leur valut des priviléges distingués ; les Chefs ne voulurent pas *(c)* qu'ils entrassent dans les contributions qui se faisoient entr'eux pour les frais de cette entreprise qui leur étoit commune. Ils étoient encore dispensés de s'exposer au péril & aux coups comme les autres ; mais leur bravoure dédaignoit cette injurieuse exception. On les voyoit toujours dans la mêlée avec les plus courageux des Grecs, affronter les dangers & la mort. On dit même que Machaon entra dans le fameux cheval de bois qui fit prendre la ville *(d)*. Ce qu'il y a de sûr, c'est que, dans une sortie des Troyens, il fut blessé à l'épaule. Les Grecs, craignant que, s'ils venoient à être repoussés, les Troyens ne l'enlevassent, ou qu'il ne tombât vif entre leurs mains, dépêchèrent Nestor qui le

---

(b) Lib. VII, v. 66 & seq.
(c) Diodor. Sic. Biblioth. lib. IV.

(d) Hygin. fab. 108.

transporta

transporta dans son char en lieu de sûreté. Machaon & Nestor ayant regagné leurs vaisseaux, Hécamède met dans une coupe du fromage râpé *(e)*, qu'elle délaye avec du vin de Pramnos, & régale Machaon de ce mélange qui n'annonce pas dans le Chirurgien une grande connoissance de la diététique. Aussi n'est-ce pas sur ce point de vue que nous voulons le faire envisager; il n'est question que de sa Chirurgie.

Ménélas est percé d'une flèche; il est traité par Machaon qui, après avoir consideré la plaie, la lave avec de l'eau tiède, & y applique, selon la doctrine de Chiron & d'Esculape, une racine propre à appaiser la douleur *(f)*.

Machaon suça-t-il la plaie de Ménélas ou ne fit-il que l'essuyer? Cette question de fait a partagé les Auteurs. Le mot ἐκμυζήσας, employé par Homère, est susceptible de deux interprétations, & *Leclerc* a adopté la dernière; mais il est contredit par les plus habiles Interprètes, & notamment par Eustathe *(g)*, dont le témoignage est d'un très-grand poids. Ce Commentateur ajoute que, de son temps, la succion étoit pratiquée avec succès chez plusieurs nations barbares, & l'analogie vient à l'appui de cette opinion. Aux Indes orientales *(h)*, il y a des familles qui, pour subsister, font le métier de sucer les morsures des animaux venimeux : leur unique préservatif est de se laver plusieurs fois la bouche avec le jus de citron. Les Prêtres-Médecins des peuples de Plata *(i)*, n'ont, dans la cure des maladies, d'autre remède que de sucer la partie affectée. Enfin l'on sait qu'autrefois, dans nos régimens, il y avoit un homme dont la fonction étoit de sucer les plaies des soldats qui se battoient : c'est ce qu'on appeloit *guérir du secret*. Je vais plus loin; il paroit que cette pratique a fait naître l'idée des ventouses, comme on peut

---

(e) Homère, *Iliad. lib. XI.*

(f) Homère, *Iliad. lib. IV*, v. 218 & 219.

(g) *In Iliad. loco citato.*

(h) Munick, *Chirurg. ad prax. hodiern. accommodat.*

(i) Recherches sur l'Histoire de la Médecine, page 329. Paris, 1764.

Origine des Ventouses.

le présumer d'un passage d'Hippocrate *(k)*. « Un homme, » dit-il, qui ouvrira la bouche, n'attirera aucune humeur; » mais s'il rapproche les lèvres de manière à ne laisser au milieu » qu'une petite ouverture, ou à l'aide d'un chalumeau, il » attirera tout ce qu'il voudra sans peine. C'est ce qui a » donné l'idée des ventouses, dont le ventre large aboutit à un col étroit ». Telles sont encore aujourd'hui celles des Égyptiens *(l)*.

Quoi qu'il en soit, Machaon savoit tirer avec art les traits des blessures, & en calmer les douleurs par des remèdes adoucissans. Il pansa avec succès Philoctète, devenu boiteux de la morsure d'un serpent dans l'île de Chrysis *(m)*.

Ces cures qu'on trouveroit aujourd'hui très-ordinaires, étonnoient un peuple ignorant, & répandirent au loin la réputation du guérisseur. Vouloit-on, dans la suite, rendre hommage à l'habileté d'un Médecin, on disoit qu'il étoit de la race de Machaon *(n)*. Homère, en l'égalant aux Dieux, n'a pas fait un parallèle aussi outré, aussi hyperbolique qu'on pourroit d'abord se l'imaginer. Si les Grecs n'eussent déifié que leurs bienfaiteurs, on ne pourroit leur faire un crime de leur superstition. La raison ne désapprouve point celui qui fait de son bienfaiteur un Dieu, quand il n'en connoît pas d'autres. De toutes les erreurs de l'esprit humain, c'est au moins la plus excusable & la plus propre à resserrer les nœuds de la sociabilité. La Grèce reconnoissante éleva à Machaon des statues & des temples. Du temps de Pausanias, on voyoit encore à Géranie un temple dédié à ce héros Chirurgien, où le peuple crédule s'imaginoit qu'il révéloit en songe des remèdes pour la guérison de toute sorte de maux *(o)*. Sa statue

(k) De veteri medicinâ.

(l) Prosper Alpin. de medicin. Ægyptior.

(m) Tarda Philoctetæ sanavit crura Machaon. Propert. eleg. I, lib. II.

= Pausanias, *Arcadic. cap. XXXIII.*
= Hygin. *fab. 102.*

(n) Martial. epigram. XVI, lib. II.

(o) Pausanias, Laconic.

DE LA CHIRURGIE. Liv. II.   123

portoit une couronne nommée *cyphos*, dans la langue des Messéniens.

L'Auteur du Poëme intitulé *la petite Iliade*, dit que Machaon fut tué par Euriphile, fils de Télephe. Cette tradition s'est conservée dans les hymnes que l'on chantoit à Pergame en l'honneur d'Esculape. Lorsque ces hymnes commençoient par Télephe, on ne disoit rien à la louange d'Euriphile; c'étoit même, dans ce temple, un crime de le nommer, parce qu'on le regardoit comme l'auteur de la mort de Machaon. On dit que les os de Machaon furent conservés par Nestor. Il avoit un temple à Phérès, & ce fut Épithès, roi de Didamie, qui établit son culte dans la Messénie.

Machaon avoit épousé Anticlée, fille de Dioclès, roi de Messénie *(p)*. Il eut de cette première femme, deux fils, Nicomaque & Gorgasus, & d'une autre, Sphyrus, Alexanore & Polemocrate, qui paroissent avoir suivi la profession de leur père. NICOMAQUE.
GORGSUS.
SPHYRUS.
ALEXANORE.
POLEMOCRATE.

Podalyre, frère de Machaon, & le compagnon de ses travaux militaires, fut, comme lui, un des plus célèbres Chirurgiens de l'armée des Grecs. On a beaucoup vanté les cures qu'il avoit faites au siége de Troie ; mais on ne les a point circonstanciées. La seule, dont on ait quelque détail, est celle qu'il fit à son retour de Troie, en Carie, où il fut jeté par la tempête. Un berger, qui le sauva du naufrage, le conduisit à Damœtus, roi de cette contrée, dont la fille venoit de tomber du haut d'une maison. Cet accident fournit à Podalyre une belle occasion de montrer son savoir, puisqu'en saignant des deux bras cette Princesse *(q)*, il lui conserva la vie. Damœtus, plein d'admiration & de reconnoissance, la lui donna en mariage, avec la province de Chersonèse pour dot. Podalyre y fit bâtir deux villes, dont il appella l'une, *Syrnum*, du nom de sa femme, & l'autre, PODALYRE.

(p) Pausanias, *Messeniac.*
(q) Stephan. Bisan. *in voce Syrna.*

Bybaffus, du nom du berger qui l'avoit si généreusement accueilli après son naufrage.

HIPPOLOCHUS. Il laissa un fils nommé *Hippolochus*, dont Hippocrate se faisoit gloire de descendre.

Origine de la saignée. On vient de voir dans cette cure de Podalyre la première saignée dont l'histoire fasse mention. Étienne de Bizance, le seul Auteur qui rapporte ce fait, est trop éloigné des temps dont il parle, pour mériter quelque confiance. En supposant même le fait exact, ce n'est sûrement pas la première saignée qui ait été faite. Ainsi nous devons chercher plus loin l'origine de cette opération. Pline *(r)*, qui fait partager aux animaux la plupart de nos découvertes, raconte qu'elle nous a été enseignée par l'Hippopotame ou Cheval marin : mais c'est un conte à la grecque ou peut-être une fable sortie de l'Égypte, où cet animal est très-commun. Les Égyptiens ont une autre tradition tout aussi superstitieuse, mais très-ancienne, & qui feroit soupçonner que la saignée est de leur invention. Ils disent qu'on n'est si sanguin dans leur pays, que parce qu'on n'y boit d'autre eau que celle du Nil, qui se convertit en sang : effet qu'ils attribuent à l'eau de ce fleuve, depuis que Moyse a changé en sang toutes celles de l'Égypte *(s)*.

Ce qui fortifie cette conjecture, c'est la perfection où sont portées chez eux la saignée & même l'artériotomie, tandis que l'Anatomie y est négligée, ou à peine connue, & que toutes les connoissances médicinales tiennent au plus grossier empyrisme.

Nous ne conviendrons point avec *Leclerc* que la saignée soit un secours moins simple & moins naturel que la purgation. L'utilité de la saignée ne se manifeste-t-elle pas tous les jours par les hémorragies du nez, par le flux hémorroïdal ou par ceux qui se font dans toute autre partie du corps, sur-tout chez

---

(r) Hippopotamus in quâdam medendi parte etiam magister extitit. Assiduâ namque satietate obesus exit in littus, recentes arundinum cæsuras perspeculatus : atque ubi acutissimum videt stipitem, imprimens corpus venam quamdam in crure vulnerat atque ita profluvio sanguinis morbidum aliàs corpus exonerat & plagam limo rursus obducit, Hist. nat. lib. VIII, cap. XXVI.

(s) Prosper. Alpin. *de medicin. Ægyptior.* lib. II, cap. I.

les femmes où le tribut périodique eſt quelquefois remplacé par d'autres évacuations contre nature, qui ramènent le calme & procurent un foulagement fubit. Pourquoi donc l'indication de la faignée n'auroit-elle pas frappé les hommes auſſi-tôt, ou même plus tôt que la purgation ? Des nations plongées dans la barbarie, qui ne connoiſſent pas ce remède, font uſage de la faignée. Dès que les Nègres de Guinée croient s'apercevoir qu'ils ont trop de ſang *(t)*, ils ſe donnent un coup de couteau ſans diſtinction d'aucune partie du corps, & laiſſent couler le ſang auſſi long-temps qu'ils le jugent à propos ; enſuite ils lavent la bleſſure avec de l'eau fraîche, & la couvrent de quelques morceaux de linge. A Taiti, les Sauvages font auſſi dans l'uſage de la faignée *(u)*. Un *Taoua*, c'eſt-à-dire, un Médecin-Prêtre frappe avec un morceau de bois tranchant ſur le crâne du malade ; il ouvre par ce moyen la veine que nous nommons *ſagittale*, & lorſqu'il en eſt ſorti la quantité qu'il eſtime néceſſaire, il ceint la tête d'un bandeau qui aſſujettit l'ouverture, & le lendemain, il lave la plaie avec de l'eau. C'eſt ſous cette idée qu'il faut conſidérer la faignée dans ſon origine. Le haſard, autant que l'expérience, avoit appris qu'à tel endroit il paſſoit une veine, & l'on en faiſoit la ſection, dans les cas où on la croyoit utile. Les Scythes, l'un des plus anciens peuples du monde *(x)*, & peut-être un des plus barbares, connoiſſoient très-peu de remèdes, encore étoient-ils chirurgicaux, & la faignée étoit de ce nombre. Lorſqu'ils étoient malades, leur coutume étoit de ſe couper une veine derrière chaque oreille, juſqu'à ce qu'ils tombaſſent dans une eſpèce de ſommeil létargique. Les uns ſe réveilloient guéris, & d'autres n'éprouvoient aucun foulagement.

En un mot, l'état dans lequel on trouve cette opération, du temps d'Hippocrate, où l'ouverture des veines du front, de la langue, celle des artères, & leur cautériſation, étoient d'un

---

(t) Hiſtoire générale des Voyages, tome IV, page *147*.

(u) Voyage autour du monde,

pendant les années 1766, 1767, 1768 & 1769. Par *M. de Bougainville*.

(x) Hippocr. de *aëre, aquis & locis*.

usage familier dans la pratique de l'art, tout nous fait croire que cette opération, pour être arrivée dès-lors à ce point de perfection, avoit été pratiquée plusieurs siècles avant lui.

ACHILLE. Il nous reste à parler de quelques autres Chirurgiens qui ont vécu dans le temps de la guerre de Troie. Achille, fils de Pelée & disciple de Chiron *(y)*, n'est pas un de ceux qui se sont le moins distingués. Plutarque en parle comme d'un excellent Médecin des plaies *(z)*. On sait que sa lance avoit la propriété de guérir ceux qui en avoient reçu des blessures. Cette lance qui étoit d'airain *(a)*, comme toutes celles des temps héroïques, lui venoit de son père, qui la tenoit lui-même de Chiron : on la montroit encore dans le temple de Minerve du temps de Pausanias *(b)*.

Ce Héros a le premier employé dans le traitement des plaies *(c)*, la mille-feuille & la mercuriale, qui de-là sans doute avoient pris le nom d'*achillées*: c'est avec la dernière plante qu'il guérit Télephe de sa blessure. D'autres veulent qu'il ait ajouté le verd-de-gris dont il avoit aussi reconnu les propriétés dans la cure des plaies; c'est pourquoi, dit Pline, on le représente raclant avec son épée le verd-de-gris de sa lance sur la plaie de Télephe *(d)*.

Il semble aussi que dès-lors il faisoit usage de l'instrument tranchant, dans certains cas où l'application des plantes étoit reconnue impuissante. C'étoit, selon Stace, de Chiron qu'il tenoit cette pratique *(e)*. Plutarque ajoute que le Centaure

---

(y) Clem. Alex. Strom. lib. *I*.
(z) De mod. legend. poët. = Symposiac. lib. *V*, quæst. *IV*.
(a) Homère, Iliad. lib. *XVII*, v. *143*.
(b) Pausanias, lib. *III*.
(c) Plin. lib. *XXV*, cap. *V*.
(d) Plin. Hist. nat. loco citato. = Quintus Calaber, lib. *IV*. v. *175*.
(e) ... *Quin etiam succos atque auxiliantia morbis*
Gramina, quo nimius staret medicamine sanguis,
Quid faciat somnos, quid hiantia vulnera claudat,
Quæ ferro cohibenda lues, quæ cederet herbis
Edocuit. . . . . { Stat. Papin. Achilleïs, lib. *II*, in fine.

avoit aussi donné à Achille quelques principes sur la diète *(f)*. On a vu, dans l'histoire de Machaon, jusqu'où ces principes pouvoient s'étendre.

Patrocle, ami d'Achille, fut son élève dans la Chirurgie. PATROCLE. On sait qu'Euripile *(g)*, dans l'Iliade, implore son secours. « Faites-moi, lui dit-il, une incision à la cuisse, pour en tirer « le trait qui me blesse, & après avoir lavé ma plaie, appli- « quez-y quelques-uns de ces excellens remèdes que vous tenez « d'Achille, & qu'il a lui-même appris du centaure Chiron ». Patrocle conduit Euripile à sa tente, tire le trait, nettoie la plaie, & y applique une racine amère, broyée, qui, dans le moment, arrête le sang, dessèche la plaie & calme les douleurs. Qu'étoit-ce que cette racine amère ? C'est ce qui n'est éclairci nulle part *(h)*.

Teucer passe aussi pour élève de Chiron. Pline lui attribue TEUCER. la découverte de la plante appelée *teucrion;* mais rien de si minutieux, rien de si frivole que cette découverte, ainsi que ses usages & les preuves qu'il apporte de son efficacité *(i)*.

Nous avons parlé dans l'Introduction, de la pratique superstitieuse d'Autolycus *(k)*; & des mots enigmatiques, AUTOLYCUS, prononcés entre les dents, avec lesquels il feignoit d'arrêter les hémorragies. Ces erreurs, & d'autres semblables, se sont perpétuées, & se perpétueront d'âge en âge, parce qu'il y aura toujours des fripons & des dupes.

Iapis, un peu moins ancien que les précédens, quoiqu'il IAPIS. fut, selon Virgile, élève d'Apollon, est introduit par ce Poëte,

---

(f) Symposiac. *lib. V, quæst. IV.*

(g) Homère, *Iliad. lib. II, in fine.*

(h) Ceux qui seront curieux d'apprendre toutes les conjectures qu'on a faites sur cette racine, peuvent consulter Wedelius, *diss. medic. Philologic. decad. VI, exercitat. 6 & 10.*

(i) *Invenit & Teucer; teucrion, constatque sic inventam : Cum exta super eam projecta essent, adhæsisse lieni, eumque exinanisse : ob id à quibusdam splenion vocatur. Narrant sues, qui radicem ejus ederint, sine splene inveniri.* Plin. *Hist. nat. lib. XXV, cap. V.*

(k) Isaïe dit des Magiciens : *strident in incantationibus suis.*

pansant Énée de ses blessures. C'est tout ce qu'on sait de lui.

Tels étoient les héros qui se sont immortalisés par dix années de combats au siége de Troie. Hélène elle-même, dont l'enlèvement, en intéressant toute la Grèce à l'injure de Ménélas, donna tant de ressort à leur valeur, Hélène n'est point étrangère à notre histoire. Outre le fameux Népenthe *(l)*, qui produisoit tous les biens, & faisoit oublier les maux, elle avoit connu plusieurs plantes : l'*Helenium* étoit, dit-on, née de ses larmes. Pline ajoute que cette plante est un excellent cosmétique *(m)*, & peut-être est-ce le seul usage qu'elle en faisoit. Si elle ignoroit les propriétés de ce remède pour le recouvrement de la santé, elle y trouvoit au moins l'avantage d'en conserver les brillans attributs.

HÉLÈNE.

ÆNONE.

Ænone, sa malheureuse rivale, eut, comme elle, la connoissance des plantes. Elle avoit été, dit Ovide *(n)*, instruite par Apollon même; mais tout son art étoit impuissant contre les feux dévorans de l'amour & de la jalousie. Elle refusa à Pâris, son volage époux, blessé au siége de Troie, la guérison qu'elle seule pouvoit lui donner. Il en mourut, & elle se tua de désespoir *(o)*.

Établissement de diverses Écoles.

Après la guerre de Troie, les descendans d'Esculape, nommés *Asclépiades (p)*, restèrent presque seuls en possession de l'art de guérir. Amis de l'humanité, ils voulurent perpétuer

---

(l) Plin. lib. XXV, cap. II.
(m) Plin. Hist. nat. lib. XXI, cap. X ; & lib. XXII, cap. XXI.
(n) . . . Ipse ratus dignam medicas mihi tradidit artes.
  Admisitque meas ad sua dona manus.
  Quæcumque herba potens ad opem radixque medendi
  Utilis in toto nascitur orbe, mea est.
  Me miseram! quod amor non est medicabilis herbis;
  Destituor, prudens artis, ab arte meâ.
(o) Photii Bibliothec. sect. 190.
(p) Asclepiadæ igitur vocantur quidem proprie quotquot trahunt seriem ab hoc genere. Tzetzès, Hist. X, chiliad. 349.

leurs

leurs bienfaits en inftituant plufieurs Écoles qui acquirent la plus grande célébrité. Ceux qui tenoient les Écoles de Cos & de Gnide, s'emprefsèrent à l'envi de fe furpaffer par le nombre de leurs découvertes. Cette émulation fe remarque dans les écrits d'Hippocrate, lorfqu'il oppofe fes Coaques aux fentences Gnidiennes. Ces deux branches fubfiftoient encore en Afie, lorfque l'École de Rhodes, qui s'étoit tant diftinguée, s'éteignit.

Vers le même temps, les Médecins d'Italie, Philiftion, Empédocle, Paufanias & leurs difciples, formèrent une troifième École qui fe mit en concurrence avec les autres; l'honneur de la prééminence fut long-temps difputé. L'École de Cos eut l'avantage de voir fortir de fon fein beaucoup plus d'habiles Médecins, que celle de Gnide. Celle d'Italie eut toujours le dernier rang *(q)*.

Ces Écoles n'étoient pas les feules : Hérodote en fait connoître deux autres *(r)*, dont l'une étoit à Cyrène, & l'autre à Crotone. Démocede, qui étoit forti de cette dernière, lui acquit la fupériorité par des cures éclatantes, dont nous parlerons bientôt *(f)*.

Rien n'étoit plus propre à donner l'effor à la Chirurgie & à reculer fes limites, que le zèle & l'émulation dont ces diverfes Écoles étoient animées. Cependant cet art, après avoir eu une fi belle aurore dans tous les temps de la guerre de Troie, on va le voir rentrer, jufqu'à celle du Péloponèfe, dans les profondes ténèbres *(t)* d'où il étoit forti. Ce n'eft pas qu'il cefsât d'être cultivé, qu'il ne fît même des progrès ; mais comme alors on n'écrivoit rien, que tout paffoit par une tradition orale des maîtres aux difciples, les obfervations & les découvertes périffoient avec leurs poffeffeurs. Quelques débris de ces connoiffances, échappés au pouvoir deftructeur du temps,

---

(q) Galen. *Method. medend. lib. I.*
(r) Herodot. *Hift. lib. I.*
(f) Idem, *loc. citat. lib. III, cap. XXXIX.*

(t) Plin. *Hift. nat. lib. XXIX, cap. I.*

130　　　　HISTOIRE

ne sont presque d'aucune ressource. Le temps a encore moins respecté les écrits d'Ératostène, de Phérécide, d'Apollodore, d'Arius de Tarse, de Polyante de Cyrène, qui avoient fait l'histoire des Asclépiades. Il n'en reste plus que les noms, & une généalogie sèche *(u)*, qui descend jusqu'à Hippocrate. Ainsi nous nous garderons bien d'imiter ces voyageurs minutieux qui, faute d'avoir des châteaux à décrire, ne font pas grâce du moindre buisson qui s'est offert à leurs regards, dans les déserts qu'ils ont parcourus. Pour ne plus arrêter le Lecteur sur le fastidieux tableau des superstitions qui n'ont pas moins défiguré la Médecine externe des siècles philosophiques, dans lesquels nous allons entrer, que celle des précédens, nous nous bornerons aux faits essentiels, sans rien omettre cependant de ceux qui serviront à renouer la chaîne des connoissances interrompues par la perte des monumens.

Connoissances des Asclépiades; leur Anatomie.

Par tout ce qui a précédé, il paroît que la Chirurgie des Asclépiades étoit purement empyrique. On connoissoit un remède pour telle espèce de plaie ou d'ulcère, & on l'appliquoit sans autre examen. Si l'on faisoit quelqu'incision, lorsqu'une flèche avoit pénétré les chairs, ce n'étoit que pour

---

(u) . . . *Iste Cous Medicus, magnus Hippocrates;*
Patre quidem erat Heraclida, matre autem Phænareta,
Existens septimus decimus, ex Æsculapii progenie.
Post enim Trojæ captionem, in trajectione Rhodi,
Podalyrius filius Æsculapii existens,
Hippolocum genuit, ex quo Sostratus natus est;
Ex quo Dardanus; ex quo Crisamis; ex quo Clemyttades,
Cujus filius Theodorus secundus rursus natus est.
Crisamide Theodorus secundus rursum natus est:
Ex Theodoro hoc autem Sostratus tertius;
Ex quo Nebrus; ex quo Gnosidicus; ex quo Hippocrates.
Primi Hippocratis autem filii Gnosidici
Filius erat Heraclidas : ex quo Phænareta,
Ille magnus qui & secundus fuit Hippocrates. ｛ Joan. Tzetzes, *Hist. VII,* chiliad. 155.

la tirer plus aifément, pour ne point caufer de dilacération ultérieure. On n'avoit pas alors pour objet de prévenir l'étranglement qu'entraîne fouvent l'inflammation.

Il y a grande apparence que c'eft dans des fections hafardées & fouvent fuivies d'accidens, que l'on apprit à refpecter certaines parties, ou à diriger dans un autre fens les incifions. Ces effais, répétés par la multiplicité des circonftances, tenoient lieu de connoiffances anatomiques.

Cependant, fi l'on en croit Galien *(x)*, lorfque la Médecine étoit renfermée dans la famille des Afclépiades, les pères enfeignoient l'Anatomie à leurs enfans, & les accoutumoient de bonne heure à difféquer les animaux; de forte que cet ufage paffant de père en fils, comme par une tradition manuelle, il étoit inutile de rien écrire, puifqu'il étoit, ajoute-t-il, auffi impoffible qu'ils l'oubliaffent, que les lettres de l'alphabet qu'ils avoient apprifes prefqu'en même temps. Ce Médecin, dans fon enthoufiafme pour les Afclépiades, affure encore que l'Anatomie étoit de leur temps à fa perfection, ce qui n'eft point & ne pouvoit être; d'ailleurs cette affertion ne s'accorde guère avec ce que nous dirons bientôt du Philofophe Alcmæon, que l'on prétend avoir le premier difféqué des animaux.

Leclerc *(y)*, d'après Galien, penfe qu'ils avoient pu profiter des découvertes que les Égyptiens avoient faites par l'embaumement des cadavres; mais l'art d'embaumer, on l'a vu, n'a jamais pu tourner à l'avantage de l'Anatomie. Nous avons obfervé que la répugnance ou le refpect qu'ils avoient pour les cadavres, ayant paffé aux Grecs *(z)*, & de-là aux Romains *(a)*, il a toujours été un obftacle aux progrès de cette fcience. Que d'avides Arufpices, au gré d'une fuperftition crédule, aient cherché ou feint de chercher dans les entrailles

---

(x) Galen. *de adminiftr. Anatom. lib. II, cap. I,* = *Introduc. feu Medic. initio.*

(y) Hiftoire de la Médecine, *page 82.*

(z) Plutarch. *in vitâ Syllæ.* = Porphyr. *de abft. carn. lib. II, §. 50.*

(a) *Afpici humana exta nefas haberi,* Plin. *Hiftor. natur. lib. XXVIII, cap. I.*

des animaux, les évènemens incertains du fombre avenir; qu'autrefois les Celtes *(b)*, les Espagnols *(c)*, aient eu la barbare curiofité d'observer d'un œil attentif les entrailles palpitantes des victimes humaines, quelle utilité pouvoit tirer l'Anatomie de ces vaines recherches ? Quelles lumières pouvoient y puifer des hommes, dont l'objet unique étoit de propager l'erreur : finon une Anatomie très-fuperficielle & bornée à la fimple nomenclature de quelques parties, ou tout au plus à la pofition des principaux vifcères ? Quant à la marche de certains troncs d'artères ou de veines, on l'a moins connue par l'infpection des victimes, que par la pratique de la Chirurgie ; & voilà fans doute l'efpèce d'Anatomie que les Afclépiades tenoient de la tradition.

Pline offre quelque chofe de plus fpécieux *(d)*, en nous apprenant que les rois d'Égypte difféquoient les corps des morts, pour découvrir les maladies qui les avoient fait périr. Si cette pratique a jamais eu lieu, c'eft tout au plus fous les Ptolémées. On lit à la vérité dans Galien *(e)*, qu'à Alexandrie on démontroit l'oftéologie fur des pièces naturelles ; mais il eft reconnu que cet ufage ne s'eft établi que fous leurs règnes. Au refte, quand ce fait regarderoit les premiers rois d'Égypte, quelle induction pourroit-on en tirer ? Nous donne-t-il une idée exacte des connoiffances anatomiques qu'on attribue aux Afclépiades ? Rien de tout cela. Pour favoir donc à quoi s'en tenir, il faut interroger Hippocrate : fes lumières dans cette partie ferviront de mefure pour apprécier celles de fes prédéceffeurs. Or, dès que ce grand Médecin, qui étoit un de leurs defcendans, & qui fans doute avoit profité de toutes leurs découvertes, n'étoit pas fort avancé lui-même dans l'Anatomie, ils devoient certainement l'être beaucoup moins. Car l'application infatigable de cet excellent génie, fa fagacité, fes recherches dans une

---

(b) Diodor. Sic. *lib. V, cap. IX.*
(c) Strab. *Geograph. lib. III.*
(d) Plin. *Hift. nat. l. XIX, c. V.*
(e) *Adminiftrat. Anat. lib. I.*

science qu'il estimoit si nécessaire à l'art de guérir *(f)*, ne nous permettent pas de douter qu'il n'eût laissé bien loin derrière lui tous ceux qui l'avoient précédé dans cette carrière, comme il l'a fait dans la Médecine.

Galien objecte que l'Anatomie perdit son lustre *(g)*; lorsque les Asclépiades commencèrent à enseigner leur art à des étrangers, trop avancés en âge, pour se livrer aux dissections. Mais cette science, passant en des mains étrangères, en fut-elle moins cultivée dans la famille des Asclépiades jusqu'au temps d'Hippocrate, & même après lui? On ne peut donc en tirer aucune induction contraire à l'idée que nous avons donnée de l'Anatomie de ces temps-là.

Pour ce qui est du cautère actuel, les Grecs s'en sont servi de bonne heure, & ils paroissent l'avoir emprunté des Égyptiens ou des Éthiopiens. Ces derniers brûloient le front de leurs enfans le jour de leur naissance *(h)*, & les Étrusques, l'occiput. Ce remède étoit très-usité parmi les Asclépiades; on peut s'en convaincre par un passage de Jamblique *(i)*, & par la lecture même des écrits d'Hippocrate. D'ailleurs de temps immémorial, il étoit d'usage chez plusieurs nations. Les Lybiens *(k)*, peuples de l'Afrique, sur-tout ceux qui menoient une vie pastorale, en faisoient le plus grand cas. Lorsque leurs enfans avoient atteint la quatrième année, on brûloit aux uns les veines du sommet de la tête avec de la laine grasse, & à d'autres, celles des tempes, pour les préserver du flegme & de la pituite, qu'ils croyoient découler du cerveau. Quand cette brûlure jetoit ces enfans dans une sorte de spasme, on le calmoit en les arrosant avec de l'urine de bouc. Ce peuple, qui jouissoit de la santé la plus constante & la plus robuste, ne pensoit la devoir qu'à cette précaution.

Origine du cautère actuel.

(f) Corporis natura principium sermonis in arte medicâ. Hippocrat. de loc. in homin.

(g) Galen. loco citato.

(h) Bartholin. de puerperio veter.

(i) Jamblic. de vitâ Pythagoræ, cap. XXIX.

(k) Herodot. lib. IV.

Les Scythes-Nomades *(l)*, nation qui difputoit de l'antiquité de fon origine avec les Égyptiens *(m)*, fe faifoient appliquer le feu aux épaules, aux bras, aux jointures, à la poitrine, aux reins, & la raifon de cet ufage étoit l'exceffive humidité & la foibleffe de leurs articulations. On peut encore préfumer que les Égyptiens fe font fervi très-anciennement du cautère actuel, par une anecdote que Pline nous a confervée *(n)*. Dès le temps de l'empereur Claude, lorfque la *mentagre* (maladie ainfi nommée, parce qu'elle attaquoit fur-tout le menton) commença à fe manifefter à Rome, on fit venir des Médecins Égyptiens, comme plus exercés & plus habiles dans le traitement de cette maladie, qui étoit commune dans leur pays : ils appliquèrent le feu avec fuccès. Cet excellent remède, que la molleffe de nos mœurs a rendu fi rare parmi nous, eft d'un ufage familier chez les Lappons dans les douleurs des articles *(o)*, & chez d'autres nations où l'art eft encore au berceau.

<small>État de la Chirurgie chez les Juifs.</small>

C'eft ici l'endroit d'examiner quel étoit, vers le même temps, l'état de la Chirurgie chez les Juifs. L'explication forcée de quelques paffages, jointe à des traditions fabuleufes, a donné du favoir de Salomon, l'idée la plus exagérée & la plus abfurde. On l'a regardé comme un homme univerfel. Les Alchimiftes en ont fait un de leurs Patriarches. Dans fa defcription allégorique de la vieilleffe *(p)*, on a cru apercevoir la main d'un Anatomifte éclairé. Il eft des perfonnes faciles à prévenir; pour peu qu'une chofe foit fingulière, & qu'elle ait l'ombre de vraifemblance, ils l'adoptent, la croient, la débitent même comme une vérité. Pafchius *(q)*, fur quelques inductions vagues de Bontekoë *(r)*, ne balance point à donner gratuitement à

---

(1) Hippocrat. *de aëre, aquis & locis.*
(m) Herodot. *loc. citat.* = Juftin. *hift. epitom. lib. II, cap. I.*
(n) Plin. *Hift. nat. lib. XXVI, cap. I.*
(o) Schœffer. *Defcript. Lappon.* pag. 351.

(p) Lib. ecclefiaft. cap. ult.
(q) De invent. med. nov.-antiq. cap. VI, pag. 311 & 312.
(r) De humanæ vitæ fanitate, morbis, ipfâque morte, pag. 278.

Salomon la connoissance de la circulation du sang. Ce qu'il y a de mieux attesté, & ce qu'on peut dire de plus vrai, c'est que les jugemens de ce Prince décèlent un homme d'un grand sens, d'un esprit très-vif & très-pénétrant. Il est même à croire qu'il étoit versé dans la botanique, puisque le premier *Livre des Rois* porte qu'il connoissoit *depuis le cèdre du Liban jusqu'à l'hyssope (s)* : & lui-même se rend le témoignage, qu'il étoit *instruit des différences des plantes (t)*. Quant à *leurs propriétés médicinales*, il n'avoit pu les apprendre que dans la pratique de l'art. On est fâché, pour l'honneur de sa sagesse ou de sa bonne foi, qu'il ait assaisonné ces remèdes de tant de charmes & de prestiges *(u)*.

Isaïe montra plus de franchise & de simplicité dans la cure de l'ulcère du roi Ézéchias, qu'il guérit par l'application des cataplasmes de figues sauvages, fruit qui croissoit en abondance dans la Palestine. Quand il étoit à sa maturité, on le pétrissoit, & l'on en faisoit des espèces de gâteaux en forme de briques, afin qu'il se conservât plus long-temps. Il paroît par plusieurs passages du même Prophète, qu'on employoit de son temps les huiles *(x)* & les résines *(y)* dans le traitement des plaies. Le Livre de l'Ecclésiaste, attribué par les plus savans critiques à Salomon, dépose que dès-lors on composoit des mélanges en forme d'onguent & de liniment pour la guérison des blessures *(z)*.

On ne voit point qu'Ézéchias fût blâmé d'avoir eu recours aux remèdes d'Isaïe, comment put-on reprocher au roi Asa *(a)*, de s'être servi de ceux des Médecins dans une

---

(s) Lib. Reg. cap. I.

(t) Lib. Sapient. cap. VI, v. 20.

(u) Joseph. Antiq. Judaïc. lib. VIII. = de Bello Italico, lib. VIII.

(x) E plantâ pedis usque ad verticem non est in eo sanitas. Vulnus & livor, & plaga tumens non est circumligata nec curata medicamine, neque fota oleo. Isaïe I, v. 6.

(y) Ascende in Galaad & tolle resinam, virgo, filia Ægypti, frustra multiplicas medicamina, sanitas non erit tibi. Jerem. cap. XLVI, v. 2; & cap. VIII, v. 21.

(z) Ecclesiast. cap. XXXVIII, v. 7.

(a) Paralipom. XVI, v. 12.

violente douleur aux pieds ? L'énigme n'eſt pas difficile à expliquer. Juſque-là les Juifs n'ayant point vraiſemblablement de Médecins particuliers, s'adreſſoient à leurs Prêtres ou à leurs Prophètes qui appuyoient leurs opérations & leurs remèdes de la protection de Dieu, tandis que les Médecins idolâtres adminiſtroient leurs remèdes au nom de quelques fauſſes Divinités, & voilà le crime d'Aſa.

On peut rapporter à la même époque la cure de Tobie. On ſait que ce pieux citoyen, fatigué de la ſépulture des morts, qui l'avoit occupé toute une nuit, s'étant endormi contre une muraille, des excrémens chauds d'hirondelles tombèrent de leur nid dans ſes yeux. Il en devint aveugle, & ſon fils le guérit par l'application du fiel d'un certain poiſſon *(b)*.

HOMÈRE. Nous devons ici rendre quelque hommage aux connoiſſances d'Homère. S'il n'a point été Médecin, ſes poëmes ſont au moins le dépôt de preſque toute l'ancienne Médecine des Grecs. On y trouve ſur l'Anatomie & la Chirurgie de ces temps reculés, beaucoup de détails qu'on chercheroit vainement ailleurs. Sans donner dans l'admiration outrée de quelques-uns de ſes amateurs, on ne ſauroit nier qu'il n'ait eu des lumières ſurprenantes pour le temps où il vivoit. Il eſt l'Hiſtorien des Arts & le Peintre des mœurs, ſans que ſa poëſie perde rien de ſa force ni de ſes agrémens. Ses deſcriptions montrent que l'Anatomie & la Chirurgie de ſon temps lui étoient familières. Il ſavoit que de la léſion de la veine-cave s'enſuivoit promptement la mort. Nous avons de lui une deſcription aſſez ſatisfaiſante du tendon d'Achille, ainſi nommé apparemment de ce que, dans l'Antiquité, on donnoit le nom d'Achille à tout ce qui avoit une force ou une vertu extraordinaire. Enfin il y a toute l'exactitude & la préciſion qu'on peut attendre de ces premiers âges dans l'expoſition qu'il fait de la méthode de traiter les plaies, de les laver, d'en arrêter le

---

(b) Lib. Tob. cap. XI.

ſang,

DE LA CHIRURGIE. Liv. II. 137

fang, d'en tirer les flèches & les dards, & d'y appliquer les médicamens convenables.

Pline obferve avec étonnement, qu'Homère qui parle fi fouvent de lotions & de bains *(c)*, n'a fait aucune mention des fources chaudes, & il en conclut qu'il n'en exiftoit pas alors; mais Philoftrate femble infinuer le contraire, lorfqu'il dit que l'Oracle avoit indiqué aux bleffés du fiége de Troie, des eaux que les habitans de Smyrne appeloient *bains d'Agamemnon (d)*.

Ce Poëte, après fa mort, reçut des honneurs divins. Sept villes fe difputèrent la gloire de l'avoir vu naître. Ptolémée Philopator lui fit ériger un temple autour duquel étoient repréfentées les villes qui le réclamoient *(e)*; & par une injuftice qu'éprouvent trop communément les grands hommes, pas une ne voulut pourvoir à fa fubfiftance pendant fa vie.

Il feroit fuperflu de nous étendre davantage fur la perfonne d'Homère : ceux qui defireront connoître toutes les particularités de fa Chirurgie, peuvent confulter Bartholin *(f)* & Brindel *(g)*.

Le même âge vit naître un autre Homère médecin, qui étoit de l'île de Chio; mais l'hiftoire ne nous apprend rien de lui, non plus que de Thalétas ou Thalès de Crète. Pour Épiménide, on dit qu'il paffa cinquante ans à l'étude de la Botanique *(h)*. Héfiode s'en occupa auffi : le polion étoit fa plante favorite *(i)* : il n'y avoit rien à quoi il ne la crut propre; mais l'ufage le plus ordinaire qu'il paroiffe en avoir fait, c'eft en fumigation, fi toutefois fa pratique étoit exempte de fuperftition. Quoique ce vice infectât les ouvrages de Nichepfus roi d'Egypte, qui avoit, dit-on, écrit fur toutes les maladies, ils n'en étoient que plus eftimés de fa nation *(k)*,

HOMÈRE de Chio.
THALÈS.
ÉPIMÉNIDE.
HÉSIODE.

NICHEPSUS.

(c) *Hift. nat. lib. XXXI, cap. VI.*
(d) Λутρὰ μαντιοπῆ Philoft. *Heroïc.*
(e) Elian. *variar. Hiftor. lib XIII, cap. XXII.*
(f) *De Poëtis medicis.*

(g) Adam. Brindelii. *Differt. de Homer. medico.*
(h) Diog. Laërt. *de vitâ Epimenid.*
(i) Plin. *Hift. nat. lib. II, cap. VI.*
(k) Eufeb. *chronic.*

Tome I. S

parce que le peuple prodigue son admiration à tout ce qu'il ne connoît pas. Nichepsus donnoit pour un excellent stomachique le jaspe vert, porté en forme d'amulette. Pour en rendre l'application plus efficace, il vouloit qu'on y fît graver un dragon rayonnant. Galien qui le cite à ce sujet *(l)*, dit avoir vu le même effet de ce jaspe, sans qu'il y eût rien de gravé. Le grand Médecin que l'imagination !

Aetius nous a laissé la description d'un emplâtre & de quelques autres médicamens *(m)*, qu'il attribue à ce roi d'Égypte, & il le fait encore auteur d'un remède propre à briser la pierre dans la vessie *(n)*.

La Chirurgie des Égyptiens s'introduit en Perse.

L'Égypte, vers ce même temps, avoit conservé tous ses avantages, & ses Médecins jouissoient de la plus grande réputation. Cambyse, roi de Perse *(o)*, avoit fait venir d'Egypte un Médecin-Oculiste. Celui-ci, pour satisfaire sa haine contre Amasis, roi d'Égypte, engagea Cambyse dans des négociations qui brouillèrent ces deux Princes. Cambyse finit par porter ses armes en Égypte, & il en fit la conquête.

Hérodote ajoute qu'il se donna une sanglante bataille sur les frontières de l'Égypte, & qu'il périt beaucoup de monde de part & d'autre. Comme ce n'étoit l'usage ni des Perses ni des Égyptiens de brûler leurs morts, les cadavres restèrent sur le champ de bataille en proie à la corruption. On en trouvoit encore les os du temps d'Hérodote *(p)*; mais ce qu'il y a de particulier, c'est que les crânes des Égyptiens étoient très-durs, & ceux des Perses si fragiles & si minces qu'il étoit facile de les percer d'un léger coup de pierre. L'Historien prétend que cette différence venoit de ce que les Perses avoient toujours la tête couverte d'un bonnet ou d'une thiare, au lieu que les Égyptiens avoient habituellement la tête rasée & exposée aux rayons du Soleil.

(l) Galen. de simpl. medicamentor. facultatib. lib. IX.

(m) Tetrab. I, serm. I.

(n) Tetrab. I, serm. II.

(o) Herodot. lib. III, initio.

(p) Loco citato.

Les Médecins Égyptiens devinrent bientôt tellement à la mode, qu'il n'y en avoit point d'autres à la cour du roi de Perse : les villes même s'en procuroient; les Généraux en attachoient à leur personne pendant la guerre *(q)*.

Entre les Arts utiles, Cyrus accueillit particulièrement la Médecine. Ce Prince en même temps attira les meilleurs Médecins de l'Égypte *(r)*. Il s'entretenoit avec eux, réchauffoit leur zèle, encourageoit leurs talens, tant par l'intérêt qu'il prenoit aux malades qu'il confioit à leurs soins, que par les récompenses ou les éloges dont il honoroit leurs succès. Sous Darius, les Médecins perdirent leur crédit avec l'estime de ce Prince, parce qu'ils ne purent parvenir à le guérir, comme on le verra bientôt à l'article du Médecin Démocède.

Jusqu'ici nous avons vu les Chirurgiens exercer un Art muet, ou marcher à la lueur incertaine & trompeuse de la simple routine. Maintenant, les Philosophes vont faire de l'étude du corps humain & de sa nature une portion de leur domaine; ils regarderont cette intéressante étude comme le résultat de la sagesse *(s)*: car, disoit expressément Démocrite, l'objet de la Médecine est de guérir les maux corporels, & celui de la Sagesse de guérir les maladies de l'ame. On verra donc les Philosophes porter dans l'art de guérir le jargon de leur Physique; ils donneront le plus souvent leurs hypothèses pour des faits, & leurs rêveries pour des découvertes. Sans avoir plus de connoissances anatomiques que leurs prédécesseurs, ils oseront expliquer les ressorts & les mouvemens compliqués de notre machine; enfin ils se perdront en raisonnemens. Mais avons-nous droit de leur faire un crime de leurs erreurs? Ils nous ont frayé la route; leurs fautes mêmes ont instruit nos pères, & les ont empêchés d'en faire de semblables. C'est ainsi que la raison s'épure, que les connoissances se développent, que les Sciences & les Arts s'avancent insensiblement vers la perfection. Nous avons

Union de la Philosophie & de la Chirurgie.

(q). Xenophon, *Cyropæd. lib. I.*
(r). Cyropæd. *lib. VIII.*

(s) Clem. Alex. *Pedagog. lib. I.*
= Cels. *Præfat. lib. I.*

cette obligation à Pythagore & à ſes Diſciples. A la vérité, ce Philoſophe négligeoit trop l'expérience par l'orgueilleuſe démangeaiſon de tout expliquer; mais il faut peut-être aller quelquefois au-delà du but pour frayer des routes nouvelles & faire entrevoir quelques vérités utiles.

Leclerc, n'ayant rien trouvé de la pratique médecinale des Pythagoriciens, croit qu'ils ſe ſont bornés à la ſeule théorie de l'Art; mais pluſieurs témoignages dépoſent le contraire *(t)*, & formellement celui de Jamblique *(u)*, l'hiſtorien de Pythagore, qui repréſente en peu de mots à peu près, tout le ſyſtème médicinal de ſa ſecte. « C'eſt, » dit-il, dans la diette que réſidoit preſque toute leur Méde- » cine. Ils n'employoient guère de médicamens que dans la » cure des plaies & des ulcères. Ils faiſoient plus d'uſage » d'onguent & de cataplaſmes que leurs prédéceſſeurs, & moins d'uſage du feu & de l'inſtrument tranchant ». Il n'oublie pas d'obſerver qu'ils ſe ſervoient auſſi de charmes magiques. Ce paſſage prouve bien que leur Médecine étoit principalement chirurgicale.

Les Philoſophes qui les avoient précédés, comme Thalès, Phérécide, Toxaris, Épiménide, Zamolxis, n'étoient que des impoſteurs qui cachoient leur ignorance dans la Médecine interne ſous le voile de la charlatanerie & du pédantiſme. Or Pythagore & ſes Sectateurs ne porteront pas plus loin leurs vues.

PYTHAGORE. Pythagore étoit fils de Mneſarque de Samos. On n'eſt pas d'accord ſur le temps de ſa naiſſance : cependant Denys d'Halicarnaſſe, Euſèbe, Tatien, & Clément d'Alexandrie, la placent tous également après la cinquantième Olympiade. Son père le conduiſit encore enfant en Phénicie, & confia ſon éducation au Philoſophe Phérécyde; enſuite il voyagea en divers pays, & ſur-tout en Égypte, où il acheta par la

---

(t) Porphyrius *in vitâ Pythagor.* = Cornel. Celſ. lib. *I. init.* = Cyrill. *contra Julian.*

(u) Jamblic. *de vitâ Pythagor.* cap. *XXIX.*

circoncifion qu'il fubit *(x)*, le privilége de converfer avec les Prêtres, & d'être initié à leurs myftères. C'eft dans cette École qu'il puifa l'idée de l'immortalité de l'ame, & vraifemblablement tout ce qu'il favoit de Médecine. A fon retour d'Égypte en Ionie, il confulta les plus célèbres oracles, & finit par ouvrir une École dans fa patrie. Ayant quitté Samos, pour fe rendre en Italie, il fe fixa à Crotone, où il eut une grande affluence de difciples. C'eft lui qui donna le nom de *Philofophie* aux connoiffances naturelles & morales. On dit qu'il fe tint quelque temps renfermé dans un antre, où il fe vantoit d'avoir découvert plufieurs myftères. Le plus réel étoit l'art d'en impofer, il y excella. On le regardoit, non comme un génie rare, mais comme une Intelligence d'un ordre fupérieur, qui honoroit la Terre de fa préfence; & luimême fe difoit d'une nature immortelle *(y)*. Toute l'Antiquité s'accorde à dire qu'une mort violente termina fes jours, mais on ne fait pas précifément à quel âge.

Pythagore eft le premier qui ait écrit de la vertu des plantes. On ne devine pas pourquoi *Leclerc* attribue cet ouvrage à un certain Cléemporus, puifque Pline, de l'autorité duquel il s'appuie *(z)*, ajoute que la tradition, de concert avec toute l'Antiquité, en regarde Pythagore comme le véritable Auteur, & qu'il le cite expreffément fous fon nom. Cet ouvrage, à en juger par ce que Pline paroît en avoir extrait, ne refpiroit que la fuperftition & le charlatanifme. Pythagore y parloit d'une plante nommée *menaïs* ou *corynthas (a)*, dont la décoction dans l'eau eft fi efficace contre la morfure des ferpens, que la feule fomentation la guérit fur le champ. Il ajoute que fi quelqu'un venoit à fe coucher fur l'herbe où l'on auroit jeté cette décoction, il tomberoit dans un état mortel & incurable par la force prodigieufe du poifon de cette plante, quoiqu'elle même foit

---

(x) Clem. Alex. *Strom. lib. I.*
(y) Elian. *variar. Hiftor. lib. IV, cap. XVII.*

(z) Plin. *Hift. nat. lib. XXIV, cap. XVII; & lib. XXV, cap. II.*
(a) Plin. *loco citato, lib. XXIV.*

un contre-poison. Il est une autre plante que ce Philosophe nomme *aproxis*, dont la racine produit de loin des feux comme le *naphte*. Si l'on vient à essuyer quelque maladie, lorsque cette plante est dans sa fleur, on en ressent constamment les atteintes à la même époque.

Clément d'Alexandrie *(b)*, examinant les raisons pour lesquelles Pythagore défendit l'usage des fèves, prétend que ce n'étoit ni parce que ce légume est venteux & de difficile digestion, ni parce que ressemblant à la tête d'un homme, il craignoit de manger celle de son père; mais à des absurdités, il substitue d'autres absurdités non moins étranges. Il croit que c'est parce qu'elles rendoient stériles les femmes qui en mangeoient; il s'appuie de l'autorité de Théophraste qui, dans son Livre des *choses naturelles*, assure que si l'on dépose à la racine d'un arbre nouvellement planté, une gousse de haricot, c'en est assez pour le faire mourir; il dit même que les poules qui en mangent, deviennent stériles. D'autres ont cru que Pythagore n'avoit défendu ce légume *(c)*, qu'à cause de son suc grossier & flatueux qui, embarrassant le cerveau, appesantit l'ame, & l'empêche de vaquer aux contemplations philosophiques. Si ce n'est pas la vraie raison qui déterminoit Pythagore à défendre les fèves, rien ne répugne à l'adopter: car on sait que pour enchanter l'ame, & y ramener le calme, il ordonnoit à ses disciples de se coucher au son de la lyre & des chants agréables; c'étoit même son remède dans les maladies internes. Paroissoit-il dans une ville *(d)*, la Renommée publioit qu'il y étoit venu, non pour enseigner, mais pour guérir. Ce Philosophe définissoit la santé, une harmonie; & qu'entendoit-il par cette harmonie? un accord dépendant de la force des nombres auxquels il rapportoit la plupart de ses principes.

Si l'on jette les yeux sur sa philosophie, on entrevoit dans

(b) Clem. Alex. *Strom. lib. III.*

(c) Moreau. *Comment. sur l'École de Salerne*, cap. *XIX.*

(d) Elian. variar. *Hist. lib. IV,* cap. *XVII.*

beaucoup d'erreurs, les germes de quelques vérités. Il difoit que la matière prolifique étoit l'écume du fang le plus pur *(e)*: que toutes les femmes éjaculent de la femence dans l'acte vénérien, puifqu'elles ont des vaiffeaux feminaires comme les hommes, quoique différemment organifés; d'où il concluoit qu'elles ont encore de l'appétence après l'acte de la génération. Il enfeignoit qu'au moment de la conception, il defcend du cerveau une fubftance impregnée *(f)* d'une vapeur chaude, dont l'ame & les fens tirent leur origine, tandis que du fang & des autres humeurs fe forment la chair, les os, les nerfs, les poils, & tout le corps en général. Quant à l'enfant, il prétendoit qu'il avoit fa conformation & fa confiftance dans les quarante jours; mais, que felon l'harmonie des nombres, il n'avoit fa perfection qu'au feptième ou au neuvième mois, & le plus fouvent au dixième, où il naiffoit. Pythagore admettoit deux termes pour l'accouchement *(g)*, le feptième & le neuvième ou dixième mois. Dans l'un & l'autre, il y avoit un nombre de jours particulier pour la conformation de l'enfant. En comparant entr'eux les nombres qui mettent quelque changement dans la converfion de la femence en fang, du fang en chair, & de la chair en forme humaine, il difoit qu'il y avoit les mêmes proportions qu'entre les voix humaines, qui fe nomment en mufique σύμφωοι. Voilà une partie de fes fonges phifiologiques; ceux d'Empédocle fon difciple, ne font pas moins finguliers.

Phyfiologie
de
Pythagore.

Ce Philofophe-médecin étoit d'Agrigente, où il vivoit avec éclat. Son habileté dans la Phyfique, & peut-être encore plus dans l'art des preftiges, lui fit attribuer des miracles. La Médecine & la Magie furent long-temps deux fœurs inféparables: Empédocle, à l'imitation de fon maître, fe garda bien de les défunir. Il trouva que leur affociation ouvroit une voie prompte & commode à la réputation; il la fuivit.

EMPÉDOCLE.

(e) Plutarch. *de placit. Philofophor.* lib. V, cap. III, IV, V.

(f) Diogen. Laërt. *in vitâ Pythag.*

lib. VIII. = Galen. *Hift. Philofoph.*

(g) Cenfor. *de die natali*, cap. IX.

Ce n'est pas qu'il ne fût d'un savoir distingué pour son temps; mais si les lumières de l'esprit éclairent le cœur, elles ne le dirigent pas toujours vers le bien.

Nous ne savons rien de la théorie ni de la pratique médicinale d'Empédocle; tout ce qui nous reste de lui est purement physiologique. Voici comment il expliquoit la respiration. A mesure que l'humidité *(h)*, surabondante dans les premiers momens de la formation du fœtus, commence à s'épuiser, l'air prend sa place en s'insinuant à travers les pores; bientôt la chaleur naturelle, faisant effort pour sortir, chasse l'air au-dehors, & produit l'expiration: lorsque cette chaleur rentre, elle introduit l'air de nouveau, c'est l'inspiration. Il attribuoit le sommeil au refroidissement modéré de la chaleur du sang, & croyoit que le refroidissement total étoit la mort. Son système sur la formation des animaux est plus vraisemblable *(i)*. Il imaginoit que certaines parties du corps étoient contenues dans la semence du mâle, & d'autres dans celle de la femelle; de manière que ces parties isolées, tendant à se rapprocher, formoient l'appetit vénérien. Selon lui, la ressemblance des enfans avec le père ou la mère *(k)*, étoit l'effet de la chaleur prédominante de l'une des deux semences; & la dissemblance, celui de l'évaporation de la chaleur qu'elles contenoient. Comme les enfans ressembloient quelquefois plus à d'autres personnes qu'à leurs parens, Empédocle en rejetoit la cause sur l'imagination de la mère *(l)*, qui s'étoit fixée sur un autre objet au moment de la conception. Il pensoit que la formation de l'homme commençoit par le cœur *(m)*, comme étant le principe de la vie: si la semence venoit du côté droit, il en résultoit un mâle; si elle venoit du côté gauche, une femelle. Si la

Physiologie d'Empédocle.

(h) Galen. *loc. citat. & de semine lib. cap. III.* = Plutarch. *de placit. Philosophor. lib. IV, cap. XXII; & lib. V, cap. XIV.*

(i) Galen. *loco citato.*

(k) Plutarch. *de placit. Philosophor. lib. V, cap. XI.*

(l) Plutarch. *loco citato, lib. V, cap. XVIII.*

(m) Censor. *de die natal. cap. VI.*

semence du père & de la mère étoit animée d'une chaleur égale, il devoit naître un fils reffemblant à fon père; fi l'une & l'autre étoient froides, c'étoit une fille qui reffembloit à fa mère. Si la femence du père étoit chaude, & celle de la mère froide, la mère avoit un fils qui lui reffembloit; fi au contraire la femence de la mère étoit chaude, & celle du père froide, il naiffoit une fille reffemblante à fon père. Il ajoutoit par rapport aux jumeaux, que, fi les deux femences étoient également chaudes, il devoit naître deux garçons; & fi elles étoient également froides, deux filles. Si la femence de l'un des deux étoit plus froide, les jumeaux étoient des deux fexes. Empédocle croyoit que les membres de l'homme ne commençoient à fe former que le trente-fixième jour de la conception jufqu'au quarante-neuvième *(n)*. Enfin rien n'eft plus pitoyable que la raifon qu'il donne de la vitalité des enfans à fept mois. « Dans le temps, dit-il, que le genre humain fortit de la terre, la lenteur, dont marchoit le « Soleil dans ces commencemens, faifoit qu'un jour étoit « d'abord auffi long, que le font maintenant dix mois; mais « comme par fucceffion de temps, il eut la durée de fept mois, « c'eft ce qui a fait que les enfans ont eu la même vitalité à « fept mois qu'à dix, étant dans l'ordre du fyftème univerfel, « qu'un enfant fe formât & naquît en un jour *(o)*. »

Empédocle ne s'entend pas mieux, lorfqu'il raifonne fur les principes qui conftituent le corps humain. Il prétend que la chair fe forme du mélange des quatre Élémens; les nerfs, du feu & de la terre; les ongles, par le refroidiffement des nerfs *(p)*, qui reçoivent en cet endroit l'impreffion de l'air; les os, de la terre & de l'eau, & que de ces quatre principes font compofées la fueur & les larmes. Ceux qui aiment à donner aux découvertes une origine ancienne, trouveront, dans ce qu'il dit du fens de l'ouïe, une explication

---

(n) Plutarch. *loco citato*, *lib.* V, *cap.* XXI.

(o) Idem, *Ibid. cap.* XVIII.
(p) Idem, *Ibid. cap.* XXII.

plus satisfaisante, mais évidemment fausse, & qui n'a qu'une apparence spécieuse *(q)*.

ÉPICHARME. On peut présumer que la Physiologie d'Épicharme, autre disciple de Pythagore, n'étoit pas plus lumineuse. Ce Philosophe étoit de Cos ; il écrivit sur la Médecine *(r)*, & il en existe encore plusieurs traités manuscrits dans la Bibliothèque du Vatican *(s)*. Nous apprenons de Pline *(t)*, qu'il appliquoit les feuilles de houblon sur les maux des testicules & des parties génitales. Épicharme ne pensoit pas que le terme de l'accouchement fût naturel à huit mois *(u)*.

ALCMÆON. Alcmæon qui a la réputation d'avoir le premier disséqué des animaux pour en connoître la structure *(x)*, & d'avoir écrit sur la nature de l'œil, n'étoit guère plus instruit de l'usage des parties & des fonctions du corps humain. Il consideroit le fœtus comme une éponge qui absorbe par ses pores toutes les substances propres à sa nutrition *(y)* ; il croyoit qu'il commençoit à se former par la tête, comme étant le siége de la raison *(z)*. Il prétendoit que la semence part non-seulement de la moelle *(a)*, mais même de la graisse, & en grande partie de la chair ; que la semence du père & celle de la mère concouroient à l'œuvre de la génération, & que l'enfant avoit la ressemblance de celui des deux qui avoit fourni le plus de semence dans l'acte *(b)*.

Ce Philosophe faisoit consister la santé dans l'équilibre ou dans l'exacte proportion de l'humide *(c)*, du chaud, du froid,

---

(q) Empédocle enseignoit que l'ouïe s'opère, quand l'air vient à frapper la cavité de l'oreille (τῷ κοχλιώδει) qu'il dit être suspendue dans sa cavité comme une cloche, & recevoir son impulsion, (αἰωρούμενον). Plutarch. *de placit. Philosophor. lib. IV, cap. XVI.*

(r) Diogen. Laërt. *lib. VIII, in vitâ Epicharmi.*

(s) Conrad. Gesner. *Elench. scriptor.*

(t) Plin. *Hist. nat. lib. XX, cap. IX.*

(u) Censor. *de die natal. cap. VII.*

(x) Chalcid. *Comment. in Timæum Platon. pag. 340.*

(y) Plutarch. *de placit. Philosophor. lib. V, cap. XVI.*

(z) Idem, *Ibid. cap. XVII.*

(a) Censor. *de die natal. cap. V.*

(b) Idem, *cap. VI.*

(c) Plutarch. *loc. citat. cap. XXX.*

du fec, de l'amer, du doux, & des autres facultés qu'Hippocrate & Galien ont admifes. Une de ces facultés venoit-elle à prédominer, il s'enfuivoit une maladie. Il avoit fur la veille; fur le fommeil & fur la mort des idées affez obfcures. L'expanfion du fang dans les veines produifoit *(d)*, felon lui, la veille, & fon retour au confluent des veines, le fommeil; la ftafe du fang dans ce confluent donnoit la mort. C'étoit prendre l'effet pour la caufe. Il n'avoit pas fur les fens des principes plus certains. Comme il croyoit que ce que nous appelons l'*oreille interne* étoit un vide *(e)*, & que tout vide retentit, il en inféroit que le fon qui s'y portoit produifoit une forte d'écho, & que c'étoit-là l'ouïe. Il plaçoit dans le cerveau la principale partie de l'ame *(f)*; c'étoit de-là, comme de fon trône, qu'elle favouroit les odeurs qui lui étoient préfentées par la refpiration. Alcmæon eft repris par Ariftote *(g)*, d'avoir cru que les chèvres refpiroient par l'oreille. Il mettoit le fiége du goût dans la langue *(h)*; mais c'étoit s'arrêter à l'acceffoire, de dire qu'elle ne diftinguoit les faveurs que par l'humidité & une chaleur modérée. Alcmæon confidérant que de l'effufion de la femence humaine s'enfuivoient l'affaiffement, la langueur & le dépériffement de la machine, en concluoit qu'elle étoit une émanation du cerveau *(i)*. Si on rencontre, dans fa Phyfiologie, des hypothèfes moins déraifonnables que celles de fes prédéceffeurs, on ne voit pas qu'elles foient fondées fur une connoiffance plus exacte des parties : tout y eft fimple conjecture. Auffi confeffe-t-il modeftement que c'eft tout ce qui eft permis à l'homme, & que la connoiffance claire & manifefte des chofes n'appartient qu'aux Dieux.

Cet Alcmæon étoit fils de Pirithus de Crotone. Il avoit écrit quelques Traités, que l'injure des temps nous a ravis.

Démocède, fon compatriote, n'eft guère connu par fa DÉMOCÈDE.

(d) Plutarch. *loc. citat. cap.* XXIII.
(e) Idem, *Ibid. lib. IV, cap.* XVI.
(f) Idem, *Ibid. cap.* XVII.
(g) *Hiftor. animal.*
(h) Plutarch. *loc. cit. cap.* XVIII.
(i) Idem, *lib.* V, *cap.* III.

théorie; mais sa pratique décèle un habile Chirurgien. Il avoit fait de cet art une étude particulière. Pour se souftraire aux bizarreries & aux emportemens de son père, il quitta sa patrie, & passa dans l'île d'Égine, où il demeura un an. Sans avoir les instrumens nécessaires à son art, & sans autre préparation, il surpassa les Médecins les plus distingués. Les Éginettes, pour l'engager à rester chez eux, lui assurèrent un talent par année. Trois ans après, il fut appelé à Athènes avec une augmentation de sa pension. L'année suivante, Polycrate, tyran de Samos, se l'attacha moyennant deux talens. Ce tyran ayant été attiré en Asie par Oreste, Gouverneur pour le roi de Perse, qui le fit mourir en croix, Démocède fut fait prisonnier avec quelques autres Grecs. Quelque temps après, Oreste lui-même étant devenu suspect à la cour de Perse, fut assassiné. On emmena en Perse toute sa Maison, dont Démocède faisoit partie. Vers ce même temps Darius, en descendant de cheval, se donna une si violente entorse que son pied se luxa. On eut recours aux Médecins d'Égypte, estimés alors les plus habiles : tous les efforts singuliers qu'ils purent faire pour réduire cette luxation, loin d'être utiles, agravèrent à tel point le mal, que le Roi passa sept jours & sept nuits, dans les plus vives douleurs. Le huitième jour, quelqu'un parla de Démocède; on vanta les cures qu'il avoit faites à Sardes. Ce Médecin étoit en prison. Darius ordonna qu'on le fît venir: il parut, comme il étoit, mal vêtu, chargé de chaînes. Ce Prince lui demanda s'il savoit la Médecine. Démocède craignant, s'il convenoit du fait, d'être expatrié pour toujours, prit le parti de dissimuler ; mais Darius, qui s'en aperçut, ordonna de le mettre à la question. Alors, il avoua qu'il avoit appris quelque chose par les liaisons qu'il avoit eues avec un Médecin; que cependant il étoit bien loin d'avoir toutes les connoissances nécessaires. Sur cet aveu, il lui fut ordonné de traiter le Roi à la manière des Grecs. Il commença par faire sur la partie malade, des fomentations adoucissantes. Le Roi reprit en peu de jours, la tranquillité & le sommeil; enfin il recouvra, contre tout espoir, l'entière liberté de son pied *(k)*.

Darius en reconnoissance de cette cure, lui fit présent de deux chaînes d'or. Démocède lui demanda s'il prétendoit le récompenser en doublant ses maux. Le Prince charmé de cette répartie l'envoya à ses femmes. Les eunuques qui le conduisoient l'annoncèrent comme le Médecin qui avoit sauvé la vie au Roi. Chacune d'elles lui fit des présens, & Darius le combla de biens & de distinctions. Il avoit l'honneur de manger à sa table, & ses desirs étoient prévenus en tout ; mais il manquoit à son bonheur la liberté de retourner dans sa patrie : cette restriction lui faisoit sentir qu'il n'étoit qu'un esclave distingué. Le premier usage qu'il fit de sa liberté, fut d'obtenir la grâce des Médecins d'Égypte, que le Roi vouloit faire punir du supplice de la croix, pour s'être laissé surpasser par un Médecin grec.

Atosse, fille de Cyrus & femme de Darius, avoit depuis long-temps un ulcère à la mamelle. Tant qu'il n'avoit point été considérable, elle avoit dissimulé ; mais, s'apercevant qu'il faisoit des progrès rapides, elle le fit voir à Démocède, qui lui promit de la guérir, & y réussit. Il saisit cette occasion pour la prier de le faire employer dans une négociation, & il l'obtint. C'est sous ce spécieux prétexte que Démocède ménagea son retour dans sa patrie, où il épousa la fille du fameux athlète Milon, si célèbre dans l'antiquité, par sa force extraordinaire.

Les Pythagoriciens ne sont pas les seuls Philosophes qui se sont mêlés de la Médecine. On cite encore Héraclite, Démocrite, Diagoras. L'Histoire fort diffuse sur la vie & la doctrine philosophique des deux premiers, ne nous apprend presque rien de leur Chirurgie. Tout ce qu'on sait de Démocrite, c'est que, pour n'être point distrait dans ses méditations, il se retira près d'Abdère, sa patrie, dans une petite maison isolée que son frère lui avoit donnée. Les Abdéritains que la curiosité conduisoit à sa retraite, le voyant

DÉMOCRITE.

(k) Herodot. *lib. III.*

souvent rire, sans cause apparente, le taxèrent de folie. On dit même qu'il firent venir Hippocrate pour le guérir de cette maladie. Ce grand Médecin le trouvant occupé de la dissection de quelques animaux *(l)*, lui demanda quel étoit l'objet de ses recherches? de découvrir, répondit Démocrite, si la bile est la cause de la folie. On ajoute qu'Hippocrate apprit de lui, que la vanité des hommes étoit l'effet de son rire continuel. On attribue à Démocrite d'avoir dit le premier, que *le coït,* ou plutôt le moment où se consomme l'acte vénérien, *est une courte épilepsie.*

DIAGORAS. Il ne nous reste non plus de Diagoras, qu'un petit fragment relatif à la Chirurgie. C'est la formule d'un collyre qu'Aetius décore du nom de *Grand (m),* & qui étoit composé de roses, d'antimoine, de rouille & de paillettes d'airain, & d'opium. Ce qu'on lit dans Dioscoride *(n),* qui dit, d'après Érasistrate, que Diagoras condamnoit l'opium dans les inflammations des oreilles & des yeux, ne contredit point l'usage qu'il en faisoit, puisqu'il ne le prescrivoit que dans les maladies chroniques & rébelles de cet organe.

ZAMOLXIS. Nous joindrons à ces Philosophes - médecins, le célèbre Zamolxis, philosophe né parmi les Thraces ou les Gètes. Les uns le font maître, d'autres disciple de Pythagore. Le plus grand éloge qu'on en puisse faire, c'est de dire qu'il fut en même temps le Roi & le Dieu de sa nation *(o).* Elle tenoit de lui l'Art de guérir; on avoit de son savoir en Médecine une si haute opinion, qu'on disoit de ceux qui sortoient de son école, qu'ils donnoient l'immortalité. Zamolxis avoit pour maxime *(p),* que comme on ne doit pas guérir les yeux sans guérir la tête, on ne devoit pas guérir le corps sans s'occuper de l'ame : que c'étoit pour cela que la plupart des

---

(l) Voyez les Lettres d'Hippocrate à la fin de ses Œuvres.

(m) Lib. VII, cap. CVIII.

(n) Lib. IV, cap. de Papavere sativo.

(o) Zwingerus. *Theatr. vit. human,* tome V.

(p) Plato. *in Charmide.*

DE LA CHIRURGIE. Liv. II. 151

Médecins Grecs, échouoient dans la cure des maladies ; qu'il falloit donc guérir l'ame par des enchantemens, c'est-à-dire, par des moyens qui puissent y porter le calme & la sécurité. Le précepte est excellent, mais il n'est que trop ordinaire d'en abuser.

 L'Histoire ne nous a conservé que les noms de quelques autres Médecins qui ont précédé Hippocrate, tels qu'Abaris, Acron, Apollonides, Antigènes, Ægimus & Herodicus : ou plutôt rien de ce qu'on sait d'eux n'a trait à la Chirurgie. Cependant il ne faut pas oublier qu'Acron eut le premier l'honneur de rappeler à l'expérience *(q)*, à l'empyrisme raisonné, l'Art de guérir, que l'abus du raisonnement ou le jargon scientifique des Philosophes obscurcissoit de plus en plus.

 Un passage de Platon le Comique, cité par Galien *(r)*, nous apprend qu'Euriphon, qui vivoit à peu près dans le même temps, faisoit grand usage du feu, sur-tout dans l'empième.

 Si l'on demande pourquoi la plupart des Médecins dont nous venons de parler, ont tant raisonné sur les phénomènes de la génération, sur le terme de l'accouchement, & si peu sur l'accouchement même, objet bien plus intéressant pour la population, il ne sera pas difficile de répondre à cette question. L'art d'accoucher, pratiqué par des femmes exclusivement, étoit destiné à rester dans une perpétuelle enfance. Les observations, si quelques-unes étoient capables d'en faire, étoient défigurées par les traditions, ou demeuroient dans l'oubli : & quand elles auroient été publiées, que pouvoit-on attendre de personnes dépourvues de tout principe, de toute connoissance essentielle, ou même accessoire à l'Art qu'elles exerçoient ? Hippocrate qui nous a transmis ce qu'on savoit de son temps sur les accouchemens, ne nous offre que des vues fausses, une théorie idéale, hasardée, souvent dangereuse : tandis que dans les autres branches de l'Art dont il

ABARIS.
ACRON.
APOLLONIDES.
ANTIGÈNES.
ÆGIMUS.
HERODICUS.

EURIPHON.

De l'Accouchement chez les Grecs.

(q) Plin. *Hist. nat. lib.* XXVIII, cap. 1.

(r) In Aphorism. Hipp. comment. 7.

s'occupoit habituellement, la raison & l'expérience dictent presque toujours ce qu'il écrit. On ne sauroit disconvenir que toutes les parties de l'Art ne se tiennent comme le corps humain qui en est le sujet : c'est donc une erreur de croire que la pratique seule, disons plutôt la routine, puisse éclairer sur une partie de notre machine celui qui n'a point étudié la science de l'ensemble. L'Art est né de l'expérience, mais de l'expérience dirigée par la raison & par la connoissance des parties sur lesquelles il s'exerce. Les Athéniens avoient sans doute aperçu des inconvéniens à laisser entre les mains des femmes l'Art d'accoucher *(s)*, lorsqu'ils voulurent charger les hommes de ce ministère important; mais la force de la coutume & du préjugé prévalut : les choses se rétablirent bien-tôt dans le même état.

Qu'en arriva-t-il ? D'un côté, la crainte si naturelle aux femmes dans cette fonction pénible & douloureuse de la maternité, jointe au juste & pressant desir d'un secours efficace & prompt; de l'autre, des amulettes, ou des recettes superstitieuses propres tout au plus à amuser la douleur ; enfin l'ignorance & la perplexité de celles dont on attendoit un soulagement réel, tout fournit à des Prêtres imposteurs, des moyens faciles de reculer les limites de leur domaine. Insensiblement, il y eut un peuple de Divinités pour toutes les petites circonstances, pour tous les accidens qui accompagnent ou suivent la grossesse & l'accouchement. Dès qu'une femme étoit déclarée grosse, la Religion lui prescrivoit de venir déposer solennellement sa ceinture dans le temple de Diane *(t)*, & d'y prendre des vêtemens convenables à sa situation. Les femmes disposées, dans tous les temps, à préférer leurs agrémens & leur parure à leur santé, se rendoient par superstition à ce qu'elles n'auroient peut-être pas fait par raison ni par les sages conseils des Médecins.

(s) Hygin. *fab*, 274.
(t) Apollonius, in *Argonautic.* & ejusd. Apoll. *scholiast.* = Callimachi *scholiast. hymn. in Jovem.*

Toutes

Toutes les superstitions n'avoient pas un motif aussi excusable. Diespiter ou Jupiter conduisoit les enfans à un heureux terme *(u)*. Mena, qui ne diffère guère de la Lune ou de Lucine, étoit chargée de protéger les femmes enceintes, & de les préserver des pertes de sang pendant la grossesse & l'accouchement. Au moment de l'accouchement, c'étoit Eugerie & Fluonia qu'on invoquoit *(x)*. La femme quittoit son manteau *(y)*, on lui environnoit la tête de bandelettes, & elle s'asséïoit pour se mettre en travail. Il falloit que personne de la maison n'eût les jambes ni les doigts croisés; une ancienne superstition faisoit voir dans cette posture un obstacle invincible à l'accouchement *(z)*.

Si le fœtus se présentoit mal (& de toutes les situations, on n'en connoissoit point de plus fâcheuse que celle où il se présentoit par les pieds *(a)*), on faisoit des sacrifices à *Postverfa* & à *Profa (b)*, que d'autres appeloient *Porrima* ou *Antevorta*, Déesses ainsi nommées des situations de l'enfant dans l'accouchement. Les femmes qui vouloient avorter, sacrifioient aussi à ces Déesses; si ces sacrifices n'opéroient pas ce qu'on en attendoit, c'étoit au moins un moyen d'amuser l'espoir, & de faire retarder un crime qu'on eût cherché à consommer par des voies plus dangereuses.

Quand l'accouchement étoit laborieux, ou qu'on soupçonnoit deux jumeaux, on invoquoit les dieux *Nixii (c)*, ainsi nommés de la fonction qu'on leur attribuoit. Cette invocation se faisoit la tête découverte & après s'être lavé

(u) Div. August. *de civitate Dei*, lib. *IV*, cap. *XI*. = Tertullian. *de animâ*.

(x) Sext. Pomp. Fest. *de verbor. significat.* = Arnob. *adverf. gentes*, lib. *III*.

(y) Thom. Barthol. *de puerper. veter. pag. 21.*

(z) Ovid. *Metamorphof.* lib. *IX.*

(a) Aulu-Gell. *Noct. Attic.* lib. *XVI*, cap. *XVI.*

(b) Macrob. *in cæn.* = Cœlii Rhodigin. *lect. antiq.* tom. *III*, lib. *XXV*, cap. *XXX.* = Aulu-Gell. *loc. citat.*

(c) Ainsi s'exprime Festus : *Nixii dii appellantur tria signa in Capitolio ante sellam Minervæ genibus nixa, velut præsidentes parientium nixibus.*

les mains. Mais l'usage le plus ordinaire étoit d'implorer la protection de Lucine *(d)*, mère de la lumière, & la patrone des femmes en couche. C'étoit l'Illithie des Grecs *(e)*, & la Junon, l'Opigena des Latins. La formule de l'invocation étoit d'appeler trois fois la Déesse à haute voix; dans certains cas, on alloit jusqu'à sept *(f)*. Si dans ces entrefaites la Nature terminoit son ouvrage, on rapportoit ce bienfait à la Divinité. En même temps on lui faisoit un sacrifice de deux agneaux jumeaux *(g)*, auquel on ajoutoit des gâteaux & de l'argent, de manière qu'on mettoit à plus haut prix l'art de tromper la douleur, qu'on n'eût mis celui d'administrer des secours utiles & efficaces.

Toute l'Antiquité a reconnu le neuvième mois pour le terme le plus ordinaire du part *(h)*. A Sparte, on admettoit encore le dixième; mais les enfans qui naissoient au-delà *(i)*, étoient censés illégitimes. Cette loi fit dans la suite partie de celle des douze Tables chez les Romains. Homère en parlant de la femme de Stenelus *(k)*, nous apprend aussi, que le septième mois étoit déjà un terme observé & reçu de son temps. A quelque terme que le premier enfant vînt à naître, on avoit pour lui une sorte de vénération. Une Déesse particulière présidoit à sa naissance: les Romains l'appeloient *Fortuna natalis primogenia (l)*.

Aussi-tôt que l'enfant étoit né, s'il étoit vivant, on le lavoit, pour enlever les saletés dont sa peau étoit couverte *(m)*. Cette lotion se faisoit d'abord avec de l'eau, à laquelle on ajoutoit ensuite de l'huile *(n)*. Les Lacédémoniens se servoient

---

(d) Arnob. *adverf. gent. lib. III.*
= Tertullian. *de anima.*
(e) Euripid. *in Ione.*
(f) Nonnus Dionysiac. *lib. I.*
(g) Th. Bartholin. *de puerperio veteri.*
(h) Aulu-Gell. *loc. citat. lib. III, cap. XVI.*

(i) Herodot. *lib. VI.*
(k) Homer. *Iliad. lib. XXIX.*
(l) Voyez les inscriptions de Gruter.
(m) Plaute fait parler ainsi une Esclave:
Postquam peperit, pueros lavare jussit nos.
(n) Dionysiac. *lib. XXV.*

de vin *(o)*, les Cymbres de neige, & d'autres peuples de rofée. Les femmes de Lacédémone, pour montrer qu'elles dévouoient leurs enfans dès le berceau à la défenfe de la patrie, les faifoient laver fur un bouclier, avec une lance à côté d'eux, & on s'écrioit : ἢ τὰν, ἢ 'ὁπὶ τὰν *(p)*. Tous les peuples n'avoient pas dans cette lotion des vues auffi raifonnables. Les Germains ne trempoient leurs enfans dans les eaux du Rhin *(q)*, que pour s'affurer de leur légitimité. C'eft pour la même raifon que les Pfylles préfentoient les leurs aux ferpens, & les Éthyopiens, aux oifeaux *(r)*. Ces épreuves fuperftitieufes & illufoires, dont l'inftitution n'avoit vraifemblablement eu d'autre objet que de retenir les femmes dans les bornes du devoir, pouvoient être auffi la fource d'une infinité d'abus & de querelles.

A cette lotion, fuccédoit une cérémonie à laquelle préfidoit la déeffe *Statine (f)*. Elle confiftoit à mettre l'enfant fur la terre. Par-là on fe propofoit trois chofes : 1.° d'exciter les cris de l'enfant par le contact de la terre *(t)*, de laquelle on croyoit qu'il empruntoit la voix, & à ce premier cri, on invoquoit le Dieu *Vagitanus* ou *Vaticanus (u)*; 2.° de voir s'il étoit *droit* ou agréable aux Dieux conjugaux, & pour cet effet la Sage-femme le mettoit debout *(x)*; 3.° de

(o) Apud Nonium *in Andromedâ.* = Euripid. *in Androm.* = Idem, *in Troadib.* = Thucydid. *Scholiaft. lib. II.*

(p) Ou ceci, ou fur ceci.

(q) Turneb. adverf. lib. XXI, cap. XV. = Claudien fait allufion à cet ufage, lorfqu'il dit : . . . . *Nafcentes explorat gurgite Rhenus.*

(r) Solin. cap. XXVII. = Lucan. lib. IX. . . . . *Fiducia tanta eft*
Sanguinis, in terram parvus cum decidit infans,
Ne qua fit externæ veneris miftura timentes,
Lætifica dubios explorant afpide partus.

(f) Tertullian. *de animâ.*

(t) Opem, quod ipfius auxilio vita conftet : Fatuam, quod infantes partu editi non prius vocem edant quàm attigerint terram. Macrob. faturn. lib. I, cap. XII.

(u) Div. Auguft. *de civitate Dei, lib. IV, cap. XI.*

(x) Varro apud Nonium *de vitâ Popul. Rom. lib. II.*

lui faire saluer *Ops* ou la Terre, cette mère commune des Dieux & des hommes, dont il alloit avoir besoin *(y)*.

Le père ou son représentant recueilloit les signes de vie que donnoit l'enfant pendant cette cérémonie. Ensuite on le relevoit de terre sous la protection de la déesse *Levana (z)*. Sa légitimité n'étoit reconnue, que lorsqu'il étoit relevé par le père, ou sous ses ordres par sa mère, par sa sœur, par la Sage-femme ou par quelqu'autre personne de la maison. Jamais le père ne relevoit lui-même une fille *(&)*, dans la crainte de quelques mauvais présages. Les enfans que le père ne relevoit pas ou ne faisoit pas relever, étoient réputés illégitimes, & comme tels, exposés dans un lieu public, & quelquefois dans des endroits déserts ou écartés *(a)*. C'est de-là peut-être qu'on voit dans l'Histoire ancienne des exemples d'enfans nourris par des chèvres ou d'autres animaux. Mais pour quelques enfans qui étoient trouvés & nourris, combien il périssoit de ces innocentes victimes ! Aussi les Grecs se servoient-ils du même mot pour exprimer le meurtre & l'exposition *(b)*. Les Thébains proscrivirent sous peine de mort cet usage abusif & barbare *(c)*. Si le père étoit trop pauvre pour nourrir son enfant, la loi lui prescrivoit de l'apporter dans ses langes au Magistrat, qui le confioit pour un prix modique aux soins de quelque particulier.

Les Anciens avoient deux raisons pour envelopper de langes & de bandes leurs enfans *(d)* ; la première, d'empêcher leurs membres tendres de se contourner ; la seconde, de sécher l'eau & le sel dont on les lavoit. C'est donc un abus

---

(y) Macrob. *loco citato, lib. I, cap. X.*

(z) Div. August. *loc. citat.* = Macrob. *saturn. lib. I.* = Varro *loc. citat.*

(&) Ovid. *Metamorphos. lib. IX.*

(a) Aristoph. *in* βατράχ. *act. V, scen. I.* = Dempser. *in Rof. lib. I, Antiquitat. Roman. cap. I.* = Justinian.

novel. 153, lib. IV de infantib. exposit. = Act. Apost. *cap. VII, v. 19, &c.*

(b) Ἐγχυτρίζειν, comme le remarque J. Scapula dans son Lexicon d'après Hesychius.

(c) Elian. *variar. hist. lib. II, cap. VII.*

(d) Div. Hieronim. *in cap. XVI, Ezechielis.*

fort ancien de gêner les enfans, de les enfermer dans des bandes, & cet abus n'est pas encore universellement proscrit; il faut souvent une révolution de plusieurs siècles, pour déraciner un préjugé trop accrédité.

Dans les maladies des enfans, c'étoit la mère ou la Sage-femme qui appliquoit les remèdes; ils consistoient en quelques amulettes, ou en quelques recettes traditionnelles qui alloient à toutes les maladies & à tous les cas. Quand on avoit essaié ces superstitions, on avoit recours à celles des Prêtres. On faisoit des vœux à Junon-Lucine, à Castor & à Pollux. L'enfant guérissoit-il? on consacroit des inscriptions, on faisoit des sacrifices & des présens. S'il ne guérissoit pas, on continuoit les consécrations & les vœux; on faisoit des fondations proportionnées à sa fortune. Les Prêtres avides élevoient jusqu'aux astres le bonheur des enfans, & la piété des parens imbécilles, dont ils tiroient un si bon parti *(e)*.

Tous les peuples n'ont pas vu du même œil la naissance des enfans. Les maux qui accompagnent les premières années, & souvent tout le cours de la vie, ont fait regarder à quelques-uns, comme un bonheur, de n'être pas né. Les Thraces pleuroient la naissance de leurs enfans, & faisoient éclater la joie à leurs funérailles *(f)*. Les Perses & les anciens Gaulois ne commençoient à compter sur l'existence d'un enfant qu'à quatre, à cinq, & même à sept ans, âge qu'ils envisagoient avec raison comme l'expiration du premier & du plus dangereux terme de la vie. Mais le plaisir de se voir renaître dans les siens, ce sentiment si doux & si naturel, ce lien attrayant de la société, a toujours été le gage de sa durée chez les hommes, & comme le sceau de l'humanité. Dans tout l'Orient, les amis, les cliens venoient partager la joie des parens, & les féliciter sur la naissance de leurs enfans; de-là peut-être cet usage avoit passé chez les Romains. On avoit une formule de

---

(e) Th. Bartholin. *de puerper. veter.* page *173*.

(f) Herodot. *lib. III.* = Valer. Maxim. *lib. II, cap. I.*

félicitation ordinaire, qui varioit selon les circonstances *(g)*.

Ce sujet que je ne fais qu'effleurer, me rappelle une coutume bizarre, établie en Espagne du temps de Strabon. Ce Géographe raconte qu'aussi-tôt qu'une femme étoit accouchée *(h)*, elle faisoit mettre au lit son mari, & lui servoit pendant plusieurs jours les mets les plus succulens. On prétend que les Béarnois ont emprunté des Espagnols cet usage, qu'ils suivent encore : c'est ce qui s'appelle dans cette province *faire la couvade*. Dans tous les temps, les plus étranges folies ne sont pas celles qui ont eu le moins de cours ; mais la couvade accommode tant la mollesse, qu'elle a fait à peu-près le tour du Monde. L'isle de Corse, selon Diodore *(i)*, l'avoit adoptée. Plusieurs nations de l'Asie & de l'Amérique la conservent encore ; elle se pratique principalement au Brésil. Pison, en parlant de cette singulière étiquette *(k)*, nous en laisse entrevoir l'origine. Il apprit des Brasiliens que les motifs de leur conduite à cet égard, étoient de rétablir leurs forces épuisées, toutes les fois qu'ils devenoient pères. Apparemment que les femmes trouvoient, dans ces soins officieux, du plaisir à disposer leurs maris à le devenir encore.

(g) Aulu-Gell. *Noct. Attic. lib. XII, cap. 1.* = Plaut. *Pseudol. act. I, scen. III.*

(h) Strab. *Geograph. lib. III.*

(i) Bibliothec. *lib. V.*

(k) Maritus tempore puerperii, uxoris loco, decumbit primis à partu diebus, & puerperæ instar bellariis & epulis fruitur. Pison. *Hist. nat. Brasil.* page *14.*

FIN du second Livre.

HISTOIRE
DE
LA CHIRURGIE.

LIVRE TROISIÈME.

État de la Chirurgie des Grecs sous Hippocrate & ses successeurs, jusqu'au temps où elle commença à s'introduire chez les Romains.

SI l'on compare le tableau de la Chirurgie que l'on vient de voir avec celui qui va suivre, on sera tenté de regarder Hippocrate plutôt comme un homme inspiré, que comme un mortel ordinaire; mais dès qu'on se rappellera que les temps qui l'ont précédé, n'offrent que des faits épars, isolés, qu'il a fallu déterrer dans les ruines de l'Antiquité : lorsqu'on pensera que les notions qui nous restent, ont encore été défigurées, mutilées par des Écrivains absolument étrangers dans l'art, &. que ce sont eux qui nous les ont transmises, on rabattra quelque chose de la haute opinion qu'on pourroit en avoir conçue. Des opérations effrayantes, comme celle de la pierre, la perforation du crâne, celle de la poitrine, vulgairement connues & pratiquées du temps d'Hippocrate, attestent du moins qu'avant lui la Chirurgie avoit fait des progrès que la disette ou la sécheresse des monumens ne nous permet pas d'apprécier avec justesse. Rien cependant ne nous porte à croire avec André *(a)*, qu'il ait tiré de grands secours du dépôt public de Gnide, & qu'ensuite il en ait brûlé les écrits pour cacher ses plagiats. Nous avons déjà combattu cette odieuse imputation, & nous aurons occasion d'y revenir encore. Il est, ce semble, plus naturel & plus raisonnable de penser qu'il a tiré des livres de Médecine qui existoient alors, ce qu'il y a trouvé de bon; qu'il a profité des connoissances de ses contemporains, & plus encore des Mémoires de sa famille qui, depuis huit siècles, conservoit la plus pure tradition de la Science médicinale. En effet, on voit par-tout qu'en matière de physiologie il suit communément les traces des Philosophes qui l'ont précédé; d'où l'on peut inférer que, s'il nous restoit sur d'autres parties des vestiges de la doctrine de ses prédécesseurs, on les trouveroit de même dans ses nombreux écrits. Mais le fait que nous insinuons, fût-il aussi vrai qu'il est vraisemblable, Hippocrate n'en doit pas moins être considéré comme un homme supérieur à son siècle. Vainqueur des préjugés établis & des superstitions dominantes, il marche d'un pas ferme & sûr vers la vérité, toujours guidé par la raison & l'expérience. Qu'il n'ait jamais voulu tromper les hommes, nous n'avons nulle peine à le croire; mais dire avec Macrobe, qu'il n'a pu se tromper ni être trompé, c'est passer le but. Pouvoit-il ignorer que l'humanité doit un tribut à l'erreur? Et qui reconnoissoit mieux que lui l'incertitude de la Médecine, qu'il établit si énergiquement à la tête de ses Aphorismes? Ce qu'on peut assurer de lui sans hyperbole, c'est qu'il a toujours interrogé la Nature, qu'il en a souvent dévoilé les énigmes, & quelquefois surpris le secret. Quand il a reconnu des erreurs échappées à sa fragilité, elles ont été justifiées, ennoblies même en quelque sorte par l'ingénuité de l'aveu qu'il en a fait *(b)*, & plus encore, par le motif touchant qui l'engageoit à le faire.

(a) Cet André étoit un Médecin dont on parlera dans la suite.
(b) Hippocrat. *de morb. epidem.*
lib. V. = *De vulnerib. capit.* = *De Articul.* & Cels. *lib. VIII, cap. IV.*

Ce grand homme naquit à Cos, île célèbre par le culte d'Eſculape *(c)*. Sa naiſſance eſt fixée *(d)*, d'après Iſtomachus, à la première année de la quatre-vingtième Olympiade, c'eſt-à-dire, à quatre cents ſoixante ans avant Jéſus-Chriſt. Héraclide, ſon père, tiroit, par une longue ſuite de deſ-cendans, ſon origine d'Eſculape. Du côté de ſa mère, il deſcendoit d'Hercule. Il fut ſurnommé *Theſſalien*, parce qu'il avoit paſſé chez ce peuple une grande partie de ſa vie.

Il étudia d'abord la Médecine ſous ſon père, puis à Athènes, ſous Herodicus de Solymbre; il eut auſſi pour maître le ſophiſte Gorgias. Quelques-uns prétendent qu'il fut diſciple de Démocrite. On ajoute même qu'il avoit conçu pour ce philoſophe une ſi haute eſtime *(e)*, qu'en ſon honneur il écrivit ſes ouvrages en dialecte Ionique, quoiqu'il fût né Dorien. Mais s'il apprit quelque choſe de Démocrite, c'eſt ſans doute par les entretiens qu'il eut avec lui, lorſqu'il fut appelé par les Abdéritains, pour le guérir de ſa prétendue folie. Car on voit que la doctrine d'Héraclite eſt celle qu'il a ſuivie dans ſes écrits *(f)*. Au reſte Hippocrate n'étoit pas moins inſtruit en Philoſophie qu'en Médecine *(g)*. L'étendue de ces deux Sciences, ou plutôt l'abus qu'on faiſoit déjà de la première, le détermina à la détacher de la Médecine, & il n'en réſerva que ce qu'il crut néceſſaire à la juſteſſe du raiſonnement *(h)*.

Hippocrate, après la mort de ſon père & de ſa mère, fit beaucoup de voyages, & vint enfin ſe fixer en Theſſalie, où il mourut, ſelon la tradition conſtante de l'Antiquité. Ces voyages utiles, & conformes à l'uſage des Médecins de ſon temps, n'avoient ſûrement d'autre objet, que ſa propre

---

(c) Plin. *Hiſt. nat. lib. XXIX*, cap. *I*.

(d) Apud Soran. *de vit. Hippocr.*

(e) Elian. *variar. hiſtoriar. lib. IV*, cap. *XX*.

(f) Fabric. *Bibliothec. Græc. lib. II*, cap. *XXIV*.

(g) Galen. *de medicam. facultatib. initio.* = *Method. medend. lib. I*, cap. *II*, & *paſſim*.

(h) Celſ. *Præfat. lib. I*.

instruction, & peut-être même l'utilité de son pays, où régnoit une peste cruelle qui moissonnoit des milliers de citoyens. André, près de trois siècles après la mort de ce grand homme, eut la malignité de leur supposer le prétexte le plus ignominieux. Il osa publier dans son Livre de *l'origine de la Médecine (i)*, qu'il avoit été obligé de prendre la fuite, pour avoir mis le feu à la bibliothèque de Gnide. Tzetzès, d'accord sur l'accusation *(k)*, dit que ce fut la bibliothèque de Cos; & Pline, sans le charger du fait *(l)*, réduit la perte causée par le feu à des tablettes votives, offertes par les malades, qui furent incendiées avec le temple. Ainsi la seule discordance de ceux qui rapportent le fait, décèle la futilité de l'accusation. Comment en effet se persuader qu'Athènes, Argos, la Thessalie & la Grèce entière, si superstitieuse, si fanatique, eussent, comme à l'envi l'une de l'autre, accordé un asile, & rendu des honneurs extraordinaires, à un sacrilége; que sa patrie même, Cos, le théâtre d'un incendie si criminel, eût célébré son anniversaire, s'il eût seulement été soupçonné d'un pareil forfait.

Il n'y a donc que l'envie, ce monstre moral qui s'attache à la réputation des grands hommes, qui ait pu flétrir sa mémoire par cette atroce calomnie, puisqu'encore aujourd'hui son nom est en vénération dans l'isle de Cos, (actuellement *Lango*), où l'on montre même, comme un monument précieux *(m)*, une petite maison qu'il a, dit-on, habitée.

Mais tout soupçon injurieux doit céder aux témoignages éclatans que l'Antiquité lui a rendus avec d'autant plus de justice, que toute sa conduite dément cette frivole imputation. En effet, si l'on se peint dans ses écrits, les siens ne laissent apercevoir que le meilleur citoyen, le philosophe social & sans faste, & l'homme religieux sans superstition. Toutes ses réflexions respirent la candeur, l'honnêteté, la justice,

---

(i) Apud Soran. *loco citato*.
(k) *Chiliad. LV, histor.* VII.
(l) Plin. *Hist. nat. loco citato.*
(m) Pietr. *della Vall.* tome I.

le désintéressement & l'amour de l'ordre. « On connoît, dit-il *(n)*, le vrai Médecin à son extérieur simple, décent & modeste. Il doit avoir de la gravité dans le maintien, de la réserve avec les femmes, de l'affabilité & de la douceur pour tout le monde. Enfin la patience, la sobriété, l'intégrité, la prudence, l'habileté dans son art, en sont les attributs essentiels.

Ne cherchez, dit-il encore aux Médecins, ni les richesses ni l'opulence *(o)*; guérissez quelquefois gratuitement par le seul espoir de la reconnoissance & de l'estime des autres. Secourez, si l'occasion s'en présente, l'indigent & l'étranger; car, si vous aimez les hommes, vous aimerez votre art. Si vous êtes invité à disserter sur une maladie par les assistans, n'usez point de grands mots, ni de discours étudiés & pompeux. Rien ne décèle plus l'incapacité; c'est imiter le vain bourdonnement du frêlon *(p)*. Dans une maladie qui laisse à choisir plusieurs moyens curatifs, le plus simple & le plus commode est celui que doit prendre un homme éclairé, qui ne veut point en imposer *(q)*. »

Tous les écrits d'Hippocrate sont pleins de pareilles maximes. La supériorité de ses lumières ne lui fit jamais dédaigner les consultations, établies déjà de son temps. Il applaudit même à cet usage *(r)*, en ce qu'il peut échapper quelque chose au plus habile, & que dans la plus grande abondance, on est toujours pauvre par quelqu'endroit. Mais, dans le choix des opinions, il recommande d'éviter ces scènes ridicules, indécentes & scandaleuses, qui tournent toujours au désavantage des malades, & au deshonneur des Médecins.

On ne sait pas précisément en quelle année, ni à quel âge est mort Hippocrate. Ceux qui le font vivre le moins, prétendent qu'il mourut à Larisse dans la première année

---

(n) Hippocr. *de decenti habitu.*   *(q)* Hippocr. *De Articul.*
(o) Idem. *Præcept.*   *(r)* Idem. *Præcept.*
(p) Loco citato.

de la cent-unième Olympiade ; d'autres ne le font mourir qu'à cent neuf ans. Ce qu'il y a de certain, c'est qu'il jouissoit déjà d'une brillante réputation dans le temps de la guerre du Péloponèse.

On lui éleva entre Gyrtone & Larisse, un tombeau qui subsistoit encore du temps de Soranus *(s)*. Le vulgaire qui ne veut voir naître ni mourir les grands hommes d'une manière commune, a trouvé merveilleux qu'un essain d'abeilles fût venu faire son miel sur ce tombeau, & plus merveilleux peut-être encore que les nourrices eussent rencontré, dans l'application de ce miel, un remède pour les aphtes des enfans. Cet entousiasme n'a rien d'étonnant chez un peuple qui faisoit des Dieux de ses bienfaiteurs. Et quel homme avoit plus de droit à ce titre, que celui dont toute la vie fut utile à ses concitoyens ?

Si ses bienfaits, après tout, ont honoré sa vie, ses écrits ont immortalisé son nom ; c'est le monument le plus durable qui puisse exister pour sa gloire. Ils ont fait l'admiration de tous les âges, & plus de deux mille ans n'ont point encore refroidi ce sentiment. On le voit par les traductions en diverses langues qui en ont été faites, par les commentaires sans nombre, par les éditions multipliées que nous en avons, &, pour dire encore plus, par l'usage constant qu'on en a fait dans tous les temps, jusqu'à nous. L'expérience éclairée par le jugement le plus net, le plus sain, dirige si bien sa pratique, que s'il ne dévoiloit jamais les motifs qui l'ont déterminé à prendre un parti plutôt qu'un autre, on ne feroit nulle difficulté de lui supposer la théorie la plus lumineuse, & des connoissances bien supérieures au siècle où il vivoit. Mais il s'en faut bien que tous les écrits qui portent son nom, soient de la même force ni du même mérite. Il en est plusieurs où l'on ne trouve plus le stile mâle & nerveux de ce grand maître. Des observations foibles & mal digérées, des principes peu sûrs & quelquefois contradictoires, y ont

---

(s) Soran. *de vitâ Hippocrat.*

DE LA CHIRURGIE. Liv. III. 165

fait apercevoir aux bons Critiques, des caractères sensibles de supposition.

Dès le temps de Néron, Érotien avoit distingué les véritables écrits d'Hippocrate de ceux qu'il ne croyoit pas légitimes. Sous l'empire d'Adrien, un *Artemidore Capito*, & un certain *Dioscoride*, en donnèrent une édition, que ce Prince, zélé pour le progrès de la Médecine, honora de son approbation. Galien même, en relevant quelques fautes qui s'étoient glissées dans le texte, a adopté cette édition, & quoiqu'elle contînt plus d'ouvrages différens qu'il n'y en avoit dans la liste d'Érotien, il semble la regarder en général comme le recueil le plus exact des œuvres d'Hippocrate. Suidas, l'un des derniers Auteurs Grecs, lui attribuoit un plus grand nombre de livres que ses prédécesseurs, & suivant toutes les apparences, nous en avons encore plus qu'il n'en connoissoit.

Nous nous garderons bien d'entamer ici la moindre discussion sur l'authenticité ou la supposition de ces livres. L'Historien de sa vie (Soranus), qui de son temps avoit déjà vu beaucoup de démêlés sur ce point de fait, dit que dans cette variété d'opinions, on ne pouvoit s'arrêter à rien de certain, pour plusieurs raisons qu'il déduit. La meilleure qu'il paroisse donner, c'est que la force du stile d'un même homme peut varier dans les différens âges de sa vie; à quoi l'on peut ajouter que la plupart des écrits, que nous estimons indignes d'Hippocrate, ne sont peut-être que des fragmens informes, qui ont paru après sa mort, sans qu'il y ait pu mettre la dernière main, ou les conduire à ce degré de perfection qu'on remarque dans quelques autres : comme il se peut aussi que l'avidité des Copistes ait introduit dans la collection de ses œuvres, des écrits d'un ordre inférieur. Quoi qu'il en soit, tous les Critiques modernes, entre lesquels *Mercurial* peut tenir un des premiers rangs, ne nous ont rien appris de positif à cet égard ; & toute leur érudition a plus accru nos doutes que nos lumières. Nous croyons donc devoir respecter leurs conjectures, sans nous en permettre l'usage. D'ailleurs, puisqu'on ne sait pas précisément à qui restituer la plupart des Traités que l'on retranche de ses œuvres, autant vaut-il lui en laisser la possession, & en former un corps de doctrine qui nous fournisse le résultat des connoissances acquises dans l'art à cette époque. Cependant, pour ne rien laisser à desirer sur cet article, nous allons donner un coup d'œil de toute la collection d'Hippocrate, suivant l'ordre que les meilleurs Critiques ont assigné à ses ouvrages. Nous observerons d'abord que Mercurial les a rangés sous quatre classes. Dans la première, sont les plus authentiques; la seconde contient ceux qu'Hippocrate a commencés, & qui ont été achevés par Polybe, Thessalus & ses descendans; la troisième, ceux qui n'ont été ni commencés ni travaillés par Hippocrate, mais qui ont été composés, selon ses principes, par ses enfans ou ses disciples; la quatrième enfin, ceux qui sont décidément supposés, & qu'on a publiés sous son nom. Nous suivrons l'ordre de Foësius dans la distribution des Traités, comme étant l'édition la plus universellement accueillie.

SECTION PREMIÈRE.

Le Serment.

Ἱπποκράτους ὅρκος.
Cette formule, que les Anciens ont reconnue, a été rejetée par Mercurial dans la quatrième classe.

La Loi.

Ἱπποκράτους νόμος.
Cette pièce, que la plupart des Anciens ont tenu pour légitime, est encore désavouée par Mercurial.

De l'Art, en un Livre.

Περὶ Τέχνης.
Il n'a été connu par aucun des Anciens, & Mercurial le met aussi dans la classe des livres supposés.

De l'ancienne Médecine, en un Livre.

Il eſt aſſez évident que ce Livre n'a paru qu'après Ariſtote; il eſt dans la liſte d'Érotien, & Mercurial le met dans la quatrième claſſe de la ſienne. Περὶ ἀρχαίης Ἰητρικῆς.

Du Médecin, en un Livre.

Mercurial croit ce Traité ſuppoſé, & M. de Haller ſoupçonne qu'il n'a paru qu'après la diviſion de la Médecine, mais ſur d'aſſez légers fondemens. Περὶ Ἰητρᾶ.

De l'Honnêteté, ou *de l'Extérieur honnête & décent*, en un Livre.

Ce Livre eſt unanimement rejeté par les Critiques anciens & modernes. Περὶ Εὐχημοσύνης.

Les Préceptes ou *Préceptions.*

Mercurial a rangé ce Livre dans la quatrième claſſe. M. de Haller penſe au contraire que le commencement & la fin ſont d'Hippocrate, parce que le ſtile en a la préciſion & la gravité. Παραγγελίαι.

SECTION DEUXIÈME.

Des Pronoſtics, en un Livre.

Il eſt mis univerſellement au nombre des véritables écrits d'Hippocrate. Προγνωστικὸν.

Des Humeurs, en un Livre.

Érotien a connu ce Traité. Galien le cite en pluſieurs endroits, comme étant d'Hippocrate, & Mercurial le range dans la première claſſe. Περὶ Χυμῶν.

Des Jugemens, en un Livre.

Περὶ Κρισίων. Mercurial le range dans la troisième classe, & M. de Haller croit comme lui, qu'il est de quelques disciples d'Hippocrate.

Des Jours critiques, en un Livre.

Περὶ Κρισίμων. Ce Livre n'est pas au nombre de ceux que les Anciens ont attribués à Hippocrate, quoiqu'au jugement de Mercurial, il contienne sa doctrine; aussi le range-t-il dans la troisième classe.

Des Prédictions, en deux Livres.

Προρρητικὸν. Érotien, à qui cet ouvrage n'étoit pas inconnu, ne croyoit pas qu'il fût d'Hippocrate. Galien, qui l'a commenté, l'attribue à quelqu'un des descendans de ce grand maître, & Mercurial souscrit à ce sentiment.

Les Prénotions de Cos.

Κωακαὶ Προγνώσεις. Galien croit cet ouvrage supposé, & Foësius n'en fait pas grand cas. Il est de la troisième classe dans Mercurial.

SECTION TROISIÈME.

De la Nature de l'homme.

Περὶ Φύσιως ἀνθρώπου. Érotien admet ce Traité. Il est souvent cité par Galien & par d'autres anciens Auteurs, comme étant d'Hippocrate. Mercurial y reconnoît la même authenticité.

Du Fœtus ou de la Conception.

Περὶ Γονῆς. M. de Haller trouve cet ouvrage trop raisonné & trop éloigné de la simplicité primitive de la Médecine, pour être d'Hippocrate. Foësius croit cependant qu'il est de lui,

malgré

malgré le silence d'Érotien. Il est, avec le suivant, dans la troisième classe de Mercurial.

De la Nature de l'enfant.

Érotien l'attribue à Hippocrate. Galien est en doute s'il doit l'attribuer à Polybe, quoiqu'il le défère plus souvent à Hippocrate. M. de Haller croit ce Traité postérieur à Théophraste & à Hérophile, tant à cause de l'étendue des connoissances anatomiques qu'il renferme, que des expériences d'Anatomie sur le fait de la génération. Περὶ Φύσιος παιδίυ.

Des Chairs.

Érotien ne l'a pas connu. Galien n'en fait aucune mention. Mercurial le range dans la troisième classe. Περὶ Σαρκῶν.

De l'Accouchement à sept mois.

Foësius le regarde comme authentique, quoiqu'Érotien le passe sous silence. Galien, qui l'a commenté, le cite souvent. Mercurial le range dans la seconde classe. Περὶ Ἑπταμήνου.

De l'Accouchement à huit mois.

On croit que cet ouvrage n'a été primitivement qu'une suite du précédent. Si cela est, il y a long-temps que ce partage existe, puisque Clément d'Alexandrie *(Strom. lib. VI)* le cite sous ce titre comme un livre de Polybe. Περὶ Ὀκταμήνου.

De la Superfétation.

M. de Haller croit ce Traité absolument supposé. Mercurial le range dans la troisième classe. Περὶ Ἐπικυήσιος.

De la Dentition.

Érotien ni Galien ne l'ont point connu; Mercurial le rejette dans la quatrième classe. Περὶ Ὀδοντοφυίης.

Du Cœur.

Ce Traité n'a été connu ni d'Érotien ni de Galien; Mercurial le range dans la quatrième classe. Περὶ Καρδίας.

Des Glandes.

Περὶ Ἀδένων.   Érotien ne fait aucune mention de cet écrit. Galien & Mercurial le regardent comme supposé.

De la Nature des os.

Περὶ Ὀςέων φύσιος.   Galien admet celui-ci comme un ouvrage d'Hippocrate. Les Anciens l'ont connu sous le nom de *Mochlicon*, & peut-être même servoit-il d'introduction au Traité qui porte aujourd'hui ce nom.

Des Effets de l'air, des eaux & des lieux.

Περὶ Ἀέρος, Ὑδάτων, Τόπων.   Cet écrit a passé de tout temps pour être d'Hippocrate. Il est cité par le scholiaste d'Aristophane, & il a été commenté par Galien. Mercurial ne conteste point son authenticité.

Des Vents.

Περὶ Φυσῶν.   Mercurial assigne à celui-ci le second rang. M. de Haller le croit supposé. Cependant Érotien & Galien l'attribuent à Hippocrate.

De la Maladie sacrée.

Περὶ Ἱερῆς νόσου.   Érotien & Galien ont connu ce Traité, que Mercurial relègue dans la troisième classe.

SECTION QUATRIÈME.

De la Diette.

Περὶ Διαίτης ὑγιεινῆς.   Ce Livre est joint dans presque toutes les éditions des Anciens à celui de la *nature humaine*.

De la Diette des Personnes en santé, en 3 Livres.

Περὶ Διαίτης.   Galien rapporte cet ouvrage à Hippocrate; mais il ajoute qu'on l'attribuoit encore indifféremment à Euriphon, à Phaon, à Philistion & à quelques autres.

Des Insomnies.

Ce Livre, suivant Foëſius, fait partie des précédens. Περὶ Ἐνυπνίων. Mercurial le range dans la troiſième claſſe.

De la Nourriture.

Celui-ci, mis par Érotien au rang de ceux qui traitent de la diète, eſt reconnu en pluſieurs endroits par Galien pour être d'Hippocrate. Mercurial le reconnoît auſſi pour tel. Περὶ Τροφῆς.

De la Diette dans les maladies aiguës.

Érotien place ce Traité dans la liſte des écrits d'Hippocrate. Galien l'en fait auſſi l'Auteur; mais il ſoupçonne qu'il y a des choſes qui ne ſont point de lui. Περὶ Διαίτης ὀξέων.

Des Lieux dans l'homme.

Cet ouvrage eſt regardé comme authentique par tous les Anciens. Cependant Mercurial ne lui aſſigne que le ſecond rang. Περὶ τόπων τ῀ κατ' Ἀνθρωπον.

De l'uſage des Liquides.

Foëſius croit que ce Livre eſt fort mutilé. Les Anciens en ont emprunté quelque choſe, ſans en citer le titre. Mercurial le met dans la troiſième claſſe. Περὶ ὑγρῶν Χρήσιος.

SECTION CINQUIÈME.

Des Maladies, en 4 Livres.

Érotien n'en a connu que deux. Galien les attribue tantôt à Theſſalus, tantôt à Polybe. Foëſius conjecture qu'ils peuvent être l'ouvrage de quelques Médecins de l'école de Gnide. Mercurial les met dans la troiſième claſſe. Περὶ Νόσων.

Des Affections, en un Livre.

Il paroît qu'Érotien n'a point connu ce Livre. Galien & preſque tous les Anciens l'attribuent à Polybe, mais ſur d'aſſez foibles conjectures. Il eſt de la troiſième claſſe dans Mercurial. Περὶ Παθῶν.

Des Affections internes.

Περὶ τῶν ἐντὸς Παθῶν.
Livre encore inconnu à Érotien. Foëſius penſe qu'il eſt l'ouvrage de quelques Médecins Gnidiens. Mercurial le met dans la troiſième claſſe.

Des Maladies des vierges.

Περὶ Παρθενίων.
Foëſius regarde ce Traité, comme l'introduction de celui des maladies des femmes. Il eſt de la troiſième claſſe dans Mercurial, ainſi que le ſuivant.

De la Nature de la femme.

Περὶ Γυναικείης φύσιος.
Ce Livre n'eſt guère qu'un extrait de ceux qui ſuivent.

Des Maladies des femmes, en 2 Livres.

Περὶ Γυναικείων.
Ils étoient connus d'Érotien. Foëſius dit qu'on convient aſſez unanimement que cet ouvrage eſt d'Hippocrate; cependant il le croit de la même main que le Traité de la génération & celui des maladies. Il eſt encore de la troiſième claſſe dans Mercurial.

De la Stérilité des femmes.

Περὶ Ἀφόρων.
Foëſius regarde ce Traité comme une ſuite des précédens. Dans tous les exemplaires, il a pour titre Περὶ Ἀφορόν, ſous lequel Érotien & Galien le reconnoiſſent. Il eſt de la troiſième claſſe dans Mercurial.

De la Vue.

Περὶ Ὄψιος.
Mercurial rejette ce Livre dans la quatrième claſſe, comme manifeſtement faux & ſuppoſé.

SECTION SIXIÈME.
Des Fonctions du Médecin.

Κατ' Ἰητρεῖον.
Érotien regarde cet écrit comme un ouvrage d'Hippocrate. Galien paroît en douter dans un ſeul endroit; car dans

d'autres il le reconnoît pour tel. Mercurial eſt de ce dernier avis.

Des Fractures.

Ce Livre eſt attribué par Érotien à Hippocrate ; mais, ſelon Foëſius, il s'eſt élevé depuis de grandes conteſtations, pour ſavoir quel en étoit l'Auteur. Quelques-uns en ont fait honneur à un autre Hippocrate, fils de Gnoſidicus ; mais d'autres aſſurent que ce dernier n'avoit rien écrit. On n'en diſpute plus aujourd'hui la poſſeſſion au Médecin de Cos, pas même Mercurial. Περὶ Ἀγμῶν.

Des Articulations ou des Luxations.

Ce Livre eſt encore un de ceux, dont la poſſeſſion n'eſt point conteſtée à Hippocrate. Περὶ Ἄρθρων

Mochlicon.

Ce Traité, connu d'Érotien, n'eſt en quelque ſorte qu'une récapitulation ou un abrégé des deux précédens. Il eſt unanimement attribué à Hippocrate. Μοχλικόν.

Des Ulcères.

Érotien, les autres Critiques anciens, & Mercurial lui-même, reconnoiſſent Hippocrate pour l'Auteur de ce Traité. Περὶ Ἑλκῶν.

Des Fiſtules.

Érotien & pluſieurs autres Anciens ont reconnu cet ouvrage pour appartenir à Hippocrate. Mercurial le range dans la troiſième claſſe. Περὶ Συρίγγων.

Des Hémorroïdes.

Érotien a connu ce Traité. Mercurial le range dans la troiſième claſſe. M. de Haller le note de ſuppoſition, fondé ſur ce que l'Auteur des Aphoriſmes conſeille d'entretenir les hémorroïdes ouvertes, & qu'au contraire dans ce dernier, on propoſe des moyens curatifs, extenſibles à tous les cas. Περὶ Ἁιμορροίδων.

Mais cette raison n'est pas concluante, par rapport à un Praticien qui a fourni une si longue carrière. On peut voir différemment en divers temps.

Des Plaies de la tête.

Περὶ τ͂ ἐν κεφαλῆ Τρωμάτων.   Aucun Critique ancien & moderne ne conteste ce Traité à Hippocrate.

De la Manière de tirer de la matrice l'enfant mort.

Περὶ ἐγκατατομῆς Ἐμβρύε.   Érotien n'a fait nulle mention de ce Traité. Foësius soupçonne que Galien l'a connu. Mercurial le met au nombre des ouvrages supposés, ainsi que le suivant.

De l'Anatomie.

Περὶ Ἀνατομῆς.   Cet ouvrage, inconnu à Erotien & à Galien, est regardé comme apocryphe.

SECTION SEPTIÈME.

Des Épidémies ou Maladies populaires, en 7 Livres.

Τῶν Ἐπιδημιῶν.   Érotien n'en connoissoit que six; le septième que Galien tenoit pour apocryphe, étoit pourtant reçu de son temps. Mercurial assigne le premier rang à cet ouvrage.

Les Aphorismes.

Τῶν Ἀφορισμῶν.   Tous les Critiques se réunissent pour accorder exclusivement à Hippocrate l'honneur de cet ouvrage immortel. Prosper Martianus a osé seul mettre ce fait en question.

SECTION HUITIÈME.

1.° *Les Lettres d'Hippocrate.*

Ἐπιστολ. αἱ.   Plutarque (dans la vie de Lycurgue) tient pour suspectes plusieurs de ces Lettres. Le docte Prideaux (*Hist. des Juifs, tome II, in-douze*) ne voit rien dans ce que les Savans ont avancé jusqu'à lui, qui en prouve assez la supposition; mais *Leclerc* en donne des raisons auxquelles on ne peut se refuser.

2.° *Le Decret des Athéniens.*

Ceſt un témoignage public des ſervices rendus aux Athéniens par Hippocrate & ſes diſciples, pendant une peſte ſurvenue dans la Grèce. On y rend hommage au déſintéreſſement de ce grand Médecin, qui, par amour pour ſa patrie, dédaigna les offres ſéduiſantes que lui faiſoit le roi de Perſe, pour l'engager à venir prêter ſon miniſtère à ſes ſujets affligés en même temps de la même maladie. En reconnoiſſance, on lui défère ſolennellement, comme autrefois à Hercule, l'honneur d'être initié aux grands myſtères; on lui accorde le droit de bourgeoiſie à Athènes, & celui d'être nourri, le reſte de ſes jours, dans le Prytanée aux dépens du public. Il y eſt même dit qu'en ſa conſidération, les jeunes gens de Cos auront la liberté de venir à Athènes, pour y être élevés & inſtruits avec ceux de la ville.

Δόσυμιος.

C'eſt dommage qu'on ignore la date de ce titre honorable, qui d'ailleurs n'eſt pas d'une authenticité à ſoutenir toute la ſévérité de la critique.

3.° *Le Diſcours devant l'autel de Minerve.*
Ἐπιβώμιος.

4.° *La Harangue de l'ambaſſade de Theſſalus.*
Πρεσβεύς.

On ne doit point guère avoir plus de foi à ces deux pièces qu'aux précédentes.

5.° *La vie d'Hippocrate, par Soranus.*

Parmi les Livres ſuppoſés, Mercurial range encore le Traité des médicamens purgatifs & celui de la ſtructure de l'homme. Ce Livre, que nous n'avons qu'en latin, eſt adreſſé à Perdiccas, roi de Macédoine.

Γένος κ̀ Βίος τȣ̃ Ἱπποκράτȣς κ̀ Σωρανόν.

On trouve de plus dans l'édition d'Hippocrate, publiée en latin par M. de Haller en quatre volumes *in-octavo*, les Livres ſuivans.

1.° *De la Nature de l'homme.*

C'eſt une courte deſcription des parties du corps humain,

dont le ftile fent le Rhéteur, & la doctrine eft en général d'un âge poftérieur à Hippocrate.

2.° *De l'Age.*

On trouve dans ce fragment, manifeftement fuppofé, la même doctrine que dans les Livres de *l'accouchement à fept & à huit mois*. On ajoute que l'embryon eft organifé en fept jours; ce que l'Auteur dit avoir découvert par l'examen des œufs humains, dont plufieurs Courtifanes avoient l'art monftrueux de procurer l'avortement.

3.° *Un Fragment fur l'Age.*

Il eft extrait du Traité de la *création du monde*, du Juif Philon. Ce morceau, qui ne fait fûrement pas partie du précédent, fuppofe qu'Hippocrate avoit écrit fur cette matière. On y partage la vie de l'homme en fept périodes, compofées chacune de fept ans. C'eft la doctrine de Pythagore adoptée par Hippocrate.

4.° *De l'Enfantement à fept mois.*

C'eft un ouvrage évidemment fuppofé.

Il y a encore quelques autres Livres apocryphes, dont nous ne parlons pas, étant d'ailleurs étrangers à notre fujet. De l'énumération des écrits d'Hippocrate, nous pafferons à l'analyfe de fa doctrine. Ce grand maître n'ignoroit pas que l'Anatomie eft le flambeau de la Chirurgie. C'eft l'idée qu'il en avoit, lorfqu'il a dit que le Médecin devoit confidérer les reffemblances & les différences *(a)*, c'eft-à-dire, connoître la ftructure, la conftitution naturelle de chaque partie, afin de juger fainement des dérangemens qui peuvent y furvenir. Mais, quoiqu'en dife Galien, fon panégyrifte outré, perfonne ne croira qu'il ait porté cette fcience à fa perfection. *Leclerc* regrette beaucoup un Livre de Galien, intitulé de l'*Anatomie d'Hippocrate*,

---

(a) De Officinâ medici, initio.

d'Hippocrate, qui s'eſt perdu dans les ruines de l'Antiquité. Pour nous, nous croyons devoir être plus réſervés dans nos regrets. L'enthouſiaſme de Galien nous perſuade que nous y trouverions moins les connoiſſances du Médecin de Cos, que celles de ſes ſucceſſeurs. Heureuſement nous pouvons voir dans les véritables écrits d'Hippocrate, & apprécier par nous-mêmes les progrès qu'il avoit pu faire dans cette partie. S'il ne l'a pas portée plus loin, il ne faut pas en accuſer ſon génie, mais celui de ſon ſiècle; car rien ne nous aſſure qu'il ait diſſéqué des cadavres humains. Ses écrits les plus certains n'en offrent que des preuves aſſez équivoques. D'ailleurs on ne voit pas trop comment il auroit pu ſurmonter les obſtacles preſque invincibles, qui s'oppoſoient chez les Grecs à ce genre de diſſection. Inutilement citeroit-on, comme l'a fait *Leclerc*, le ſquelette humain, qu'il préſenta au temple de Delphes. Le paſſage de Pauſanias, rapporté ci-devant tout entier, n'eſt guère propre à établir ce fait. Ainſi, ſans vouloir prévenir le Lecteur ſur l'expoſé que nous allons faire des connoiſſances anatomiques d'Hippocrate, on verra juſqu'où elles s'étendoient.

L'oſtéologie d'Hippocrate, qui n'eſt pas plus riche que les autres parties de l'Anatomie, a ſur elles le mérite d'offrir plus d'exactitude; auſſi étoit-ce en général la moins ſuſceptible de mépriſe, & la plus facile à débrouiller. Ce n'eſt, à la vérité, qu'une ſimple nomenclature des os principaux qui compoſent le corps humain. Il en compte vingt-ſept aux extrémités ſupérieures *(b)*, vingt-quatre aux extrémités inférieures, ſept au cou juſqu'à la grande vertèbre, cinq aux lombes, vingt à l'épine, huit à la tête, y compris ceux des yeux; & en y ajoutant les ongles, qu'il mettoit au rang des os, le total eſt de cent onze. L'os du front, les deux pariétaux, les deux temporaux & l'occiput *(c)*, compoſent l'énumération qu'il fait des os de la tête. Il dit que toutes les têtes ont des ſutures,

Oſtéologie d'Hippocrate.

(b) De *oſſium naturâ*. | *(c)* De *vulnerib. capit.*

les unes trois, & d'autres quatre *(d)*. Les premières en ont une qui se termine à chaque oreille, & une par-devant, les autres en ont encore une par-derrière, qui est la quatrième. Hippocrate croyoit la mâchoire inférieure, composée de deux os *(e)*. Riolan a cru trouver dans le passage que nous rapportons en note *(f)*, la description du vomer ; mais on n'y voit rien qui puisse raisonnablement l'indiquer.

Hippocrate décrit les différentes courbures de l'épine *(g)*, mais telles qu'elles se présentent au coup d'œil le plus superficiel ; il observe seulement que les apophyses ou éminences latérales ont moins de saillie que celles qui s'élèvent sur le corps même de la vertèbre. Dans le Livre des *lieux dans l'homme*, il compose l'épine de vingt-quatre, ou pour le moins de vingt-deux vertèbres ; il en distingue quelques-unes par l'épithète de *grandes*. En lisant avec attention le commencement du Livre de la *nature des os*, on voit qu'il entend par la grande vertèbre de la partie inférieure de l'épine, la dernière vertèbre des lombes, qu'il ne confond pas avec l'*os sacrum*, & que par la grande vertèbre du cou, il en désigne la dernière. Comme la cinquième vertèbre des lombes est la plus grande de toutes, la septième vertèbre du cou est aussi plus grande que les autres. Après tout, il faut considérer ici qu'Hippocrate avoit moins d'égard à leur forme qu'à leur usage.

Il compte douze côtes de chaque côté, sept vraies & cinq fausses *(h)*. Les premières sont articulées postérieurement avec les vertèbres, & antérieurement avec la poitrine ; il remarque qu'elles sont dans l'homme d'une texture plus lâche *(i)*, moins serrée par l'extrémité qui aboutit à la poitrine, & même encore plus recourbées, que dans les autres animaux. Il désigne, par leurs noms, les grands os des extrémités ; mais il n'en

---

(d) De loc. in homin. & vulnerib. capit.
(e) De articul.
(f) Quibus os à palato decidit, his medius nasus subsidet ; quibus autem id unde dentes enascuntur, extremus nasus. Epidem. lib. *VI*, & Mochlicon.
(g) De articul.
(h) Idem, ibid.
(i) De off. natur. = De arte.

donne point de particuliers à ceux de la main, non plus qu'à ceux du pied. Il se contente de dire qu'ils sont petits & en grand nombre *(k)*. Enfin il n'a pas ignoré l'existence d'une matière muqueuse dans les articulations *(l)*.

Il n'y a point de parties dans l'Anatomie où la stérilité d'Hippocrate soit plus sensible que dans sa myologie. Le seul muscle qu'il ait indiqué avec quelqu'exactitude *(m)*, & dont le nom ait été conservé, est celui qu'il appelle *psoas* ; mais la description la plus exacte qu'il donne du muscle, se trouve dans le Livre intitulé *de l'Art*, où on lit: « Toutes les parties, qu'on nomme *muscles,* & qui ont la chair tournée en rond, ont une cavité; car tout ce qui n'est pas composé de différentes parties, qu'il soit couvert d'une pellicule ou de chair, est creux. Tant que l'organisation en est saine, il est plein d'esprit; dès qu'il est malade, il se remplit de sang corrompu. Les bras, les cuisses, les jambes ont de cette espèce de chair, ainsi que les parties les plus maigres & les plus décharnées. » Hippocrate parle encore ailleurs des muscles qui servent à relever ou à resserrer l'*anus*, mais d'une manière très-enveloppée. Tel est à peu-près le résultat de ses connoissances dans cette partie anatomique, qui est d'une si grande considération dans le traitement des maladies chirurgicales.

Myologie.

Cette ébauche de sa myologie ne promet pas de grandes lumières sur l'angeïologie. C'est cependant des vaisseaux qu'il a le plus parlé. Tantôt il les fait partir du foie & de la rate *(n)*, tantôt il rapporte l'origine des veines au foie, & celle des artères au cœur *(o)*. Ailleurs il dit que les unes & les autres émanent du cœur. Ces variations ne semblent être au premier aspect que de véritables inconséquences; mais elles ne sont qu'apparentes, en ce qu'il n'admettoit point de commencement dans le corps humain, toutes les parties

Angeïologie.

(k) De fract.
(l) De loc. in homin.
(m) De articul.

(n) De morb. lib. I, sub fin. =
De morb. epid. lib. II.

(o) De alimento.

qui le composent, étant également, selon lui, le principe & la fin, par la même raison qu'on ne trouve point de commencement dans un cercle *(p)*.

Voici sur ce sujet un passage qui offre plus de précision & de netteté. « Il y a, dit-il *(q)*, deux veines qui partent
» du cœur. L'une a le nom d'*artère*, & l'autre celui de *veine-*
» *cave*. L'artère, qui renferme plus de chaleur que la veine-
» cave, est destinée à conserver & à entretenir l'esprit. La
» veine-cave, qui part du cœur, traverse le diaphragme & tout
» le ventre, se distribue aux reins & aux lombes, & se partage
» pour aller aux cuisses. Au-dessus du cœur, elle s'élève vers
» le cou à droite & à gauche. On pourroit, ajoute-t-il, compter
» un plus grand nombre de veines ; mais, pour trancher en un
» mot, toutes les veines qui sont dans le corps humain, partent
» de la veine-cave & de l'artère. Les plus grosses supérieurement
» sont celles qui montent au cou & à la tête, & inférieurement
celles qui vont aux hanches ».

Si l'on pouvoit être assuré que ceci fût d'Hippocrate, on y trouveroit quelque chose d'assez satisfaisant sur la naissance & la distribution des principaux troncs des vaisseaux du corps humain ; mais le Livre de la *nature des os*, & celui des *lieux dans l'homme*, qui sont plus authentiques que le Traité des chairs, dont nous avons extrait ce morceau, disent toute autre chose : on y lit que les veines partent de la tête, & vont de-là se distribuer par tout le corps.

Enfin Hippocrate, ou plutôt les ouvrages que nous avons sous son nom, offrent tant de variations sur tous ces points, que ceux qui s'attachent à dépouiller les modernes pour tout donner aux anciens, y découvriront avec un peu d'effort le germe de toutes les découvertes faites ou à faire ; car que ne voit pas la prévention ! Aussi a-t-on trouvé ou cru trouver dans plusieurs endroits de notre Auteur *(r)*, la circulation

---

(p) De loc. in homin. initio.
(q) De carnib. seu princip.

(r) De loc. in hom. = *De victûs ration.* = *De natur. human.*

du sang, dont il ne s'est jamais douté dans le sens qu'on a voulu lui prêter. Le mouvement du sang qu'il a reconnu, n'est point, comme l'a très-bien observé *Pitcarn*, une circulation, mais un flux & un reflux qui se faisoit dans les mêmes vaisseaux. C'est ce dont il est aisé de se convaincre en lisant le commencement du quatrième Livre *des maladies*. Nous ne nous appesantirons point sur ce sujet, que *Leclerc* a discuté de manière à ne laisser aucune ressource à ceux qui soutiendroient encore de pareilles chimères. Nous dirons seulement qu'Hippocrate a cru que le sang étoit déterminé vers tel ou tel autre endroit par la nécessité ou l'attraction *(f)*, & l'on peut inférer la même doctrine, de la nutrition du fœtus, de ses principes sur la saignée, de l'application des ventouses, &c.

Hippocrate n'a point ignoré l'existence de la transpiration insensible *(t)*. Ce qu'il dit des glandes est assez bien vu. Il les définit des globules spongieux *(u)*, rares & gras, d'une chair différente de toutes les autres parties, enfin friables & fort garnis de vaisseaux. Elles se trouvent dans les cavités & dans les endroits humides. L'attraction des humidités est la fonction qu'il leur assigne. Il considère le cerveau même comme une espèce de glande, en ce qu'il est blanc & friable, & qu'il s'imbibe, comme les glandes, des humidités superflues. Ses voies de décharge naturelles sont les oreilles, les yeux, les narines : il y ajoute encore le palais, la gorge, la bouche & les veines qui tendent vers la moëlle épinière. Il reconnoît que le cerveau est revêtu de deux membranes *(x)*, l'une épaisse & l'autre plus mince. Il parle aussi des glandes des articles ; mais il paroît qu'il n'entendoit par-là que les glandes axillaires & les inguinales.

Adenologie.

Quant aux idées qu'il avoit sur les nerfs, elles sont fort

Nevrologie.

―――――――

(f) De natur. pueri & paſſimin operib.

(t) De morb. lib. IV. = *De alimento.* = *De morb. Epidem.* lib. VI, *initio.*

(u) De glandul.

(x) De loc. in homin.

obscures : il les confond presque toujours avec les tendons (y), les ligamens, & même avec les veines, dont il leur donne quelquefois le nom. C'est dans ce sens qu'il désigne les nerfs optiques (z). Il donne une histoire assez exacte de la paire vague & du nerf intercostal, à quelques nuages près qu'il répand sur la vérité (a). Dans le Livre de la *nature des os*, il observe qu'il descend le long du coude un nerf, dont le froissement produit une sorte de stupeur dans la partie. Mais nulle part ailleurs il n'attribue aux nerfs la fonction qui leur est essentiellement propre, celle de sentir ; ainsi on ne hasarde rien à dire qu'il l'a tout-à-fait méconnue.

Splanchnologie. Hippocrate entend par l'œsophage (b), ce canal qui s'étend depuis la racine de la langue jusqu'au ventre. Les Grecs l'appellent ϛομαχος, *estomac*, où les viandes se cuisent ou se pourrissent ; car l'une & l'autre expression est indistinctement employée par notre Auteur, quoique la première le soit plus fréquemment. Il prétend que l'estomac est tout-à-fait nerveux du côté où il touche le foie.

La trachée artère, qu'il nomme l'*artère (c)*, commence des deux côtés du gosier, & se termine à la partie supérieure du poumon. Il dit qu'elle est composée d'anneaux ronds, ressemblans entre eux, & qui se touchent par leur superficie. Le poumon, tourné vers le côté gauche, remplit toute la capacité de la poitrine. Il a cinq éminences, qu'il appelle *lobes (d)*, & sa couleur est cendrée ; il est percé naturellement d'une infinité de petits trous qui forment des cellules à peu près semblables à celles des mouches à miel.

On rencontre quelques vérités dans la description des viscères, que nous venons de donner d'après Hippocrate ; mais il n'a rien décrit avec autant d'exactitude que le cœur, si le

---

(y) *De loc. in homin.* = *De ossium naturâ.*
(z) *De carnib.*
(a) *De morb. Epidem. lib. IV.* = *De oss. natur.*

(b) *De Anatom.*
(c) *Loc. citat.*
(d) *Loc. citat.* = *De oss. naturâ.*

Traité, qui porte ce nom, eſt réellement de lui *(e)*, comme il eſt plus vraiſemblablement d'Éraſiſtrate ou d'Hérophile. Cependant, ſans nous arrêter aux conjectures, nous tiendrons la poſſeſſion pour un titre, & nous le laiſſerons à Hippocrate. Il avance que le cœur de l'homme occupe le milieu du poumon *(f)*, & qu'il eſt d'une forme plus ronde que celui de tous les autres animaux. « Ce viſcère *(g)*, qu'il regardoit comme l'origine des veines, eſt, dit-il *(h)*, d'une figure pyramidale, & d'un rouge foncé. Il eſt renfermé dans une « tunique liſſe, qui contient, en petite quantité, une liqueur « ſemblable à l'urine, de manière que le cœur eſt comme « dans une veſſie. Il n'y a de cette liqueur qu'autant qu'il en « faut pour le lubrefier, & empêcher qu'il ne s'échauffe trop. « Elle eſt diſtillée par le cœur qui abſorbe une partie du liquide « que reçoit le poumon, lorſqu'on boit; car alors la plus grande « partie de la boiſſon tombe dans le ventre par le tuyau de « l'œſophage qui, comme un entonnoir, reçoit ce qu'on avale « de liquide ou de ſolide. Cependant le pharynx laiſſe paſſer « une portion du liquide par la fente de l'épiglotte qui, ſervant « de couvercle au pharynx, empêche que la plus grande quantité « n'enfile ce conduit. C'eſt ce qui ſe démontre, lorſqu'on « donne à boire une liqueur rouge ou bleue à quelqu'animal « que ce ſoit, mais principalement au porc: qu'on lui coupe « la gorge pendant qu'il boit, on la trouvera teinte de la même « couleur. Il réſulte de cette expérience, qui, à la vérité, « exige beaucoup d'adreſſe, qu'une partie de la boiſſon entre « dans l'apre-artère. Mais, dira-t-on, pourquoi l'eau, qui y « entre avec précipitation, produit-elle un érétiſme qui provoque « la toux? c'eſt qu'elle s'oppoſe à la ſortie de l'air qui revient « du poumon, au lieu que ce qui pénètre par la fente, ſe « gliſſe le long des parois qu'il humecte. Le cœur tire cette « humidité avec l'air qui, après s'être rendu à ſa deſtination, « reſſort par où il eſt entré, de ſorte qu'une petite portion «

(e) De corde.
(f) De Anatom.
(g) De oſſ. naturâ.
(h) De corde.

» de cette humidité s'amasse dans la gaine, & l'autre s'échappe
» avec l'air; l'un & l'autre, de retour au palais, se dissipent
» par deux routes différentes. Il est naturel que la chose soit
» ainsi, puisqu'ils ne peuvent servir d'aliment au corps; &
» comment de l'eau & de l'air pourroient-ils avoir cet usage?
» Ils en ont pourtant un autre qui consiste à tempérer la
» chaleur du cœur.

» Pour revenir à notre sujet, le cœur est un muscle très-
» fort, non par ses nerfs, mais par la texture ferme & serrée
» de sa chair. Il a dans la même enceinte deux ventricules
» séparés, un de chaque côté, qui n'ont rien de semblable
» entre eux: l'un est à droite à l'embouchure de la grande
» veine, & l'autre à gauche; ils occupent presque tout le cœur.
» Le ventricule droit, plus lâche & plus ample, ne s'étend pas
» jusqu'à la pointe de ce viscère, auquel on diroit qu'il est
» adapté & comme adhérent. Le gauche, situé directement
» sous la mamelle, du même côté où il fait sentir ses pulsations,
» a des parois plus épaisses, & une cavité ressemblante à celle
» d'un mortier. Elle avoisine le poumon, qui modère l'effet
» de sa chaleur. Le poumon, naturellement froid, est encore
» rafraîchi par l'abord de l'air dans l'inspiration. La surface
» interne des deux ventricules, mais sur-tout celle du gauche
» est inégale & comme morcelée. Le feu naturel n'a pas son siége
» dans le ventricule droit, & il est surprenant que le gauche, qui
» reçoit du poumon un air nullement tempéré, soit celui dont
» les aspérités sont les plus marquées. Aussi son épaisseur
» a-t-elle pour objet de conserver ce feu, cette chaleur dont
» on a parlé. On ne découvre pas les orifices de ces ventricules,
» qu'on ne coupe les oreillettes & la base du cœur. Après
» cette section, on aperçoit deux orifices dans chaque ven-
» tricule. La veine-cave, qui sort du ventricule droit, étant
» coupée, en impose à la vue. Voilà les sources de la Nature,
» d'où coulent les fleuves qui arrosent le corps humain, &
» portent la vie dans tous ses membres; s'ils se tarissent,
» il meurt.

A la naissance des veines, & autour de l'entrée des
ventricules,

ventricules, s'élèvent certains corps creux & flasques, qu'on «
nomme les *oreilles du cœur*. Ils ne sont pourtant pas percés «
comme les oreilles ni destinés à être frappés des sons, mais «
seulement à attirer l'air. C'est, sans contredit, l'ouvrage d'un «
Auteur supérieurement ingénieux, qui, considérant que le «
cœur prendroit beaucoup de consistance par l'amas & la con- «
crétion du sang qui sort des veines & qu'il devoit attirer, «
y a attaché, pour aspirer l'air, des soufflets semblables à «
ceux des forges. La preuve, c'est qu'on voit le cœur s'agiter «
sans cesse, & les oreilles s'enfler & s'affaisser successivement. «
C'est encore ce qui me fait dire que les petites veines opèrent «
la respiration dans le ventricule gauche, & l'artère dans le «
ventricule droit, d'autant mieux, que ce qui est flasque, est «
plus susceptible d'attraction & de gonflement, & qu'il étoit «
nécessaire que le ventricule droit du cœur fût rafraîchi, puis- «
qu'il partage sa chaleur ; mais l'instrument, destiné à cet «
usage, devoit avoir moins de capacité, pour ne point éteindre «
cette chaleur. «

Il nous reste à parler des membranes cachées du cœur. «
La texture en est admirable. Les unes sont étendues dans «
les ventricules comme des toiles d'araignée, & après avoir «
embrassé de tous côtés les orifices, il s'en détache des filets, «
qui vont s'implanter dans la substance du cœur. Ce sont-là, «
ce me semble, les nerfs de ce viscère, & l'origine des aortes. «
Ces membranes sont disposées par paires. Chaque orifice en «
a trois, qui sont rondes par-dessus, en forme de demi-cercles. «
Ceux qui connoissent ces membranes, admirent la manière «
dont elles ferment l'extrémité des aortes. Si quelqu'un, instruit «
de ce qui s'observoit jadis dans les sacrifices *(i)*, en distend «
une du cœur d'un animal mort & baisse l'autre, on ne pourra «

(i) Nous avons préféré cette leçon comme plus simple, plus littérale, & peut-être plus sûre que celle proposée par *Leclerc*, qui change sans nécessité plusieurs mots dans le texte. Nous nous appuyons d'ailleurs de l'autorité de Foësius (*annotat. in hunc loc.* n.° 32) : & Hartman (*Origines anatomicæ*, *cap. II*, *pag. 7 & 8*), soutient cette version par une foule de preuves, qui nous ont paru décisives.

» faire entrer ni eau ni vent dans ce viscère. Elles s'adaptent
» encore avec plus de justesse à l'orifice du ventricule gauche;
» & ce n'est pas sans raison, puisqu'il est le siége de l'ame,
» qui de-là préside à tout le reste. L'ame ne se nourrit pas
» des alimens ni des boissons qui viennent du ventre inférieur,
» mais d'une substance pure & précieuse, émanée du sang.
» Elle répand de tous côtés ses rayons, de la même manière
» que la nourriture passe du ventricule & des intestins, dans
» toutes les parties. Par cette disposition, ce qui est contenu
» dans l'artère ne peut suspendre le cours de la nourriture
» envoyée par l'ame, ni la retenir lorsqu'elle est en mou-
» vement; car la grande artère se nourrit de ce qui est dans
» le ventre & les intestins, & non de cette substance parti-
» culière. Que la grande artère ne tire pas sa nourriture du
» sang que nous voyons, c'est ce qui se démontre par l'ouver-
» ture du ventricule gauche d'un animal qu'on a égorgé: on
» le trouve alors absolument vide, à quelque peu de bile &
» de sérosité près, outre les membranes dont nous avons parlé.
» Quant à l'autre artère, elle n'est jamais destituée de sang,
» non plus que le ventricule droit. C'est donc, à mon sens,
» à cause de ce vaisseau que les membranes ont été formées;
» car l'orifice du ventricule droit est de même fermé de mem-
» branes, mais plus foibles, parce que le sang n'y afflue pas
» avec autant d'impétuosité. Ce chemin, ouvert du côté du
» poumon, qui reçoit par-là sa nourriture, est clos du côté du
» cœur, mais non pas au point d'empêcher l'air d'y entrer
» en petite quantité: sans quoi la chaleur qui est foible, seroit
» bientôt éteinte. Car le sang n'est pas chaud de sa nature non
» plus que l'eau; sa chaleur est empruntée, quoique bien des
gens la croient naturelle. »

La cloison, qui sépare la poitrine d'avec le bas-ventre,
est appelée φρένες, nom par lequel les Grecs désignoient
l'esprit & l'entendement, parce que les anciens Médecins la
croyoient le siége de l'intelligence ou du moins lui faisoient
partager cet honneur avec le cœur. C'étoit même déjà une
opinion surannée du temps d'Hippocrate, puisqu'il la combat

dans le Livre de la *maladie facrée*, où il dit que cette partie n'étant pas plus le fiége de la fageffe que le cœur, ce nom ne lui convient pas mieux que celui d'oreilles, donné à certaines parties du cœur, qui n'ont pas pour cela la faculté d'entendre les fons.

Il prétend que cette cloifon eft attachée derrière le foie *(k)*, à la vertèbre qui eft au-deffous des côtes, à l'endroit où les reins s'élèvent de chaque côté de l'artère *(l)*.

Hippocrate ne connoiffoit que deux efpèces d'inteftins. Le premier *(m)*, qui part de l'eftomac, eft le plus étroit : il a une infinité de replis, & fa longueur eft de douze coudées ; quelques-uns l'appellent *colon*. Ce boyau, finon qu'il eft plus gros dans l'homme, eft à d'autres égards femblable à celui du chien *(n)*. C'eft le conduit des alimens. Il eft fixé à une partie qu'il appelle *mefocolon*, c'eft-à-dire, milieu du colon, & attaché lui-même aux nerfs qui, venant de l'épine, paffent fous le ventre. Au colon, fuccède le fecond inteftin. Il eft poreux, très-garni de chair, & vient fe terminer à l'anus. Il a été nommé *archos* d'ἀρχή, principe ou commencement, parce qu'il eft le premier ou l'origine des autres, à commencer par le bas. Ces inteftins ont des glandes qui font moins groffes que celles du méfentère *(o)*. Ces glandes, au moyen des veines de communication, peuvent recevoir ou renvoyer l'humidité qui les furcharge.

Il eftime que le foie eft, de tous les vifcères, celui qui contient le plus de fang. Il y compte cinq lobes, & la véficule du fiel eft *(p)*, felon lui, attachée au quatrième. A la droite, font deux éminences qu'il nomme *portes*. Il part du cœur, pour fe rendre au foie, non pas, comme l'a dit *Leclerc*, deux bronches, mais une artère cartilagineufe affez ample,

---

(k) De Anatom.

(l) De offium naturâ.

(m) De Anatom.

(n) De off. natur. init. = De morb. epid. lib. *II*.

(o) De glandul.

(p) De off. naturâ.

A a ij

accompagnée d'une autre nommée la *grande-veine* ; c'est par elle que tout le corps est nourri. Par ces deux vaisseaux, il paroît avoir entendu la veine-cave & la veine-porte *(q)*. Hippocrate assigne au foie sa véritable fonction, celle de séparer la bile *par les veines qui pompent ce qu'il y a de bilieux dans les alimens*. On lit dans le livre de l'*Art*, que ce viscère est situé dans le thorax ; mais c'est une absurdité si palpable, qu'on ne sauroit raisonnablement l'imputer qu'à quelque corruption du texte.

Pour la rate, il la place du côté gauche, vers la dernière fausse-côte. Il donne à ce viscère, la ressemblance d'un pied humain dans un état d'extension *(r)*. A sa base & dans sa partie la plus épaisse *(s)*, s'insère une veine qui se distribue en une infinité d'autres petites. Elles sont fibreuses, disposées en manière de toile d'araignée, & servent d'enveloppe à ce viscère. La rate étant spongieuse, molle & fibreuse *(t)*, il en conclut qu'elle absorbe du ventricule qu'elle avoisine, une partie de l'humide provenant de la boisson, tandis qu'une autre partie est attirée par la vessie.

Il falloit qu'Hippocrate n'eût point vu les reins, pour dire qu'ils ont la même figure & les mêmes cavités que le cœur *(u)*. Dans le Livre de l'*Anatomie*, on lit que les deux reins ne diffèrent point entr'eux, & qu'ils ont la forme d'une pomme : à moins que, selon la remarque de Th. Bartholin *(x)*, l'Auteur n'ait voulu désigner par le mot μήλοισιν, la ressemblance des reins avec ceux des animaux. Hippocrate met les reins au rang des glandes *(y)*. Comme elles sont plus grosses que les autres, elles se chargent de plus d'humidité, qu'elles transmettent à la vessie par deux canaux obliques (sans doute les uretères), qui aboutissent à la partie supérieure de ce viscère. La vessie est d'une texture nerveuse, &

(q) Dan. Wilhelmus Triller. comm. in libel. de Anatom. §. IV. n.° 13.

(r) De Anatom.

(s) De off. natur.

(t) Loc. citat. de carnib.

(u) De off. natur.

(x) Anatom. Reformat. lib. I, cap. XVII.

(y) De glandul.

d'une capacité assez ample pour servir de réservoir au fluide qui y aborde. Ailleurs il dit que les reins attirent des grandes veines voisines *(z)*, une partie du liquide de la boisson, & que ce liquide, en se filtrant comme l'eau dans leur substance, descend dans la vessie par les veines qui s'y portent. Jusqu'ici les usages des reins & des uretères paroissent assez bien détaillés ; mais bientôt après l'erreur vient répandre des nuages sur ces vérités. « L'autre partie de la boisson, dit-il, passe immédiatement par les intestins. L'intestin étant spongieux « à l'endroit où il touche la vessie, c'est par-là que l'urine « s'échappe & se sépare du sang; c'est aussi pour cela qu'elle est « rouge. Comme il n'y a, continue-t-il, aucune veine qui se « porte dans les reins, que celle dont nous avons parlé, il « n'y a non plus aucun autre endroit par où la boisson « puisse s'écouler. »

Quant aux parties naturelles qui distinguent les deux sexes, Hippocrate ne nous en a presque laissé que les noms. Nous ne chercherons donc point à ramasser ce qu'il y a d'épars dans ses ouvrages sur cette matière. Cependant il paroît avoir assez bien observé, *qu'il y a de chaque côté de la vessie de petites cellules en forme de rayons de miel (a), qui contiennent la matière séminale, d'où partent des veines qui vont aux parties de la génération.* On ne peut guère ici méconnoître les vésicules séminales, inconnues tant de siècles après lui. Il seroit même naturel de supposer, d'après cela, qu'Hippocrate a disséqué des cadavres humains, si les Critiques n'avoient noté de supposition cet endroit. Mais la supposition fût-elle manifeste, elle est au moins très-ancienne & bien antérieure à l'époque qu'on fixe communément à cette découverte. Hippocrate n'a pas aussi bien réussi dans la description qu'il nous a donnée de la matrice. Dans toute son Anatomie, il n'a laissé d'aucun viscère une idée aussi fausse *(b)*.

(z) De off. natur.
(a) De off. natur. initio.
(b) Uteri sinus frequentes & curvos habent, alios remotiores, alios propinquiores pudendo. De naturâ pueri.

Examinons s'il a mieux décrit les organes des sens. « Il y
» a, dit-il, à chaque oreille un trou servant d'embouchure à
» un canal oblique & étroit, qui aboutit à un os dur & sec
» comme une pierre. Dans ce canal, & près de cet os, est
» une pellicule mince comme une toile d'araignée & très-sèche ;
» car plus un corps est sec, & plus il retentit. Par les vides qui
» sont autour des oreilles *(c)* dit-il ailleurs *(d)*, on entend
» les cris & le bruit ; mais le moindre son qui parvient jusqu'à
» la membrane qui enveloppe le cerveau, est parfaitement
» entendu : c'est pourquoi il n'y a qu'un trou qui se propage
» jusqu'à elle. » Il ne dit pas un mot des nerfs qui sont les
agens de tous les sens, & il n'en est pas plus question dans
son système sur l'odorat. Il croit que le cerveau, par son
humidité, a la faculté d'attirer avec l'air, l'odeur des choses
sèches, à travers des corps cartilagineux, qui doivent avoir
aussi de la sécheresse *(e)*. Selon lui, le cerveau s'étend jusqu'à
la cavité du nez, où il n'est borné par aucun os, mais par
un cartilage, dont la substance n'est ni osseuse ni charnue.
Le trajet des narines au cerveau étant plus court que celui
des oreilles, il en infère que la perception des odeurs
doit être plus prompte & plus rapide que celle des sons *(f)*.
Lorsque la cavité des narines est sèche, l'odeur des choses
sèches y porte une sensation plus exquise. *L'eau*, continue-t-il,
*à moins qu'elle ne se puréfie, ne donne aucune odeur, parce qu'elle
est plus humide que le cerveau ; lorsqu'elle est en putréfaction, elle
devient plus épaisse, & si les narines humides ne sont point
frappées par les odeurs, c'est qu'alors le cerveau n'attire plus
d'air (g)*.

Hippocrate n'explique point la vision d'une manière plus
satisfaisante que les autres sens, mais on y rencontre sur l'œil,
sur ses tuniques, sur le cristallin & sur les nerfs optiques, des

---

(c) C'est ce qu'il tâche d'appuyer par beaucoup d'exemples très-prolixes. *De carnib. seu princip.*

(d) *De loc. in homin.*

(e) *De carnib.*
(f) *De loc. in homin.*
(g) *De carnib.*

détails anatomiques qui ne font point à méprifer. « De
petites veines, dit-il, partent du cerveau, & vont, par la «
membrane qui l'entoure *(h)*, fe rendre aux yeux pour opérer «
la vifion. Elle eft entretenue par l'humeur très-pure qu'elle «
charie. C'eft par cette humeur que les objets fe peignent «
dans l'œil. Ces veines fe defféchent-elles ? la vue s'éteint. . . . «
L'œil eft compofé de trois membranes; l'externe eft la plus «
épaiffe, celle d'après l'eft moins, & la dernière, qui eft «
très-fine, contient la liqueur de cet organe. La première «
membrane bleffée, l'œil eft malade; la feconde étant rompue, «
avance au-dehors comme une veffie, & le danger eft grand; «
mais il l'eft encore plus, fi c'eft la troifième *(i)*. De la «
membrane du cerveau, dit-il encore, defcend une veine qui «
traverfant l'os, entre dans chaque œil. Par ces deux veines, «
le plus fubtil de l'humeur gluante s'écoule du cerveau, & «
forme autour de chaque veine, de la même manière que «
nous le dirons en parlant du fœtus, une membrane fem- «
blable au tranfparent de l'œil ; ce tranfparent eft revêtu de «
plufieurs tuniques qui lui reffemblent. Or c'eft fur lui que fe «
réfléchit la lumière en tout ce qui a de l'éclat, & de cette «
réflexion réfulte la vifion. Elle ne peut fe faire par ce qui «
n'eft ni brillant ni diaphane. Ce qu'il y a de blanc autour de «
l'œil, eft de la chair, & la pupille ne paroît noire, que «
parce qu'elle eft profonde; c'eft auffi pour cette raifon que «
les tuniques, qui l'entourent, paroiffent noires. Nous appelons «
tunique, ajoute-t-il, ce qui eft comme une pellicule. De fa «
nature la tunique n'eft pas noire, mais blanche & tranf- «
parente. L'humeur de l'œil eft gluante, comme je l'ai fouvent «
vu, après la rupture de fes membranes, d'où fortoit une humeur «
vifqueufe qui reftoit liquide, tant qu'elle étoit chaude, & «
prenoit la confiftance de l'encens en fe refroidiffant. »

Le goût *(k)*, dans le fyftème de notre Auteur, devient
l'arbitre fuprême des chofes utiles ou nuifibles à la fanté:

(h) Loc. citat.
(i) De loc. in homin.

(k) De morb. lib. IV.

cependant il n'y fait entrer pour rien les nerfs. Ce sont de petites veines destinées à porter aux différentes parties du corps, la nourriture convenable, qui avertissent de la saveur agréable ou désagréable des alimens & de la boisson, & ce qu'ils ont d'analogue ou d'étranger à nos humeurs, en produit en nous l'appétence ou le dégoût. C'est, selon les mêmes principes qu'il explique les sécrétions. Les alimens, une fois parvenus dans le ventricule, chaque humeur attire la portion alimentaire qui a quelque analogie avec elle, comme on voit la rose ou toute autre plante extraire de la terre le suc qui lui est propre. *Si cela n'étoit pas ainsi*, dit-il, *les plantes naîtroient-elles semblables à leurs semences (1)*!

Système d'Hippocrate sur la génération.

Nous venons de considérer, avec Hippocrate, toute la structure de l'homme, les parties qui le composent, & leur destination naturelle : examinons encore, avec lui, le mécanisme de sa reproduction. Ce grand Médecin prétendoit que le fœtus étoit formé du mélange des semences de l'homme & de la femme *(m)*; que dans l'un & dans l'autre la semence venoit de toutes les parties, mais sur-tout de la tête, d'où elle passoit par les veines qui sont auprès des oreilles, dans la moelle épinière, dans les reins, & de-là par des conduits aux parties génitales. On voit par-là pourquoi Hippocrate croyoit inhabiles à la génération, ceux auxquels on avoit coupé les veines qui sont derrière les oreilles. Comme toutes les connoissances se tiennent, une erreur en enfante toujours plusieurs autres. Il recommandoit au mari *(n)*, qui desiroit avoir un garçon, de se lier le testicule gauche aussi serré qu'il pouvoit le supporter; &, s'il vouloit avoir une fille, de se lier le droit. L'observation l'avoit conduit à regarder les plaisirs de l'amour comme un moyen propre à faciliter le retour de l'évacuation périodique chez les femmes ; cette vérité, que l'expérience avoue, est confirmée par la saine Physique. Ce qui est moins important,

---

(1) *Loc. citat.*
(m) *De naturâ pueri.*

(n) *De superfœtatione.*

& peut-être

& peut-être aussi vrai, c'est que dans l'acte vénérien, la femme éprouve des sensations plus longues, mais moins vives que l'homme *(o)*.

Chaque sexe ayant la semence qui lui est propre, si celle de l'homme dominoit, il devoit naître un garçon ; si c'étoit celle de la femme, il naissoit une fille *(p)*. On sent, dans ce système, que si l'une des deux semences sortoit de la matrice après la copulation, la conception n'avoit pas lieu ; mais les semences, une fois retenues, il dit qu'elles se mêlent, & se condensent par la chaleur. L'esprit qu'elles contiennent, en se développant, attire une partie de l'air que la mère respire : ainsi se nourrit cet amas de semences, jusqu'à ce qu'il se forme par-dessus une autre petite pellicule, sous laquelle s'en forment successivement d'autres qui, partant de l'ombilic, ont toutes des adhérences entre elles *(q)*.

Bientôt après le sang de la mère descendu & coagulé dans la matrice, se convertit en une masse charnue du centre de laquelle sort l'ombilic *(r)*. C'est par-là, suivant Hippocrate, que le fœtus respire ; qu'il reçoit sa nourriture & son accroissement. Ailleurs, il dit que le fœtus se nourrit par une espèce de succion. On ne seroit plus disposé à croire avec lui, que sans cela le fœtus ne pourroit *(s)*, en naissant, avoir des excrémens dans les intestins, ou qu'il ne pourroit d'abord sucer la mamelle, s'il n'avoit déjà fait quelque chose de semblable. On ne croiroit pas plus que la chair, une

---

(o) De geniturâ. = Mercurial, *variar. lection. lib. IV, cap. XVI.*

(p) De naturâ pueri.

(q) L'occasion qu'eut Hippocrate de s'instruire là-dessus, fut une Esclave musicienne, enceinte depuis six jours, à laquelle il proposa de faire plusieurs sauts. Au septième, la semence tomba avec bruit ; ce germe ressembloit à un œuf crud, dépouillé de sa coquille, dans lequel il y auroit une liqueur rouge & transparente. On voyoit sous la pellicule qui contenoit cette liqueur, des fibres blanches fort fines, mêlées d'une sanie rougeâtre & grossière, de sorte que la membrane elle-même paroissoit rouge. Au milieu, on remarquoit je ne sais quoi de délié, qu'il prit pour le nombril : c'étoit l'origine de la membrane.

(r) De Alimento. = *De naturâ pueri.*

(s) De carnib.

fois formée, attire en respirant une plus grande quantité de sang dans la matrice, que les membranes se dilatent, & forment des rides où le sang s'accumule, & produit ce qu'on nomme le *chorion*. On seroit plus disposé à penser avec lui, qu'à mesure que la chair prend de l'accroissement, & que l'esprit en développe les parties *(t)*, chacune d'elle s'approprie ce qui lui est analogue. L'humide s'adapte à l'humide, le dense à ce qui est dense, enfin chaque partie acquiert sa consistance naturelle. Les os, condensés par la chaleur, parviennent insensiblement au degré de dureté qui leur est propre. Par un développement, commun aux arbres, les extrémités du corps bourgeonnent, la tête s'élève entre les épaules, les parties internes & externes prennent une forme distincte, les bras s'éloignent des côtes, les cuisses se séparent, les nerfs se moulent aux articles, la bouche s'ouvre, le nez & les oreilles font saillie & se perforent, la cavité des yeux se remplit d'une liqueur pure, les viscères s'arrangent, les parties sexuelles sont caractérisées, de sorte que la conformation des filles est pour l'ordinaire parfaite en quarante-deux jours au plus, & celle des garçons en trente-deux. La raison qu'il apporte de cette différence, est que la semence qui forme les filles, est plus foible & plus humide que celle qui sert à la formation des garçons. Il confirme ce qu'il vient d'avancer, en disant qu'il a vu plusieurs femmes avorter, mais que jamais la conformation d'un enfant mâle n'étoit complète, quand l'avortement arrivoit un peu avant le trentième jour, & qu'elle l'étoit au contraire, si l'avortement survenoit un peu plus tard ou le jour même. Par la même raison, les membres d'une fille sont conformés, lorsque l'avortement se manifeste le quarante-deuxième jour. De la durée des purgations des femmes après l'accouchement, Hippocrate tire encore des inductions, dans l'examen desquelles nous ne le suivrons pas.

(t) Loco citato.

Le fœtus ainsi ébauché, les membres prennent leur forme, les os se durcissent, laissent une cavité, attirent des chairs ce qu'il y a de gras dans le sang, & le corps se divise enfin en rameaux, à la manière des arbres ; les doigts des mains & des pieds se séparent, les ongles naissent à leur extrémité, où viennent aussi se terminer toutes les veines du corps. Les plus grosses sont dans le corps & à la tête, puis aux cuisses & aux bras ; mais elles sont plus petites & plus multipliées aux pieds & aux mains. Les nerfs & les tendons y sont aussi plus déliés, plus denses, & en plus grand nombre.

Après avoir pénétré hardiment dans les plus profonds mystères de la génération, Hippocrate ne dédaigne pas de suivre la Nature jusque dans le développement des poils, qu'il croit plus fréquens où l'humeur est plus tempérée, & la cuticule plus rare. Quand celle du menton, du pubis a acquis cette qualité, le poil y survient, ce qui n'arrive qu'à la naissance de la matière séminale, temps où le calibre des petites veines est augmenté ; car auparavant il n'estime pas que la semence puisse les traverser. Le même phénomène se manifeste chez les filles avec l'évacuation périodique : alors les poils prennent la teinte de l'humeur, que la chair a attirée.

Si-tôt que le corps est pourvu de ses extrémités, que les poils & les ongles ont leurs racines, le fœtus commence à se mouvoir, & la turgescence des mamelles annonce l'existence du lait. Ce terme est ordinairement de trois mois pour les garçons, de quatre pour les filles, & quelquefois plus tôt. La posture de l'enfant dans la matrice, est d'avoir les mains appliquées aux joues, & la tête proche des pieds, de manière, ajoute Hippocrate, qu'en voyant l'enfant dans ce viscère, il n'est pas aisé de décider s'il a la tête en bas ou en haut. Vers le temps de l'accouchement, l'enfant par ses mouvemens & l'agitation de ses pieds & de ses mains, rompt la membrane interne. De sa rupture, suit l'affoiblissement des autres, qui se rompent successivement jusqu'à la dernière. Voilà le fœtus libre, dégagé de ses liens, la matrice ne peut plus le contenir, il se fait jour par la force, & se présente par la tête dans l'ordre naturel, parce que les parties supérieures, suspendues par l'ombilic, étant plus pesantes, sont emportées par leur propre poids. Le fœtus acquiert de jour en jour de l'accroissement & de la force jusqu'à la rupture des membranes. Le dixième mois est le terme de l'accouchement; mais si la mère a été vivement affectée, ou que l'enfant manque de nourriture, il rompt ses membranes, & sort plus tôt. « Si » quelques femmes, dit notre Auteur, ont cru porter au-delà » de dix mois, comme je l'ai souvent ouï dire, elles ont été » trompées par leurs règles. »

L'enfant, qui naît à sept mois, peut fournir la carrière ordinaire de la vie, tandis que celui qui naît à huit mois, meurt aussi-tôt ou peu après. La raison de cette différence est, selon lui, qu'au terme de sept mois *(u)*, l'enfant, qui est dans la matrice, parfaitement formé, & déjà fort, bien qu'il ait encore à croître, s'agite avec vigueur, distend & relâche les membranes qui l'entourent, de la même manière que les épis s'entr'ouvrent un peu avant la maturité du grain. Cette distension force quelquefois les membranes à se rompre, & l'accouchement s'ensuit. Comme il est prématuré, l'enfant ne survit guère, quoiqu'il puisse en réchapper quelques-uns, lorsqu'ils sont élevés avec soin. L'enfant, qui reste dans la matrice après ce terme, est languissant & malade pendant quarante jours, à cause des grands efforts qu'il a faits. Ceux qu'il est encore obligé de faire pour sa sortie, s'il vient à naître dans cet intervalle, le jettent dans l'épuisement, & lui donnent la mort. Plus il a anticipé sur les quarante jours, plus sa vie est assurée, parce qu'il a repris de la force & de la vigueur.

Depuis le moment de la conception jusqu'à celui de la naissance des enfans nés à terme, Hippocrate comptoit sept

---

(u) De septimestri & de octimestri partu.

quarantaines, ce qui, selon son calcul, alloit à neuf mois & dix jours. Si un enfant n'arrivoit pas à ce terme, il devoit au moins être dans la dernière quarantaine. De ce nombre, sont ceux qui naissent depuis le commencement du neuvième mois jusqu'à la fin. A l'égard des enfans qui viennent à sept mois, il croyoit qu'il suffisoit pour être viables, qu'ils fussent entrés dans le septième mois. Ceux qui naissoient au bout de quatre-vingt-deux jours, étoient censés venus à sept mois. L'idée que sept étoit un nombre par lequel tout se faisoit dans le corps humain, n'étoit pas de lui. Il l'avoit empruntée de Pythagore. Ce sentiment adopté & suivi par Hippocrate, a fait loi chez les Romains; mais, quoiqu'en dise *Leclerc*; ce n'est point là la matière d'un éloge. Un grand homme a le funeste privilége de faire canoniser ses erreurs. Malheur aux siècles où la raison demeure asservie au joug de l'autorité.

CHIRURGIE d'*Hippocrate*.

LA Chirurgie est de toutes les parties de la Médecine, celle qu'Hippocrate a le plus estimée, & en laquelle il montre le plus de confiance. *Ce qu'on ne guérit point par les médicamens*, dit-il dans un de ses aphorismes *(a)*, *le fer le guérit; ce que le fer ne guérit pas, cède à l'action du feu, ou le mal est incurable*. Au moyen de ce remède *héroïque*, dont il faisoit une application fréquente, & quelquefois abusive, il surmontoit des maladies qui déconcertent nos efforts, & se jouent de toutes nos ressources. Aussi a-t-il fait le plus grand usage de la Chirurgie dans les maladies internes, & sur-tout dans celles que l'on appelle *chroniques*. Il ne faut donc plus être surpris, si plusieurs de ses Traités sont consacrés à tracer les règles que le Médecin-opérateur doit suivre dans la pratique de l'Art. La célérité

(a) Aphorism. VI, sect. *VIII*.

& la lenteur font deux qualités qu'il exige de lui dans les opérations *(b)* : la célérité, lorfqu'il n'y a qu'une incifion à faire, parce qu'elle épargne des douleurs au malade, & la lenteur, parce qu'on étoit alors dans l'ufage de mettre quelques jours d'intervalle entre les incifions, lorfqu'il étoit néceffaire d'en faire plufieurs. Par cette humanité mal entendue, on croyoit ménager la fenfibilité du malade, & on ne faifoit que renouveler fes douleurs.

L'Auteur du même Livre, parlant des inftrumens, veut qu'ils foient propres à remplir l'objet auquel on les deftine, en ce qu'il eft honteux de ne point obtenir de la Chirurgie la fin qu'on fe propofe. Il veut auffi que chaque efpèce de bandage foit affortie à la partie & au mal pour lequel on l'emploie, & qu'on obferve de ne jamais placer le premier circulaire de la bande fur la plaie. Quant à la difpofition des lieux, à celle des lumières, au maintien de l'Opérateur, affis ou debout, à la forme & à l'effet des bandages, on trouvera dans les Traités intitulés, *des fonctions du Médecin*, & *du Médecin*, des préceptes eftimables & des détails fatisfaifans.

De l'inflammation.
Hippocrate reconnoît la chaleur, la douleur & la fièvre, pour les compagnes ordinaires de l'inflammation *(c)*. Du diagnoftic de la maladie, il déduit les moyens curatifs avec intelligence. Il emploie pour la combattre les émolliens, qu'il défigne fous le nom générique de *rafraîchiffans*, tels que les feuilles de poirée, d'ache, d'olivier, de ronces, de figuier, de grenadiers, de laitue fauvage, &c. Tous ces végétaux étoient employés en forme de cataplafmes, cuits ou fimplement broiés. Il obferve avec raifon, que les corps gras y font nuifibles *(d)*. Il juge mortelles les inflammations des oreilles & des environs *(e)*, le troifième jour de la maladie, fi on ne fe hâte d'y apporter remède. Le fien, dans ce cas, étoit le lait chaud *(f)*. Il eftime mortel l'éréfipèle qui rentre. Les

---

(b) De Medico.
(c) Aphorif. XLVII, fect. II. = *Coacæ prænot.*

(d) De affectionib.
(e) Epidem. lib. VI.
(f) Loc. citat. lib. II.

signes, qu'il donne de sa métastase *(g)*, sont la dissipation de la rougeur, une difficulté de respirer, un poids qui se fait sentir à la poitrine. En deux mots, il distingue les tumeurs, formées par le sang *(h)*, de celles qui le sont par la pituite; les premières causent de la douleur, les autres ne font éprouver qu'un sentiment de pesanteur. Dans l'angine, il ouvroit les veines du bras *(i)*, celles qui sont sous la langue & sous les mamelles. Si le danger de suffocation étoit imminent, il introduisoit dans la trachée artère, une canule, par laquelle le malade pût respirer *(k)*.

Dans la pleurésie, dans la péripneumonie, si la douleur s'étendoit vers les parties supérieures, comme vers la gorge, les mamelles ou l'épaule, il ouvroit la veine interne du bras & du côté où la douleur se faisoit sentir. Il propose de faire hardiment de grandes saignées, toujours relativement au tempérament, à l'âge du malade, aux circonstances dans lesquelles il se trouve, & à la couleur du sang; & si la douleur étoit aiguë, il vouloit qu'on tirât du sang jusqu'à la syncope *(l)*.

Sous la dénomination d'abcès ou d'apostème, il paroît comprendre toute collection purulente, mais sur-tout celles qui sont la suite d'une dépuration ou d'une crise. Il pose pour principe que tout remède qui échauffe, les conduit à maturité. Ce dont il s'occupe le plus *(m)*, c'est des abcès critiques qui surviennent aux articles, & particulièrement à la base de la mâchoire inférieure *(n)*. Il remarque très-bien qu'il faut prendre garde de rendre ces tumeurs plus concrètes, & faire en sorte d'en procurer la maturité uniforme dans tous les points. Il établit les signes, par lesquels on peut reconnoître qu'elles ont ces qualités : *car, si elles viennent, dit-il,*

Abcès.

(g) Aphorif. XXV, sect. VI. = De morb. lib. II. = Coacæ prænot. lib. I.
(h) De loc. in homin.
(i) De victûs rat. in acut.
(k) De morb. lib. III.

(l) De vict. rat. in acut.
(m) Aphorif. XXXI, XXXII, LXXIV, sect. IV.
(n) De epidem. lib. I. = De Medico.

à s'ouvrir dans un seul point, avant que le reste soit en suppuration, il en résulte des ulcères très-difficiles à guérir. Il expose les moyens qu'on peut employer dans cette vue. Ailleurs il décrit les progrès *(o)*, l'état & les suites de ces tumeurs. Il distingue avec sagacité les tumeurs critiques qui sont avantageuses *(p)*, de celles qui sont nuisibles, & celles qui le sont plus, de celles qui le sont moins.

« Les parotides, dit-il, sont des tumeurs dangereuses, qui
» se manifestent avec douleur près des oreilles *(q)*. Si elles
» se gangrènent un peu, c'est un mauvais présage. Quand elles
» terminent des maladies aiguës, si elles ne suppurent pas,
» elles sont mortelles. Lorsqu'elles suppurent, si le pus n'est
» pas blanc & sans odeur, elles sont encore mortelles, spécia-
» lement chez les femmes. » Quand ces tumeurs ne se déterminoient point à suppuration, il cautérisoit à la région de
la poitrine *(r)*.

Il décrit les abcès des gencives & leurs suites; mais ce n'est qu'une peinture touchante des malheurs de l'humanité, auquel il n'offre aucun remède *(s)*, non plus qu'aux écrouelles, qu'il met au rang des plus fâcheuses maladies du cou *(t)*. Il avertit cependant ailleurs que les abcès des gencives se terminent quelquefois par la chute d'une dent gâtée *(u)*.

Hippocrate montre plus d'habileté dans la cure de l'*hippoglosse (x)*, appelée plus communément *ranule* ou *grenouillette*. Il la définit une tumeur qui s'élève sous la langue avec tuméfaction & roideur de cet organe, au point de ne pouvoir aider à la déglutition de la salive. Il commençoit par appliquer sur la tumeur une éponge imbue de quelque liqueur émolliente & chaude; il prescrivoit pour gargarisme, une décoction de figues, qui remplissoit la même indication. Dès que le

---

(o) Coacæ prænotion.
(p) De morb. epidem. = Coacæ prænot.
(q) Coacæ prænot.
(r) De morb. epidem. lib. IV.

(s) Loc. citat. lib. IV & VI, = Coacæ prænot.
(t) De glandul.
(u) Coacæ prænot.
(x) De morb. = Loc. citat.

pus

pus étoit formé, il incifoit la tumeur, à moins qu'elle ne s'ouvrît d'elle-même, enfuite il y appliquoit le feu. C'étoit un excellent moyen pour détruire le kifte qui exifte dans ces fortes de tumeurs, & je doute que nous ayons enchéri fur fa pratique à cet égard.

Quant aux amigdales fuppurées, il les ouvroit avec l'inftrument tranchant; c'eft tout ce que nous en favons *(y)*.

« Comme les Médecins font quelquefois le mal qu'ils n'ont pas intention de faire, dit-il, il leur arrive auffi d'opérer le « bien qu'ils ne s'étoient pas propofé. Si, par exemple, « en donnant un vomitif pour évacuer la pituite, il y a vomique « au poumon & qu'elle crève, le malade rejette le pus par le « vomiffement, & guérit *(z)*. »

Dès le temps d'Hippocrate, on ne faifoit pas difficulté d'ouvrir la poitrine, dans l'empyème. Les fignes, qu'il donne de cette maladie, font une douleur de côté, accompagnée de fièvre violente & de toux, l'impoffibilité de refter couché fur le côté malade, la bouffiffure des yeux & des pieds *(a)*.

Empyème.

Quinze jours après que l'épanchement du pus étoit fait dans la poitrine, à ce qu'il eftimoit, il faifoit baigner le malade; enfuite il le faifoit placer fur un fiége, & l'agitoit par les épaules, pour favoir de quel côté il entendoit le bruit *. De ce côté devoit exifter la maladie, & il y faifoit la fection. Il defiroit que la maladie fût du côté gauche, comme le moins dangereux à attaquer. Si l'épaiffeur ou la quantité du pus empêchoit d'entendre aucun fon, ce qu'il dit arriver quelquefois, il ouvroit du côté où la douleur & la tuméfaction étoient le plus fenfibles, mais plutôt par-derrière que par-devant, & à la partie la plus déclive, pour donner au pus une iffue plus facile. Il commençoit par une incifion à la peau avec un large biftouri, puis avec un

---

(y) De morb. epidem. lib. II.
(z) Loc. citat. lib. I.
(a) Loc. citat. lib. II.
* Cette pratique d'Hippocrate n'auroit-elle pas indiqué la *percuffion du thorax*, que le Médecin Allemand *Avenbrugger* a introduite pour reconnoître les maladies de la poitrine ;

autre plus aigu & plus étroit, entouré d'un linge jusqu'à un demi-pouce de sa pointe, il pénétroit dans la poitrine. Quand il avoit évacué autant de pus qu'il le jugeoit à propos, il fermoit l'ouverture avec une tente de linge, attachée à un fil. Tous les jours il évacuoit la même quantité de pus. Le dixième jour où tout le pus étoit sorti, il injectoit par l'ouverture, du vin & de l'huile tiède, pour nettoyer le poumon. Le matin, il donnoit issue à l'injection du soir, & le soir à celle du matin. Dès que le pus devenoit clair & un peu gluant, il introduisoit dans l'ouverture, une canule d'étain. A mesure que la poitrine se desséchoit, il diminuoit la canule, & laissoit ainsi peu-à-peu consolider la plaie. Si le pus étoit blanc, & parsemé de filets sanguinolens, c'étoit un signe que le malade en réchapperoit; au moins dit-il que cela arrive le plus communément. Mais si le premier jour il ressembloit à un jaune d'œuf, & si le lendemain il étoit épais, d'un vert pâle & d'une odeur fétide, il jugeoit que le malade en mourroit *(b)*. Quelquefois il faisoit cette opération avec le cautère actuel.

Dans les abcès du foie, ouverts par le feu, s'il sortoit un pus blanc & homogène, c'étoit, selon notre Auteur, un bon présage pour la guérison du malade, parce qu'il indiquoit son séjour dans la membrane; mais si ce pus ressembloit à du marc d'huile, c'étoit un signe de mort *(c)*. Hippocrate ne craignoit pas d'ouvrir le bas-ventre même avec le feu, pour donner jour au pus ramassé dans sa capacité.

Enfin il remarque avec raison que, lorsqu'il survient dans le canal de l'urètre une tumeur ($\varphi\tilde{\upsilon}\mu\alpha$) qui suspend le cours des urines, si elle suppure & vient à s'ouvrir, la douleur cesse, & la guérison s'ensuit *(d)*.

Le Cancer.

Hippocrate pense que, chez les femmes, le cancer est la suite la plus ordinaire du temps critique *(e)*. Alors il se

---

(b) Loc. citat. lib. I & III.
(c) Aphorif. XLV, *sect.* VII. = *Coacæ prænot.*

(d) Aphorif. LXXXII, *sect.* VIII.
(e) De morb. mulier.

forme dans les mamelles, des tubercules plus ou moins renitens, qui dégénèrent en cancers occultes. « La bouche, dit-il, est amère, le malade trouve de l'amertume dans tout ce qu'il mange, les idées s'aliènent, le regard devient fixe, les yeux perdent de leur activité, les douleurs s'étendent depuis les mamelles jusqu'aux épaules & à la gorge. La soif domine, les papilles sont sèches & exténuées par tout le corps, les narines se retirent, la respiration est laborieuse, on perd l'odorat, il survient quelquefois aux oreilles des concrétions calleuses, enfin il s'élève, sur la superficie du cancer, des boutons dartreux, qui éludent l'effet de tous les remèdes *(f)*. » Telle est l'histoire sommaire de cette effrayante maladie. Il observe que les hommes, & notamment les vieillards, n'en sont point exempts; ils sont sujets à des cancers occultes, qui se manifestent à la superficie de la peau, ce qui les précipite dans le tombeau *(g)*.

Échimose.

Dans les échimoses, produit ordinaire des contusions, des coups & des chutes, il dit que le sang s'extravase, & forme tumeur. Cette tumeur subsiste jusqu'à ce que le fluide épanché se dissipe à travers la peau, ou que, converti en pus ou non, on lui donne issue par le fer ou de toute autre manière *(h)*.

Hydropisie.

Hippocrate, dans l'hydropisie, évacuoit l'eau du scrotum, des cuisses, des jambes, par de petites scarifications ou des mouchetures, qu'il faisoit avec un scalpel fort aigu *(i)*. Quand la maladie paroissoit provenir du foie, il ordonnoit, entre autres choses, dix jours d'abstinence de tout aliment solide. Si la maladie ne cédoit pas, & qu'au contraire le volume de ce viscère parût augmenter, il cautérisoit avec une espèce de fongus allumé en huit endroits différens, & tiroit l'eau peu-à-peu; car il trouvoit du danger à l'évacuer dans une seule fois. *Dans l'empyème*, dit-il ailleurs, *ainsi que*

(f) Prædictor. lib. II.
(g) Loc. citat.
(h) De morb. lib. IV.
(i) De affectionib. intern.

dans l'hydropifie, foit qu'on ufe de l'inftrument tranchant, foit qu'on emploie le feu, pour donner iffue aux matières, une mort prompte eft la fuite de leur évacuation totale & fubite *(k)*.

Quand l'hydropifie vient du vice de la rate, il avertit de ne point faire la fection ou la brûlure trop profonde *(l)*, dans la crainte de bleffer les inteftins ou d'autres parties importantes. Il recommande auffi de ne faire autour de l'ombilic, que des efcarres fuffifantes pour l'évacuation de l'eau *(m)*. Dans un autre endroit, il propofe de faire la fection en arrière vers les hanches. Dans le Traité de la *nature de la femme*, il donne les fignes diagnoftics & les moyens curatifs de l'hydropifie de la matrice. Les fignes qu'il établit de celle de la poitrine *(n)*, font une toux sèche, l'âpreté de la gorge, la fièvre avec tremblement, difficulté de refpirer, tuméfaction du corps & fur-tout des pieds, enfin une douleur aiguë, qui fe calme dès que l'eau paffe dans le ventre, & qui fe réveille auffitôt qu'il vient à fe remplir. Quelquefois on aperçoit au côté, un gonflement qui indique l'endroit que l'on doit ouvrir. Si cet indice manquoit, il mettoit le malade au bain, & l'agitoit comme dans l'empyème. Si ce moyen l'avoit décidé fur le côté qu'il devoit ouvrir, il faifoit une incifion jufqu'à l'os, fur la troifième côte, à compter de la dernière, & la perçoit avec le trépan perforatif; cela fait, il tiroit une petite quantité d'eau, & bouchoit l'ouverture. Pendant douze jours, il continuoit deux fois le jour à en tirer un peu, & le treizième jour, il évacuoit le refte.

Hydrocéphale. Dans l'hydrocéphale, c'étoit encore la Chirurgie qu'il appeloit à fon fecours. Cette maladie eft annoncée par une douleur aiguë, qui s'empare du derrière de la tête, des tempes, & quelquefois de toute la tête; furviennent le friffon & la fièvre, la douleur gagne, les yeux éprouvent des

---

(k) Aphorif. XXVII, fect. VI.
(l) De affectionib. intern.
(m) De loc. in homin.

(n) De affectionib. intern. = *De morb,* lib. II.

éblouissemens, & la pupille semble séparée en deux par une ligne qui la traverse. Si le malade se lève, il est tourmenté par un vertige ténébreux, il ne peut soutenir la vue du soleil, il a des tintemens d'oreilles ; le moindre bruit l'affecte, la peau de la tête est fort amincie. Après les remèdes préliminaires, tels que les vomitifs répétés & la diète, il en venoit à une incision vers le derrière de la tête, & ouvroit le crâne jusqu'au cerveau avec le trépan *(o)*.

Hippocrate connoissoit aussi l'*uva*, maladie de la luette. Il dit que cette partie se tuméfie, qu'elle devient pendante, rougeâtre & même livide. Si on ne la coupe promptement, le malade est suffoqué. D'autres fois elle se remplit d'eau, sa partie inférieure devient ronde & transparente, la respiration est interceptée, & la suffocation est inévitable lorsque l'inflammation a gagné les deux côtés de la gorge. Si l'inflammation est moins considérable, le mal n'est pas si décidément mortel ; mais alors il faut relever la luette avec l'extrémité du doigt, & en couper la pointe *(p)*.

Dans la saignée, la dérivation & la révulsion étoient les principales vues d'Hippocrate *(q)*. Avoit-on mal à l'occiput, il attaquoit la veine que nous nommons *préparate (r)*, & en raison inverse. Si la douleur occupoit toute la tête, il en ouvroit les veines, & les cautérisoit même lorsque le mal étoit opiniâtre *(s)*. Dans les douleurs des lombes & des testicules, il incisoit la saphène ou la veine poplitée *(t)*. Dans la pleurésie, il ouvroit la veine, au plis du bras *(u)*.

De la saignée.

Il recommande de faire l'ouverture du vaisseau, parallèle à celle de la peau, sans quoi il se forme une tumeur qui empêche l'écoulement du sang, & souvent même se termine

---

(o) De morb. lib. I.
(p) Loc. citat. lib. II.
(q) De loc. in homin.
(r) Aphorism. LXVIII, sect. V. De epidem. lib. VI.

(s) De loc. in homin.
(t) De glandul.
(u) De vict. ration. in acut.

en abcès, ce qui eſt très-déſagréable au malade, & deſhonorant pour l'Opérateur. C'eſt pour cette raiſon qu'il conſeille en général de ne point faire de ſaignée ſans ligature *(x)*. Il ſe ſervoit de grandes lancettes pour l'ouverture des veines d'où le ſang coule avec peine, & de plus petites, aux jambes & en d'autres endroits où il ſort plus facilement *(y)*. Il ouvroit quelquefois les veines des narines & celles de l'anus; en un mot il y avoit peu de veines, acceſſibles à l'inſtrument, qu'il n'ouvrît. Dans certains cas preſſans & graves, il tiroit du ſang des deux bras en même-temps, & prolongeoit la ſaignée juſqu'à ce que le ſang ceſsât de couler *(z)*. Par cette excellente pratique, il terminoit en peu d'heures, des inflammations orageuſes & mortelles, qui ne cèdent point aux petits moyens, à toutes ces petites ſaignées, que la molleſſe & l'indéciſion accréditent.

Les Ventouſes.

Le principe de la dérivation & de la révulſion eſt encore appliqué par le père de la Médecine, à l'uſage des ventouſes. Dans les fluxions du nez, des oreilles & des yeux, il employoit les ventouſes, ſuivies de ſcarifications, & preſque toujours à la partie oppoſée à la fluxion. Si l'oreille droite étoit malade *(a)*, l'application ſe faiſoit à gauche, & au contraire, ſi elle étoit à droite. Dans l'angine, il appliquoit les ventouſes vers la première vertèbre du cou, & derrière chaque oreille *(b)*. C'eſt encore par la même raiſon que, dans les fluxions inflammatoires des oreilles, lorſque la ſuppuration ſe manifeſtoit, il introduiſoit dans l'oreille *(c)*, une éponge imbue d'un médicament deſſiccatif, & dans les narines, un médicament irritant & âcre, pour déterminer l'humeur vers cet endroit, & l'empêcher de ſe porter au cerveau. Dans certaines affections de l'œil, il ne faiſoit pas difficulté de cautériſer les artères des tempes; mais dans la goutte, il

---

(x) *De Medico.*
(y) *Loc. citat.*
(z) *De epidem.* lib. V.

(a) *De Loc. in homin.*
(b) *De morb.* lib. II.
(c) *De loc. in homin.*

appliquoit le feu sur la partie même *(d)*. Cette maladie s'emparoit-elle des doigts, il les cautérisoit avec du lin crud allumé. Dans la sciatique, il appliquoit les ventouses, sans les scarifier *(e)*. Ses ventouses étoient de deux espèces, grandes & petites. Lorsque la fluxion étoit profondément cachée dans les chairs, il se servoit d'une ventouse légère & peu volumineuse, dont le cou fut long & l'embouchure étroite; il la croyoit plus propre à attirer directement l'humeur morbifique. C'étoit une ventouse plus large, & capable d'embrasser plus de chair, qu'il employoit, quand la douleur occupoit une plus grande étendue *(f)*.

S'agissoit-il de scarifier la tumeur formée par la ventouse, il prétendoit qu'il valoit mieux n'y pas toucher, que de faire des scarifications superficielles; aussi recommande-t-il un bistouri à pointe courbe, un peu large, afin d'ouvrir une voie libre & facile aux humeurs épaisses & visqueuses qui se présentent quelquefois aux ouvertures.

Il n'est fait aucune mention d'emplâtres pour le traitement des Plaies, dans les ouvrages d'Hippocrate. On n'y trouve que l'usage des huiles ou de quelques préparations grasses, destinées à des linimens sur les plaies ou sur certaines parties malades. Ces préparations, toujours désignées par le mot μῦρον, sont, en général, les huiles de lys, de roses, de mirthe, &c. On faisoit infuser les fleurs ou les plantes mêmes, dans l'huile commune, & on les y laissoit macérer assez long-temps, pour qu'elle se chargeât de leurs principes & de leurs odeurs. Ces préparations, toutes simples qu'elles paroissent, étoient, dans les premiers temps, ignorées des Grecs, qui les tiroient de l'Égypte. C'est de-là qu'il est quelquefois fait mention, dans Hippocrate, de certains onguens Égyptiens. Au reste, on auroit tort de se persuader que le luxe pharmaceutique ait été fort utile à la Chirurgie des plaies. Hippocrate connoissoit peu de topiques, & n'en

Les Plaies.

(d) De affectionib.
(e) De Medico.
(f) Loco citato.

réuſſiſſoit pas moins dans la cure des plaies. Excepté celles des articles, il étoit dans l'uſage de les laver toutes avec du vin *(g)*.

Si la plaie étoit à quelqu'une des extrémités, il laiſſoit couler le ſang aſſez abondamment, perſuadé que cette évacuation, en dégorgeant les parties, modéroit l'inflammation, & par conſéquent la ſuppuration, qui en eſt la ſuite. Quand il ſurvenoit éréſipèle à une plaie, il preſcrivoit un purgatif. Inſtruit par l'expérience, que toute plaie contuſe ſuppure néceſſairement, il appliquoit des cataplaſmes, non ſur la plaie, mais ſur les bords tuméfiés. La ſuppuration une fois établie, il panſoit l'ulcère avec de l'éponge, qu'il recouvroit des feuilles de quelques plantes.

Hippocrate poſe pour principe que les plaies s'enflamment, lorſqu'elles tendent à ſuppuration. Il prétend cependant que, lorſqu'elles ſuppurent promptement, l'inflammation n'a pas lieu, c'eſt-à-dire, qu'elle eſt à peine ſenſible; c'eſt ce qui arrive principalement dans les plaies faites par une arme bien tranchante : mais ſi les chairs ſont contuſes ou déchirées, il obſerve très-bien que la ſuppuration eſt inévitable. Il regarde comme un grand mal qu'une plaie de cette eſpèce ne ſe tuméfie pas; c'eſt, en effet, une preuve de l'inaction des forces vitales *(h)*. Auſſi range-t-il le deſſéchement ſubit d'une plaie, parmi les ſignes d'une mort prochaine. C'eſt encore cette même langueur des forces vitales, qui, chez les hydropiques, rend les ulcères ſi rébelles à tous les remèdes *(i)*.

Le troiſième ou le quatrième jour où l'inflammation & les autres accidens augmentent, Hippocrate donne l'excellent précepte de ne point fatiguer la plaie *(k)*, de s'abſtenir même

---

(g) De ulcerib. Hippocrate, dans ce Traité, emploie indifféremment les noms d'*ulcère* & de *plaie*, ἕλκος ϰ̀ τρῶμα: en quoi il ſuit Homère, qui déſigne une plaie récente par le mot ελκος. *Iliad.* Δ, *v. 361.*

(h) Epidem. lib. II. = *Aphoriſm.* LXVI & LXVII, *ſect. v.*
(i) Aphoriſm. VIII, *ſect. vi.*
(k) De fract.

de la fonder, & de tout ce qui pourroit y porter de l'irritation. L'obfervation lui avoit appris que les graiffeux ne conviennent point aux plaies enflammées, non plus qu'aux ulcères fordides *(l)*. Dans le premier cas, il prefcrit les rafraîchiffans, & dans le fecond, les médicamens âcres qui, par leur action mordicante, font propres à débarraffer la partie. Mais, où il appliquoit chaudement les corps gras *(m)*, c'eft lorfqu'il étoit queftion d'*exciter du gonflement pour remplir ou former un ulcère, parce que la chair, ranimée par les alimens, concourt, avec la Nature, à détruire & à rejeter ce que les médicamens ont fait pourrir (n)*.

Hippocrate n'a point dit, comme le vulgaire le penfe, que l'air ait de la malignité, mais fimplement que l'air froid eft ennemi des os, des dents & des nerfs. On lit, dans fes aphorifmes, que le froid irrite les ulcères *(o)*, endurcit la peau, caufe de la douleur fans fuppuration, produit des noirceurs, des friffons fiévreux, des convulfions, & même le *tetanos*. Il n'a pas des préceptes moins fûrs par rapport à l'application du bandage. Quand il s'agit de rapprocher *ce qui eft écarté*, il prefcrit de faire la réunion en commençant à ferrer à une certaine diftance, petit-à-petit, & toujours en avançant, d'abord très-peu, enfuite un peu plus, & le *contact mutuel des lèvres de la plaie doit être le terme de la compreffion (p)*. Ses foins ne fe bornoient pas au local de la plaie. Peu de boiffon & peu d'aliment *(q)*, c'eft le régime qu'il faifoit fuivre, & la diète étoit toujours proportionnée à la gravité de la maladie. Inftruit par l'expérience, que la fécvhereffe du ventre ou la conftipation eft nuifible au bleffé, il avoit le plus grand foin d'entretenir toujours la liberté du ventre *(r)*.

Il croyoit que l'épiploon, forti par une plaie, devoit

(l) De affectionibus.
(m) Loc. citat.
(n) De loc. in homin.
(o) Aphorifm. XX, *fect. v.*

(p) De officinâ medici.
(q) De ulceribus.
(r) De morb. lib. II.

nécessairement se corrompre *(s)*. Ailleurs il dit que la section d'un nerf *(t)*, celle des petits intestins, d'un vaisseau qui rend du sang, peut-être d'une artère, celle enfin d'une petite portion de la joue ou du prépuce, ne laissent espérer aucune réunion. Il regarde la claudication comme la suite de la section ou de la rupture des ligamens, & la suppuration aux environs des articles, comme une cause absolue de leur roideur *(u)*. Les plaies, qu'il estime mortelles, sont celles du cerveau, de la moelle épinière, du foie, du diaphragme, de la vessie, du cœur, ou de quelque vaisseau qui rend beaucoup de sang *(x)*. Il y joint encore celles qui attaquent les grands vaisseaux du cou. Cependant il a soin d'observer qu'elles ne sont pas toutes décidément mortelles, parce que le siége de ces parties n'est pas toujours le même dans tous les sujets, non plus que la manière dont la plaie a été faite *(y)*.

Une observation, piquante par sa singularité, est celle d'un homme qui, percé à l'aîne d'une flèche, réchappa contre toute attente. On ne tira point le trait qui, bien que très-profond, ne produisit ni hémorragie, ni inflammation, ni claudication. Hippocrate fit lui-même l'extraction de ce trait, au bout de six ans, d'où il conjectura qu'il n'y avoit point eu de gros vaisseau lésé *(z)*.

I. Hémorragie.

Dans Hippocrate, le mot αἱμορραγία signifie toujours une hémorragie où le sang sort en abondance & avec force. Lorsqu'il sortoit moins de sang & plus lentement, il nommoit cet écoulement ἔρρυσιν, & σταλαγμόν lorsqu'il ne sortoit que goutte à goutte; il pronostique que, quand il se fait, contre nature, un épanchement de sang dans quelque cavité du corps que ce soit, il se corrompt infailliblement *(a)*. Il paroît

(s) Loc. citat. lib. I. = Aphorism. XIX, sect. VI.
(t) Loc. citat. = Aphorism. XVIII & XXIV.
(u) Prædict. lib. II.
(x) De morb. lib. I.
(y) Prædictor. = *De morb.* = *Loc. citat.*
(z) Epidem. lib. V.
(a) Aphorism. sect. VI. = Galen. in hunc Aphorism.

qu'il remédioit à l'hémorragie des plaies, en les remplissant de manière à produire une compression *(b)*, quelquefois aussi par l'application du feu *(c)*. Dans le pansement des plaies, il se servoit plus d'éponge que de charpie *(d)*, ce qui avoit un grand inconvénient, en ce que l'éponge, en s'imbibant de pus & d'humidités, se gonfloit, écartoit les lèvres de la plaie, & en empêchoit la réunion.

Je ne vois pas qu'Hippocrate fasse nulle part mention de l'anévrisme.

Interprète & ministre de la Nature, il s'élève contre ceux qui la contrarient, dans la cure des ulcères, par des médicamens propres à intercepter la suppuration, parce qu'il en résulte des inflammations qui se terminent par une suppuration plus abondante. Si l'on a dessein d'appliquer des cataplasmes, il propose de laisser libre le centre de l'ulcère, & d'en couvrir seulement la circonférence, pour la relâcher & la détendre. Quand il renouveloit les bords par des incisions, il usoit des mêmes remèdes que pour les plaies récentes. Aux ulcères des extrémités inférieures, il appliquoit des éponges légèrement humides.

<small>Les Ulcères.</small>

Hippocrate ne négligeoit pas les remèdes internes dans la cure des maladies chirurgicales. Il avoit reconnu l'utilité de la purgation dans les ulcères rampans, rongeans & invétérés. Le topique, dont il se servoit dans ces sortes d'ulcères, a beaucoup d'analogie avec notre onguent Égyptien *(e)*. Au rang des ulcères rampans, il met les dartres, qu'il regardoit comme les ulcères de ce genre les moins dangereux, mais aussi les plus difficiles à guérir, avec les cancers occultes *(f)*. Il pronostique qu'un ulcère, qui devient tout-à-coup sec, pâle & livide, menace d'une mort prochaine *(g)*. Un de ses

---

(b) Epidem. *lib. VI.*
(c) De loc. in homin.
(d) De medic. & passim.
(e) De ulcerib.

(f) Prædictor.
(g) De loc. in homin. = Coacæ prænot.

principes, auquel l'expérience nous fait mettre beaucoup de restriction, c'étoit de bien nettoyer la superficie de l'ulcère, avant d'appliquer un nouvel appareil. Il observe que, si l'on a tiré quelque portion d'os d'un ulcère, ou qu'on y ait appliqué le feu *(h)*, la cicatrice restera profonde. Il dit encore que les ulcères, dont la suppuration n'a pas été suffisante, ne se cicatrisent pas, lors même qu'ils tendent à cicatrice; elle ne se forme pas non plus tant que les bords restent enflammés, ou durs & variqueux.

L'observation lui avoit démontré les dangereux effets des médicamens corrosifs sur les parties tendineuses & nerveuses dans la personne de *Trinon*, fils de *Damas*, qui avoit un ulcère à la malléole, près du nerf qui n'étoit point du tout affecté *(i)*: On y appliqua un médicament corrosif, qui fit périr le malade dans les convulsions.

Dans les ulcères profonds où le foyer n'est pas parallèle à l'ouverture extérieure, il propose de faire une incision qui remplisse cet objet, pour parvenir à la curation. Il indique, avec une intelligence qu'on ne surpasse guère aujourd'hui, les remèdes qui conviennent lorsque l'inflammation y survient, & ceux qu'il faut employer pour déterminer la suppuration, ou remplir toute autre indication.

Il désigne les saisons les plus convenables pour la cure des ulcères, & ailleurs *(k)* il dit que, pour porter un pronostic certain sur ces maladies, il faut connoître les tempéramens, & l'âge auquel chaque espèce d'ulcère offre plus ou moins de facilité ou d'espoir pour la guérison. Ceux qui jouissent du meilleur tempérament, selon Hippocrate, sont les personnes vives, d'un embonpoint médiocre, qui ont le corps sain, bien conformé, & le teint blanc ou brun & coloré; ceux qui l'ont pâle ou livide sont de la plus mauvaise constitution.

(h) Aphorism. XLV, *sect.* VI.
(i) Epidem. *lib.* V & VII.
(k) *Prædictor.*

Quant à l'âge, les tumeurs glanduleuses suivies de suppuration sont fort communes aux enfans; elles sont plus rares vers le temps de la puberté, mais elles se guérissent plus difficilement. Les hommes ne sont guère sujets à ces tumeurs, mais à des espèces de *meliceris* redoutables, à des cancers occultes à la superficie de la peau, à des ulcères rampans, qui naissent de pustules livides dont ils sont agités pendant la nuit, & que les Grecs ont nommés *epinyctides*. Ils se manifestent jusqu'à soixante ans. Enfin les ulcères, qu'Hippocrate estime les plus rebelles, les plus sujets à renaître, sont ceux de dessous les aisselles & des aînes, à cause du séjour ou du croupissement des humeurs. Quand il survient, à la langue, de petits ulcères habituels, il conseille d'examiner si la pointe de quelque dent ne les entretient pas. A la fin du Traité *des ulcères*, Hippocrate parle de l'œdeme.   Œdeme. Quand cette tumeur existe aux pieds, il propose d'y faire des scarifications profondes & multipliées. Pour les varices, il   Varices. ordonne d'y faire plusieurs piqûres, afin d'en laisser écouler le sang peu-à-peu. Si ces piqûres ne suffisent pas, & que la nécessité l'exige, on peut en venir à la saignée *(l)*.

    Hippocrate expose l'origine & les progrès des fistules en général, & il prétend que les plus difficiles à guérir sont celles qui ont leur siége dans des parties cartilagineuses ou dépourvues de chair *(m)*, qui ont des clapiers profonds, rendant continuellement une sanie ichoreuse, avec des caroncules à leur orifice. On obtient plus facilement la guérison des fistules, situées dans des endroits charnus où *il n'y a point de nerfs*, c'est-à-dire, point de tendons ou d'aponévroses. Hippocrate, dans tous ses ouvrages, dit peu de chose des fistules en général, & moins encore dans son Traité *des*   Fistules *fistules*, qui est consacré tout entier à celles de l'anus. Pour   à l'anus. procéder à la cure de cette dernière espèce *(n)*, il faisoit

---

(l) De Medico.   *(n) De fistul.*
(m) Prædictor.

courber le malade sur son lit, les cuisses bien ouvertes, & après avoir écarté les parois de l'anus avec le *catoptère* ou *speculum ani*, à l'aide d'une gousse d'ail nouvelle, il introduisoit, par l'orifice externe de la fistule, & retiroit par l'orifice interne, une mèche mince de toile de lin, enduite de suc de grande tithymale, & saupoudrée de fleurs d'airain brûlé en poudre. Les deux chefs de la mèche étant réunis églaement, il faisoit entrer, dans l'anus, un gland de corne, rempli de terre cimolée, qu'on ôtoit toutes les fois que le malade vouloit se présenter à la garde-robe, & qu'on remettoit ensuite. Le sixième jour, il ôtoit le gland & la mèche; mais, après avoir rempli ce gland d'alun pulvérisé, il le replaçoit dans l'anus, & l'y laissoit jusqu'à ce que l'alun fût fondu. Enfin il enduisoit l'anus de myrrhe jusqu'à ce que l'ulcère parût tout-à-fait consolidé. Cette méthode étoit très-douce & très-prompte. L'Auteur ne dit pas quel en étoit le succès; mais on devine bien qu'il n'étoit pas souvent heureux.

Une autre méthode, qui pouvoit être plus efficace, c'étoit d'introduire dans la fistule, au moyen d'une sonde d'étain, un lien composé de cinq fils de lin crud, entouré d'un crin de cheval. Ensuite portant l'index de la main gauche dans l'anus, il recourboit l'extrémité de la sonde, & la retiroit au-dehors. La sonde détachée, il faisoit avec les deux extrémités du fil, un nœud bien serré. Pendant le traitement, il laissoit au malade la liberté de vaquer à ses occupations ordinaires. Son objet étant de diviser peu-à-peu les chairs comprises dans l'anse de la ligature, il resserroit tous les jours le nœud qui devoit se relâcher par la destruction de la fistule. Si cette ligature venoit à se pourrir ou à se rompre avant d'avoir opéré la section totale de la fistule, il en introduisoit une autre, & c'est même pour obvier à cet inconvénient, qu'il ajoutoit le crin de cheval. La plaie étoit pansée avec de petits morceaux d'éponge douce, enduite de miel, & saupoudrée de verd-de-gris. Cette éponge étoit recouverte d'une autre, destinée à absorber le sang qui s'écouloit de la plaie.

Le même panfement étoit continué jufqu'à la fin de la cure, & il ne laiffoit point fermer l'ulcère, s'il y avoit d'autres fiftules, qu'elles ne fuffent parfaitement guéries. Il en donne les procédés curatifs, ceux même qui conviennent, lorfque le dévoiement furvient dans le cours de la cure, pendant laquelle il tenoit les malades à une diète févère. De nos jours, on a renouvelé cette méthode, mais on a fubftitué aux fils de lin, très-fufceptibles de fe pourrir, le fil de plomb, que les humidités qui abreuvent fans ceffe la partie, ne peuvent altérer en aucune manière.

Hippocrate fe fervoit encore de la ligature pour l'extirpation des tumeurs hémorroïdales ; mais il en réfervoit toujours une, pour ne point contrarier la Nature en lui fermant totalement & tout-à-coup, une voie de décharge qu'elle s'étoit ouverte *(o)*.

Extirpation des tumeurs hémorroïdales.

Le père de la Médecine avertit, au commencement de fon Traité des *plaies de la tête*, qu'aucune bleffure, en cette partie, ne doit être confidérée d'un œil indifférent, parce que fouvent cette indifférence a donné des regrets amers au malade & au Médecin. L'expérience lui avoit appris que quelquefois un coup léger peut donner une commotion au cerveau, & la mort même. Il en a configné, dans *fes Épidémiques (p)*, un exemple mémorable. La fille de Nérée, âgée de vingt ans, en badinant avec une de fes amies, en reçut un coup du plat de la main fur le devant de la tête ; dans le moment, elle fut faifie d'un vertige ténébreux, & ne pouvoit refpirer. A peine de retour chez elle, la fièvre la prit, elle eut mal à la tête, le vifage étoit enflammé. Le feptième jour, il fortit de l'oreille droite plus d'un plein verre d'une matière purulente de mauvaife odeur, & tirant fur le rouge. Elle fe trouvoit foulagée, & croyoit fe mieux porter ; bientôt les accidens fe réveillèrent avec plus de fureur qu'auparavant, & elle mourut le neuvième jour.

Plaies de la tête.

(o) Aphorifm. XII, *fect*. VI. = *De victûs rat. in acut. fub finem.* | *(p) De morb. epidem.* lib. V.

Hippocrate obferve qu'il y a des variétés dans toutes les têtes & dans toutes les futures *(q)*. Après en avoir fait la defcription fommaire, il examine la conformation & l'épaiffeur des différens os de la tête, & c'eft de-là qu'il part pour expliquer la nature & les accidens des plaies de cette partie. Il croyoit, qu'un homme qui doit mourir d'une plaie, en quelque partie de la tête qu'elle foit, vit plus long-temps l'hiver que l'été. Il reconnoît que les plaies de la tête font toutes différentes entre elles, & que dans chaque genre, il y a plufieurs efpèces. Les fentes ont auffi diverfes formes. Elles font quelquefois fi petites, qu'on ne peut les apercevoir ni dans le moment de la bleffure, ni dans l'accroiffement des accidens qui terminent la vie du malade. Enfin les contufions ont auffi leurs variétés; elles peuvent être plus ou moins grandes, plus ou moins profondes, & les yeux n'en peuvent découvrir l'efpèce ni l'étendue. Quoiqu'il y ait contufion à l'os, elle n'eft pas fenfible à la vue, non plus que les fentes qui pourroient exifter ailleurs qu'à l'os frappé, d'où l'on voit clairement qu'il a reconnu les contre-coups: mais il ajoute que, comme on ne peut découvrir par les queftions faites au malade, ni l'exiftence ni le lieu de cet accident, c'eft un malheur fans remède.

Dans toutes les fractures fenfibles ou non fenfibles à la vue, lorfque la trace du trait reftoit fur l'os, qu'il y eût fente ou qu'il n'y en eût pas, il avoit recours au trépan. Si l'on avoit reçu un coup violent, & qu'il fe déclarât des accidens graves, fans qu'on pût trouver aucune fente à l'endroit où la peau étoit entamée, il faifoit des recherches à la partie oppofée, pour découvrir s'il n'y avoit rien de mou ou de tuméfié. Plutôt que d'attendre les accidens, il incifoit cet endroit où il croyoit l'os fendu, l'ouverture dût-elle être inutile, vu que la plaie, faite à la peau, fe guérit facilement.

Lorfque la bleffure eft dans une partie foible, que les

(q) De *vulnerib. capit.*

cheveux ont été coupés, & font entrés dans la plaie, il est à craindre que l'os ne soit offensé. Alors il veut qu'on porte là-dessus son pronostic avant de toucher le malade. En l'approchant, on tâche de découvrir si l'os est réellement blessé, ou s'il ne l'est pas. Quand le mal ne s'offroit point à la vue, il y portoit la sonde. La lésion de l'os une fois découverte, il s'assuroit de la nature du mal pour se déterminer sur le choix des moyens curatifs. Il demandoit aussi au malade de quelle manière, avec quel instrument il avoit été blessé, & quelle étoit sa situation au moment du coup.

Quoique l'os ne paroisse ni fracturé ni contus, il l'est cependant quelquefois; il tâchoit donc de savoir par les réponses du blessé, si l'os étoit endommagé, ce qu'il cherchoit encore à connoître par la sonde & par la raison. La sonde, il est vrai, n'apprend point si l'os est lésé, ni à quel endroit; mais la trace du trait, en la dirigeant, peut faire découvrir la nature du mal & son étendue. Dans cette incertitude, il recommande encore de faire serrer entre les dents du malade la férule ou l'asphodile, pour entendre le cliquetis qu'il croyoit devoir se faire *(r)*. Si cette épreuve étoit infructueuse, il étoit dans l'attente jusqu'au quatorzième jour, où les douleurs se font sentir, l'os devient livide, la chair s'en détache, & une sanie ichoreuse commence à s'écouler. Mais ici l'alternative étoit effrayante, puisqu'il ajoute que ces maux cèdent difficilement aux remèdes.

Quoique l'œil apercoive la blessure de l'os, il observe avec raison qu'il est bon encore de savoir du malade, si le coup a été suivi de chute *(s)*, de sommeil profond & de vertiges ténébreux, afin de s'assurer de l'intensité du mal. En plusieurs endroits des ouvrages d'Hippocrate, on trouve l'énumération des signes dangereux après les coups reçus à la tête. Il regarde la rougeur des yeux *(t)*, la stupeur & le délire *(u)*, comme

---

(r) Coacæ prænot.
(s) Prædictor. lib. II.

(t) Coacæ prænot.
(u) Aphorism. XIV, *sect. VII.*

des accidens de très-mauvais augure, & la perte de la voix (x), comme une suite nécessaire & redoutable des violentes commotions du cerveau. Dans un de ses aphorismes (y), il dit que si l'os est fendu, le délire survient, quand la plaie pénètre en-dedans. Ailleurs il avance que la lésion du cerveau est communément suivie de fièvre, de vomissement bilieux & de la perte subite du sentiment & du mouvement (z); tous accidens, qui menacent la vie du malade, & encore plus, si les vomissemens sont de matière verte, & accompagnés de surdité, d'insomnie (a), parce qu'ils se terminent par un violent délire. Cette vérité est confirmée dans les épidémiques, par l'exemple de *Philiste* (b), qui essuya tous ces symptômes dans l'ordre qu'ils sont rapportés, & mourut le cinquième jour. Hippocrate met encore au rang des signes les plus fâcheux (c), l'écoulement involontaire de l'urine. Mais lorsque la corruption s'est emparée du cerveau (d), ce qu'il désigne par le mot σφακελίζειν, il en est qui meurent en trois jours, & d'autres en sept. Dans un de ses aphorismes, il est dit qu'ils guérissent, s'ils passent les trois jours (e).

Lorsqu'un trait a blessé le voisinage d'une suture (f), il trouve de la difficulté à établir un jugement certain, en ce que l'on peut prendre les inégalités de la suture pour la trace du trait & en raison inverse, à moins que la plaie ne soit assez grande pour n'y point être trompé. Il remarque aussi que les plaies sur les sutures sont d'une plus grande conséquence que les autres, & qu'il faut le plus souvent trépaner, non sur la suture même, mais à côté. Il n'en venoit aux incisions que lorsqu'il soupçonnoit à l'os quelque lésion particulière faite par le trait, ou lorsque la plaie

---

(x) Aphorism. LVIII, sect. VII.
(y) Aphorism. XXIV, sect. VII.
(z) *Coacæ Prænot.* = Aphorif. L, sect. VI.
(a) Prorrhetic. *lib. I.* = *Coacæ prænot.* = *Prædictor.*

(b) Epidem. Ægrot. IV.
(c) *Coacæ prænot.*
(d) Loco citato.
(e) Aphorism. L, sect. VII.
(f) *De vulnerib. capit.*

n'avoit pas affez d'étendue pour laiffer apercevoir l'efpèce, la forme, le degré de léfion de l'os, & les remèdes qu'elle exigeoit. Il dilatoit encore la plaie lorfqu'elle étoit finueufe ou oblique, afin de rendre le fond parallèle à l'ouverture extérieure & acceffible aux médicamens. Enfin il donnoit aux plaies rondes & profondes une forme longitudinale par une incifion pratiquée de chaque côté, parce qu'alors on croyoit déjà les plaies rondes plus difficiles à cicatrifer que les autres. Il pratiquoit des incifions dans toutes les parties de la tête; mais il les épargnoit aux tempes, à caufe de la convulfion qui furvenoit du côté oppofé, fans doute par la fection tranfverfale du mufcle crotaphite, & non, comme il le croyoit, par la léfion de l'artère *(g)*.

Quand les accidens l'engageoient à recourir aux incifions pour favoir fi l'os étoit endommagé, il les faifoit affez grandes, & détachoit de l'os les tégumens & le péricrâne. Il rempliffoit la plaie de charpie, pour la tenir toute dilatée avec le moins de douleur poffible, & il la recouvroit d'un cataplafme de farine très-fine, cuite dans le vinaigre, au point de devenir tout-à-fait gluante. Son objet, en cela, étoit de modérer l'inflammation; la charpie avoit encore l'avantage d'abforber le fang, & de mettre le Chirurgien à portée de voir plus clairement l'état de l'os. Le lendemain, à la levée de l'appareil, s'il préfumoit que le trait eût atteint & endommagé l'os, quoiqu'il n'y vît aucune léfion, il le ruginoit en long & en travers, comme le plus fûr moyen de découvrir la fiffure ou la contufion. Si la trace du trait étoit fenfible, il la ruginoit ainfi que les environs, perfuadé qu'il étoit que la fracture & la contufion ne font pas toujours à l'endroit où le coup a porté.

Les chofes ainfi difpofées, fi le trépan paroiffoit indiqué; il ne le différoit pas plus de trois jours, fur-tout fi c'étoit en été qu'il entreprît la cure. S'il y avoit fiffure & contufion,

---

(g) Loc. citat. = *Coacæ prænot.*

ou l'une des deux, si le coup avoit été donné par un homme fort & robuste, si le trait étoit venimeux, si le malade avoit éprouvé un vertige ténébreux ou un sommeil profond, c'étoit pour lui autant d'indices qui déterminoient son jugement. Malgré tout cela, si l'existence de la fracture demeuroit indécise, il enduisoit l'os d'encre mêlée à quelque médicament de même couleur, & recouvroit le tout d'un linge imbibé d'huile & d'un cataplasme, avec le bandage convenable. Le lendemain, il ratissoit l'os qui devoit rester blanc dans toute son étendue, s'il n'étoit point offensé; s'il l'étoit, l'encre insinuée dans la fente, indiquoit la trace de la fracture. Quand il étoit parvenu à cette découverte, il ratissoit profondément jusqu'à ce que la ligne noire, imprimée dans l'os, fût totalement effacée. La contusion pouvoit s'étendre plus loin, mais la suppression de la fente lui laissoit moins d'inquiétude.

Si la fente étoit trop profonde pour être emportée par ce moyen, il en venoit au trépan, sans toutefois négliger la cure de la plaie, dont il croyoit avec raison que le mauvais état pouvoit affecter l'os. Les chairs étoient-elles mollasses, fongueuses, & de mauvaise qualité, il les déterminoit à une prompte suppuration, regardant comme une nécessité absolue de faire suppurer les chairs coupées & contuses. L'ulcère ainsi détergé, les chairs deviennent plus belles, & reprennent leur consistance naturelle. Quand la membrane du cerveau étoit découverte par le trépan, il la tenoit sèche & nette, dans la crainte qu'elle ne se tuméfiât, & qu'elle ne pourrît.

Hippocrate a très-bien observé que les os enfoncés *(h)*, rompus, ou tout-à-fait coupés, doivent inspirer moins de crainte, lorsque la membrane est restée entière. Il en dit autant des os fracassés avec plusieurs fentes larges, parce qu'on les enlève aisément sans le secours de la scie. Plutôt que d'user de violence, il vouloit qu'on en attendît la chute

---

(h) De loc. in homin. = *De vulnerib. capit.*

des efforts de la Nature. Or la chair, qui pullule du diploé, chasse la première table, si elle est seule endommagée. Il tâchoit donc d'en accélérer l'effet par les médicamens propres à déterminer une prompte suppuration *(i)*. Les deux tables étoient-elles rompues, il en usoit de la même manière.

Mais si l'ouverture de la plaie étoit trop étroite, & la fente fort étendue, il trouvoit le mal redoutable, & bien plus encore, si la plaie étoit sur une suture ou au sommet de la tête. Un grand point, dans une plaie de tête, est qu'il ne survienne ni fièvre, ni inflammation, ni hémorragie. Si quelques-uns de ces symptômes avoient à paroître, il desiroit que ce fût plutôt au commencement qu'à la fin, & qu'ils se dissipassent en peu de temps. Il ajoute que le malade est en très-grand danger, si la fièvre s'allume le quatrième, le septième ou le onzième jour *(k)*.

Lorsqu'un os est à découvert, Hippocrate recommande de l'examiner très-attentivement, pour tâcher de découvrir & de connoître à l'œil, si l'os est contus ou fendu, ou si la trace de l'arme est accompagnée de contusion ou de fente, ou même réunit l'une & l'autre; car si cela est, il faut percer l'os avec un petit trépan, que nous appelons aujourd'hui *trépan perforatif (l)*, jusqu'à ce que le sang en sorte, en observant que l'os est plus mince dans la jeunesse. C'étoit le moyen dont il se servoit pour procurer l'exfoliation de la première table; & cette pratique a été restaurée par *Bellofle*, Chirurgien de nos jours.

Quand la carie s'emparoit de l'os, ce qu'Hippocrate reconnoissoit à la douleur qu'on y ressentoit, au gonflement

---

(i) Loco citato.

(k) De morb. epidem. lib. V & VII.

(l) Hippocrate avoit deux espèces de trépan, l'un à couronne armée de dents, en forme de scie à son extrémité, & assez semblable à celui dont nous nous servons aujourd'hui, & un autre qui servoit dans certaines affections de l'os ou dans l'hidropisie de poitrine, pour en tirer l'eau par la perforation d'une côte. *Voyez* Foësius, *Œconom. Hippocrat.*, aux mots τρύπανον & πρῐ́ων.

qui se manifestoit, il faisoit une incision aux tégumens, pour la mettre à découvert. S'il le trouvoit raboteux & jaunâtre, il le ratissoit jusqu'à la seconde table ; mais si la carie s'étendoit au-delà, n'osant aller plus loin, il se contentoit de refermer l'ulcère le plus tôt possible. Dans le même Livre *(m)*, on lit encore la description d'une espèce de carie, qui paroît être celle que nous appelons *sèche*.

Les os des enfans ne sont ni durs, ni denses, ni solides; ils sont plus minces & plus poreux que ceux des adultes, parce qu'ils contiennent plus de sang. De-là Hippocrate conclud que, lorsqu'un enfant & un vieillard auront reçu le même coup, la suppuration de l'os se fera plus tôt dans le premier que dans le second, & que, si la blessure est décidément mortelle, le jeune mourra plus tôt que le vieux. Des considérations, tirées de la mollesse des os, lui faisoient prendre plus de précaution, dans l'application du trépan, pour les enfans que pour les adultes.

Lorsqu'il y a fracture ou contusion à l'os, & qu'on ne l'a ni ratissé ni trépané, il dit que la fièvre survient, pour l'ordinaire, avant le quatorzième jour en hiver, & après le septième en été. Alors l'ulcère change de couleur; il en découle un peu de sanie ichoreuse; les chairs enflammées deviennent baveuses & d'un jaune livide; l'os tend à se corrompre & devient noir, il est aux extrémités, pâle & blanchâtre; des pustules s'élèvent sur la langue du malade, & il meurt dans le délire. Le plus souvent la convulsion survient du côté opposé. Si l'ulcère est à droite, la convulsion est du côté gauche, & en raison inverse. Quelques-uns sont affectés de stupeur & de paralysie, & meurent de même en été avant le septième jour, en hiver avant le quatorzième.

(m) Cum ossis caries contigerit, dolor ex osse invadit. Spatio autem temporis cutis à capite modò hâc, modò illâ parte discedit. Ita autem afficitur, cui ad duplicatam ossis laminam accedens, pituita resiccata fuerit. Hâc enim parte rarescit, & omnis ab eo humiditas deficit, cunque siccum existat, cutis ab eo discedit. De morb. lib. *II*, traduction de Foësius.

Ces signes sont communs aux jeunes gens & aux vieillards. Lors donc que la fièvre ou quelques-uns des autres accidens venoient à se déclarer, il ne différoit pas d'appliquer le trépan ou de ratisser l'os. Mais qu'il eût mis le trépan en usage ou non, l'os étant à découvert, si sans avoir commis de faute dans le régime, il se manifestoit à la face, à un œil, ou à tous les deux, une tumeur rouge, douloureuse au tact, de la nature de l'érésipèle avec fièvre & frisson, & que l'ulcère parût en bon état, tant à l'égard des chairs, qu'à l'égard de l'os, il donnoit au malade un médicament pour chasser la bile, ce qui calmoit la fièvre & dissipoit la tumeur. Quant à la lividité des chairs & à l'érésipèle qui surviennent à l'os dépouillé, c'étoit, pour lui, des accidens de très-mauvais augure *(n)*.

Si, dès le commencement, on est chargé de la cure, Hippocrate ne veut pas qu'on perce l'os jusqu'à la membrane, dans la crainte que, restant trop long-temps à découvert, elle ne se tuméfiât & ne pourrît, ou qu'elle ne fût blessée par les dents du trépan. Il conseille donc de s'arrêter, lorsque l'os tient encore, & de le laisser jusqu'à ce qu'il se détache de lui-même. D'ailleurs la cure est la même qu'aux autres ulcères.

Dans l'opération du trépan, il recommande de lever, par intervalle, l'instrument, & de le tremper dans l'eau froide, parce que l'os, étant échauffé, souffre une plus grande perte de substance par l'effet de la suppuration. Mais, si l'on n'est pas appelé au commencement de la cure, alors on peut percer jusqu'à la membrane, toujours avec l'attention de lever de temps à autre le trépan, pour en examiner les progrès avec un *speculum*, sur-tout si le coup a porté dans un endroit où l'os ne soit pas d'une épaisseur égale. Il ajoute que c'est une observation à ne point oublier *(o)*, afin d'incliner davantage le trépan du côté où l'os est le plus épais, comme aussi d'agiter à diverses reprises le cercle osseux, fait

---

(n) Aphoris. II & XIX, sect. VII. | *(o) De vulnerib. capit.*

avec le trépan, pour le détacher avant qu'il soit tout-à-fait coupé.

Par tout ce que nous avons pu recueillir du Traité des *plaies de la tête* & des autres ouvrages d'Hippocrate, il paroît évident que ce grand Médecin n'a jamais trépané pour ouvrir un passage aux humeurs épanchées sous le crâne, mais seulement pour enlever quelque portion viciée d'un os. Ce qui n'est pas moins incontestable, c'est que, s'il a vu sortir du crâne quelques humeurs épanchées, il les a prises pour le produit d'une suppuration externe, qui s'y étoit insinuée. Je ne crois pas qu'on puisse donner un autre sens à ce qu'il dit sur ce sujet au Traité des *lieux dans l'homme (p)*. Toutes ses vues curatives se portoient sur la lésion de l'os & sur la commotion du cerveau, accidens auxquels il rapportoit tous les autres. Ainsi *Leclerc* s'est visiblement mépris, en disant que l'intention d'Hippocrate, dans l'opération du trépan, étoit ou d'enlever les petits fragmens osseux, détachés de la seconde table, qui piquent la première membrane du cerveau, ou de vider le *sang ou le pus qui, par leur séjour sur cette partie, causent divers accidens (q)*.

Maladies de la tête.

Dans les douleurs de tête opiniâtres, après les remèdes ordinaires, vainement tentés *(r)*, Hippocrate appliquoit huit cautères avec le fer chaud : savoir, deux vers les oreilles, deux sur le derrière de la tête, deux à la nuque, & deux à la racine du nez, près des angles des yeux. Il brûloit, en travers & profondément, les artères de derrière les oreilles, jusqu'à ce qu'elles cessassent de battre. Les cautères étoient-ils encore inutiles, il faisoit, autour du front, une incision coronaire, & mettoit, entre les deux lèvres de la plaie, de la charpie,

---

(p) Quod si fissum fuerit (os), & fissura intro procedat, periculi plenum est. Huic serram adhibere oportet, ne sanies per ossis fissuram affluens, membranam putrefaciat. Nam cum per angustum quidem subeat, nec tamen exeat, molestiâ afficit, hominemque ad insaniam adigit. Huic terebram adhibere oportet, ut latè terebrato osse, saniei exitus, neque solùm ingressus pateat, &c. Traduction de Foësius.

(q) Histoire de la Médecine, I.re partie, lib. *III, cap. XXVIII.*

(r) De morb. lib. II.

pour

pour les tenir écartées, & laisser un libre cours au sang & aux humeurs.

La thérapeutique d'Hippocrate, dans les maladies des yeux, n'est pas moins rigoureuse ; mais l'opiniâtreté des fluxions, qui se jettent sur cet organe, la rend souvent nécessaire. Les yeux venoient-ils à prendre spontanément une couleur bleu-azur ou bleu de mer *(s)*, ce qu'il regardoit comme le premier période de l'affoiblissement successif & de la perte totale de la vue, il proposoit, pour faire une diversion à l'humeur, l'application du feu aux veines de la tête, non comme un remède, dont il attendît une guérison radicale, mais seulement comme un moyen capable de retarder les progrès de cette maladie. C'étoit encore sa pratique dans la nyctalopie & dans plusieurs autres affections de l'œil.

Maladies des yeux.

Les paupières étoient-elles tuméfiées ? il les frottoit avec de la laine grasse. L'objet & le terme de cette friction, étoit l'écoulement d'une liqueur sanieuse. Quelquefois il alloit jusqu'à cautériser les paupières intérieurement, en évitant cependant la lésion du cartilage. Lorsque les croûtes provenant de la friction & de l'application du feu, étoient près de tomber, il faisoit à l'occiput une incision, qu'il traitoit ensuite comme une plaie simple. Si les paupières étoient affectées de dartre & de prurit, il les frottoit avec la fleur d'airain pulvérisée, jusqu'à ce que l'humidité fût totalement absorbée.

Quant à la chassie, maladie endémique dans son pays *(t)*, la saignée, l'application des ventouses, la diète & l'eau, étoient les moyens qu'il employoit pour la détruire. Il faisoit encore mettre les malades dans un lieu obscur, à l'abri de la fumée, du feu & de tout ce qui pouvoit avoir quelqu'éclat, dans la crainte de provoquer la secrétion des larmes, qui, en s'échauffant, acquièrent de l'acrimonie, & augmentent ou entretiennent la maladie.

(s) De videndi acie.   *(t) Loco citato.*

Tome I.   F f

Pour remédier au *trichosis*, maladie où les poils, se tournant en-dedans des paupières, piquent & irritent l'œil continuellement, il passoit une aiguille enfilée à la partie supérieure & la plus tendue de la paupière, jusqu'en bas; il en passoit une autre à la partie inférieure au-dessus de la première, puis il cousoit & lioit ensemble les fils jusqu'à ce que les poils tombassent.

<small>Des Polypes du nez.</small>

Une des plus fâcheuses maladies du nez, c'est le Polype. Hippocrate en établit assez bien le diagnostic. *Cette tumeur a, dit-il, sa racine au milieu du cartilage (u); quand elle est mollette, oblongue & pendante, elle sort dans l'expiration, & rentre dans l'inspiration: la voix devient obscure, & l'on a des ronflemens pendant le sommeil.* Voici la méthode opératoire qu'il propose. « Formez une éponge ronde, enveloppez-là de lin d'Égypte,
» donnez-lui une consistance solide, & un volume propre
» à s'adapter aux narines. Liez cette éponge de quatre brins
« de fil de lin, de la longueur d'une coudée. Enfilez ces quatre
» chefs réunis dans une aiguille de plomb mince, & à la
» faveur d'un *speculum*, en forme d'ongle à deux branches, qui
» écarte la luette, introduisez par la bouche la pointe que
» vous ramènerez par le nez, jusqu'à ce que vous teniez le
» commencement du fil. Vous la retirerez ensuite avec assez
» de force pour extraire en même temps le polype. Lorsqu'il
» sera extirpé, & que le sang commencera à couler, introduisez,
» dans les narines, un linge enduit d'un mélange de miel chaud
» & de fleurs d'airain. Sitôt que l'ulcère tendra à cicatrice,
» appliquez, jusqu'à la fin du traitement, une lame de plomb figurée de manière à se mouler à l'ulcère. »

Quand le polype étoit charnu, & qu'il remplissoit les narines au point d'intercepter la respiration, il brûloit hardiment cette tumeur avec un fer chaud, qu'il introduisoit, à trois ou quatre reprises, à travers d'une canule. Ensuite il y souffloit de l'ellébore noir pilé; lorsque la chair tomboit en

---

(u) *De morb.* lib. II.

pourriture, il y portoit une tente enduite, comme nous l'avons dit, & le reste de la cure étoit le même que celle du précédent.

Si la tumeur étoit charnue, ronde & mollette, il prenoit pour l'extirper un cordon de nerf, tel que seroit notre boyau de chat, avec lequel il faisoit un petit lac entouré d'un fil fin, puis il passoit l'autre chef par ce lac, pour en former un plus grand. Ce même chef, passé à travers une canule d'étain, étoit introduit par le nez, &, à l'aide d'une sonde fourchue, il embrassoit le polype dans le lac qu'il serroit. En écartant la luette avec un *speculum* à deux branches, il retiroit la canule avec assez de force pour emporter en même temps le polype. Le reste de la cure ne différoit en rien des autres espèces.

Quand le polype étoit dur & calleux, il se permettoit d'inciser l'aile du nez avec un scalpel ; après avoir enlevé la tumeur, il en cautérisoit la place, & réunissoit le nez par une suture. Au surplus il traitoit l'ulcère comme dans les autres cas.

S'il se manifestoit à la partie supérieure du cartilage, un ulcère en forme de petit cancer, ce que nous connoissons sous le nom d'*ozene*, il le cautérisoit & le saupoudroit d'ellébore, & d'ailleurs le traitement étoit toujours le même.

De l'Ozene.

Les signes qui annoncent l'existence de la pierre dans les reins, sont, suivant Hippocrate *(x)*, une douleur aiguë qui s'empare des reins, des lombes, & se propage même jusqu'aux testicules. Le malade urine souvent & toujours de moins en moins ; pour peu qu'il rende d'urine, elle est sablonneuse. Le sable, en traversant l'urètre, produit de vives douleurs, qui se calment aussitôt qu'il est sorti, pour se réveiller bientôt avec plus de fureur ; enfin le malade trouve une sorte de soulagement à se tirailler la verge. Hippocrate attribuoit cette maladie à la pituite, qu'il disoit

De la Nephrotamie.

(x) De internis affectionibus.

séjourner dans les reins, & s'y épaissir au point de former de petits calculs sablonneux. Dans ce cas, après avoir fait précéder les bains & les fomentations, il purgeoit avec le suc & la racine de scammonée. Le lendemain, il faisoit boire largement au malade, une décoction de pois blancs avec un peu de sel, & repurgeoit encore; ensuite venoient les bains, les fomentations, le régime. Si la douleur étoit violente, on avoit recours aux bains, & spécialement aux fomentations chaudes sur la partie malade. Quand la tuméfaction & la protubérance de la partie, annonçoient la présence du pus, il ouvroit la tumeur, & après l'avoir évacuée, il terminoit la cure par l'usage des médicamens propres à provoquer la sortie des urines. Il ajoute qu'en ouvrant ainsi l'abcès, on a l'espoir de réchapper le malade, & que, si on ne le fait pas, il meurt.

Hippocrate parle encore d'une autre maladie des reins où les douleurs sont aussi violentes. Il la fait naître de la rupture des veines qui vont aux reins, qui bientôt se remplissent de sang. Le malade en rend d'abord par les urines, & par la suite on voit au sang succéder le pus. Si le malade demeure dans un état calme & tranquille, sa guérison est prompte; mais, s'il fait quelqu'effort, les douleurs reviennent avec plus de violence. Lors donc que le rein est suppuré, il s'élève aux environs de l'épine, une tumeur qu'il faut ouvrir par une incision assez profonde pour parvenir au foyer du pus. Si on l'atteint, le malade guérit. Si le pus se fait jour par le boyau droit, il y a encore à espérer pour le salut du malade. Si, au contraire, la suppuration gagne l'autre rein, il est à craindre que le malade ne périsse. On combat cette maladie avec les mêmes remèdes & le même régime que la première. D'ailleurs cette maladie fâcheuse conduit un grand nombre de ceux qui en sont attaqués, à la phthisie rénale.

Les Fractures.

Hippocrate, au commencement de son Traité des *fractures*, avertit le Médecin de faire prendre au malade, les situations les plus directes, tant dans les luxations que dans les fractures. Il remarque très-bien qu'à cet égard le guide le plus éclairé, c'est la Nature. Les vraies situations, les directions, doivent se prendre d'un homme en repos *(y)*, & dont le corps est dans un état de relâchement, comme on voit, par exemple, dans la main. Ceux qui se piquent moins d'attention à cet égard, y sont rarement trompés *(z)*, parce que, de lui-même, le blessé se présente tout naturellement dans la situation convenable pour être pansé; il ajoute que les présomptueux sont ceux qui font le plus de fautes.

Lorsqu'il s'agit de réduire une fracture, Hippocrate veut qu'on place le malade, de manière que l'Opérateur puisse voir distinctement si l'extension se fait dans la plus exacte direction. Il ajoute qu'un Praticien instruit, en y portant la main, ne peut s'y méprendre. Il désapprouve ceux qui, dans l'application du bandage, font tenir la main du malade en pronation; mais il condamne absolument ceux qui la tiennent en supination. Il remarque encore que ceux qui la tenoient dans un état d'extension, y excitoient des douleurs plus vives que celles du mal même.

Presque tous les Anciens se sont servi, comme nous, d'éclisses dans les fractures; ils appeloient ces éclisses *ferulæ*, parce qu'elles se faisoient avec la tige de la plante nommée *férule*, qui, bien que creuse & légère, a cependant assez de solidité. Hippocrate en fait mention dans le Livre du *devoir du Médecin*, où il dit: « les férules doivent être « légères, égales, arrondies à leur extrémité, un peu plus courtes « que l'appareil en haut & en bas, & très-épaisses à l'endroit « de la fracture. Dans le même Livre, en parlant des bandes, « il exige qu'elles soient légères, minces, douces, nettes, « larges, sans couture ni ourlet, point sèches, mais imbibées « de quelque liqueur, & assez fortes pour être étendues sans « se déchirer. »

Ailleurs, il dit que le chaud est très-bon aux os fracturés, notamment lorsqu'ils sont découverts *(a)*, & qu'au contraire le froid y est très-nuisible *(b)*.

(y) *De officin. medic.*
(z) *De fractis.*

(a) Aphorism. XXII, sect. V.
(b) Aphorism. XVIII, ibid.

Fracture de l'avant-bras.

Ces principes posés, il passe au traitement de la fracture de l'avant-bras. Lorsque des deux os, il n'y en a qu'un fracturé, il vaut mieux, selon lui, que ce soit l'os *cubitus*, quoique le plus gros ; il prétend même qu'il faut une extension moins forte dans cette fracture, que dans celle du *radius*, mais que l'extension sera nécessairement encore plus forte, si les deux os sont fracturés. L'extension convenablement faite, il veut que l'Opérateur fasse la coaptation avec les paumes des mains. Pour appliquer le bandage, la position qu'il prescrit au malade est d'avoir le coude légèrement fléchi, l'extrémité de la main au niveau du coude, & même un peu plus haut, afin que le sang ne séjourne point aux extrémités. Il enduisoit la bande de cire, pour qu'elle se collât plus aisément à la partie, & qu'elle ne se dérangeât point. Il commençoit par deux ou trois circulaires sur l'endroit fracturé, de manière à l'assujettir sans comprimer beaucoup ; puis il continuoit vers la partie supérieure, dans l'intention de suspendre l'affluence du sang, & s'arrêtoit là. Cette première bande étoit la moins longue. Après avoir fait deux tours de la seconde bande sur la fracture, les autres étoient dirigées vers la partie inférieure, en observant qu'ils fussent plus coulés & moins serrés, afin de faire finir cette bande au même endroit que la première. Les signes auxquels Hippocrate juge que le bandage est tel qu'il doit être, c'est lorsqu'en demandant au blessé s'il se sent serré, il dit ne l'être que légèrement à l'endroit de la fracture. Le jour ou la nuit où le bandage a été appliqué, le blessé trouve qu'il n'est plus si lâche, & qu'il le serre même plus fort. Le lendemain, il paroît à la main une petite tumeur molle (οἰδημάτιον), & vers le soir il se sent moins serré. Le troisième jour, les bandes lui semblent lâches. Voilà la mesure d'une juste compression, & la règle par laquelle notre Auteur veut que l'Opérateur se conduise.

Hippocrate, en recommandant de resserrer un peu les bandes le troisième jour, n'oublie pas d'avertir qu'il faut, pendant cette opération, tenir l'endroit affecté dans un état d'extension, & serrer un peu plus ce second bandage que le premier. Sept jours après l'application du premier appareil, s'il a été bien fait, la partie paroîtra plus grêle & plus déprimée, mais la tuméfaction de la main fera à peu-près la même. Si elle n'est pas plus douloureuse, on pourra serrer les bandes un peu davantage. Par-dessus seront placées, autour de la partie, les férules ou atelles qu'on maintiendra par quelques tours de bandes lâches. Si, trois jours après, le malade trouve l'appareil relâché, il faudra fixer un peu mieux les atelles, sur-tout aux environs de la fracture, ayant toujours égard à ce qu'elles soient plutôt aisées que compressives. Il veut encore qu'à l'endroit de la fracture, les éclisses soient plus épaisses, & qu'on évite qu'elles ne portent sur les éminences osseuses. S'il étoit avantageux à la fracture, qu'on en plaçât quelques-unes vis-à-vis des os saillans, il conseille de les tenir plus courtes que les autres, dans la crainte d'occasionner par-là l'ulcération de la partie & la dénudation des nerfs. Tous les trois jours, on resserre de quelque degré les éclisses, en se rappelant toujours qu'elles ne sont point destinées à comprimer, mais à maintenir le bandage. Bien entendu qu'on aura examiné à chaque pansement, si les os étoient dans une direction suffisante, & s'il n'y avoit ni prurit ni ulcération. Car si, dans le cours du traitement, l'on soupçonne que les os ne sont pas exactement rapprochés, ou que quelque chose fatigue le blessé, Hippocrate veut, qu'abstraction faite de toutes les règles, on lève l'appareil, & qu'on le repose aussitôt. On conserve l'usage des atelles jusqu'au vingtième jour. En disant que la consolidation parfaite de l'os a coutume de se faire dans les trente jours, il ajoute qu'il n'y a rien d'assuré là-dessus; que l'âge & le tempérament des malades mettent en cela de grandes variations.

Principes généraux.

Quant au régime, s'il n'y a point d'accidens graves, il prescrit jusqu'au dixième jour des alimens en petite quantité & de facile digestion, l'abstinence du vin pur & des viandes, & sur-tout le repos. Vers la fin, on commence à restaurer un peu le blessé. Ces préceptes d'Hippocrate sont communs à toutes les fractures; il n'y a que des cas particuliers qui puissent y faire changer quelque chose.

Fracture du bras.

Le Père de la Médecine avoit senti la nécessité d'une extension graduelle dans la réduction des fractures; car, dans celle du bras, il vouloit que l'on mît sous l'aisselle du blessé, un linteau de bois, fixé à chaque extrémité par une chaîne ou par quelqu'autre appui, qui mît le malade dans une situation à ne pouvoir s'asseoir, même à être en quelque sorte suspendu: qu'ensuite ayant l'avant-bras fléchi, de manière à former un angle droit avec l'*humerus*, on y attachât une courroie large & flexible ou une bande, au bout de laquelle seroit un poids qui étendît doucement le bras, si l'on n'aime mieux se servir d'un homme pour faire la même extension. Alors le Médecin debout, un pied placé sur un siége plus élevé, fait facilement la coaptation avec les paumes des mains. Hippocrate observe qu'il faut se garder de faire le bandage, le bras étendu, parce qu'on assujettiroit le muscle dans un état d'extension, ce qui seroit très-nuisible. Les règles pour l'application du bandage & des atelles, sont les mêmes que dans la fracture de l'avant-bras. Vers la fin, il se bornoit à un bandage légèrement contentif. Il ajoute que cinquante jours sont le terme de la consolidation de l'os. Il observe encore que, quand les os de la jambe sont fracturés sans plaie, l'extension doit être en raison du déplacement des pièces osseuses. Il convient que l'extension, faite par plusieurs hommes, même par deux, est suffisante, pourvu qu'ils soient forts & vigoureux. Il vouloit qu'on fît l'extension de la jambe en ligne directe, & qu'on maintînt la partie étendue pendant l'application du bandage. Il en dit autant pour la fracture de la cuisse.

S'il propose, dans les fractures du bras & de l'avant-bras, de tenir le membre soulevé & le coude fléchi, c'est parce qu'il savoit que le bras ne peut demeurer long-temps étendu, au lieu que la cuisse & la jambe sont toujours disposées à être étendues, soit que l'on reste assis ou debout. Aussi donne-t-il, pour principe général, de faire le bandage d'une partie dans l'état de sa situation naturelle.

Toutes les fois que l'extension, faite par des hommes, suffit,

suffit (& dans quel cas n'est pas suffisante une extension méthodiquement dirigée?) il veut qu'on s'en contente. De son aveu même, c'est une absurdité d'employer des machines lorsqu'on peut s'en dispenser; sinon il recommande de choisir, parmi les moyens les moins violens, le plus commode & le plus simple. Le bandage fait, comme dans la fracture de l'avant-bras, avec la seule différence de tenir les bandes plus longues, il plaçoit le membre sur quelque chose d'uni & de mollet, tel que seroit un coussin de laine ou de lin, qui contînt la partie, de manière à ne pouvoir prendre aucune conformation vicieuse.

Le septième ou le onzième jour, Hippocrate appliquoit les atelles qu'il se gardoit bien de placer sur les malléoles ou sur le trajet des tendons. Si, dans le cours du traitement, il soupçonnoit quelqu'ulcération, une direction fausse ou quelqu'autre accident, il levoit l'appareil pour y remédier. Il dit que quarante jours terminent la cure, si elle est bien suivie.

Si le second os de la jambe est fracturé, il veut que l'extension soit moindre, mais faite le plus tôt possible dans ce cas comme dans tous les autres. S'il y a fracture à l'os interne (au *tibia*), il recommande une extension plus forte, pour parvenir à une coaptation facile & exacte, non-seulement parce que cet os étant plus gros, moins recouvert de chair que le précédent, la difformité seroit plus apparente, mais encore, parce que perdant sa rectitude naturelle, il feroit perdre au corps de son équilibre, & rendroit la marche plus laborieuse.

Pour la fracture du *fémur*, Hippocrate dit qu'il faut faire une extension très-forte, qu'il n'y a même point à risquer de la faire un peu trop forte. Il remarque que les chairs (les *muscles*) de cette partie étant très-épaisses & très-fortes, il est à craindre que le bandage ne la contienne pas suffisamment. Or, s'il arrive que la cuisse reste trop courte, que le malade boîte, c'est un accident d'autant plus désagréable qu'il est plus visible qu'au bras. Le reste du traitement est le même

Tome I.   G g

qu'aux fractures dont nous avons parlé. Cinquante jours confolident celle du *fémur*.

Quant aux gouttières qui fervoient à recevoir la cuiffe fracturée, il ofe fronder le préjugé favorable qu'en avoient les Praticiens de fon temps. Il avance qu'on peut très-bien guérir fans elles, & qu'en les appliquant, fi elles n'excèdent pas le jarret, elles font plus dangereufes qu'utiles, en ce qu'elles n'empêchent pas la jambe & le corps même, de fe mouvoir fans le fémur. Il n'ignoroit pas que la flexion du genou dérange fingulièrement les bandages dans les fractures du fémur & du tibia. Pour parer cet inconvénient, le meilleur moyen qu'il connût, étoit de tenir conftamment le genou dans un état d'extenfion. C'eft pour cela que, quand il fe fervoit de gouttières, il vouloit qu'elles s'étendiffent depuis le gros de la cuiffe jufqu'au pied, & que les liens qui fixent la gouttière dans toute l'étendue de la jambe & de la cuiffe, continffent mollement la partie. Il avoit le plus grand foin de fituer convenablement le talon, pour ne point laiffer le pied pendant, tandis que le refte de la jambe eft fixé. Il remarque très-bien que, fans cette précaution, les os font faillie en devant. Lors donc que les os n'ont point été remis ou maintenus dans leur fituation naturelle, le cal fe forme plus lentement, & refte toujours plus difforme & moins folide qu'il n'auroit été.

Dans les fractures compliquées de plaie, fans faillie des os, il fe fervoit des moyens curatifs ordinaires. Les extenfions, les directions, la coaptation, le bandage même ne différoient prefqu'en rien. Il appliquoit fur la plaie, un linge double, enduit de cire & de poix, & il faifoit autour de la plaie, un liniment avec la cire; obfervant que les compreffes & la bande qui devoit les contenir, fuffent un peu plus larges que la plaie, & que le bandage fût moins ferré que s'il n'y avoit point de plaie. Hippocrate blâme certains Praticiens qui, fans aucun égard pour la plaie, appliquoient dès le commencement le bandage ordinaire; il déduit les accidens qu'entraîne une fi dangereufe routine, & s'élève contre ceux qui la fuivent, avec d'autant plus de chaleur, qu'elle paroît avoir été fort commune de fon temps. En Praticien éclairé, il remarque qu'il est de la plus grande importance de favoir ce qu'on peut efpérer ou craindre, foit en plaçant les premiers tours de la bande en un endroit plutôt qu'en un autre, foit en y faifant une compreffion plus ou moins forte.

Par cette méthode, il prétend que la fuppuration fe fait en moins de temps que dans les ulcères traités d'une autre manière; les efcarres gangréneufes, s'il en est, tombent plus tôt, & l'ulcère est plus promptement cicatrifé. Aux atelles, que dans ce cas il admettoit beaucoup plus tard que d'ordinaire, il fubftituoit un plus grand nombre de bandes. Si l'on fe permet de les appliquer plus tôt, il recommande de ménager le trajet de l'ulcère, & de fe borner à une compreffion douce.

Le régime & la diète ne font point oubliés. Il les proportionnoit à la gravité de la plaie & des accidens.

C'est encore le même traitement qu'il propofe dans les ulcères provenans de la compreffion des bandes, des atelles, ou de toute autre caufe. Les fignes qu'il donne de l'exiftence de cet accident, font la douleur, la pulfation que fent le malade, & une tumeur éréfipélateufe qui fe manifefte à la partie inférieure; alors il ordonne de lever l'appareil, & s'il y a prurit, d'appliquer un médicament compofé de cérat & de poix. Si l'ulcère est fordide & noir, il veut quon attende de la fuppuration, la chute des parties mortes, & qu'on mette plutôt en ufage les topiques doux, que ceux qui feroient irritans. S'il prévoyoit qu'il dût fe détacher quelque fragment d'os confidérable, & fi la fuppuration étoit abondante, il levoit plus fouvent l'appareil. Pour cet effet, il fe fervoit d'un bandage accommodé à la circonftance, & affez femblable à celui que nous nommons *bandage à dix-huit chefs*. Il étoit compofé de linges doubles, (la néceffité en déterminoit le nombre) larges au moins d'un demi-pan, trop courts pour faire deux circonvolutions autour du membre rompu, trop longs pour n'en faire qu'une feule. Après avoir trempé ce bandage dans de gros vin, & avoir placé la partie au milieu, il paffoit fucceffivement les chefs de ce bandage de droite à gauche & de gauche à droite, de chaque côté de l'ulcère, au point de ne pas comprimer, mais d'affujettir feulement. Sur l'ulcère, il appliquoit un mélange de cire & de poix ou quelqu'emplâtre d'ufage dans les plaies récentes. Si c'étoit l'été, il faifoit arrofer fouvent de vin le bandage ; l'hiver, il le couvroit de laine trempée dans le vin & l'huile.

Dans le cas où aucun des bandages ordinaires ne produiroit l'effet defiré, il veut qu'on ait recours à quelque machine capable de tenir le membre dans un état d'extenfion. Il condamne, avec juftice, ceux qui, dans cette vue, attachoient au lit le pied du malade, puifque ce lien eft toujours nuifible, & ne peut jamais être utile. Le refte du corps cédant au pied, il n'y aura plus d'extenfion. Dès que le corps pourra fe porter çà & là, le lien n'empêchera ni le pied ni l'os de fuivre fes mouvemens & de fe contourner. On peut donc dire avec Hippocrate, que la partie fera plus tôt défigurée, quand on aura eu recours à de pareils expédiens. Hippocrate, après avoir montré l'infuffifance ou le danger des moyens qu'employoient les Médecins de fon temps pour maintenir la jambe en extenfion, fait la defcription d'une machine affez ingénieufe, pour remplir cet objet ; mais il obferve que, fi l'exécution manque en quelque chofe, la machine fera plus nuifible qu'utile.

Plufieurs de fes contemporains étoient encore dans l'ufage de panfer, les premiers jours, les fractures fimples ou compliquées, avec de la laine graffe, & d'en remettre la réduction au troifième ou quatrième jour. Mais il relève cette vicieufe pratique, en ce que c'eft pofitivement là le temps de l'érétifme & de l'inflammation des plaies, auxquelles il veut qu'on touche alors le moins qu'il eft poffible. Il ne blâme pas tant ceux qui différoient la réduction jufqu'au-delà du feptième jour, parce que, l'inflammation étant diffipée, on procède plus facilement & fans rifque à la réduction. Cependant il eftime que cette pratique, fans parler d'autres inconvéniens, a celui d'éloigner le terme de la guérifon.

Dans les fractures où les os biguent au point de ne pouvoir

être réduits par les moyens ordinaires, il conseille, lorsque l'extension est à peu-près à son juste degré, d'employer un levier de fer assez fort pour faire rentrer l'os en sa place. Il ajoute que ce moyen n'est point à mépriser, puisque, s'il ne réussit pas, tout autre sera insuffisant; & il a raison, si l'on ne doit attendre ici de succès que de la force. Si quelques pointes des pièces fracturées s'opposent à l'introduction du levier, il recommande de les couper, & de faire l'extension & la réduction le premier ou le second jour, non le troisième, & encore moins le quatrième ou le cinquième; car alors la convulsion est plus à craindre en réduisant l'os, qu'en le laissant tel qu'il est. Lors donc que la convulsion succède à la réduction, il estime que le mieux seroit de déplacer l'os, si cela se pouvoit, sans pire inconvénient. Il remarque que ce n'est pas, quand les parties sont relâchées, que la convulsion & la distension arrivent, mais plutôt après une trop forte extension. C'est pourquoi il conseille, pendant ces premiers jours, de ne point fatiguer la partie, mais de donner tous ses soins à réprimer l'inflammation & à provoquer la suppuration de l'ulcère. Les sept premiers jours expirés, & même plus, lorsqu'il n'y a ni inflammation ni fièvre, c'est alors qu'il propose d'en venir à la réduction, si l'on a l'espoir d'y réussir; sinon il ne veut pas qu'on aggrave le mal par des tentatives inutiles.

Il tient pour constant que les os qu'on n'a pu réduire, ceux qui sont tout-à-fait dépouillés, se dessèchent & tombent. Après avoir parcouru différentes causes de la dénudation des os, il dit qu'on ne peut assigner un terme préfixe à leur exfoliation ou à leur séparation; qu'en général elle se fait plutôt aux os spongieux qu'aux os durs, quand la suppuration & la reproduction des bonnes chairs est prompte, parce que les chairs renaissantes poussent l'os au-dehors. Il avertit que, si tout le cercle osseux se détache en quarante jours, il n'y a point à se plaindre, car quelquefois ce décollement ne s'opère qu'en soixante jours.

Quand l'os qu'on ne peut réduire, pique & agace les

chairs, il ordonne de couper l'excédant, sur-tout s'il est dénudé, puisqu'on ne sauroit le conserver, quelque chose qu'on fasse. Mais il défend de couper les os qui ne doivent que s'exfolier.

Hippocrate annonce qu'il en réchappe peu des fractures de la cuisse ou du bras, où l'os a percé les chairs, tant parce que ces os sont grands & garnis de moelle, que par la lésion des nerfs, des muscles & des veines qui les avoisinent. Si l'on en fait la réduction, il survient des convulsions; si on ne la fait point, viennent des fièvres aiguës, bilieuses, accompagnées de hoquet, & suivies de gangrène : ainsi, dans les deux cas, l'évènement n'est pas plus heureux. Tout considéré, il croit plus avantageux que l'os sorte à la partie inférieure qu'à la supérieure, & à la partie externe de la cuisse ou du bras qu'à la partie interne, où rampent quelques veines dont la lésion est mortelle. Si l'on est contraint de réduire ces fractures, qu'on ait quelqu'espoir d'y réussir, & que le déplacement de l'os, le désordre des muscles ne soient pas trop considérables, il croit que le coin ou le levier peut être utile moyennant l'extension; mais quand la réduction n'a pas été faite le premier jour, il n'est pas d'avis qu'on l'entreprenne. Alors il conseille de situer la partie, de manière que l'endroit de l'ulcère soit relâché. D'ailleurs il traitoit la plaie comme celles de la tête, en évitant les topiques froids. Telle est la peinture qu'il fait de ces accidens effrayans, où il voit beaucoup de danger & peu d'espoir de salut. Aussi conseille-t-il aux Médecins qui peuvent faire une retraite honnête, de ne point se charger de pareille entreprise.

Enfin Hippocrate pose cet axiome général, que la fracture d'un os est moins redoutable que s'il y avoit contusion des veines & des nerfs de quelqu'importance, dans le même endroit, sans fracture; & il ajoute que le blessé mourra plutôt de la contusion que de la fracture, si la fièvre continue s'établit *(c)*.

(c) De fract.

Il reconnoît que le nez peut se fracturer de plusieurs manières. Il s'élève contre les Médecins de son temps, qui, moins occupés de l'utilité que de la complication & de l'élégance des bandages, commettoient de grandes fautes, & plus dans cette fracture que dans aucune autre *(d)*.

Lorsque le nez est écrasé de manière à paroître camus, il faisoit entrer dans les narines quelque matière qui, en les remplissant, pût redresser les parties affaissées. Si ce moyen étoit sans succès, toujours simple dans ses procédés, il conseilloit aux malades qui en avoient le courage, de s'introduire dans les narines le doigt index de chaque main. Si les doigts du malade étoient trop gros, il avoit recours à ceux d'un enfant ou d'une femme, qui les ont plus déliés. Ce moyen étoit-il encore insuffisant? il portoit dans le nez une sorte de spatule, avec laquelle il relevoit les fragmens osseux, & extérieurement il en faisoit doucement avec les doigts de l'autre main la coaptation, observant que les os du nez sont ceux de tout le corps, dont la coaptation exige le moins d'effort.

Si la fracture étoit d'un côté seulement, il relevoit l'endroit rompu par la méthode décrite. Dans l'un comme dans l'autre cas, il auroit desiré qu'on pût laisser dans les narines, les doigts du malade ou de toute autre personne pendant dix jours: terme qu'il estimoit être celui de la consolidation des pièces osseuses, quand il ne survenoit pas de corruption. C'est pourquoi il recommande de faire la réduction de cette fracture le premier, ou au plus tard, le second jour.

Quand la fracture n'étoit que d'un côté, près du cartilage, ce qui pervertissoit la forme de l'extrémité du nez, il remplissoit les narines de pâte liquide, d'éponge ou de quelque chose semblable, pour le tenir en état jusqu'à la fin de la cure. C'est dans les mêmes vues qu'il colloit à l'aile du nez, du côté malade, un chef d'une bande de cuir de Carthage, qu'il conduisoit sous l'oreille opposée, de-là derrière la tête,

(d) De articul.

& l'autre chef venoit se coller au milieu du front. Y eût-il inflammation, il trouvoit que ce bandage ne pouvoit nuire; on le croit, mais étoit-il bien utile?

Si la fracture étoit compliquée d'une plaie, il y appliquoit un mélange de cérat & de poix, ou quelqu'autre médicament comme pour les plaies récentes.

Rupture du cartilage de l'oreille. Hippocrate, dans le même Livre, traite de la rupture du cartilage de l'oreille (e), pour laquelle il n'admet aucune espèce de bandage, parce qu'il prétend que la compression la plus légère doit augmenter l'inflammation, la douleur, la fièvre & les autres accidens. Les cataplasmes légers, composés de matières visqueuses & farineuses, sont les seuls topiques qu'il se permette. Mais il croit que souvent on feroit encore mieux de n'appliquer aucun remède aux oreilles, comme en plusieurs autres endroits. Il faisoit coucher le malade sur le côté opposé au mal, comme si la douleur n'eût pas été une cause assez déterminante pour l'y décider. Si la suppuration menaçoit, il cherchoit à entretenir la liberté du ventre. Si le malade avoit de la disposition au vomissement, il la favorisoit par des vomitifs doux. Quand la suppuration commençoit à se rendre sensible, il ne se hâtoit pas d'ouvrir, parce que, sans l'application d'aucun topique, la résolution a quelquefois lieu. Mais si la suppuration étoit décidée, il perçoit l'oreille avec un fer chaud, ce qui la rendoit plus courte & plus petite que l'autre. Si l'on répugnoit à ce remède, il ne se bornoit point à une incision superficielle, persuadé que le foyer purulent est toujours plus profond qu'on ne se l'imagine.

Les ganglions. De-là il prend occasion de parler de quelques collections humorales & des ganglions, que quelques Médecins de son temps ouvroient dans l'espoir d'y trouver une humeur quelconque, & ils n'y découvroient qu'une chair baveuse

---

(e) Hippocrate se sert indifféremment du mot κάτηγμα, pour exprimer la fracture d'un os & la rupture d'un cartilage.

& visqueuse;

& visqueuse ; mais il observe qu'il n'en arrive aucun inconvénient.

Après la section de l'oreille, Hippocrate proscrit tout cataplasme. Il traitoit la maladie comme une plaie simple, toujours de manière à ne point surcharger la partie. Si le cartilage venoit à se dénuder & à s'abreuver d'humeurs visqueuses & purulentes, sa dernière ressource étoit de le percer avec un fer chaud, comme le spécifique des maladies rébelles & opiniâtres.

Il distinguoit deux espèces de fractures de la mâchoire inférieure ; l'une avec déplacement, & l'autre sans déplacement. Il réduisoit celle-ci, en passant les doigts entre la langue & l'os maxillaire, pour servir, selon la circonstance, de point d'appui, ou à repousser au-dehors les pièces osseuses. S'il y avoit des dents vacillantes à l'endroit fracturé, il en lioit deux ensemble & même plus, avec un fil d'or ou de lin, jusqu'à la parfaite consolidation de la fracture. Il appliquoit à l'endroit blessé quelques plumaceaux couverts de cérat, & quelques tours de bandes lâches contenoient cet appareil ; car il dit qu'alors un bandage bien fait est de peu d'utilité, & qu'un bandage mal conçu devient très-nuisible. Ce qu'il croit préférable, c'est de tâter souvent l'intérieur de la bouche & l'état de la fracture, & de contenir ou de rétablir, avec les doigts, les fragmens osseux. Il répète ici, comme pour la fracture du nez, qu'il seroit à souhaiter que ce contentif pût être continué tout le temps de la cure.

Lorsque la fracture est complète & transverse, ce qu'il croyoit rare, il donne les mêmes procédés, tant pour rendre l'os à son état naturel, que pour raffermir les dents ébranlées. Mais il ajoute que, comme on ne sauroit écrire tout ce que la main doit faire, la sagacité du Médecin doit y suppléer.

Si un enfant a la mâchoire inférieure fracturée, il dit qu'il suffit d'y appliquer du cuir de Carthage, du côté du poil, qui en est la partie la plus dure & la plus dense. S'il étoit d'un âge un peu plus avancé, il faisoit appliquer toute l'épaisseur du cuir. On en coupoit une bande de la largeur de

Fracture de la mâchoire inférieure.

trois doigts & de longueur fuffifante. La mâchoire auparavant enduite de gomme, pour y coller cette bande, on faifoit à l'un des chefs une boutonnière deftinée à recevoir le menton, & l'on plaçoit ce premier chef à un travers de doigt de la fracture. A la même diftance, & en fens oppofé, on agglutinoit, un peu au-deffus de la première, une autre bande pareille ou un peu plus large, qui embaffoit l'oreille au moyen d'une boutonnière ; puis les deux autres chefs plus étroits & plus minces venoient fe réunir au fommet de la tête où on les fixoit par un nœud. On entouroit le front d'un bandeau, pour affujettir le bandage, & l'on recommandoit au malade de fe coucher fur le côté fain, fans toutefois que la mâchoire fût appuyée.

Hippocrate prétend que ce bandage, plus fûr qu'aucun de ceux qu'il connoît, laiffe à l'Opérateur la facilité d'étendre ou de relâcher à fon gré la partie bleffée, & de varier les directions.

Les dix premiers jours, il tenoit les malades à une diète févère ; mais enfuite il permettoit des alimens d'autant plus volontiers que, s'il ne furvient dans les premiers jours ni inflammation ni corruption, la confolidation de cette fracture fe fait promptement, comme celle de tous les os fpongieux. Il affure même qu'elle n'excède pas le terme de vingt jours.

Défunion de la fymphife du menton.

Il paffe de-là au traitement de la défunion de la fymphife du menton, accident qu'il n'a pu voir que dans les enfans, puifque la plus forte ébullition ne fépare pas celle de l'adulte. La méthode opératoire qu'il propofe, eft à peu-près la même que celle de la fracture de la mâchoire inférieure.

Fracture de la clavicule.

Hippocrate reconnoiffoit encore deux fortes de fractures de la clavicule : l'une, lorfque l'os étoit rompu tranfverfalement & tout-à-fait féparé ; l'autre qu'il appelle *fracture en long*, & qui, dans le fens de Galien, n'eft qu'une fracture avec éclat, où la féparation des fragmens n'eft pas complète. Hippocrate a fort bien obfervé que la portion de la clavicule qui tient à la poitrine refte élevée, tandis que la partie attachée à l'épaule s'affaisse. Plusieurs Médecins de son temps croyoient, par l'effet du bandage, abaisser la portion éminente sur l'autre; mais son jugement lui faisoit apercevoir le vice de cette pratique : il trouvoit qu'il étoit plus simple & plus sûr de rapprocher de sa situation naturelle, la portion sortie, comme étant la seule susceptible de mouvement.

Si la clavicule est fracturée de manière que la portion de l'os, du côté de la poitrine, soit abaissée, & que l'autre soit élevée & domine, il dit que la coaptation se fait d'elle-même en abaissant l'épaule & le bras. Il veut au contraire qu'on soulève l'une & l'autre, si le fragment est situé de côté, c'est-à-dire, selon l'interprétation de Galien *(f)*, intérieurement ou extérieurement; Hippocrate dit même que, sans autre opération, la coaptation se fait assez communément en soulevant le bras. Mais, quand la portion adhérente à l'os de la poitrine étoit en bas ou de côté, il faisoit coucher le blessé sur un coussin placé entre ses deux épaules, de manière qu'il fit bomber la poitrine; un aide en même-temps portoit le bras en enhaut & rapproché des côtes. La partie ainsi disposée, l'Opérateur, d'une main repoussoit l'épaule, & de l'autre faisoit la coaptation. Il ajoute, qu'il est quelquefois utile de porter en haut la tête de l'*humerus*, en ramenant le coude vers la poitrine, & que dans certains cas, après le bandage appliqué, il est bon de rapprocher le coude des côtes pour tenir soulevée la tête de l'*humerus*. Si le malade veut marcher, il propose de soutenir ainsi l'extrémité du coude avec une fronde ou une écharpe suspendue à son cou. Lorsque le malade est tranquille, & qu'il ne survient point d'accidens, la consolidation de cette fracture s'opère en quatorze ou vingt jours au plus.

Quand le haut de l'épaule est séparé, la portion séparée semble faire éminence, & c'est la connexion du *jugulum* ou de l'*acromion* avec l'épaule : alors le bout de l'épaule (ἐπωμίς) paroît affaissé, ce qui induisoit en erreur bien des Médecins

Décollement de l'acromion.

(f) Galen. *Comment. 1 in hunc lib.*

contemporains d'Hippocrate, qui prenoient ce décollement pour une luxation. Ils faisoient donc beaucoup de mal en voulant réduire cette partie qu'ils n'abandonnoient, que quand ils avoient perdu tout espoir d'y réussir. Ce qu'il trouve de mieux à faire dans ce cas, c'est de comprimer avec le bandage l'os qui fait saillie, & de tenir le bras rapproché des côtes au moyen d'une écharpe, pour donner à l'os la facilité de se recoller. Il pronostique qu'il y aura toujours une difformité par la saillie de l'os ; il répète en plusieurs autres endroits, comme un axiome, que deux os qui ont communication entre eux, une fois séparés, ne se rapprochent jamais exactement. Au reste il avertit que, si le bandage est bien fait, la douleur sera de peu de durée.

Fracture & contusion des côtes.

Lorsqu'il y a fracture à une ou plusieurs côtes, sans dénudation de l'os & sans esquilles, en un mot, si la fracture est simple, Hippocrate annonce que rarement la fièvre survient ; & comme alors la plupart des blessés n'éprouvent ni crachement de sang ni suppuration interne, aussi n'ont-ils pas besoin de topiques, de bandages ni de diète. Il prétend même que, lorsqu'il n'y a point de fièvre continue, l'abstinence est fort nuisible, en ce que les côtes affaissées par la vacuité de l'estomac, augmentent la douleur, la toux & la fièvre ; au lieu que l'estomac médiocrement rempli relève & soutient les côtes, ce qui prévient tous ces accidens. Un emplâtre de cérat, une compresse, un bandage simple & contentif, voilà tout l'appareil nécessaire à la cure qui se termine pour l'ordinaire dans les vingt jours.

Mais, lorsqu'un coup, une chute, ou quelqu'effort violent a produit une contusion aux côtes, il s'ensuit de la lésion des veines & des nerfs qui rampent dans leur interstice, des crachemens de sang considérables, de la toux, des tubercules, des suppurations dans la poitrine ; & souvent même la côte est cariée. Quoique ces accidens n'accompagnent pas toujours la contusion, la douleur s'y fait sentir plus long-temps, & elle est plus susceptible de renaître, que s'il y avoit simplement fracture. Cependant, dit Hippocrate, on s'inquiète moins de la contusion que de la fracture simple, & l'on a tort. La contusion exige la diète, l'abstinence des femmes, le silence, la saignée du bras, les linimens avec le cérat, des compresses larges & un bandage qui fasse une compression douce. Dans ce cas, il se servoit d'une bande large, roulée à deux globes, & il commençoit sur l'endroit blessé, pour que la peau ne fût point bourrelée par le croisement des chefs. Tous les jours, ou tous les deux jours, il levoit l'appareil. Pendant dix jours il tenoit le malade à une diète légère & adoucissante; ensuite il le faisoit passer à des nourritures plus restaurantes. Tant que le malade étoit à la diète, il tenoit le bandage plus serré; dès qu'il commençoit à l'alimenter, il le faisoit plus lâche. S'il y avoit crachement de sang, il continuoit le bandage quarante jours & plus, selon l'exigence des cas. Il observe que la contusion négligée laisse après elle un gonflement sensible : bientôt les chairs n'ont plus d'adhérence avec l'os, la carie gagne de jour en jour, & la maladie est longue.

Si le gonflement n'intéressoit que les parties molles, si les douleurs se calmoient & se réveilloient à la moindre indisposition ou par le travail, il appliquoit un bandage, par lequel il croyoit procurer la résorption de l'humeur stagnante. Ce moyen étoit-il insuffisant (car il devoit souvent l'être), il n'y voyoit d'autre remède que le feu, qu'il portoit jusqu'à l'os exclusivement. Quand la tumeur étoit dans l'intervalle des côtes, il brûloit plus superficiellement, dans la crainte de pénétrer dans la poitrine. Si la contusion étoit considérable, quoique récente, quoique l'os ne fût point endommagé, il avoit encore recours au cautère actuel; si elle s'étendoit au loin, il cautérisoit en plusieurs endroits.

Hippocrate n'a pas traité les luxations avec moins de soin ni dans un moindre détail que les fractures. Son Traité des *luxations* commence par celle du bras, qu'il dit n'avoir vue que sous l'aisselle & jamais en haut, en arrière, ni en devant. Il va jusqu'à révoquer en doute la possibilité de cette dernière espèce. Les Médecins contemporains étoient d'un sentiment

Les Luxations.

contraire; mais il foutient qu'ils s'en font laiffé impofer par la faillie remarquable que fait la tête de l'os du bras en devant, dans les fujets maigres & décharnés. Il tâche d'appuyer cette opinion par l'examen des différentes pofitions de la tête de l'os, dans les divers mouvemens du bras. Mais de ce que la tête de l'*humerus* ne fort point en devant, s'enfuit-il qu'il n'y ait pas de luxation en-devant?

Luxation du bras. Voici les fignes qu'il donne de la luxation du bras. L'extrémité du coude paroît plus éloignée des côtes du côté de la luxation que de l'autre, & l'on ne parvient à l'en rapprocher qu'avec douleur : le bras refte étendu, on ne peut le fléchir pour porter la main à l'oreille, ni faire les mêmes mouvemens qu'avec l'autre.

La tête de l'*humerus* fe rend plus fenfible que d'ordinaire fous l'aiffelle.

On aperçoit l'extrémité de l'épaule plus faillante, & un peu au-deffous de cette faillie, une cavité remarquable; c'eft celle qu'occupoit la tête de l'*humerus* avant que d'être déplacée.

Enfin il n'oublioit pas de faire la comparaifon du bras fain avec le bras bleffé; mais il fait en même temps l'excellente remarque, que la conformation du bras peut être changée par la douleur ou par toute autre caufe, fans qu'il y ait luxation.

Il dit que ceux qui ont de fréquentes luxations de l'épaule, les réduifent le plus fouvent eux-mêmes. En portant fous l'aiffelle les doigts fléchis, & ramenant le coude vers la poitrine, ils forcent la tête de l'os à rentrer dans fa cavité. Il ajoute qu'un Médecin peut employer le même moyen. Il n'a qu'à mettre auffi les doigts fous l'aiffelle à la partie antérieure de l'article luxé, appuyer le front fur l'épaule du malade pour faire le point d'appui, & placer le genou derrière le coude, pour le pouffer vers les côtes. Si l'Opérateur n'a pas affez de force, il empruntera le fecours de quelqu'un pour cette opération.

Il donne encore un autre procédé. Il confifte à tirer d'une main le coude en arrière, & à placer l'autre poftérieurement sur la tête de l'*humerus*, pour la pousser dans l'article. Quoiqu'il ne trouve pas ces méthodes naturelles, il avoue cependant qu'elles ont du succès.

Une autre méthode qu'il croit plus naturelle, est celle-ci. On fait coucher le malade par terre. Le Médecin s'assit à l'opposite du côté blessé. On met le plus avant qu'on peut sous l'aisselle, sans porter sur la tête de l'*humerus*, une bale à jouer ou un peloton quelconque un peu ferme, qu'un aide, placé à la tête du malade, contient avec une bande. L'Opérateur se saisit du poignet pour faire l'extension, & son talon gauche, si c'est du côté gauche; le droit, si c'est du côté droit, placé sur la bale, fait la contre-extension. On a soin, pendant cette opération, de faire tenir le bras & l'épaule du côté sain, pour empêcher le corps du malade d'être entraîné par les efforts de l'Opérateur.

Une quatrième méthode qu'il propose, c'est de suspendre le blessé par le bras sur l'épaule d'un homme fort, vigoureux & plus grand que lui, de manière que l'aisselle du côté blessé se trouve sur la crête de l'épaule de celui qui suspend. Si le corps du malade ne faisoit pas un poids suffisant, on suspendoit encore par-derrière à ses vêtemens un jeune enfant. Celui qui suspendoit, ramenoit vers sa poitrine le bras du blessé; ensuite il faisoit des mouvemens en divers sens, pour déterminer la tête de l'os à reprendre son siége naturel. Tels sont les moyens dont on se servoit dans les jeux de lutte, parce qu'ils n'exigeoient aucune machine.

Un procédé qu'Hippocrate trouve assez naturel, est de mettre sous l'aisselle du malade, entre les côtes & la tête de l'*humerus*, un pilon garni de linge. Si le pilon est trop court, on fait asseoir le malade, de manière qu'il ait de la peine à en faire entrer la tête sous son aisselle. Pendant qu'un homme étend le bras selon la direction du pilon, un autre embrassant des deux mains l'épaule, fait la contre-extension. Hippocrate observe ici qu'il est à craindre que le corps, étant mal affermi sur le pilon, ne se porte çà & là; c'est pourquoi il préfère l'échelle pour cette opération. Quand il se sert de l'échelle, l'extenfion & la contre-extenfion font les mêmes. La feule différence, c'eft qu'on attache fortement, au milieu du degré de l'échelle où doit être fufpendu le malade, un corps rond, propre à s'adapter à l'aiffelle & à déterminer la tête de l'os à retourner dans fa cavité.

Parmi tous ces moyens, il n'en voit pas de fupérieur à la machine connue fous le nom d'*ambi* (ἄμβω) : en voici la defcription. On prend un bois large de quatre à cinq doigts, épais de deux ou environ, long de deux coudées, & même plus court ; un bout doit être rond, très-étroit, très-mince, & l'autre muni d'un petit rebord qui ne réponde point aux côtes, mais à la tête de l'os du bras. On garnit mollement cette extrémité, puis on la porte fous l'aiffelle le plus loin poffible, & fur-tout au-delà de la tête de l'os. Sur ce bois, eft étendu le bras, qu'on lie au-deffus du coude & au-deffus du poignet, pour le rendre immobile : le bras ainfi difpofé, eft paffé fur une pièce de bois folidement fixée en travers, & à deux colonnes, mais de manière que le bras foit d'un côté, le corps de l'autre, & l'axe fous l'aiffelle. Il faut obferver que cette pièce de bois tranfverfale foit affez élevée pour que le bleffé puiffe y être en quelque forte fufpendu, & ne touche qu'avec peine la terre du bout des pieds. Hippocrate prétend que par-là l'extenfion eft très-exacte, très-directe, & que l'os du bras eft en fûreté, pourvu qu'on ait égard à ce que le bois excède la tête de l'*humerus*.

Si la luxation eft nouvelle, le dos d'un fiége ferme & élevé, le haut d'une porte ou tout autre point d'appui remplit les mêmes vues que la machine. Lorfqu'au contraire la luxation eft ancienne, que l'article n'eft point rempli de chair, & que la tête de l'os ne s'eft point encore formé une nouvelle cavité dans l'endroit où elle eft tombée, il croit l'*ambi* préférable. Et cela feroit vrai, s'il falloit plus de force que d'adreffe pour réduire les luxations.

Hippocrate obferve enfuite très-judicieufement qu'à l'égard de la facilité à réduire les luxations, la nature de l'une eft bien différente de la nature d'une autre, & une cavité d'une

autre

autre cavité. Il eſt des luxations qu'on réduit ſans peine, & d'autres plus difficilement. Il y a encore beaucoup de variété dans la diſpoſition des ligamens lâches en quelques-uns, plus tendus dans les autres. On voit des perſonnes d'un tempérament ſi humide, qu'elles ſe déplacent & ſe remettent les articles ſans douleur & à volonté. Dans les gens charnus & nerveux, la luxation ſe fait avec peine, & ſe réduit de même. Comme les articles des perſonnes humides & maigres ſont moins ſuſceptibles d'inflammation que ceux des gens ſecs & charnus, ils ſont auſſi plus diſpoſés à retomber. Il conſeille donc aux premiers de faire des frictions sèches aux environs de l'article, & aux autres, des linimens avec le cérat. Il ajoute que l'effet de la friction n'eſt pas toujours le même. Elle n'a pas ſeulement la propriété de reſſerrer l'article relâché, mais encore celle de le détendre lorſqu'il eſt trop gêné. Ailleurs il parle encore des bons effets de cette eſpèce de friction, que nous négligeons trop aujourd'hui *(f)*.

Parce qu'un malade n'éprouve ni inflammation ni mal-aiſe après la réduction, il croit pouvoir ſe ſervir de ſon bras, & rejeter tout autre ſecours; alors il eſt du devoir du Médecin de l'avertir que l'article pourra retomber. Hippocrate a obſervé que cet accident arrive plutôt aux luxations du bras & du genou qu'à toutes les autres. S'il y a inflammation, il recommande de faire des linimens de cérat ſur la partie, & de remplir de laine le creux de l'aiſſelle, afin d'affermir tout-à-la-fois l'article & le bandage. Après l'application de l'appareil, il veut qu'on tienne le bras rapproché des côtes au moyen d'une bande paſſée autour du corps.

Hippocrate traite enſuite des luxations ſpontanées de l'épaule, dont la plupart des Médecins de ſon temps n'entreprenoient pas la guériſon. Il avance que d'autres, en cautériſant l'épaule ſupérieurement, en-devant & en-arrière, faiſoient encore pis, en ce que le reſſerrement de la peau déterminoit la tête de

Luxations ſpontanées de l'épaule, ou de cauſe interne.

(f) De Medico.

l'os à se porter en bas, & à sortir plus tôt de sa cavité. Il est bien d'avis qu'on applique le cautère, mais sous l'aisselle. Pour cet effet, pinçant la peau avec les doigts, il l'attiroit à lui, & passoit à travers un fer ardent, oblong & mince, à peu-près semblable à la spatule dont il se servoit pour les linimens. Ce qui lui faisoit rejeter les fers épais, c'est qu'ils font de larges escarres dont les cicatrices sont sujettes à se rouvrir, *accident désagréable, honteux & absolument contraire aux vues qu'on doit se proposer*. Il fait observer qu'en soulevant le bras médiocrement, on prend de la peau autant qu'on le juge à propos, & l'on évite la lésion dangereuse des glandes & des nerfs considérables de la partie.

Il appliquoit le cautère actuel à la partie antérieure de l'épaule entre la tête du bras & le tendon, & non au-delà, dans la crainte de blesser la grande veine ou le nerf. Où il cautérisoit encore, mais plus superficiellement, *parce que le feu est ennemi des nerfs*, c'étoit en arrière, beaucoup au-dessus du tendon qui est près de l'aisselle, & un peu au-dessous de la tête de l'os du bras. Il avoit l'attention de couvrir aussitôt les endroits cautérisés, pour les préserver de l'accès de l'air froid, & de ne jamais soulever le bras, que la commodité des pansemens ne l'exigeât. Quand l'ulcère mondifié étoit prêt à se cicatriser, il lioit le bras rapproché des côtes le jour & la nuit, pour obtenir une cicatrice plus solide, plus serrée, plus propre à retenir la tête de l'os dans sa cavité.

Il pronostique que ceux à qui la luxation n'a point été réduite, s'ils sont susceptibles d'accroissement, ont toujours le bras blessé plus grêle que le bras sain, & que, s'ils croissent, il reste plus court que l'autre. Il prétend aussi que les enfans nés avec un bras plus court (γαλιάγκωνες), ont eu le bras luxé dès le sein de leur mère : peut-être auroit-il dû dire dans l'accouchement. Quant à ceux qui dès leur jeunesse ont dans l'article des suppurations profondes, il assure qu'ils ont toujours le bras plus court, soit qu'on ouvre la tumeur par le fer ou par le feu, soit qu'elle s'ouvre d'elle-même. Quoiqu'ils ne puissent porter la main à l'oreille à cause de la tension du coude, ou qu'au moins ils n'exécutent ce mouvement que d'une manière imparfaite, il avoue cependant qu'ils tirent plus de secours de leur bras que les autres.

Mais chez un adulte auquel le bras luxé n'a point été remis, Hippocrate annonce que la partie supérieure du bras devient plus maigre & plus grêle; il ne peut même après que la douleur a cessé, exercer les mouvemens qui éloignent le coude des côtes obliquement, mais bien ceux où le coude se porte latéralement en devant ou en arrière, pourvu toutefois qu'il ne faille pas trop les étendre.

Hippocrate avance que la luxation du coude est plus rare & plus difficile à réduire que celle du genou *(g)*, si elle ne l'a pas été sur le champ, à cause de l'inflammation & de la nature même de la partie. Il dit que pour l'ordinaire le déplacement est léger, se faisant tantôt vers les côtes, & tantôt extérieurement, c'est-à-dire, en haut & en bas. Alors la réduction, faite avant l'inflammation, n'offre pas beaucoup de difficulté. Un homme se saisit de la main du blessé pour faire l'extension, un autre fait la contre-extension vers l'aisselle; l'Opérateur la paume d'une main appliquée sur l'os éminent, & l'autre à l'opposite, presse en sens contraire & fait la coaptation.

Luxation du coude.

Souvent aussi l'avant-bras se luxe en dedans ou en arrière. Si c'est en dedans, les chairs sont déprimées en dehors, *& vice versâ* si c'est en arrière. Dans les deux cas, la réduction n'exige pas grand effort. Pour réduire la luxation en dedans, il falloit faire au coude des mouvemens de circonduction de côté & d'autre, partie en pronation, partie en supination. Telles sont, selon Hippocrate, les luxations du coude les plus ordinaires.

Mais s'il arrive, ce qui est rare, que l'os du bras passe d'un côté ou de l'autre sur le *cubitus (h)*, l'extension directe n'est plus convenable. Il prétend même qu'elle s'opposeroit

---

(g) De articul. | *(h) De fract.*

à la dimotion de l'os du bras; il veut donc que tenant le bras légèrement fléchi, on l'étende par la partie supérieure près de l'aisselle, & que du côté de l'avant-bras on le tire en bas. Par ce moyen, l'os est ramené vis-à-vis de sa cavité, & avec la paume des mains on termine la réduction. Il dit cependant que l'extension directe pourroit réussir, mais moins bien.

Ailleurs il confirme ce qu'il avance ici *(i)*. Soit que la luxation soit en dedans ou en arrière, il veut que l'extension se fasse dans la situation du bras la plus naturelle. Il passoit sous l'aisselle une courroie dont les deux chefs réunis étoient fixés en haut, c'est ce qui opéroit la contre-extension, & il faisoit faire en bas l'extension par un homme ou par le moyen d'un poids suspendu près de l'article du bras. Quand l'extension étoit à son point, l'Opérateur faisoit la coaptation avec les mains.

Une luxation qu'Hippocrate juge aussi rare que difficile, par les obstacles qu'oppose la structure naturelle de la partie, c'est celle en devant. Les signes qu'il donne de cette luxation, sont l'impossibilité dans laquelle se trouve le malade de fléchir le bras, & la saillie de la tête des os qui se rend sensible au tact. Il assure que dans le premier moment on réduit cette luxation avec facilité; mais que, si l'on diffère quelque temps, une inflammation violente, accompagnée de fièvre, ne tarde point à se manifester. Il ajoute que, si personne ne se présente, on peut la réduire seul en mettant en travers au pli du bras un linge dur & roulé, & en faisant faire subitement au coude une flexion qui ramène la main vers l'épaule.

La plus douloureuse de toutes les luxations, selon notre Auteur, & une des plus rares, est celle en arrière. Il la reconnoissoit à l'impossibilité de tendre le bras. Il annonce qu'elle occasionne des fièvres aiguës, continues, bilieuses, qui conduisent en peu de jours les malades au tombeau. Si l'on est appelé dès le commencement, il dit qu'en faisant étendre

---

(i) De articul.

le bras au bleſſé, la luxation ſe réduit d'elle-même ; mais dès que la fièvre eſt ſurvenue, il défend de tenter aucune réduction, & encore moins celle-ci, parce qu'on ne feroit qu'aggraver la douleur.

Il dit que toutes les luxations ſe réduiſent communément par l'extenſion ; mais que des circonſtances particulières déterminent à préférer tel moyen à tel autre. Les réductions s'opèrent tantôt par la ſuſpenſion, tantôt par l'extenſion, & tantôt par d'autres mouvemens combinés. Il preferit le même bandage que pour la luxation du pied, avec cette différence qu'il faiſoit tenir le bras fléchi, rapproché des côtes, & la main plus élevée que le coude *(k)*.

Quant au *diaſtaſis* ou écartement des os *cubitus* & *radius*, il le reconnoiſſoit par le tact à l'endroit où la veine ſe bifurque, & à l'impoſſibilité où ſe trouve le malade d'étendre & de fléchir le bras. Il avertit qu'il eſt très-difficile de remédier à cet accident ; il donne pour règle générale que, quand deux os adoſſés naturellement enſemble viennent à s'écarter, les environs de l'écartement reſtent toujours plus ſaillans.

Hippocrate a reconnu que le poignet peut ſe luxer de quatre manières, en haut, en bas, en dehors & en dedans. Cette dernière eſpèce eſt de toutes, celle qu'il croit la plus ordinaire ; il ajoute que le diagnoſtic en eſt facile. Si la luxation eſt en dedans, on ne peut fléchir les doigts ; ſi elle eſt en dehors, on ne peut les étendre. Pour réduire cette luxation, il faiſoit faire l'extenſion & la contre-extenſion, la main du bleſſé étendue ſur une table ; puis avec la paume de la main ou le talon, il repouſſoit l'os déplacé de dehors en dedans. Sous le poignet ainſi appliqué, il avoit le ſoin de mettre un petit couſſin de linge doux. La luxation étoit-elle en haut, on mettoit la main en pronation ; étoit-elle en bas, on mettoit la main en ſupination. Il dit encore que quelquefois *l'appendice* (peut-être le cartilage inter-articulaire) eſt déplacé,

Luxations du poignet.

_____

(k) De articul.

& que quelquefois auſſi un os s'eſt éloigné de l'autre. Alors il recommande une forte extenſion, afin de rendre les pièces déplacées à leur ſituation naturelle, ſoit avec la paume de la main, ſoit avec le talon. Si les os ne cèdent point à ces moyens, il avertit qu'à la difformité près, le bleſſé pourra tirer avec le temps le même uſage de la partie.

La réduction faite, on poſe l'appareil. Il veut que les écliſſes s'étendent juſqu'aux doigts, qu'on lève l'appareil plus ſouvent qu'aux fractures, & qu'on y faſſe de plus fréquentes fomentations. Quand la luxation arrive dans l'enfance, il annonce que le bras reſtera plus court que l'autre, & qu'il y aura amaigriſſement à l'endroit oppoſé à la luxation, ce qui n'arrivera point aux adultes.

Luxations des doigts.

Quant à la luxation des doigts, il n'en trouve pas le diagnoſtic plus difficile. Il dit auſſi qu'ils ſe luxent de quatre manières; en dehors, en dedans & ſur les côtés, mais rarement de côté, & plus ſouvent en dehors. La luxation latérale ſe reconnoît à la ſaillie que fait la tête creuſée & arrondie de l'os déplacé: lorſque la luxation eſt en dehors ou en dedans, il prétend qu'elle eſt moins conſidérable. Que le premier, le ſecond ou le troiſième article du doigt ſoit luxé, en général la manière de procéder à la réduction eſt la même, en obſervant que la difficulté eſt toujours en raiſon de la grandeur des articles luxés. Voici comment il s'y prenoit. Un homme ſe ſaiſiſſoit de la main du bleſſé, & un autre de l'extrémité du doigt, enveloppée d'un linge ou de quelqu'autre choſe ſemblable, pour empêcher qu'elle n'échappât; l'extenſion parvenue à ſon juſte degré, il faiſoit la coaptation.

Il dit que la réduction réuſſit encore très-bien avec des doigtiers faits de palmes, que les Grecs appellent σάυρας, c'eſt-à-dire, des lacs. On prend d'une main le lac, de l'autre le poignet, & auſſitôt la réduction faite, on applique une bande étroite, enduite de cérat, d'une conſiſtance moyenne. Pour l'ordinaire on lève l'appareil tous les trois ou quatre jours, plus ſouvent s'il y a inflammation, plus rarement s'il n'y en a pas. Ce qu'il dit ici regarde toutes les luxations.

Pendant sept jours, il tenoit le malade tranquille & à la diète. Il avertit que, si la luxation n'est pas réduite, il y aura calus intérieurement, c'est-à-dire, que l'article sera ankilosé. Lorsque la luxation arrive dès la naissance ou à quelqu'un qui prend encore de l'accroissement, il pronostique que la partie restera plus courte, & qu'il y aura amaigrissement à l'endroit opposé à la luxation.

Rarement la mâchoire inférieure se luxe-t-elle complettement. Deux choses s'y opposent, selon Hippocrate, la force des muscles & la conformation naturelle des os. Il en ajoute une troisième ; c'est que la nature des alimens que nous prenons, ne nous expose guère à ouvrir la bouche d'une manière extraordinaire. Il étoit même persuadé que la luxation complète ne pouvoit avoir lieu que par un grand baillement, où l'on tourneroit la mâchoire de côté. Or les signes qu'il établit de cette luxation, sont la saillie de la mâchoire inférieure en devant, le menton tourné en sens contraire à l'endroit luxé, l'éminence que forme l'apophyse près la mâchoire supérieure, & enfin la difficulté de rapprocher la mâchoire inférieure de la supérieure.

Luxations de la mâchoire inférieure.

Pour procéder à la réduction, il faisoit tenir la tête du blessé par un aide. Puis il saisissoit avec ses doigts, vers le menton, la mâchoire inférieure en dedans & en dehors, & lui faisoit faire des mouvemens de côté & d'autre. Alors il soulevoit l'os luxé, le retiroit un peu en arrière, & l'ayant ramené vis-à-vis de sa cavité, il l'y faisoit rentrer, pourvu que la tête ne suivît point les mouvemens qu'il faisoit faire à la mâchoire. Il recommandoit encore au blessé de ne point ouvrir la bouche au moment de la réduction. La réduction terminée, il appliquoit l'appareil qu'il tenoit lâche, & les bandes étoient enduites de cérat.

Il prétend que par les mêmes procédés on réussit encore mieux en faisant coucher le blessé sur le dos, la tête maintenue par un aide sur un coussin de cuir assez plein ou assez ferme pour ne point s'affaisser.

Dans la luxation complète, il dit qu'on peut encore moins fermer la bouche, que les joues font plus affaiffées, & que les dents de chaque mâchoire fe correfpondent. Les moyens font les mêmes que dans la luxation incomplète ; mais il veut que, fans délai, on procède à la réduction. Car fi la mâchoire refte dans cet état, il annonce que la fièvre continue, l'affoupiffement léthargique, des déjections bilieufes par haut & par bas, terminent le plus fouvent la vie du bleffé le dixième jour. Hippocrate juge mortelle la luxation de la mâchoire inférieure dans le *tetanos* & dans l'*opifthotonos*, par la raifon fans doute qu'on ne peut entreprendre la réduction dans cet état *(1)*.

Luxations des vertèbres.

Viennent enfuite les luxations des vertèbres, qu'il traite dans le plus grand détail. Il croit que, quand la gibbofité de l'épine fuccède à une maladie, il ne refte le plus fouvent aucun efpoir de la détruire, fur-tout lorfqu'elle eft au-deffus du diaphragme. Celle qui vient au-deffous, fe diffipe quelquefois par des varices qui paroiffent aux cuiffes, & encore plus tôt, fi elles fe manifeftent vers le jarret & aux environs des aines. Il ajoute que quelques-uns ont dû cet avantage à de longues diffenteries. Mais fi l'épine fe courbe dès l'enfance, & avant que le corps foit tout-à-fait formé, il annonce qu'elle ne prend plus d'accroiffement. Les parties fupérieures acquièrent celui qu'elles doivent avoir, mais elles reftent toujours plus grêles qu'elles ne devoient l'être.

Quand la gibbofité de l'épine fe manifefte au-deffus du diaphragme, il dit que les côtes ne croiffent plus en largeur, & qu'alors la poitrine s'élève en pointe fans acquérir de capacité. La refpiration eft laborieufe, & fe fait avec bruit à caufe du rétréciffement de la poitrine. Ce n'eft pas tout ; les malades, pour n'avoir pas toujours la tête penchée en devant, font obligés de la porter fort en arrière, ce qui rétrécit encore les voies aëriennes. Ils ont le plus fouvent

---

(1) Coacæ prænotion.

les poumons remplis de tubercules durs & cruds, qui gênent les nerfs avec lesquels ils communiquent; & il croit que, dans la plupart, ces tubercules font la cause de la gibbosité: mais en cela il pourroit bien se faire qu'il prît l'effet pour la cause.

Lorsque la bosse est au-dessous du diaphragme, Hippocrate observe qu'on est sujet à des maladies de reins & de la vessie; & vers les hippocondres & les aines, à des abcès rébelles aux remèdes, qui n'apportent aucun changement à la maladie de l'épine. Ils ont aussi les cuisses plus maigres, & l'épine plus longue que ceux dont la gibbosité est au-dessus du diaphragme. Les poils & la barbe sont plus tardifs & moins marqués chez les premiers, & ils sont aussi moins propres à la génération.

Si la gibbosité survient à ceux dont le corps a acquis sa perfection, il annonce qu'elle est le terme de la maladie dont ils étoient auparavant attaqués; que cependant avec le temps les mêmes symptômes reparoissent plus ou moins, mais en général avec moins de malignité. Cette gibbosité n'empêche pas la plupart de parvenir facilement, même en santé, jusqu'à la vieillesse, spécialement s'ils sont gras & charnus. Hippocrate avance qu'ils passent rarement soixante ans, & que le plus grand nombre meurt plus tôt.

Hippocrate dit que le plus souvent l'épine est courbée en dedans, en dehors ou sur les côtés, par des collections humorales qui la font déjeter, mais que la forme de la distorsion peut dépendre de la manière dont les malades ont coutume de se coucher. Quand la perversion de l'épine est causée par une chute, rarement parvient-on à lui rendre sa première forme. De son temps on tentoit à redresser l'épine par le moyen d'une échelle. On étendoit dessus des coussins de cuir, sur lesquels on faisoit coucher le malade, & aux échelons on lui lioit les jambes rapprochées près des malléoles, puis au-dessus des genoux. Les cuisses, le ventre, la poitrine, le front, étoient fixés à l'échelle par quelques circonvolutions lâches de bandes. Les bras étoient étendus & liés sur les côtés du corps, & non à l'échelle. Ensuite par des cordes attachées de chaque côté de l'échelle, & passées à des espèces de poulies fixées à une tour ou au faîte d'une maison, deux hommes enlevoient le malade, & lâchoient en même-temps les cordes pour que l'échelle retombât bien perpendiculairement. On avoit aussi le soin de choisir un terrain ferme & uni, & des hommes intelligens & adroits, pour tenir toujours l'échelle dans un juste équilibre. Hippocrate assure n'avoir jamais vu ce moyen réussir, & l'on n'aura point de peine à le croire. Aussi dit-il, que c'étoit la ressource des Médecins qui vouloient briguer le suffrage de la multitude. « Qu'on suspende » un homme, continue-t-il, qu'on le pousse avec violence, » qu'on lui fasse quelqu'autre chose semblable, voilà ce qui » frappe le vulgaire, ce qui captive son admiration. Il publie » avec enthousiasme ces procédés illusoires, sans examiner si le » succès est bon ou mauvais. J'ai connu des Médecins curieux » de toutes ces manœuvres; c'étoient des ignorans. L'invention » de cette machine n'est pas nouvelle; je ne désapprouve pas » celui qui l'a inventée, comme toutes celles qui sont selon la » Nature. Je ne disconviens pas même qu'elle ne puisse quel- » quefois réussir; mais j'ai toujours eu honte de me servir de » ces moyens, qui ne conviennent qu'à des charlatans & à des imposteurs. »

Les temps sont changés, les hommes sont les mêmes. A ces traits, on pourroit reconnoître encore aujourd'hui les charlatans & les dupes.

Quand on veut se servir de l'échelle pour la luxation d'une vertèbre près du cou, Hippocrate ne conçoit pas quel avantage on peut retirer de la situation où le malade a la tête en-bas, parce que ni la tête ni les épaules ne donnent point assez de pesanteur pour opérer une extension; il croit plus convenable de mouvoir le blessé par les pieds, & au contraire, lorsque la luxation est plus basse.

Il ne peut y avoir dimotion d'une ou de plusieurs vertèbres en dedans que par une impulsion violente, ce qui n'arrive guère; mais il croit bien plus difficile encore que la luxation se fasse en dehors, persuadé qu'il étoit qu'elle ne pouvoit arriver que par un coup porté en dedans ; alors il dit que l'homme seroit tué avant que cet accident pût avoir lieu. Il convient bien qu'en tombant d'un lieu élevé sur les hanches ou sur le dos, il pourra s'ensuivre une luxation des vertèbres, mais que ce sera une luxation mortelle, quoiqu'elle ne donne point la mort sur le champ.

Quant à la luxation en dedans, il la juge très-difficile, à moins qu'il ne tombe sur l'épine un poids considérable. *Chacun des os saillans en dehors est*, dit-il, *de nature à se rompre plutôt que de se déplacer ;* tant il croyoit grande la force des ligamens & des apophyses qui s'engrainent entre elles. Il ajoute qu'il résulteroit de ce déplacement la compression, & peut-être même la rupture de la moelle épinière, ce qui jetteroit dans l'engourdissement beaucoup de parties nobles; alors l'ébranlement ou tout autre moyen deviendroit absolument inutile. Il ne connoît qu'un moyen, s'il étoit praticable; ce seroit une incision qui permît à la main d'aller repousser de dedans en dehors l'os déplacé.

Hippocrate dit n'entrer dans tous ces détails que pour désabuser le Public sur les prétentions chimériques de quelques fourbes qui se vantoient d'avoir guéri des luxations complètes des vertèbres en dedans. D'autres, auxquels on n'avoit à reprocher que de l'ignorance, avançoient que ces luxations se guérissoient d'elles-mêmes sans réduction. *Il y a,* dit-il, *bien des gens qui tirent avantage de leur ignorance en leurant le peuple par des guérisons apparentes & simulées ;* & pour le malheur de l'humanité, cette race perverse n'est point encore éteinte.

Hippocrate présume que ce qui les induisoit en erreur, c'est qu'ils prenoient l'éminence osseuse qui rampe tout le long de l'épine, pour les vertèbres mêmes. Lors donc qu'une ou plusieurs de ces apophyses suréminentes étoient rompues, l'endroit paroissoit déprimé, & ils en concluoient qu'il y avoit luxation de quelque vertèbre en dedans. Ils étoient encore induits en erreur par la posture des blessés qui souffrent en se baissant, parce que la peau étant plus tendue en ces endroits, les chairs sont agacées par les fragmens osseux, au lieu qu'en se tenant debout, la peau est plus lâche, & ils sentent moins de mal. Hippocrate ajoute que cette fracture se guérit d'elle-même & en peu de temps, parce que les os rares & spongieux ne tardent point à se consolider.

De-là il passe aux différentes causes qui peuvent pervertir la forme de l'épine. Il en déduit quatre, savoir : la Nature, l'usage, la vieillesse, la douleur ; mais une cause qu'il croit plus ordinaire, ce sont les chutes, soit sur les côtes, soit sur le dos. Pour qu'il y ait gibbosité, il observe qu'il faut nécessairement qu'une vertèbre soit plus saillante, & que celles au-dessus ou au-dessous le soient moins. Celle qui fait saillie, ne sauroit être bien éloignée des autres, puisque chacune de celles qui forment la gibbosité, cède en même-temps. Comme alors la distorsion de l'épine est circulaire & non angulaire, voilà pourquoi la moelle qu'elle renferme, n'en paroît point affectée.

Pour remédier à cet accident, il faisoit enfouir en terre un bois large, cave sur sa longueur, qu'on recouvroit d'étoffe ou de toute autre chose non susceptible d'affaissement ; il étendoit dessus le malade à plat-ventre. Après lui avoir fait des fomentations ou l'avoir mis au bain chaud, avec une courroie molle, mais longue, qu'il appliquoit par le milieu sur le dos, il faisoit deux circulaires autour du corps le plus près des aisselles qu'il étoit possible. Ce qui de chaque côté restoit de la courroie, il le passoit autour de l'épaule, & les deux chefs venoient se fixer du côté de la tête à un morceau de bois en forme de pilon, qui devoit servir à l'extension. Il appliquoit encore de la même manière, vers les hanches, une courroie aussi longue & aussi large, & les deux bouts excédans alloient au-delà des pieds s'attacher à un morceau de bois pareil au précédent. Il étendoit les bras du malade, & les lioit au corps par les poignets ; il lioit encore ensemble les deux jambes aux genoux & aux pieds. Les choses ainsi disposées, par le moyen des leviers placés aux extrémités du corps, il faifoit faire l'extenfion & la contre-extenfion dans la plus grande direction, dans le plus grand équilibre; & la paume d'une main fur la boffe, l'autre appliquée deffus, il pouffoit fortement en bas, ou vers la tête, ou vers les hanches, felon l'exigence des cas.

Il propofe encore au Médecin de s'affeoir fur la gibbofité, & de fe foulever par petites fecouffes en fe tenant aux liens qui fervent à l'extenfion, ou même de faire ces fecouffes avec le pied. Si on l'en croit, tous ces procédés n'ont rien de dangereux, quand ils font dirigés par un Médecin intelligent & habile.

Moyennant l'extenfion prefcrite, il croit qu'on réuffira encore très-bien en arcboutant un ais un peu épais de tilleul ou de quelqu'autre bois, à une ouverture pratiquée dans la muraille contiguë à l'endroit où fe fait l'opération & vis-à-vis de la gibbofité, & en faifant appuyer fur le bout de l'ais qui eft libre, un ou deux hommes vigoureux; on met auparavant fur la boffe une compreffe de lin ou un couffin de cuir d'une épaiffeur fuffifante, pour que cet ais ne bleffe point le malade. Enfin il faifoit encore faire l'extenfion par des aiffieux fixés dans le bois ou près du bois, fur lequel étoit couché le bleffé. Par ce moyen, il dit qu'on porte l'extenfion à volonté. Il fait l'excellente remarque qu'il eft important d'ufer de moyens qu'on puiffe étendre, reftreindre ou diriger à fon gré. *Quant à moi,* ajoute-t-il, *je n'en connois pas de meilleurs ni de plus exacts.* A dire vrai, l'on ne voit point que les connoiffances de fon temps, acceffoires à l'art, aient pu lui fournir des procédés plus fûrs & plus faciles. La preuve qu'il en donne, c'eft qu'on ne peut faire d'extenfion directe fur l'épine même, faute de prife, foit du côté de *l'os facrum,* foit du côté de la tête. Il dit qu'on peut bien faire l'extenfion par le cou, mais il remarque que, toute répugnance à part, fi l'extenfion eft portée trop loin, il peut en réfulter de très-grands maux.

Enfuite il rend compte d'une expérience qu'il a faite. Elle confiftoit à mettre une veffie vide fous la boffe du malade couché à la renverse, & de la remplir d'air par le moyen d'un tube d'airain. Mais il avoue qu'il n'en a obtenu aucun succès. Lorsqu'on faisoit l'extension, l'air ne pouvoit résister à la force compressive de la bosse, & il sortoit de la vessie plus d'air qu'il n'en pouvoit faire entrer. Quand on ne faisoit pas l'extension, la vessie se remplissoit d'air à la vérité, mais le malade étoit soulevé plus qu'il ne le falloit. « Je n'écris ceci, dit le Père de la Médecine, que parce » qu'il est bon de connoître les expériences qui ont été sans succès, & pourquoi elles n'en ont point eu. »

Il annonce que, si par un coup ou une chute, il y a luxation en dedans, pour l'ordinaire elle est incomplète. Si le déplacement d'une ou de plusieurs vertèbres est considérable, une mort prompte en est la suite, parce que la dimotion est angulaire. Dans ce cas, la suppression des urines, celle des matières stercorales, le froid des extrémités inférieures & tous les symptômes sont portés à un plus haut point que quand la gibbosité est externe, & ils sont décidément mortels. Si le malade survit, il éprouve un écoulement involontaire d'urine, & paralysie de tout le corps, « à moins, dit Hip- » pocrate, que l'échelle ou quelqu'un des moyens détaillés » puisse y apporter du soulagement ; car la pression ne peut se faire du côté du ventre. » On voit par cet exposé, qu'il ignoroit les moyens de réparer ces désordres, sur lesquels des connoissances plus précises de l'Anatomie pouvoient seules l'éclairer. Au moins avoit-il sur ses contemporains l'avantage de reconnoître la frivolité des secours qu'ils employoient, comme d'introduire de l'air dans le ventre, de provoquer la toux & l'éternuement, d'appliquer les ventouses qui, en resserrant le tissu de la peau, chassent au contraire l'os en dedans. Enfin il avoue avec candeur qu'il sait plusieurs autres moyens qu'il tait, parce qu'il n'y a guère plus de foi qu'aux autres. De tout ce qui vient d'être dit, il déduit ces pronostics : que les bosses angulaires sont dangereuses & mortelles ; que celles qui sont demi-circulaires & externes ne causent ni suppression d'urine, ni paralysie, ni la mort, en ce qu'elles n'empêchent point le cours des liqueurs, ce qui arrive dans la courbure angulaire, outre plusieurs autres accidens, tels que la paralysie des parties supérieures & inférieures, & même de tout le corps. Quand il n'y a luxation des vertèbres ni en dedans ni en dehors, mais qu'il y a commotion violente à la moelle épinière, la paralysie des mains & des pieds, l'engourdissement de tout le corps, la suppression des urines, ne tardent pas à se manifester. Nous ajouterons à ces pronostics, ceux qu'on lit dans un autre endroit *(m)* : lorsque la moelle épinière est endommagée par une chute ou tout autre accident, par une cause interne, le malade perd la faculté de marcher ; qu'on lui touche le ventre ou la région de la vessie, il ne le sent point. Dans les premiers jours il ne rend rien par les selles ni par les urines qu'avec beaucoup de difficulté ; mais quand la maladie a duré quelque temps dans cet état, si le malade vient à laisser échapper involontairement les excrémens & l'urine, il meurt bientôt après.

Hippocrate a observé que la cuisse se luxe de quatre manières ; souvent en dedans, plus souvent en dehors, rarement en devant & en arrière. *Luxations de la cuisse.*

Quand la cuisse est luxée en dedans, elle paroît plus longue que l'autre, parce que la tête du *femur* est tombée dans la cavité, vraisemblablement dans le trou ovalaire. La fesse paroît plus aplatie, parce que la tête de l'os se porte en dedans. Le genou & le pied sont nécessairement tournés en dehors. On ne peut fléchir la cuisse luxée. Au toucher, la tête de l'os se rend sensible entre le siége & les parties naturelles. Tels sont les signes auxquels il reconnoissoit la luxation de la cuisse en dedans. *Luxation en dedans.*

Voici une manière de réduire cette espèce de luxation, qu'il trouve très-naturelle & bien favorable aux Médecins de son temps qui aimoient l'ostentation. On faisoit suspendre le blessé par les pieds à la poutre de la maison avec un lien

---

(m) Prorrhetic. *lib. II.*

fort doux & large, de forte qu'il y eût entre les pieds une diftance de quatre pouces, & que la jambe du côté bleffé fût étendue de deux pouces plus que l'autre. Un fecond lien, fixé au-deffus du genou alloit s'attacher à la même poutre. Il falloit que la tête du malade fût éloignée de terre de deux coudées, & que fes bras, étendus fur les côtes, fuffent attachés mollement autour du corps. Tout cet appareil étoit préparé à terre afin que le bleffé fût fufpendu moins de temps. Auffitôt qu'il étoit fufpendu, un homme fort & adroit, paffant l'avant-bras entre la tête du *femur* luxé & les parties naturelles (περίναιον), affocioit l'autre main à celle-ci pour fe fufpendre perpendiculairement au corps du bleffé. Hippocrate voit, dans cette méthode, toutes les conditions pour être naturelles, en ce que le corps du bleffé fufpendu fait de lui-même l'extenfion, & que l'Opérateur, qui fe fufpend, force la tête du *femur* à fe préfenter au niveau de fa cavité où fon avant-bras la fait rentrer.

Pour le fuccès de l'opération, il faut que les liens foient bien appliqués, & que celui qui fe fufpend, foit très-fort, Car il remarque qu'il eft des malades dont la luxation fe réduit fans appareil, avec une foible extenfion, la direction & un léger coup de main; mais que plus fouvent encore on ne réuffit par aucun des moyens ufités. C'eft alors qu'il faut avoir des reffources promptes, efficaces & relatives aux lieux où l'on eft, & aux circonftances particulières.

Perfuadé que le défaut de fuccès dans la réduction des membres luxés tient à l'infuffifance des extenfions, il recommande de ne point les ménager; car une extenfion forte & directe oblige la tête de l'os à fe porter vis-à-vis de fa cavité, & pour peu qu'on la dirige, rien ne s'oppofe plus à fon retour.

Pour procéder à l'extenfion, il faifoit appliquer des lacs aux pieds & au-deffus du genou. Une bande double, forte & douce, paffée non fur la tête du *femur*, mais entre elle & les parties naturelles, venoit s'attacher par un des chefs fur la poitrine, & par l'autre, vers l'épine, à un lac fixé

autour

autour du corps & de l'aiſſelle; c'étoit pour faire la contre-extenſion. Pendant l'extenſion, l'Opérateur, le poing appuyé ſur la tête de l'os, la repouſſoit en dehors. Si la réduction s'exécutoit par la ſuſpenſion, tandis que l'Opérateur pouſſoit avec l'avant-bras la tête de l'os en dehors, il vouloit qu'un aide dirigeât doucement en dedans l'extrémité du *femur* près du genou.

Une machine qu'il eſtime fort utile dans les grandes villes, c'eſt celle qui eſt vulgairement connue ſous le nom de *banc d'Hippocrate*. Voici la deſcription qu'il en donne. On prend une table de bois quarrée, longue de ſix coudées ou plus, large de deux & de l'épaiſſeur d'un empan, qu'on applanit ſur toute ſa longueur. On fixe latéralement aux deux extrémités des ais courts & forts, pour recevoir des eſſieux. On creuſe dans toute l'étendue ou ſeulement dans la moitié de la longueur de cette table, cinq à ſix cavités ou mortoiſes (πεχατυς) de trois doigts de largeur, d'autant de profondeur & à la diſ-tance d'un empan l'une de l'autre. Ces mortoiſes ſont deſtinées, en cas de beſoin, à recevoir un morceau de bois quarré dont l'excédant hors de la mortoiſe eſt rond, pour qu'il ne bleſſe point quand on le place entre la tête de l'os & les parties naturelles. Il ſert de point fixe pour la contre-extenſion, lorſqu'on fait l'extenſion par les pieds. Il prétend que, pendant l'extenſion, ce bois eſt encore propre à repouſſer en forme de coin la tête de l'os en dehors. Ces cavités ou mortoiſes reçoivent, ſelon les circonſtances, un coin ou un levier placé derrière ou à côté de la tête de l'os, pour la diriger en dehors ou en dedans. Ici ce levier eſt rond, quelquefois il doit être plat, ſelon l'eſpèce de luxation à laquelle on l'emploie.

Hippocrate trouve cette méthode très-convenable, très-facile dans les luxations de la cuiſſe; il doute même qu'aucune autre luxation réſiſte à cette machine, accommodée aux cas par-ticuliers, & employée avec intelligence. « Ce n'eſt pas, dit-il, « la ſeule qu'on puiſſe inventer; car à la partie moyenne de « la table, on peut attacher de chaque côté deux ais de hauteur «

» convenable, qu'on perce également pour recevoir une traverse
» de bois un peu élevée, comme seroit le degré d'une échelle.
» On passe la cuisse saine sous ce degré entre les ais, & en
» dessus l'autre cuisse, qu'on dispose avec soin à l'endroit luxé.
» Puis on fait entrer dans l'entre-fesson, autant qu'il est possible,
» au-delà de la tête de l'os luxé, un bois de moyenne largeur qui
» se termine à la malléole : la cuisse & la jambe sont fixées par
» plusieurs liens sur cette pièce de bois.

» Ensuite, lorsqu'on étend la jambe, soit sur un levier en
» forme de pilon, soit par le moyen des essieux fixés aux
» extrémités de la machine, il veut qu'on tire en bas la cuisse
» & la jambe avec le bois sur lequel elles sont fixées, & qu'un
» aide maintienne le blessé à l'article luxé ; de cette manière la
» tête du *femur* s'élève au niveau de sa cavité, & l'impulsion
» l'y fait rentrer. »

Voici une autre méthode qu'on suivoit encore du temps d'Hippocrate. On plaçoit une outre vide entre les cuisses du blessé, le plus près du périnée qu'il étoit possible ; puis on lui lioit les cuisses ensemble jusqu'à la partie moyenne, en commençant aux genoux, & par le moyen d'une canule d'airain, on souffloit de l'air dans l'outre, jusqu'à ce qu'il fût distendu. Il est visible, comme l'observe Hippocrate, que cette méthode n'avoit été inventée que pour réduire la luxation en dedans ; cependant il dit avoir vu plusieurs Médecins assez ignorans pour l'employer indifféremment dans les luxations en dehors & en arrière, n'apercevant pas que ce moyen étoit plus propre à éloigner l'os de sa cavité qu'à l'en rapprocher. Il censure également d'autres Praticiens, qui se contentoient de lier les genoux ensemble : il arrivoit de-là que l'outre, en se remplissant d'air, se portoit vers le milieu des cuisses, où il avoit d'autant plus de facilité à s'étendre que rien ne le bornoit de ce côté ; ainsi il n'exerçoit point son action sur la tête de l'os, mais sur sa partie moyenne. Enfin Hippocrate proscrit cette méthode, quelque bien dirigée qu'elle soit, si l'on n'y joint l'extension, encore ajoute-t-il qu'il est des moyens plus sûrs & plus efficaces.

Ceux auxquels cette espèce de luxation a été négligée ou n'a pu être réduite, pirouettent en marchant sur la jambe du même côté, à la manière des bœufs, & se rejettent toujours sur le côté sain. Ils ont le flanc & le voisinage de l'endroit luxé cave & oblique, & la fesse saine ronde en dehors, puisque dans la marche ils portent la jambe en dedans: s'ils la portoient en dehors, ils rejetteroient tout le poids du corps sur le côté malade, qui seroit incapable de le soutenir. La cavité qui existe vers le flanc & l'article les rendant plus petits, ils sont contraints de s'appuyer du côté sain sur un bâton, pour ne point tomber de ce côté dans l'effort précipité qu'ils font pour s'y porter. Du côté malade, ils sont forcés de s'incliner pour mettre la main sur la hanche, sans quoi cette cuisse, dans les mouvemens de progression, ne pourroit porter le corps à son tour. Voilà, dit Hippocrate, les postures que prennent, sans préméditation, les malades dont la cuisse luxée en dedans n'a point été réduite. L'examen de ces différentes postures apprend à choisir les plus faciles & les plus sûres. Ceux, par exemple, qui ont un ulcère au pied ou à la jambe, évitent de s'appuyer de ce côté, comme on voit les enfans blessés à la cuisse porter la jambe en dedans. L'avantage qu'ils en retirent, c'est que la jambe blessée n'est chargée du poids du corps que très-peu de temps, encore n'est-ce que dans les mouvemens de progression.

Si ceux dont la luxation n'a point été réduite, sont encore en âge d'accroissement, la cuisse, la jambe & le pied restent plus courts, les os ne croissent plus en longueur, il prétend même qu'ils deviennent plus courts, sur-tout le *femur*. Toute la cuisse est plus maigre, plus décharnée, tant par le déplacement de l'article, que par la difficulté que met cette dimotion dans les mouvemens naturels. Car il ajoute que ces mouvemens en préservent quelques-uns de l'amaigrissement, & même du défaut d'accroissement des parties, ce qui suppose en même temps moins de désordre dans leur organisation. Les adultes qui ont eu ce malheur sont long-temps à reprendre une démarche assurée; mais il annonce que les accidens sont plus graves en ceux dont l'article est luxé dès l'enfance. Ils ne commencent à pouvoir marcher que très-tard ; d'abord ils ont peine à se soutenir sur la cuisse saine, & ce n'est même qu'en portant à terre la main de ce côté qu'ils y parviennent. Cependant, quand ils ont été bien soignés, ils réussissent à se servir de la cuisse saine, les uns à l'aide d'un bâton sous l'aisselle, d'autres avec un de chaque côté, en tenant la jambe du côté blessé suspendue. Il assure que de cette manière la jambe saine acquiert autant de force que si toutes les deux étoient en bon état, mais qu'en général ces malades ont les muscles de la cuisse plus émaciés en dehors qu'en dedans.

Une tradition fabuleuse, du temps d'Hippocrate, portoit que les Amazones luxoient à leurs enfans mâles, les unes les cuisses, d'autres les genoux, afin de les astreindre à des occupations sédentaires & domestiques, & de leur ôter tout empire sur les femmes. « Je ne veux point, dit le père de la Médecine, » garantir la vérité de ce fait; mais ce que je sais, c'est que les » enfans dont la luxation n'a point été réduite, éprouvent tous ces accidens. »

Il observe que les accidens diffèrent dans la luxation en dehors, ainsi que dans celle du genou ; mais que cette différence n'est pas considérable, puisque chacune de ces luxations est toujours accompagnée d'une claudication qui lui est propre. Si la luxation est en dehors, la cuisse est plus raccourcie, & l'on se tient moins droit que lorsqu'elle est en dedans. Il en dit autant de la luxation du pied : si elle est en dehors, le pied est tourné en dedans & l'on se soutient; si elle est en dedans, il est tourné en dehors & l'on a plus de peine à se soutenir. Dans ce cas il remarque que les os du pied ne prennent plus d'accroissement, parce qu'ils sont plus près ou au-dessous de la blessure; ceux de la jambe en prennent encore, mais la jambe reste plus grêle & plus maigre. Si la luxation est au genou, la jambe reste plus courte, les os de la jambe ne prennent plus d'accroissement, & ceux du pied en acquièrent encore par la raison qu'ils sont plus éloignés. Il observe que, si les malades pouvoient faire usage du pied luxé, l'accroissement en seroit moins lésé. Si la cuisse est luxée, elle sera plus grêle : cependant la jambe & le pied ne perdront pas tant de leur accroissement, & la raison qu'il en donne, c'est que leurs articulations n'ont point souffert. Il ajoute que, si l'on peut exercer la cuisse, elle sera moins décharnée & que les os croîtront davantage, sans jamais être en si bon état que du côté sain. Il fournit une preuve de ce qu'il avance dans les enfans dont le bras est luxé depuis leur naissance : ils ont le bras maigre raccourci, mais l'avant-bras & la main diffèrent peu de l'avant-bras & de la main du côté sain. C'est dans l'usage de la main qu'il trouve la raison de ce dernier phénomène : ceux-ci peuvent toujours donner quelque exercice à la main, tandis que la jambe n'a d'autre fonction que de porter le poids du corps, fonction qu'elle n'est pas toujours en état de remplir. Il en conclut que c'est la raison pour laquelle ceux qui ont dès l'enfance la cuisse luxée en dehors, l'ont plus maigre que si c'étoit la main, parce qu'ils ne peuvent s'en servir.

Quand la cuisse est luxée en dehors, elle paroît plus courte que l'autre lorsqu'on l'étend & qu'on l'en approche, parce que la tête du *femur* n'a pas son point d'appui sur l'os comme dans la luxation en dedans, mais sur des parties molles qui prêtent aisément. La partie interne de la cuisse est déprimée à l'endroit intermédiaire des cuisses & des aines, & la tête de l'os fait bomber la cuisse en dehors. Le genou, la jambe & le pied sont tournés en dedans, & l'on ne peut fléchir la cuisse. Tels sont, d'après Hippocrate, les signes de la luxation en dehors.

Luxation de la cuisse en dehors.

Pour réduire cette luxation, il veut qu'en faisant l'extension & la contre-extension, on pousse la tête de l'os de dehors en dedans, avec un levier large placé au gros de la fesse & même un peu au-dessus. En même temps on empêche le corps de céder à l'action du levier, par le moyen d'un aide ou de quelque instrument qui fasse le point d'appui sur la fesse saine : puis on dirige doucement l'extrémité de la cuisse de dedans en dehors. D'ailleurs il avertit que la suspension ne convient point ici, parce que l'avant-bras de celui qui se suspend repousseroit la tête hors de fa cavité. Enfin il dit que fi les extenfions font bien faites, & les leviers placés à propos, il n'y a point de luxation qu'on ne puiffe réduire.

Les adultes auxquels cette luxation n'a point été réduite, ont la cuiffe plus courte que l'autre; en marchant, le talon ne porte point à terre, mais feulement le métatarfe & les doigts, qui font un peu contournés en dedans. Ainfi, dans ce cas, la jambe porte mieux le corps que fi la luxation étoit en dedans, tant parce que le *femur* étant naturellement oblique vers fa tête & fon col, a fon point d'appui fur prefque toute la hanche, que parce que le bout du pied étant tourné en dedans, fuit prefque entièrement la rectitude du corps. A mefure que l'endroit où porte la tête de l'os s'endurcit, devient plus calleux, la douleur fe calme, & le bleffé parvient avec le temps à marcher fans bâton. L'exercice qu'il donne à cette jambe fait qu'elle eft moins décharnée; cependant elle l'eft toujours plus ou moins, mais plus intérieurement qu'extérieurement : la plupart ne pouvant fléchir la cuiffe, font incapables de fe chauffer eux-mêmes.

Si cette luxation exifte avant le terme de l'accroiffement ou par maladie, il s'enfuit quelquefois de longues fuppurations qui carient les os. Que le *femur* foit affecté ou ne le foit pas, il refte plus court & ne croît jamais comme celui du côté fain : les os de la jambe en fouffrent auffi, mais un peu moins. Il en eft qui peuvent marcher auffi-bien que fi la luxation étoit furvenue depuis qu'ils ne croiffent plus. Quelques-uns ont la faculté de pofer tout-à-fait le pied; mais en marchant ils font forcés de s'incliner du côté malade, à caufe du raccourciffement de la cuiffe : cet avantage n'eft réfervé qu'aux enfans qui ont été bien foignés, & qu'on n'a fait marcher que quand ils étoient déjà forts. Hippocrate obferve que ces enfans exigent les attentions les plus recherchées, & que fi on ne les a point, toute cette cuiffe privée de fon accroiffement, refte plus grêle que celle qui eft faine; que cependant elle eft moins grêle que fi la luxation étoit en dedans, à caufe de l'exercice qu'on peut procurer aux parties. Ceux auxquels les deux cuiffes fe luxent en dehors dès l'enfance, éprouvent les mêmes accidens de chaque côté, avec cette différence que les parties ne sont point amaigries; ils ont à la vérité les cuisses un peu déprimées en dedans, mais du reste assez charnues, parce qu'ils en font usage. Il y a cependant claudication de chaque côté, & les fesses sont beaucoup plus relevées par la présence de la tête des os. Si la carie ne s'empare pas des os, s'il n'y a point de gibbosité au-dessus des hanches, ce qui arrive quelquefois, ils jouissent d'ailleurs d'une santé assez constante; tout le corps prend moins d'accroissement, la tête seule paroît n'en point souffrir. Tel est le tableau que fait Hippocrate, des accidens consécutifs de la luxation en dehors non réduite.

Dans la luxation en arrière, il observe qu'on ne peut étendre la cuisse sans douleur, & encore moins dans le moment de l'accident que lorsqu'il est ancien. Il fait remarquer aussi qu'on ne peut fléchir le genou, parce que dans l'état sain on ne peut le mouvoir sans la cuisse. La jambe est plus courte & décrit avec le pied une ligne assez droite. Il y a dépression à l'aine : si l'on touche cet endroit, les chairs paroissent flasques & la tête de l'os fait saillie à la fesse. Voilà les signes par lesquels notre auteur caractérise la luxation en arrière.

Luxation de la cuisse en arrière.

Pour la réduire, il faisoit faire les extensions en sens opposés, comme il a été dit. Il étendoit sur la machine des habits ou quelque chose de mollet, pour y faire coucher le blessé sur le côté sain. Pendant les extensions il repoussoit la tête de l'os, comme dans la luxation de l'épine, par le moyen d'un ais placé vis-à-vis de la fesse, & plutôt au-dessous qu'au-dessus de la cavité. Il recommande que le trou fait à la muraille pour recevoir cet ais, soit un peu incliné vers les pieds. Au lieu de l'ais, il dit que pendant l'extension on peut s'asseoir sur l'endroit luxé, le repousser avec les mains, ou-bien y porter le pied & se soulever tout-à-coup dessus. Il estime que de toutes les méthodes décrites, c'est la plus naturelle, la plus certaine & la plus convenable à cette espèce de luxation.

Entrons maintenant, avec Hippocrate, dans le détail des accidens de cette luxation non réduite. Si c'est un adulte, il pourra marcher, lorsque la tête de l'os commencera à se mouvoir sans douleur dans l'endroit où elle est tombée; mais il boitera, parce que la cuisse étant plus courte, il ne peut s'appuyer que sur la pointe du pied. S'il essayoit même de se soutenir un peu sur ce pied sans autre appui, il tomberoit à la renverse : il est donc obligé de fléchir légèrement la cuisse & le genou du côté sain, & de porter la main sur la hanche du côté de la luxation, pour rendre sa démarche plus assurée. On réussit cependant à marcher sans bâton, quand on s'y est accoutumé, parce que le pied a sa rectitude naturelle & qu'il n'est point incliné à son extrémité. Ceux qui, pour ne pas porter la main à la partie supérieure de la cuisse, veulent s'appuyer sur un bâton d'une longueur propre à être placé par l'une de ses extrémités sous l'aisselle du côté malade, marchent plus droit, mais ils ne posent point le pied par terre : s'ils veulent le poser, ils sont obligés de se servir d'un bâton plus court & de fléchir la cuisse en marchant. Lorsqu'ils tiennent le pied suspendu & qu'ils ne lui font faire aucun exercice, la jambe est plus grêle & plus maigre ; s'ils l'exercent, elle l'est moins ; mais la jambe saine, loin de s'en trouver mieux, devient plus difforme que s'ils se servoient de la cuisse blessée, parce que le genou étant toujours fléchi, la hanche est nécessairement plus saillante : si au contraire le blessé ne pose point le pied à terre & le tient soulevé, la cuisse saine deviendra plus forte.

Il remarque que ceux dont la cuisse est luxée depuis leur naissance ou dans le cours de leur accroissement, par une cause interne ou par une cause externe qui est la plus ordinaire, ont dans la suite la cuisse plus courte & plus décharnée, parce qu'ils ne peuvent s'en servir. Comme le genou ne se fléchit point, il partage ces accidens. « En un mot, ajoute-t-il, toutes les
» parties du corps étant destinées à quelque fonction, si l'on en
» fait un usage modéré & relatif à leur destination, elles sont
» saines, prennent de l'accroissement & parviennent à une
» heureuse vieillesse ; si elles ne sont point exercées, si on les
» laisse dans l'inaction, elles deviennent malades, ne prennent
point d'accroissement & vieillissent en peu de temps. » Il

observe

DE LA CHIRURGIE. Liv. III.   273
obferve que les articles & *les nerfs* font les parties où cette altération fe rend le plus fenfible ; c'eft auffi la raifon pour laquelle il croit que les accidens font plus remarquables dans cette efpèce de luxation que dans toutes les autres. Les chairs & les os de la cuiffe & de la jambe font privés de tout accroiffement ; de forte que parmi ceux qui arrivent à l'âge d'homme, les uns ont la cuiffe fléchie, le pied fufpendu & fe foutiennent du côté fain avec un bâton, d'autres en prennent un de chaque côté.

« On objectera peut-être, dit Hippocrate, que tout ceci eft étranger à l'art ; car à quoi bon fe livrer à ces détails fur des maux devenus incurables ? mais on peut répondre qu'ils font très-utiles, & qu'il eft de la même profeffion de les connoître, puifqu'ils ne peuvent en être féparés. En effet, on doit faire en forte que les maladies curables ne deviennent point incurables, comme il faut connoître celles qui font incurables, pour empêcher qu'elles ne deviennent plus nuifibles. Il eft honorable, il eft beau pour un Médecin de prédire en quoi, comment & quand chaque maladie fe termine, foit qu'elle doive devenir incurable, foit qu'elle laiffe des efpérances de guérifon. »

Dans la luxation de la cuiffe en devant, on éprouve des douleurs vives, & la fuppreffion des urines plutôt que dans les autres efpèces ; la tête de l'os fe fait fentir dans l'aine ; on ne peut étendre la cuiffe, mais on peut la fléchir ; la flexion du genou ne fe fait pas fans douleur : la longueur des cuiffes & des jambes paroît être la même, fi l'on en juge par l'approximation des talons : les jambes ont leur direction ordinaire, finon que le bout du pied paroît un peu retiré en devant : enfin la feffe eft un peu ridée & aplatie. Tels font les fignes auxquels Hippocrate reconnoiffoit la luxation en devant.

Luxation de la cuiffe en devant.

Les extenfions font ici les mêmes que dans les autres luxations ; mais quand elles font parvenues à leur point, il veut qu'un homme fort & adroit, la paume d'une main fur l'aine & l'autre appuyée par-deffus, repouffe la tête de l'os en bas, tandis qu'en même temps on dirige l'extrémité de la cuiffe en devant. Un autre procédé qu'Hippocrate juge à peu-près auffi naturel, c'eft la fufpenfion ; or il exigeoit dans celui qui fe

Tome I.   M m

suspendoit au corps du blessé, de l'adresse & de l'intelligence; & pour que son avant-bras ne gênât point l'article, il le faisoit placer entre la cuisse & les parties naturelles, près de l'os *sacrum*.

Quand cette luxation n'a point été réduite, après que la douleur est cessée & que la tête de l'os s'est accoutumée à se mouvoir dans l'endroit où elle est tombée, les adultes peuvent marcher assez droit, même sans bâton, mais presque sans fléchir la cuisse ni le genou : ce qui fait qu'ils traînent quelquefois le pied; cependant ils peuvent le poser tout-à-fait, & s'appuier sur le talon comme sur le reste du pied. S'ils pouvoient marcher à grands pas, ils s'appuyeroient fortement sur le talon; car plus les personnes bien conformées vont lentement, plus elles s'appuient sur les talons; ainsi, dans cette espèce de luxation, ils portent plus sur le talon que sur le reste du pied. Quoi qu'il en soit, la cuisse malade devient plus grêle que la saine. Lorsque l'accident existe depuis l'enfance, la cuisse est un peu plus courte & plus décharnée que la jambe & le pied. C'est de toutes les luxations, selon Hippocrate, celle où la cuisse est le moins amaigrie; cependant elle l'est toujours, mais plus postérieurement & dans le contour des fesses. Ceux qui ont été élevés avec soin peuvent s'aider de leur jambe, quand ils croissent, quoiqu'elle soit un peu plus courte que l'autre, mais en se soutenant sur un bâton du côté malade: quand on a négligé de leur en faire porter un, ils restent la jambe suspendue; ils ont aussi les os plus courts & les parties plus décharnées que quand ils s'en sont servi.

« Pour trancher en un mot, continue Hippocrate, les articles
» ne se luxent pas toujours au même degré; dans les uns la dimo-
» tion est plus considérable, dans d'autres elle l'est moins. Plus la
» dimotion est grande, plus on a de peine à faire la réduction;
» lorsqu'on ne la fait pas, il y a une perversion plus remarquable
» dans les chairs, dans les os & dans la forme du membre luxé,
& vice versâ. » Il ne porte pas le même jugement de l'articulation de la cuisse & de celle du bras, où il estime que la luxation est toujours complette, parce que les têtes de ces os étant rondes

& reçues dans une cavité orbiculaire, accommodée à leur forme, elles doivent fortir tout-à-fait en dehors ou rentrer en dedans. Il convient cependant que les têtes de ces os peuvent s'éloigner plus ou moins de leur cavité, mais plus celle du *femur* que celle du bras.

Il prétend que la luxation du genou, par la ſtructure de la partie, ſe fait & ſe réduit plus aiſément que celle du coude, & qu'il n'y ſurvient point d'inflammation conſidérable. Il la réduiſoit par une flexion ſubite & par une ſorte de ſaccade *(g)*; ou en mettant une bande roulée ſous le jarret, il faiſoit faire au genou une flexion ſubite, & laiſſoit tomber tout le poids du corps ſur la plante du pied : ce qu'il dit convenir particulièrement aux luxations en arrière. Il avertit qu'on peut auſſi réduire cette luxation par une extenſion modérée, comme celle du coude. Il dit même qu'elle réuſſit le plus ſouvent, ſi la luxation eſt en dedans ou en dehors. On fait aſſeoir le bleſſé ſur un ſiége bas, & l'on a ſoin de ne point tenir la cuiſſe & la jambe trop relevées : un homme fait l'extenſion du côté de la jambe, & un autre fait la contre-extenſion du côté de la cuiſſe *(h)*.

<small>Luxation du genou.</small>

Lorſque, dans la luxation du genou, la tête du *tibia* perce les chairs, ſoit en dedans ou en dehors, il annonce qu'on ne ſurvit guère à cet accident ; la ſeule reſſource qui, ſelon lui, laiſſe quelqu'eſpoir de ſalut, eſt de ne point tenter la réduction ; mais il pronoſtique que le bleſſé reſtera boiteux. Il ajoute que pareille luxation aux extrémités ſupérieures donne plus communément & plus promptement la mort, ſi on la réduit, & qu'elle eſt toujours plus dangereuſe, lors même qu'on ne la réduit pas *(i)*.

Il arrive que le tibia & le péroné ſe luxent à l'article du pied, quelquefois *(k)* l'un des deux, & quelquefois l'*appendice* ſeul. Hippocrate croit ces luxations moins dangereuſes que celles du poignet, ſi le malade ſe ſoumet à garder le lit :

<small>Luxation du pied.</small>

(g) Mochlicon. = *De articul.*
(h) De fract.
(i) De articul.
(k) De fract.

cependant il dit que la curation est la même : car il faut faire la réduction par l'extenſion, en obſervant que cette extenſion doit être en raiſon de la force & de la vigueur du bleſſé. Deux hommes ſuffiſent ordinairement pour la faire ; mais il avertit que, ſi l'on a beſoin d'une extenſion plus forte, il eſt facile de l'obtenir, & voici les moyens qu'il propoſe. On entoure le pied luxé de quelque choſe de doux, on le lie avec une courroie de cuir de bœuf, & les deux chefs de cette courroie viennent s'attacher à la partie moyenne d'un pilon ou de quelqu'autre bois ſemblable, dont on paſſe un bout dans le moyeu d'une roue placée au pied du bleſſé : un homme tirant à lui l'autre bout fait l'extenſion, tandis que deux autres perſonnes tirant par les aiſſelles & le jarret, font la contre-extenſion.

On peut auſſi fixer en terre un morceau de bois rond, dont la portion excédante ſera miſe entre les cuiſſes, près du périnée, pour empêcher le corps d'être entraîné par la force de l'extenſion qui ſe fait aux pieds ; dans la même vue l'on fait maintenir par un homme la hanche du côté bleſſé, ou-bien on met un bois rond ſous chaque aiſſelle, & un homme ſaiſit la jambe près du genou pour faire la contre-extenſion. Enfin il propoſe de diſpoſer près de la tête du malade un moyeu garni de ſon lévier, ſemblable au précédent, & par des lacs fixés au genou de faire la contre-extenſion. En un mot, il ajoute qu'il y a pluſieurs manières de faire l'extenſion, mais que le mieux, pour ceux qui exercent la Médecine dans les grandes villes, eſt de ſe munir de la machine ci-devant décrite ſous le nom de *banc d'Hippocrate*.

Lorſque l'extenſion eſt parvenue au degré convenable, & que les os ſont au niveau de leur cavité, il aſſure qu'avec la paume des mains il eſt facile de les y faire rentrer, en pouſſant d'un côté l'os éminent & de l'autre au-deſſous de la malléole.

La réduction faite, il conſeille d'appliquer, s'il eſt poſſible, le bandage dans l'état d'extenſion, ſinon d'ôter les courroies & de faire tenir le pied étendu par des aides juſqu'à ce que le bandage ſoit achevé. Il veut auſſi qu'on garniſſe de compreſſes l'endroit de la luxation, qu'on y fasse les premières circonvolutions de la bande, qui doivent être multipliées de ce côté-là, & qu'enfin l'on porte en divers sens plusieurs autres tours de bande. Il avertit que cette luxation peut être tenue plus serrée que celle du poignet.

Ensuite il situoit le membre blessé plus haut que l'autre sans être suspendu, & de manière que les muscles n'éprouvassent aucune contrainte. La diète qu'il prescrit est relative à la nature de la luxation, & au plus ou moins de dimotion des os. Il observe en général que la diète doit être plus sévère dans les blessures de la jambe que dans celles du bras, mais non par la raison qu'il en donne, que la jambe est plus grosse & plus grande que le bras. Il ordonne aussi le lit & le repos. Il dit que rien n'empêche ni n'oblige de lever l'appareil le troisième jour. Quant au reste de la cure, il est le même que dans les autres luxations. Si la luxation est bien réduite, que le malade garde le lit & demeure en repos, quarante jours suffiront pour la cure; mais Hippocrate avertit que s'il veut marcher, il ne le fera qu'avec peine, & que la cure sera beaucoup plus longue. Il pronostique que si la réduction n'a point été faite, où qu'elle le soit mal, la hanche, la cuisse & la jambe maigrissent, & que, si la luxation est en dedans, la partie externe sera plus grêle & plus décharnée.

Toutes les fois qu'il y a luxation & que l'os sort par la plaie, si c'est à l'article *(1)* du pied, que la luxation soit en dedans ou en dehors, il ne veut pas qu'on la réduise, mais qu'on en laisse le soin à quelque Médecin qui voudra s'en charger: car il annonce que si elle reste réduite, le malade mourra infailliblement & en peu de jours; il prétend même que la plupart ne passent pas le septième, & qu'ils périssent dans les convulsions, la gangrène s'emparant de la jambe & du pied. Il croit que l'ellébore, administré une ou deux fois le même jour, peut être de quelque utilité; mais il assure que si la réduction n'a été ni tentée ni faite, la plupart en réchappent. Il veut qu'on

---

(1) De articul.

donne à la jambe & au pied du bleſſé la ſituation la plus commode, obſervant toujours qu'ils ne ſoient ni mobiles ni pendans. Il appliquoit ſur la plaie un mélange de cérat & de poix, & des compreſſes légères trempées dans du vin chaud: car il obſerve que le froid produit la convulſion. Il propoſe encore d'appliquer ſur la plaie & ſes environs les feuilles de poirée, de tuſſilage ou de quelqu'autre plante, bouillies & macérées dans de gros vin: il y faiſoit auſſi des linimens avec du cérat tiède; ſi c'étoit l'hiver, il y mettoit de la laine graſſe imbue d'un mélange de vin & d'huile tiède. Il proſcrit tout bandage, tout cataplaſme; car il remarque que tout ce qui peut comprimer ou ſurcharger la plaie eſt nuiſible. Il admet les emplâtres d'uſage dans les plaies récentes, ainſi que la laine aſſez bien trempée dans le vin pour tenir plus long-temps la plaie humide. Mais il ne faiſoit pas un long uſage des emplâtres, non plus que du cérat & de la poix, par la raiſon que ces corps gras tenant la plaie trop humide, la déterſion en eſt très-lente & très-tardive: d'où il infère qu'on doit les appliquer avec ménagement. Il conſeille de prévenir le bleſſé qu'il reſtera boiteux, parce que le pied eſt retiré en haut, & que les os luxés font ſaillie en dehors. Ces os ne ſe dénudent que rarement, encore n'eſt-ce que dans un petit eſpace, & ils ne s'exfolient pas; mais il avertit que la cicatrice ſera toujours foible & mince, ſi le malade veut garder le lit fort long-temps, ſinon qu'il pourra reſter un petit ulcère incurable.

Il en dit autant du poignet luxé avec plaie en dedans ou en dehors: ſi la luxation eſt réduite, le bleſſé en mourra; ſi la réduction n'a été tentée ni faite, il guérira pour l'ordinaire. Il preſcrit dans cette luxation la même curation que dans la précédente; mais il pronoſtique que le poignet reſtera très-difforme, & que les doigts perdront le mouvement: ſi la luxation eſt en dedans, on ne pourra les fléchir; ſi elle eſt en dehors, on ne pourra les étendre.

« Il eſt, dit-il encore, des luxations qu'on aperçoit dès le
» moment de la naiſſance; ſi elles ne ſont pas conſidérables,
on peut les réduire, & ſur-tout celles du pied. » Il eſt auſſi des

DE LA CHIRURGIE. Liv. III. 279

enfans qui de naiſſance ont le pied tourné en dehors, & qu'on peut guérir, ſi la difformité n'eſt pas grande ou qu'on n'ait point attendu trop long-temps; car il avertit qu'il faut y apporter remède avant que la diminution des os du pied & de la jambe ſe rende ſenſible. Il remarque que ce n'eſt pas toujours l'effet d'une luxation, mais l'habitude de tenir le pied dans une certaine poſition, choſe qu'il veut qu'on obſerve dans la curation. Il conſeille donc de repouſſer l'os de la jambe, qui eſt à la malléole, de dehors en dedans, & au contraire de pouſſer le talon de dedans en dehors, de manière que les os ſoient rétablis dans leur direction; puis avec le pouce on force les orteils à ſe porter en dedans. Après avoir enduit le pied d'un mélange de cérat & de réſine, il le recouvroit de compreſſes épaiſſes, & faiſoit un bandage ſimplement contentif, de ſorte cependant que ce bandage fît l'effet des mains, c'eſt-à-dire, qu'il tînt le pied un peu plus tourné en dedans. Dans cette vue, il lioit encore au pied une ſandale de plomb ou de cuir un peu ferme, ayant toujours l'attention de ne point comprimer les chairs; enſuite il couſoit au bandage, vis-à-vis du petit orteil, le chef d'une bande qu'il ramenoit derrière le talon au gras de la jambe, où il l'aſſujettiſſoit. Il faiſoit auſſi porter, dans le même cas, des ſouliers de Crète; c'étoient des eſpèces de demi-bottines lacées en devant, qu'il eſtimoit propres à tenir le pied dans l'état de contrainte où on le vouloit mettre. Enfin il obſerve qu'alors les parties ſont une cire molle à remettre dans ſa forme naturelle, & qu'ainſi ce que feroient les mains, il faut que le bandage le faſſe, mais doucement & ſans violence. Il ajoute encore que le bandage doit toujours être relatif à l'accident qu'on veut guérir; que pour le reſte on doit l'attendre du temps, & prendre patience juſqu'à ce que la partie ait recouvré ſa conformation naturelle.

Si, lorſqu'on ſaute d'un endroit élevé, l'on s'appuie trop fortement ſur le talon *(m)*, Hippocrate dit que les os s'éloignent l'un de l'autre, que le ſang s'extravaſe, & qu'il y a aux environs

Luxation du talon avec contuſion & échimoſe.

(m) De fract.

une contusion & une tumeur douloureuse, parce que l'os du talon, étant assez grand & excédant la rectitude du tibia, communique avec la jambe par des veines, des nerfs considérables & par un très-fort tendon. Ses remèdes, dans ce cas, étoient le cérat, les compresses, le bandage & les fomentations chaudes. Pour les rendre plus pénétrantes, si la peau du talon étoit dure & épaisse, il la coupoit & l'amincissoit avec précaution. Il avoit soin de situer la jambe & le pied plus élevés que le reste du corps, & de tenir le bandage plus lâche, dans la crainte que les os ne se cariassent, accident qu'il juge très-long & même incurable : car il remarque que la gangrène peut être l'effet de la compression, sans le concours d'aucune autre cause.

Il ajoute que ces os peuvent se carier encore autrement; c'est en négligeant la situation du blessé, en omettant les soins que son état exige, soit dans une gangrène au talon, dans une plaie considérable de la jambe ou de la cuisse, soit dans toute autre maladie grave & longue où l'on est contraint de garder long-temps le lit. Il annonce qu'indépendamment de la maladie, cette carie met le malade dans le plus grand danger : il survient des fièvres aiguës avec tremblement, sanglots & délire qui terminent en peu de jours la vie du malade : la plaie devient pâle & livide, on éprouve des nausées. Voilà les accidens des fortes contusions; mais il observe qu'il en est de plus légères, qu'on guérit sans tant de précautions. Il y appliquoit un bandage purement contentif; il donnoit au malade de l'ellébore le même jour & le lendemain, & le troisième jour il levoit l'appareil. Il jugeoit que la maladie augmentoit, quand il y avoit un épanchement de sang, de la *noirceur*, & que les parties voisines étoient rouges & dures. S'il n'y avoit point de fièvre, il faisoit vomir le blessé; il le faisoit encore lorsqu'il y en avoit, mais alors il lui interdisoit tout aliment, toute autre boisson que l'eau & l'hydromel au vinaigre. Quand par le sang qui s'épanchoit des veines, la *noirceur* & ses environs étoient d'un pâle verdâtre, c'étoient pour lui des signes favorables dans cette espèce de contusion comme dans toutes les autres; mais étoit-elle plombée & dure, il redoutoit

redoutoit la gangrène. Il avertit que le malade guérit en soixante jours, s'il reste en repos.

Quant aux luxations de l'extrémité du pied & des articles des doigts, il propose les mêmes procédés curatifs que pour le carpe & les doigts de la main. Il annonce que la cure se termine dans les vingt jours. S'il y a luxation aux articles des doigts des pieds & des mains, & que l'os sorte par une plaie, sans être fracturé, Hippocrate avertit qu'en la réduisant, si la cure n'est pas bien conduite, la convulsion est à redouter: cependant il veut qu'on en tente la réduction, qu'il trouve très-facile, très-efficace, très-bien entendue par le coin ou par le levier, comme il l'a déjà proposé pour les fractures. Ensuite il conseille le lit, le repos, la diète & un vomitif doux. La plaie étoit pansée de même que les autres plaies récentes, évitant sur-tout les topiques froids. Il assure que la luxation des derniers articles des doigts est moins dangereuse que celle des articles supérieurs. Il en faisoit la réduction le premier ou le second jour, jamais le troisième ou le quatrième, parce qu'il avoit observé que le mal se renouvelle le quatrième jour. Quand donc la réduction n'a point été faite à cette époque, il conseille de laisser passer le temps de l'inflammation : car il observe que tout ce qui est réduit dans les dix jours se contient.

Si la convulsion survient après la réduction de l'article, il propose de rejeter l'os hors de sa cavité, de faire des fomentations avec l'eau chaude sur tout le corps, & particulièrement aux articles, qu'il faisoit tenir plutôt fléchis qu'étendus. Cependant il annonce que, s'il y a inflammation, on doit le plus souvent s'attendre à la suppuration dans l'article; aussi dit-il que si, dans ces circonstances, le Médecin n'avoit à craindre le reproche d'impéritie, il ne devroit pas tenter une pareille réduction.

Hippocrate avance que la section complette des articles des doigts, ne cause ordinairement aucun dommage, si le blessé ne tombe point en syncope sur le champ, & que la plaie n'exige même point une cure particulière. Si la

Luxation des doigts, compliquée de plaies.

section est faite non aux articles, mais au corps même d'un os, elle est encore moins dangereuse & plus facile à guérir. Ainsi quand on réduit les os des doigts fracturés & sortant par une plaie, à tout autre endroit qu'à l'articulation, il assure qu'on ne court aucun risque. Il dit aussi que la section complette des articles du pied, de la main, &c. n'amène pour l'ordinaire aucun danger, à moins que la syncope ne s'ensuive, ou que la fièvre continue ne s'allume le quatrième jour. Cependant il avertit que la corruption s'empare des chairs dans les plaies qui deviennent sanguinolentes, dans les fractures trop serrées, dans toutes les parties fortement liées ou comprimées, mais que la plupart en réchappent. Il prétend que, lorsqu'il tombe quelque escarre de la cuisse, & même une portion du *femur* ou du bras, on réchappe plutôt que si c'étoit de l'avant-bras ou de la jambe. Il ajoute qu'après les fractures, si quelque partie se corrompt & devient noire, la chute en est d'autant plus prompte que les pièces osseuses sont ramollies en cet endroit. Si au contraire il survient de la corruption aux chairs, l'os étant entier, elle gagne promptement; mais l'os est plus long-temps à s'exfolier ou à se séparer, dans l'endroit de la séparation du mort d'avec le vif ou dans toute l'étendue de sa dénudation. Il recommande en conséquence de couper près de l'article toutes les parties dépourvues de sentiment & tout-à-fait mortes, qui sont au-dessous du terme de la gangrène, avec l'attention de ne rien blesser; car si la section fait éprouver de la douleur, il craint qu'elle ne cause une syncope, accident qui, en pareil cas, en a précipité plusieurs dans le tombeau. Il dit avoir vu dans un homme une partie de l'os de la cuisse, ainsi dépouillée, tomber au bout de quatre-vingts jours; cependant la jambe avoit été coupée au genou le vingtième jour. Il a encore vu les os de la jambe, dénudés par la même cause, se séparer dans leur partie moyenne le soixantième jour. Il observe que, pour accélérer ou retarder la séparation des os dénudés, les moyens curatifs ne sont point indifférens. Il y a aussi divers degrés de compression qui procurent une mortification complette, plus prompte ou plus tardive, aux chairs, aux nerfs, & aux veines affectés de gangrène. Si la compreſſion n'a été qu'à un certain degré, les eſcarres ſont ſuperficielles & ne vont point juſqu'à l'os; d'où il conclud qu'on ne peut fixer avec préciſion le terme où toutes ces choſes doivent arriver. Au reſte il conſeille aux Médecins d'entreprendre la guériſon de ces maux, comme étant plus effrayans que dangereux. Dans ce cas, il preſcrivoit au malade le même régime que dans la fièvre, & faiſoit mettre le corps dans une ſituation convenable. Cette ſituation étoit que le membre ne fût ni trop élevé, ni trop incliné, mais qu'il fût plutôt un peu relevé que dans un plan déclive, juſqu'à ce que l'os ſe dénudât : car alors il avertit que les hémorragies ſont à craindre, & c'eſt pour cela qu'il évitoit de donner à la partie bleſſée une ſituation déclive. Mais quand les plaies commençoient à ſe déterger, il préféroit la ſituation directe & quelquefois même la ſituation déclive. Par la ſuite les os tombent, & il faut avoir recours au bandage. Il pronoſtique encore que ces malades ſeront ſurpris par une dyſſenterie violente & copieuſe, mais qui ne ſera ni de longue durée ni mortelle. Comme alors ils ont aſſez d'appétit, il avertit de ne point les laiſſer tomber d'inanition.

De l'Accouchement.

Voyons maintenant quelles étoient les connoiſſances d'Hippocrate par rapport à l'accouchement, & aux accidens qui le précèdent, l'accompagnent & le ſuivent. Il dit d'abord qu'une femme enceinte a l'orifice de la matrice plus dur & plus reſſerré *(n)*. Si l'on n'a pas d'autres ſignes pour s'aſſurer de la groſſeſſe d'une femme, il avertit qu'on peut la reconnoître à ce qu'elle a les yeux plus enfoncés & plus retirés, que la cornée eſt plus livide & n'a pas ſa blancheur naturelle *(o)*. Pour ſavoir ſi une femme a conçu, il veut encore qu'on *(p)* lui donne de l'eau miellée avant de dormir; ſi elle ſent des tranchées dans le ventre, c'eſt un ſigne qu'elle a conçu; ſi elle n'en ſent pas, il aſſure qu'elle n'a pas conçu. On peut

Signes de la groſſeſſe.

(n) Aphoriſm. LI & LIV, ſect. V.
(o) De ſuperfœtatione.
(p) Ibid. Aphoriſm. XLI.

dire avec certitude que c'est un des signes de la grossesse des plus équivoques, sous quelque face qu'on le considère : mais avec la collection de bien d'autres signes moins incertains, l'expérience nous a appris à être très-réservé lorsqu'il s'agit de garantir un pareil fait, & c'est peut-être le seul avantage que nous ayons sur Hippocrate à cet égard.

Il avoit l'idée la plus absurde de la matrice, qu'il croyoit partagée en plusieurs loges ; idée qu'il avoit sans doute empruntée de l'anatomie comparée. A la droite se formoient, selon lui, les garçons, & à la gauche les filles *(q)*. Il est bien singulier que dans un siècle aussi philosophique que le nôtre, & avec une connoissance positive de la matrice, quelques Médecins aient cherché dans le pouls les signes de ce prétendu phénomène.

De l'avortement. Par une suite de cette erreur, Hippocrate dit que chez une femme grosse de deux enfans, si l'une des mamelles s'affaisse, l'un des jumeaux vient par avortement *(r)*. Que l'affaissement des mamelles annonce l'avortement, on le conçoit assez ; mais alors il ne devroit jamais y avoir d'affaissement que dans une seule, lorsqu'il n'y a qu'un enfant ; cependant l'expérience a démontré le contraire à Hippocrate même. On peut s'en convaincre par l'aphorisme qui précède celui que nous venons de citer. Ailleurs il dit que, si une femme grosse a par les mamelles un *(s)* grand écoulement de lait, c'est la marque d'un fœtus très-foible ; mais que la consistance & la dureté des mamelles prouvent la force & la vigueur du fœtus. S'il est foible & délicat, que la mère boive ou mange *(t)* contre son ordinaire quelque chose qui soit âcre ou amer, c'en est quelquefois assez pour en procurer l'avortement ; de même qu'un aliment qui ne sera pas d'un usage ordinaire, fera mourir un enfant nouveau-né ou encore très-petit *(u)*.

Hippocrate pronostique qu'une femme grosse, attaquée de

(q) Ibid. Aphorism. XLVIII. = Épidem. lib. VI. = De naturâ pueri. = De superfœtatione.
(r) Ibid. Aphorism. XXXVIII.

(s) Ibid. Aphorism. LII.
(t) De morb. mulier. lib. II.
(u) De mulier. morb. lib. II.

quelque *(x)* maladie indépendante de son état, périt dans le temps des vidanges, & que celle qui est affectée de fièvre ou de langueur, sans cause apparente, court risque *(y)* d'avorter ou d'essuyer un accouchement difficile & dangereux. Dans un autre endroit *(z)*, il ne balance point à dire que les femmes enceintes dans un état de maigreur qui ne leur est pas ordinaire, éprouvent des avortemens jusqu'à ce qu'elles reprennent leur état naturel. Il range encore parmi les causes de l'avortement le ténesme *(a)*, & l'humidité excessive de la matrice. « Les femmes *(b)*, dit-il, d'un embonpoint médiocre, qui sans cause « manifeste avortent à deux ou trois mois, ont les loges de la « matrice tellement abreuvées, que ne pouvant soutenir le poids « du fœtus elles finissent par se rompre. » Voici une autre cause d'avortement, qui n'a point échappé à son génie observateur : lorsqu'une femme, après avoir conçu, avorte deux ou trois fois précisément à deux mois, ou à quelque terme plus avancé, c'est parce que la matrice, après ce terme, n'a pas la faculté de s'étendre en raison de l'accroissement du fœtus. Il ajoute que ce viscère renferme en lui-même plusieurs causes d'avortement, soit par son épaisseur, sa grandeur, sa petitesse, soit par les vents dont il est rempli ou par toute autre mauvaise disposition *(c)*.

L'homme, à peine animé, trouve autour de lui des causes nombreuses de destruction ; elles agissent sur lui avec d'autant plus de force, que les élémens qui le constituent n'opposent d'abord qu'une foible résistance à sa dissolution. « En effet, dit Hippocrate, il est prouvé *(d)*, par l'observation journalière, « que la plupart des hommes périssent lorsqu'ils sont le plus près « de leur origine. Les fœtus déjà forts périssent aussi. Il ne faut « donc pas s'étonner que les femmes avortent sans le vouloir : « car il leur faut des précautions infinies pour conserver leur «

(x) De naturâ pueri.
(y) Ibid. Aphorism. LV.
(z) Ibid. Aphorism. XLIV.
(a) Aphorism. XXVII, sect. VII.
(b) Aphorism. XLV, sect. V.
(c) De sterilib.
(d) De morb. mulier. lib. I.

fruit, le nourrir & accoucher enfuite heureufement. » Mais fi l'avortement qu'elles cherchent à éviter eft redoutable, celui que des mères dénaturées fe procurent l'eft encore plus. Hippocrate fait un tableau effrayant, & cependant vrai, des accidens qui l'accompagnent. Il raconte qu'une femme *(e)* de vingt-fix ans ayant pris une boiffon pour fe faire avorter, fut affectée de douleurs vives, & d'un vomiffement de matières bilieufes, blanchâtres & poracées : chaque fois qu'elle buvoit elle entroit en convulfion & mordoit fa langue. Il la vit le quatrième jour de fa maladie ; elle avoit la langue noire, fortant de la bouche, le blanc des yeux rouge, une infomnie continuelle : elle mourut la nuit fuivante. Dans le même livre il rapporte encore un exemple auffi frappant de l'avortement : les accidens pour n'en être pas toujours auffi funeftes, n'en font pas moins à redouter ; car toute femme qui détruit *(f)* fon fruit, court plus de rifque que dans l'accouchement naturel : la raifon qu'il en donne, c'eft que l'avortement n'arrive point fans violence, foit qu'on le procure par un médicament, une potion, un aliment, des fuppofitoires, ou par tout autre moyen femblable. Il obferve que la violence eft toujours un mal, parce qu'elle peut produire l'inflammation & même l'ulcération de la matrice, qui font des accidens dangereux. Dans un autre endroit, il met l'inflammation de la matrice au rang des maladies mortelles *(g)*.

Caufes de la ftérilité.

Après avoir expofé, avec Hippocrate, les fignes de la groffeffe & de l'avortement, & les accidens qui en font les fuites, paffons au développement des caufes de la ftérilité. Il dit qu'une femme qui prend un embonpoint *(h)* extraordinaire ne conçoit pas, parce que l'épiploon trop chargé de graiffe preffant la matrice, empêche qu'elle ne reçoive la matière de la conception : il confeille alors de chercher à diminuer cet embonpoint. Dans un autre aphorifme *(i)*, il avance que les

---

(e) Epidemic. lib. III.
(f) De morb. mulier. lib. I.
(g) Aphorifm. XLIII, *fect.* V.

(h) De naturâ mulieb.
(i) Aphorifm. LXII, *fect.* V, *apud Galen.*

femmes dont la matrice est d'une température ou trop chaude ou trop humide sont stériles, & que chez les femmes fécondes elle tient le milieu entre ces deux extrêmes. Nous ne le suivrons pas dans l'exposition des remèdes *(k)* qu'il indique pour ces deux états. Il décrit une manière assez plaisante de connoître si une femme est stérile par sa faute ou par celle de son mari. Elle consiste à faire brûler sous la femme, bien enveloppée dans ses habits par le haut & par le bas, des odeurs fortes, comme l'encens, la myrrhe & le styrax. Si l'on remarquoit que l'odeur ne sortît point par la bouche ni par les narines, la femme étoit réputée stérile par sa faute ; & au contraire, si l'odeur pénétroit par la bouche & par les narines *(l)*. Galien nous apprend que cette épreuve *(m)* étoit une de celles qu'employoient certaines villes, où l'on vouloit perpétuer le trône ou le sacerdoce dans la famille du Roi ou du Prêtre. Si la stérilité de la femme étoit censée dépendre d'elle, le mariage étoit nul, & il est probable que le divorce étoit souvent le résultat d'une expérience qu'on étoit toujours maître d'interpréter à son gré.

De l'accouchement naturel, difficile & contre-nature.

Quant aux accidens de l'accouchement, Hippocrate remarque que, si une femme a une perte de sang sans douleur au moment d'accoucher, il est à craindre que le fœtus ne vienne mort ou au moins très-foible *(n)*. Il propose, au commencement de la perte, d'appliquer sur le ventre une éponge mouillée, ou quelque linge doux & usé trempé dans l'eau froide, & de faire coucher la malade les pieds plus élevés que la tête *(o)*. Mais si une femme jeune, vigoureuse, d'un tempérament sanguin est depuis plusieurs jours dans les douleurs de l'enfantement, il conseille de la saigner au pied, & de lui tirer du sang en raison de ses forces *(p)*. Il regarde comme un bon signe l'éternument qui survient à la femme dans

---

(k) De morb. mulier. lib. I.
(l) Aphorism. LIX, sect. V.
(m) Galen. in hunc Aphorism.
(n) De superfœtatione.
(o) De morb. mulier. lib. II.
(p) Idem, lib. I.

l'accouchement difficile *(q)*. Au moment de l'accouchement, il remarque que la respiration de la femme est accélérée, & que des douleurs vives se font sentir aux lombes, parce qu'elles sont frappées par le fœtus *(r)*. Il paroît avoir connu certaines tumeurs polypeuses qui font obstacle à l'accouchement, lorsqu'il dit : « Si les parties génitales rendent une odeur forte, » & qu'il y ait quelque excroissance accompagnée de douleur, » on dissipera l'odeur forte avec l'anis pris le matin à jeun dans » du vin, & la douleur par la semence de persil prise de la même manière. Quant à l'excroissance, il faut la couper *(s)* »

Polype du vagin.

Hippocrate observe que les femmes qui accouchent de leur prémier enfant *(t)* ont un travail plus pénible, parce qu'elles ne sont point familiarisées avec les douleurs, & que tout le corps est en souffrance, particulièrement les reins & les hanches, par l'écartement des os. Ne sembleroit-il point, par ce passage, que l'écartement du pubis, ce point de fait qui a tant excité de controverses dans ces derniers temps, a été aperçu par Hippocrate ? Voici comment il décrit la marche naturelle & progressive de l'accouchement. Si le fœtus est emporté en bas par le poids de sa tête, les membranes suivent, & paroît ensuite le cordon ombilical auquel est attaché le placenta. Lorsque l'écoulement des eaux *(u)* accompagne l'accouchement, il annonce qu'il est très-facile ; mais quand cet écoulement a précédé de quelques jours, l'accouchement est sec & laborieux. Dans un accouchement de cette espèce, où l'enfant se présentant bien avance lentement, il regarde comme un secours efficace de faire éternuer *(x)* la femme, en lui comprimant le nez ; si cela ne réussissoit pas, il la faisoit secouer sur-tout pendant les douleurs. Il estime très-difficile l'accouchement où l'enfant se présente en travers ou par les pieds. Pour appuyer ce qu'il avance, il se sert de cette comparaison : « Il y a de la » difficulté à tirer en travers un noyau d'olive mis dans un vase

---

(q) Aphorism. XXXV, sect. V.
(r) De morb. mulier. lib. I.
(s) De naturâ mulieb.

(t) De naturâ pueri.
(u) De exsect. fœtûs mortui in utero.
(x) De morb. mulier. lib. I,

dont

dont l'embouchure est étroite; par la même raison une femme « doit en éprouver une très-grande lorsque l'enfant est en « travers. » Il croit la circonstance encore plus embarrassante quand les pieds viennent les premiers, & il annonce que pour l'ordinaire la mère ou l'enfant, ou même tous les deux périssent. Mais une des principales causes qui, selon lui, empêchent l'enfant de sortir, c'est lorsqu'il est mort, sphacelé, ou qu'il se présente en double *(y)*.

Une erreur des Anciens, qu'Hippocrate a partagée, c'étoit de croire que le fœtus est mobile dans la matrice; & cette erreur en a fait naître de plus dangereuses dans la pratique, parce qu'ils inférèrent de-là qu'on pouvoit changer la situation du fœtus dans la matrice, par des secousses données à la femme en travail. Si un fœtus se présentoit double, mort ou vif, voici ce qu'Hippocrate pratiquoit pour le faire venir par la tête. Il faisoit garnir un lit de manière que la femme eût les pieds élevés & la tête fort basse; il repoussoit le fœtus & secouoit la femme de côté & d'autre: ensuite il faisoit ôter ce qu'on avoit mis au pied & sous les hanches, puis on lui remettoit un traversin sous la tête. Si le fœtus vivant présentoit une jambe ou toutes les deux, il suivoit encore la même pratique, & faisoit mettre la femme dans un bain chaud pour la restaurer un peu *(z)*. Ailleurs il propose un moyen à peu près semblable. On étendoit la femme sur un drap, on recouvroit d'un autre les parties naturelles, & avec d'autres linges on lui enveloppoit les jambes & les bras; deux femmes la prenoient chacune par une jambe, deux autres chacune par un bras, & la secouoient fortement au moins dix fois: on la remettoit ensuite sur son lit, de manière qu'elle eût la tête en bas & les pieds en haut. Après cela toutes les femmes, lui laissant les mains libres, la secouoient par les pieds à plusieurs reprises, afin que le fœtus secoué se rangeât dans un plus grand espace, & sortît ensuite naturellement *(a)*.

(y) Loco citato.
(z) De morb. loc. citat.

(a) De exsect. fœtûs mortui in utero.

Si le placenta sort de la matrice avant l'enfant (chose qui ne pourroit arriver que dans le cas où l'arrière-faix seroit implanté à l'orifice de la matrice), Hippocrate avertit que la femme accouche difficilement, & que le danger est grand, à moins que la tête ne se présente la première *(b)*. Quand l'arrière-faix n'est point sorti aussitôt après l'accouchement, il dit qu'il survient des douleurs au bas-ventre, & des fièvres accompagnées de frissons; mais qu'après sa sortie, la femme revient en santé. Il ajoute que, pour l'ordinaire, le placenta se corrompt & se détache le sixième ou septième jour, & même quelquefois plus tôt *(c)*. Dans un de ses aphorismes *(d)* il conseille, pour faire sortir l'arrière-faix, de faire prendre à la femme un sternutatoire, & de lui boucher aussitôt le nez & les oreilles. Ailleurs il dit que si le placenta ne sort point aisément, il faut le tirer par degré & sans violence; de crainte qu'une extraction subite ne cause quelqu'inflammation. En conséquence, il avoit imaginé de placer la mère sur un siége, & de coucher à ses pieds l'enfant, sur un tas de laine bouffante & récemment cardée, afin qu'en s'affaissant insensiblement, elle n'excitât qu'un tiraillement doux & gradué; ou-bien il le mettoit sur deux outres attachées ensemble & remplies d'eau, qu'il perçoit d'un stilet, afin que l'eau s'en écoulât peu à peu, ce qui produisoit le même effet. Si par accident le cordon avoit été rompu ou qu'on l'eût coupé par mégarde, il suppléoit au poids de l'enfant par une pierre ou quelqu'autre chose semblable. Il assure que c'est la meilleure manière d'extraire le placenta, & qu'il n'en a jamais vu arriver d'accident *(e)*.

Il pronostique que, quoique le fœtus soit dans la situation naturelle, s'il sort difficilement & avec le secours des machines du Médecin, il survit peu de temps. Alors il donne un conseil que quelques Accoucheurs suivent encore aujourd'hui : c'est de ne point couper le cordon ombilical que l'enfant n'ait rendu

---

(b) De superfœtatione, initio.
(c) De mulier. morb. lib. I.

(d) Aphorism. XLIX, sect. V; *& Epidem.* lib. II.
(e) De superfœtatione.

l'urine, qu'il n'ait éternué, crié ou fait quelque mouvement : s'il tarde à donner quelqu'un de ces signes de vie, il avertit de ne rien précipiter, qu'avec le temps ils pourront se manifester *(f)*.

Toutes les situations qu'Hippocrate regardoit comme mortelles, ou au moins comme très-dangereuses, sont considérées aujourd'hui d'un tout autre œil, grâce aux progrès qu'a faits la Chirurgie depuis environ un siècle : mais nous n'en savons guère plus que lui sur les signes de la mort du fœtus dans le sein de la mère. Pour s'assurer de ce fait, il ordonnoit à la femme de se coucher tantôt sur le côté droit & tantôt sur le gauche ; car il observe que l'enfant tombe du côté où la mère se porte, comme une pierre ou comme un poids, & que la femme a le pubis froid. S'il est vivant, le pubis est chaud, & tout le ventre suit le reste du corps *(g)*. Si l'on compare la manière cruelle dont Hippocrate tiroit le fœtus avec ce qui se pratique de nos jours, on verra qu'à cet égard la Chirurgie a fait encore beaucoup de progrès. Pour tirer un enfant mort, il introduisoit dans la matrice sa main enduite de cérat, le pouce armé d'un instrument tranchant qu'il appelle *ongle ;* il coupoit d'abord le bras, qu'il tiroit dehors : il introduisoit de nouveau la main dans la matrice, déchiroit le ventre du fœtus, dont il emportoit peu à peu les entrailles ; ensuite il brisoit les côtes, afin de rendre le reste du corps moins volumineux & son extraction plus facile *(h)*. Ailleurs il décrit un procédé pour le moins aussi effrayant. Lorsque le fœtus mort, situé obliquement dans la matrice, présentoit la main, il couvroit d'un drap la tête & la poitrine de la femme, pour soustraire à ses regards ce qu'il alloit faire ; alors il saisissoit le bras, le tiroit au dehors, incisoit la chair autour des épaules, & coupoit le bras dans l'article ; ensuite il faisoit vers la clavicule une ouverture à la poitrine, & d'autres petites au ventre pour laisser échapper l'air ; puis il tâchoit d'engager la tête, pour la

---

(f) De superfœtatione.
(g) Loco citato.

(h) De morb. mulier. lib. I, sub finem.

tirer toute entière *(i)*. Si cette tentative étoit fans fuccès, il paitriffoit la tête & tiroit le corps par parties. Des obfervations que les progrès de l'art d'accoucher ont rendu très-rares, nous ont fait connoître les accidens qu'entraîne à fa fuite la putréfaction du fœtus & fa fortie par parcelles. Hippocrate, qui a plus obfervé que nous cet accident, en fait une hiftoire fommaire affez exacte. « Si l'enfant, dit-il, eft mort dans le
» fein de fa mère & qu'il ne forte pas auffitôt, foit que la matrice
» foit humide ou qu'elle foit defféchée, il commence à fe tuméfier,
» la pourriture & la colliquation s'emparent des chairs, elles
» coulent au dehors, viennent enfuite les os, enfin la mère eft affectée de diarrhée, fi la mort ne la prévient. »

Defcentes de matrice.

Hippocrate *(k)* a obfervé que les femmes qui s'abftiennent de la compagnie de leur mari, accouchent avec plus de facilité; & ailleurs il remarque *(l)* que l'approche du mari pendant l'évacuation des lochies, occafionne des defcentes de matrice: il en accufe encore un mauvais accouchement *(m)*, & ce ne font pas les feules caufes qu'il croit capables de les produire, puifqu'au fecond livre *des Épidémies,* il convient que les veuves & les filles même ne font point à l'abri de cette maladie. En raffemblant tout ce qu'il a dit fur les defcentes de matrice, on voit qu'il en a diftingué de trois efpèces: la première, lorfque le col de la matrice s'abaiffe & entraîne avec lui *(n)* une portion du corps de ce vifcère, ce qui eft fenfible au tact: la feconde *(o)*, lorfque le corps de la matrice s'avance au point de fe laiffer apercevoir à l'orifice du vagin: la troifième enfin, quand la matrice eft totalement renverfée.

Cette maladie s'annonce, felon Hippocrate, par une chaleur qui fe fait fentir depuis les parties naturelles jufqu'à l'anus, & par l'écoulement des urines goutte à goutte & avec cuiffon.

(i) De fuperfœtatione.
(k) Ibidem.
(l) De naturâ mulieb.
(m) De exfectione fœtûs mortui in utero.

(n) De naturâ pueri. = *De morb. mulier.* lib. II.

(o) De fterilib. = *De morb. mulier.* loco citato.

Il usoit d'abord de fomentations très-froides, avec la décoction de baies de myrthe & de branches de lotus, qu'il broyoit ensuite pour les appliquer en forme de cataplasme. Ce qu'il proposoit encore de plus salutaire, c'étoit la situation, qui consistoit à se tenir couché les pieds plus élevés que la tête. Persuadé que la matrice étoit sensible au parfum des odeurs suaves, il en mettoit de très-fortes & très-fétides aux parties naturelles, & de plus agréables sous le nez. Il ne permettoit à la malade que des alimens de facile digestion, & pour boisson le vin blanc léger. Les lotions & la compagnie de son mari lui étoient absolument interdites.

Si la matrice est tout-à-fait renversée & pendante, *comme les bourses dans l'homme*, il dit qu'on ressent des douleurs au bas-ventre & aux lombes, & qu'après un laps de temps la partie ne rentre plus. Dans ce cas il faisoit aux parties externes des fomentations froides; & sur le corps même de la matrice, il les faisoit avec une décoction de grenade dans du gros vin. Après la réduction, il introduisoit dans le vagin du miel & de la résine, faisoit coucher la malade les cuisses étendues, plus élevées que la tête, & appliquoit sur la partie des éponges. Alors il ne permettoit aucun aliment & que très-peu de boisson pendant sept jours. Si dans cet intervalle la matrice avoit repris sa situation naturelle, il s'en tenoit-là; sinon, après avoir rasé, réchauffé, lavé & enduit la partie de cérat & de poix, il lioit la malade à une échelle, la tête en bas, la faisoit secouer, & réduisoit la matrice avec la main; ensuite il lioit ensemble les cuisses rapprochées & laissoit dans cet état la malade le jour & la nuit suivante. Le lendemain, pour rappeler ou fixer la matrice, il appliquoit à la hanche une large ventouse, qu'il laissoit long-temps; & quand il la levoit, au lieu de faire des scarifications, il attendoit que la chair s'affaissât d'elle-même. Pendant sept jours, il tenoit la malade à la diète la plus sévère, & à très-peu d'eau froide; ensuite il admettoit des alimens très-légers & en petite quantité. La malade gardoit le lit quarante jours, sans qu'il lui fût permis de se lever, même pour les évacuations naturelles; ce temps expiré, elle pouvoit se lever, mais il falloit qu'elle marchât peu & vécût de régime.

Voilà tout ce que nous avons pu recueillir de la Chirurgie d'Hippocrate dans ses Écrits, & il y a bien de l'apparence qu'on n'y trouve pas les bornes de ses connoissances dans cette partie importante de l'art de guérir; car en parlant de l'inflammation des mamelles & des tumeurs dont elles sont affectées, il nous laisse apercevoir que de son temps on faisoit l'amputation de cette partie; mais il n'en décrit point le procédé.

Avant de quitter ce qui concerne l'accouchement & les maladies des femmes, il convient d'examiner une question relative à cet objet. Hippocrate, dans son *Serment*, fait jurer à ses disciples de ne point procurer d'avortement; &, dans le livre *de la nature de l'enfant*, il avoue sans détour qu'il en a procuré un lui-même à une Musicienne. Ici le précepte paroît manifestement en contradiction avec la conduite. Pour sauver cette contradiction, les auteurs ont pris le parti de regarder comme apocryphe l'un des deux ouvrages; mais il semble qu'en se rappelant les usages de son pays & de son siècle, il n'étoit pas si difficile de lever la difficulté. Il n'est personne un peu versé dans la connoissance de l'antiquité qui ne sache que l'avortement & l'exposition étoient des choses permises, au moins tolérées de son temps. Il faut donc considérer ici Hippocrate comme citoyen & comme philosophe. Comme citoyen, il s'est permis une seule fois une action autorisée par le préjugé : comme philosophe, comme maître, il a vu dans cette action un attentat contre la Nature, il l'a défendu de tout son pouvoir, il a cherché à le rendre odieux aux jeunes Médecins qui s'attachoient à son école.

L'opération de la lithotomie a donné lieu à une pareille controverse. De ce qu'Hippocrate faisoit jurer à ses Élèves de ne se point mêler de cette opération, on a encore conclu que l'ouvrage où il en parle étoit supposé, & postérieur à la division de la Médecine en trois professions. Mais avec quelque attention on se fût, je crois, épargné une conséquence aussi hasardée, puisqu'Hippocrate motive sa défense en disant à ses

Élèves de laisser cette opération à ceux qui s'étoient exercés à la faire. Ce qu'on peut raisonnablement inférer, c'est sans doute que quelque famille étoit en possession de la pratiquer exclusivement, & que les tentatives de ceux qui s'en étoient mêlés n'avoient sûrement pas été heureuses ; car Hippocrate ajoute aussitôt qu'*il ne faut entrer chez les malades que pour y être utile*. Il n'y a guère plus d'un siècle que la pratique de cette opération étoit un patrimoine de la famille des *Colots* ; il est donc encore moins surprenant qu'il en ait été de même du temps d'Hippocrate.

Quelques Médecins, peu versés dans la lecture des Écrits d'Hippocrate, ont encore conclu du même passage, que ce grand homme n'avoit point exercé la Chirurgie ; mais c'est une erreur palpable, c'est ne point voir la clarté du Soleil en plein midi. Nous pouvons assurer, au contraire, qu'Hippocrate a regardé la Chirurgie comme la partie essentielle & constituante de la Médecine, puisqu'on ne trouve rien, ou presque rien, dans le livre qu'il a intitulé *du devoir du Médecin*, qui n'appartienne expressément à la Chirurgie. On peut voir en cent endroits de ses ouvrages, que la Chirurgie étoit sa ressource dans les maladies graves & opiniâtres, où la Médecine interne avoit échoué. Dans les traités purement Chirurgicaux, il parle toujours d'après lui-même, d'après sa propre expérience. Fait-il le portrait du Médecin ? On y reconnoît particulièrement celui du Chirurgien. « Le Médecin, dit-il dans le *livre des vents*, n'a « sous les yeux que des dangers, il ne touche que des choses « désagréables, & les calamités des autres ne lui laissent entrevoir « que sa propre misère ; mais les malades sont garantis, par son « art, des plus grands maux, des maladies, des afflictions, des « douleurs, de la mort même : d'où il est visible que dans tous « ces accidens la Médecine donne des secours réels. » Par la Médecine il paroît entendre sur-tout la Chirurgie.

L'HISTOIRE ne nous offre pas fréquemment de ces hommes célèbres qui ont changé la face des Arts & des Sciences ; il semble que la Nature ait besoin de se reposer, quand elle

<small>Médecins contemporains d'Hippocrate.</small>

a formé un grand homme : cette vérité phyfique fe trouve confirmée dans les fuccefleurs d'Hippocrate. On ne fauroit diffimuler cependant qu'il exiftoit de fon temps des Médecins diftingués; mais, de fon aveu même, il y en avoit *(p)* peu de célèbres & beaucoup d'ignorans. Il étoit en effet affez difficile que la chofe fût autrement, la Médecine étant un champ ouvert *(q)* aux efclaves comme aux perfonnes libres. Sans capacité, fans examen, fans forme légale, on étoit Médecin dès qu'on vouloit l'être. Avec quelques recettes, de l'effronterie, plus fouvent de la mauvaife foi, on ne tardoit pas à être décoré de ce nom par le vulgaire. A ce titre combien n'en aurions-nous pas aujourd'hui! La vie des citoyens étoit à la merci du premier charlatan famélique & du premier ignorant qui fe mêloit de l'art de guérir. C'eft ce dont Hippocrate fe plaint avec amertume, lorfqu'il dit « que dans toutes les Républiques il n'y avoit que les Médecins » dont les fautes ne fuffent punies que par la honte ou le mépris; » mais, ajoute-t-il, cette peine les affecte d'autant moins qu'ils font tous dévoués à l'infamie *(r)*. » Il falloit, pour faire tenir ce langage au Médecin de fon temps & le plus habile & le plus honnête, que le brigandage à cet égard fût porté fort loin. Heureufement il eft peu de ces gens ineptes, de ces empoifonneurs publics dont les noms foient échappés à l'oubli des temps. Parmi les contemporains d'Hippocrate qui ont joui de quelque réputation, on compte Philiftion, Arifton, Phæon, Ctéfias, Nicomaque, Acéfias, Pittalus ou Spittalus & Archidamus. Dans ce nombre, nous ne nous arrêterons qu'à ceux qui ont enrichi la Chirurgie par leurs travaux ou leurs productions. Galien *(f)* attribue le livre *de la diète*, inféré

(p) Medicos famâ quidem & nomine multos, re autem & opere valde paucos. Hipp. *de lege*.

(q) Plat. *de legib. lib. IV.*

(r) Solis Medicis delinquentibus nulla pœna in reb. publicis ftatuta eft, præterquàm ignominiæ : (ἀδοξίας *, exiftimationis jacturæ) verum hæc non lædit eos, qui toti quanti funt ex infamiâ compofiti.* Simillimi hujufmodi *Medici funt perfonis mutis, quæ in tragœdiis introducuntur. Quemadmodum enim illi figuram quidem & habitum ac perfonam Hiftrionum referunt, Hiftriones enim non funt.* De lege.

(f) Comment. *I*, *de vict. ration. in acut.*

parmi

parmi les œuvres d'Hippocrate, à Euriphon, à Phaon, à Philiftion ou à Ariſton. On ne ſait rien de Phaon, non plus que d'Euriphon, ſinon que le dernier avoit écrit ſur l'anatomie *(t)*. Philiftion eſt plus connu; Plutarque *(u)* & Aulu-gelle *(x)* le qualifient de *Médecin ancien & diſtingué:* Diogène-Laërce *(y)* le fait originaire de Sicile, & d'autres de Locres. Il ne nous reſte de ſes écrits que quelques fragmens épars: il faiſoit ſervir la reſpiration à la ventilation & au rafraîchiſſement de la chaleur naturelle *(z)*. Des quatre qualités premières, le chaud, le froid, l'humide & le ſec, il croyoit que les unes étoient actives & les autres paſſives *(a)*. L'auteur du livre des machines, attribué à Oribaſe, parle de celle de Philiftion pour réduire les luxations, mais il n'en donne pas la deſcription *(b)*. Philiftion faiſoit uſage du chou broyé ou en décoction avec la farine d'orge, dans les ulcères anciens & ſordides *(c)*. Ce qui reſte d'Ariſton eſt un cataplaſme contre la goutte, contre le *phyma* ou furoncle naiſſant, & en général contre toutes les douleurs *(d)*. Nous avons pluſieurs Médecins du même temps dont il ne nous reſte que les noms, tel qu'Eudoxe, Cnidien, diſciple de Philiftion; un *Théomédon;* un *Méton,* Athénien; un *Chryſippe,* qui peut-être eſt celui dont Celſe nous a conſervé une eſpèce d'emplâtre *(e)* contre les douleurs des articles. Pour Ctéſias, Médecin célèbre & parent d'Hippocrate *(f)*, il étoit de Cnide & vécut ſous le règne d'Artaxerxès-Memnon, roi des Perſes, dont il devint le Médecin. On apprend de Diodore de Sicile *(g)* les raiſons qui le déterminèrent à paſſer en Perſe, & les honneurs qu'il reçut dans cette cour: il y guérit le Roi d'une bleſſure qu'il avoit reçue dans une bataille contre Cyrus le jeune, ſon frère. Il ne

PHAON.
EURIPHON.
PHILISTION.

ARISTON.

EUDOXE.
THÉOMÉDON.
MÉTON.
CHRYSIPPE.
CTÉSIAS.

(t) Galen. *Comm. II, in lib. Hipp. de nat. human.*
(u) *Sympoſiac. VII, cap. 1.*
(x) *Noct. Attic. lib. VII, cap. 1.*
(y) *In vitâ Eudox.*
(z) Galen. *De nat. facult. lib. II.*
(a) Idem, *De utilitate reſpirat.*

(b) Oribaſ. *cap. 4.*
(c) Plin. *Hiſt. Nat. lib. XX, cap. 9.*
(d) Celſ. *lib. V, cap. 18, §. 33.*
(e) Idem, *loco citato.*
(f) Galen. *Comm. de artic. IV.*
(g) Diod. Sic. *lib. II.*

nous refte, de ce que Ctéfias avoit écrit fur la Médecine, qu'un fragment, par lequel *(h)* on voit qu'il regardoit, contre le fentiment d'Hippocrate, la réduction de la cuiffe comme abfolument inutile, perfuadé que quelque précaution qu'on prît, la tête de cet os une fois déplacée ne pouvoit plus être retenue dans fa cavité. Galien oppofe à cette opinion plufieurs exemples de guérifon, & il affure que le fuccès doit être conftant, à moins que la luxation ne foit produite par une furabondance d'humidité, accident auquel on peut encore remédier. Ctéfias eft plus connu comme hiftorien; il avoit écrit l'hiftoire d'Affyrie, mais fon autorité, même à cet égard, n'eft pas aujourd'hui d'un grand poids.

NICOMAQUE. Nicomaque *(i)*, père d'Ariftote, defcendoit, à ce qu'on croit, de Nicomaque, fils de Machaon. Il fut Médecin d'Amyntas II, roi de Macédoine. Il avoit écrit un livre fur les chofes naturelles, & fix autres fur la Médecine, qui font

ATTALUS. perdus depuis long-temps. Attalus eft cité par Ariftophane, dans la comédie des Acharnaniens, comme un Médecin célèbre, auquel il confeille de s'adreffer pour une certaine maladie des

ACÉSIAS. yeux. On apprend du même Comique, qu'Acéfias étoit un Médecin très-malheureux dans fa pratique; tous les malades périffoient dans fes mains; & de-là le proverbe grec *(k)*, lorfqu'on parloit d'une affaire qui devenoit toujours plus mauvaife, malgré les foins qu'on y apportoit, *Acéfias l'a traitée.*

ARCHIDAMUS. Archidamus, Médecin du même âge, profcrivoit l'huile dans les frictions qu'on avoit coutume *(l)* de faire chez les Grecs après le bain, par la raifon qu'elle durcit & brûle la peau en s'échauffant : il donnoit la préférence aux frictions sèches.

Quoiqu'Hippocrate eût féparé la Philofophie de la Médecine, plufieurs Philofophes ne laifsèrent pas de fe livrer au moins à la théorie de cette dernière fcience *(m)*. On trouve

---

(h) Galen. *Comment. IV, in lib. de articul.*

(i) Diogen. Laërt. *lib. V, initio;* & Suidas, *in voce* Nicom.

(k) Erafm. *Adagia.* = Jacobus Baifius, *Adagior. medecinal.* pag. 5.

(l) Galen. *de fimpl. medic. facultat. lib. II, cap.* 5.

(m) Elian. *Variar. hift. lib. III, cap.* 22.

dans Platon quelques syftèmes Phyfiologiques, que l'exactitude PLATON, & la marche de l'hiftoire ne nous permettent pas de paffer fous filence. Ce Philofophe naquit à Athènes, dans la LXXXVIII.ᵉ Olympiade *(n)*: fon père defcendoit de Codrus, & fa mère de Solon. A l'âge de vingt ans, il fuivit les leçons de Socrate; & ce Philofophe étant mort, il s'attacha à Cratilus, difciple d'Héraclite. A vingt-huit ans, il alla étudier à Mégare, fous Euclide; de-là à Cyrène, fous le mathématicien Théodore; puis en Italie, fous Philolaüs & Euritus; enfin en Égypte, chez les Prêtres de cette nation. Il avoit deffein de pouffer plus loin fes voyages, mais les guerres de l'Afie l'obligèrent de revenir dans fa patrie, où il ouvrit une école de Philofophie dans un lieu appelé l'*Académie*. Ce Philofophe reconnoiffoit quatre élémens, le feu, l'air, la terre & l'eau. Il enfeignoit que c'eft par la moëlle de l'épine que commence *(o)* la formation du corps humain, & que la colonne offeufe eft deftinée à la mettre en fûreté. Les os ne font, felon lui, qu'une terre fubtile, pure & ténue, dont la moëlle forme une maffe en y jetant tour-à-tour du feu & de l'eau ; de manière que ces deux élémens n'ont plus la faculté de lui faire perdre la confiftance qu'elle a acquife. Il prétend que par un mélange & une diftribution du feu, de l'eau & de la terre, les Dieux, architectes fuprêmes de notre corps, ont compofé une maffe fermentée de l'acide & du fel, dont il eft réfulté une chair pleine de fuc: pour les nerfs, qui font d'une confiftance moyenne entre les os & la chair, ils les ont formés d'une température non fermentée. Il croyoit l'ame immortelle renfermée dans la tête, & l'ame mortelle dans le refte du tronc. La partie de cette ame fufceptible de courage & de colère, il la faifoit fiéger, comme Pythagore, près de la tête, entre le cou & le diaphragme, c'eft-à-dire dans le cœur: l'autre partie de l'ame, avide d'aliment, de boiffon & de tous les autres befoins du corps, il l'établit entre le diaphragme & l'ombilic. Il croyoit, d'après Hippocrate, en quoi même il n'eft pas auffi ridicule que le dit Macrobe, puifqu'il foutenoit une

(n) Diog. Laërt. *in vit. Plat.* | *(o) Vid. dial. infcr.* Tim. *paffim.*

opinion reçue, il croyoit, dis-je, que l'air & une partie de la boisson servoient à lubréfier le poumon, qui à son tour calmoit l'effervescence & les mouvemens impétueux de l'ame logée dans le cœur. Cet organe, qu'il fait l'origine des veines & la source du sang qui roule rapidement dans toutes les parties, a été placé par les Dieux près de la tête, afin que la raison réprimât par son secours & celui des veines, comme par des satellites, les fougues de la colère & des passions. Dans ce qu'il dit du foie, on ne reconnoît pas plus le divin Platon. Selon lui, ce viscère n'est établi si voisin de l'estomac, siége de l'ame appétente, que pour réprimer & modérer cet animal indomptable. Il ajoute que le foie n'est lisse & poli comme un miroir, que pour réfléchir les images qui lui sont présentées par la raison, pour porter le trouble ou la sécurité dans l'ame inférieure. Platon a débité sur la génération des rêveries qui ne sont pas moins absurdes. Fondé sur la métempsycose, il imaginoit que les hommes injustes & pusillanimes étoient changés en femme à la seconde génération. Il regardoit la matrice comme un animal avide de concevoir: si à l'âge compétent il ne peut y parvenir, il supporte cette privation avec impatience, il s'irrite & va errant par tout le corps, ferme les conduits de l'air, empêche la respiration, met le corps aux plus rudes épreuves & lui fait souffrir toute sorte de maux, jusqu'à ce que l'amour ou le desir réuni des deux sexes produise un fruit. Quelque ridicules que soient ces idées, qui ne sont tout au plus supportables que dans un sens allégorique, elles ont quelqu'analogie avec ce qu'a pensé l'auteur du livre *de la nature de la femme*, inséré parmi les œuvres d'Hippocrate; & si Platon ne s'est pas fort éloigné d'Hippocrate à plusieurs autres égards, on a droit de lui reprocher de l'avoir plus souvent défiguré qu'éclairci. Il échappe aux grands hommes des absurdités bien propres à consoler l'ignorance & à corriger l'orgueil du savoir.

Descendans & disciples d'Hippocrate.

Hippocrate, en mourant, laissa deux fils, Thessalus & Draco, & une fille *(p)*, qui fut mariée à Polybe son disciple. Thessalus,

---

(p) Galen. Comment. *11*, in lib. Hipp. de nat. hum.

qui étoit l'aîné, demeura tout le temps de sa vie à la cour d'Archélaüs, roi de Macédoine. Galien *(q)* qualifie Thessalus d'homme admirable, sans nous apprendre à quel titre. Pour Draco, il ne nous en a conservé que le nom; enthousiaste comme il étoit de cette famille, il falloit qu'il n'y eût absolument rien de plus à en dire. Celui qui répondit le plus à la réputation d'Hippocrate, fut Polybe de Cos son gendre, qui, après la mort de son beau-père, se chargea de l'éducation des jeunes Médecins, auxquels il enseigna ce qu'il avoit puisé dans la pratique & l'observation. Plein de zèle pour sa patrie *(r)*, il aima mieux la servir dans l'enseignement & l'exercice de son art, que de chercher les faveurs de la fortune dans les places que sa réputation auroit pu lui procurer. Les Anciens lui ont attribué plusieurs livres qui étoient déjà compris, avant Galien, dans le canon des ouvrages d'Hippocrate. Tels sont le *traité de la semence*, le 1er & le $1v^e$ livre des *maladies des femmes*, le livre des *affections*, celui des *affections internes*, celui de *la nature humaine*, le livre de *la nature des os*, & un autre de *la nature de l'enfant*. Ces livres sont-ils réellement de lui, d'Hippocrate ou de quelques autres? Il seroit long, difficile & peut-être même impossible de décider une pareille question. Si ces écrits appartiennent à Polybe, comme l'ont voulu des Auteurs anciens & quelques modernes, on ne sauroit douter, malgré l'assertion de Galien, qu'il ne se soit écarté en divers points de la doctrine de son maître. Cet ancien dogme d'Hippocrate, sur le passage de la boisson dans la trachée-artère & le poumon, est vivement réfuté à la fin du $1v^e$ livre des *maladies des femmes*, attribué à Polybe; & ce n'est sûrement pas là le seul endroit où l'on pourroit trouver le disciple en contradiction avec le maître.

THESSALUS.
DRACO.

POLYBE.

On fait encore mention des enfans d'Hippocrate Athénien. Ils étoient au nombre de trois, Télésiphe, Démophoon & Périclès. Ils sont joués par Aristophane *(s)*, dans la comédie des *Nuées*. Leur stupidité & leur impudence étoient passées en

TÉLÉSIPHE.
DÉMOPHOON.
PÉRICLÈS.

(q) Comment. 1.
(r) Loco citato.

(s) Τοῖς ἱπποκράτες ὕεσι εἴξεις, καί σε καλέσι βαλιτμμάμαν. Vers. 997.

proverbe : *fot & impudent comme les enfans d'Hippocrate*. Un ancien scholiaste leur attribue des mœurs infames *(t)*, & il s'appuie du témoignage d'Eupolis, autre Poëte qui n'en avoit guère meilleure opinion. A la vérité, Galien *(u)*, en parlant de ces enfans, n'avance rien qui tende à confirmer ces accusations flétrissantes ; mais sa partialité ne nous permet pas d'interpréter ce silence en leur faveur. Rarement les enfans d'un grand homme héritent des qualités de leur père.

Parmi les disciples d'Hippocrate, ou ceux qu'ils ont formés, on nomme encore Dexippe ou Dioxippe, un Apollonius, Dioclès de Caryste, Mnésithéus, Praxagore, Chrisippe, Cnidien, disciple d'Eudoxe, & plusieurs autres Médecins distingués. Ce qui peut nous donner une haute idée de la réputation de Dioxippe, & de son amour pour sa patrie, c'est qu'ayant été appelé par Hécatomne, roi de Carie *(x)*, pour guérir Mausole & Pixodare ses fils, qui étoient dangereusement malades, il ne voulut point y aller que ce Prince n'eût fait la paix avec ses concitoyens. On ne sait rien d'Apollonius qui mérite place ici. Quant à Dioclès de Caryste, ville d'Eubée, c'étoit, de l'aveu de tous les Anciens, un second Hippocrate par l'âge & par la réputation *(y)*. Quoique Suidas le fasse vivre sous le règne de Darius fils d'Hystape, d'autres sous celui d'Antigone, nous croyons, d'après le témoignage des auteurs que nous venons de citer, qu'on doit le placer peu de temps après Hippocrate. Il avoit écrit sur la formation du fœtus dans la matrice, & il en donne les progrès semaine par semaine ; mais, attaché à la doctrine de Pythagore, c'est par le nombre de sept qu'il détermine tout *(z)*. Il soutenoit, ainsi que Polybe, que les enfans nés au huitième mois pouvoient vivre *(a)*. C'est lui qui a écrit le premier sur la dissection des animaux ; Galien,

DIOXIPPE.

APOLLONIUS.
DIOCLÈS.

(t) Τῆς ὑωδίας.
(u) Lib. quod animæ mores sequantur temperamentum corporis.
(x) Suidas, *voce* Dioxipp.
(y) Plin. *lib. XXVI, cap. 2.* Gell. *præfat. lib. I, post* Hippocratem,

Dioclès Caryftius, &c. Galien, *de differt. vulv.* dit précisément qu'il vécut peu de temps après Hippocrate.
(z) Macrob. *in somn. Scipion.*
(a) Censor. *de die nat. cap. 7.* Plut. *de Placit. Philosophor. lib. V, cap. 18.*

dont nous tenons ce fait *(b)*, nous donne, dans un autre endroit, une idée peu favorable de son savoir anatomique: au moins est-il vrai qu'il connoissoit mal la position du colon qu'il plaçoit *(c)* avant l'iléon. Empédocle ne croyoit les mules stériles qu'à cause de la petitesse de leur matrice, & de sa situation inclinée, qui favorise l'écoulement de la matière séminale; Dioclès, qui avoit disséqué des mules, souscrit à ce sentiment, & va jusqu'à dire *(d)* que c'est la même cause qui produit la stérilité dans les femmes. Les fragmens qui nous restent de sa doctrine dans Oribase, Censorin & d'autres Anciens, attestent qu'il a suivi celle d'Hippocrate. Celse *(e)* lui attribue l'invention d'un instrument propre à tirer les traits qui ne pouvoient être repoussés par le côté opposé. Il est encore cité avantageusement par le même auteur dans un autre endroit. Un passage cité par Galien nous apprend aussi que Dioclès avoit fait un *traité des bandages*. Dans la luxation des vertèbres, il se servoit de l'échelle, décriée à si juste titre par Hippocrate, & même il vouloit dans ce cas qu'on enlevât les malades jusqu'au toit de la maison *(f)*. Enfin Dioclès, à l'exemple d'Hippocrate, exerça son art avec beaucoup de noblesse & de désintéressement: vertu estimable, mais rare & précieuse aux yeux des ingrats. Praxagore *(g)*, fils de Nicarchus, PRAXAGORE. de l'île de Cos, étoit contemporain de Dioclès, & un des derniers Asclépiades qui ait eu quelque réputation dans l'art de guérir. On ne trouve pas qu'il ait fait de grands progrès en anatomie *(h)*; mais on lui donne dans cette partie un disciple *(i)* qui ne laissera jamais oublier le maître, c'est Hérophyle. L'opinion où étoit Praxagore, que les nerfs tiroient leur origine du cœur, & que les artères parvenues à l'extrémité des parties se convertissoient en nerfs, l'avoit conduit à regarder

---

(b) Administr. anat. lib. II.
(c) Cels. lib. VII, cap. 5.
(d) Plutarc. de placit. Philosophor. lib. VIII, cap. 5.
(e) Cels. lib. VII, cap. 5, §. 3.
(f) Galen. de articul. comment. III.

(g) Galen. de natur. facult. & de dissect. vulvæ.
(h) Idem, loco citato.
(i) Idem, Method. medend. lib. I, cap. 3; & de differ. pulsuum, lib. IV, cap. 3.

le cerveau *(k)* comme une excrescence ou une appendice de la moëlle épinière. Il prétendoit aussi que les artères ne contiennent point de sang *(l)*, d'où l'on peut inférer qu'il commença à distinguer les artères des veines. Galien s'étonne que le même auteur ait enseigné qu'on doit connoître l'état du sang par le pouls; mais on verra, dans l'histoire d'Érasistrate, quel tour on prenoit pour sauver cette contradiction.

Praxagore *(m)* a donné le premier le nom de *veine-cave* à ce canal qui part du foie pour aller aux reins. On rencontre dans Cœlius-Aurélianus quelques fragmens *(n)* de sa doctrine. Mais qui pourroit n'être pas révolté de ses procédés curatifs dans la passion iliaque? C'étoit plutôt l'art de tourmenter les malades que celui de les soulager. Après avoir long-temps continué les vomitifs sans succès, dans la vue de faire évacuer par en haut les excrémens retenus dans les intestins, il ouvroit quelquefois la veine, & remplissoit le canal intestinal d'air, qu'il injectoit par l'anus. Lorsqu'il avoit mis le malade à ces cruelles épreuves, il incisoit le ventre & même l'intestin, dont il tiroit les matières retenues, & le recousoit. Sa pratique, dans la cure de l'épilepsie, n'étoit ni plus douce, ni plus efficace: il commençoit par faire raser la tête; & après plusieurs remèdes rebutans & inutiles *(o)*, il employoit le fer & le feu. Cœlius-Aurélianus & Galien citent plusieurs de ses ouvrages, dont la perte ne mérite pas nos regrets, si l'on en juge par ce qui nous

MNÉSITHÉE. en reste. Vers le même temps vécut encore un Mnésithée *(p)*, Athénien, que Galien range parmi les plus célèbres Anatomistes, & que Celse nous donne pour un très-habile Médecin.

PHILOTIME. Philotime *(q)*, disciple de Praxagore, suivit les principes de son maître: non content d'ôter au cerveau l'origine des nerfs, & au cœur celle des artères, il assuroit encore que l'un & l'autre est

---

(k) Galen. *de usu part. lib. VIII.*
(l) Idem, *de dignot. pulf. lib. IV.*
(m) Ruf. Ephef. *de apell. part. corpor. hum. lib. I, cap. 33 & 36.*
(n) Cœlius Aurel. Acutor. Morbor. *lib. III, cap. 18.*

(o) Cœl. Aurel. *Tard. pass. l. I, c. 4.*
(p) Galen. *Comment. II, in lib. Hipp. de natur. hum. & de arte curat. ad Glauc.* Corn. Cels. *de Medic. lib. VIII.*
(q) Idem, *Method. medend. lib. I, cap. 3.*

inutile.

inutile *(r)*. Galien, qui nous apprend cette anecdote, convient cependant qu'il avoit fait des découvertes en Anatomie & en Chirurgie. Pliftonicus, autre difciple de Praxagore, foutenoit que les alimens éprouvent une putréfaction dans l'eftomac *(f)*, fentiment qu'il paroît tenir d'Hippocrate.

Ménécrate, Médecin de Syracufe, fut plus fameux encore par fon fol orgueil *(t)* que par fon favoir : il fe croyoit un autre Jupiter & fe vantoit de guérir l'épilepfie. Il faifoit marcher à fa fuite, ceux qu'il avoit guéris de cette maladie, mafqués fous les attributs de quelques divinités : pour lui il avoit une robe de pourpre, une couronne d'or fur la tête & un fceptre à la main, avec une chauffure femblable à celle des Dieux. C'eft dans cet étalage, pompeufement ridicule, qu'il parcourut plufieurs contrées de la Grèce. Il eut l'extravagance d'écrire une lettre à Agéfilas *(u)*, d'autres difent à Philippe *(x)*, père d'Alexandre le Grand, avec cette infcription : *Ménécrate-Jupiter à Philippe, falut*. Ce Prince lui répondit ainfi : *Philippe à Ménécrate, fanté*. On ajoute même qu'il lui confeilloit, par cette même lettre, *d'aller à Antycire*, ville de la Phocide, où croiffoit abondamment l'ellébore, le purgatif des fous. Philippe imagina une manière plaifante de mortifier la ridicule vanité de ce Médecin, en l'invitant à un grand repas. Ménécrate avoit une table à part, on fit brûler devant lui, pour tous mets, de l'encens & d'autres parfums, pendant que les autres conviés goûtoient les plaifirs de la bonne chère. Les premiers tranfports de joie qu'il eut, de voir fa divinité reconnue, lui firent oublier qu'il étoit homme ; mais la faim le força bientôt à s'en reffouvenir : il fe dégoûta d'être Jupiter à ce prix, & fortit brufquement *(y)*. Ce Médecin avoit compofé un livre intitulé : Ὁ λογραμματος αυτοκρατωρ *(z)*, qui eft perdu depuis long-temps.

État de la Chirurgie fous les règnes de Philippe & d'Alexandre le Grand.

(r) Galen. *de ufu part. l. VIII, c. 3*.
(f) Celf. *præfat. lib. I*.
(t) Athen. *lib. VII*.
(u) Plutarc. *in Agefil*.
(x) Elian. *Variar. hift. lib. XII*.

cap. 51. Voyez auffi l'apologie pour Hérodote, *tome I, part. II, p. 339 & fuiv. edit. de L. Duchat*.
(y) Elian. *lib. II, cap. 5*.
(z) Galen. *lib. I, de Antidotis*.

Il vivoit trois cents soixante ans avant Jésus-Christ. Il faut bien se garder de confondre ce Ménécrate avec un autre, qui vécut sous les empereurs Tibère & Claude *(a)*.

Critobule, autre Médecin du même temps, s'acquit une brillante réputation en tirant une flèche de l'œil de Philippe, roi de Macédoine, qu'il guérit *(b)*, à ce que dit Pline, parfaitement & sans difformité. Alexandre ayant été blessé d'un trait au bras, on lui fit une incision pour l'extraire; on appliqua, pour arrêter l'hémorragie, des médicamens qui furent inutiles dans le premier moment : mais au bout de sept jours, il fut en état de voler à de nouveaux exploits. Cette même cure est attribuée par Quinte-Curce *(c)* à Critobule, & par Arrien *(d)* à Critodème de Cos, qui étoit de la race des Asclépiades & attaché aux armées d'Alexandre. Comme c'est le seul fait qu'on sache de lui, nous nous dispenserons d'en parler ailleurs.

ARISTOTE. Mais c'est ici le lieu de placer Aristote, fils de Nicomaque, Médecin d'Amyntas II, roi de Macédoine. Ce Philosophe eut le bonheur de naître dans ces temps où la Grèce florissante unissoit à la gloire des armes celle des Lettres. Il vint au monde à Stagyre la première année de la xcix.^{e} Olympiade *(e)*. Il y a apparence qu'il apprit les premiers élémens de la Médecine sous son père, après la mort duquel il se rendit à Athènes pour suivre les leçons de Platon. Sept ans après il quitta ce Philosophe, qui se plaignit *(f)* non de sa désertion, mais de la dureté de sa critique. On ne sauroit faire un crime à Aristote de n'avoir pas aveuglément adopté la doctrine de son maître: la manière de penser est libre & indépendante. Mais ce qui ne fait point l'éloge de son cœur, c'est d'en avoir ridiculisé les principes; d'où l'on voit qu'il entroit dans ses discussions plus de passion ou de goût pour la dispute *(g)* que d'amour pour la vérité.

(a) Mercurial. *variar. lect. lib. III, cap.* 22.
(b) Plin. *Hist. Nat. lib. VII, c. 38.*
(c) *Lib. IX, cap.* 5.
(d) *Lib. VI.*

(e) Dionys. Halicarnas. *Epist. ad Amm. part. II,* & Diog. Laërt. *in vitâ Aristotel.*
(f) Diogen. Laërt. *loco citato.*
(g) Plutarc. *lib. advers. Colot.* Voy.

On ignore quelle raison eût Aristote de s'éloigner d'Athènes; on sait seulement qu'il se retira dans un coin de l'Asie, chez le roi des Mysiens son allié, qui mourut bientôt après. De-là il alla se réfugier à Mytilène, où il demeura trois ans. C'est à cette époque qu'il fut appelé par Philippe, roi de Macédoine, pour présider à l'éducation d'Alexandre son fils, qui étoit pour lors dans sa quatorzième année. Il resta huit ans auprès de ce jeune Prince, & passa loin de la contrainte de la cour des momens tranquilles & paisibles, dans un beau parc appelé *Miéza (h)*, que Philippe lui avoit fait construire dans un faubourg de Stagyre. C'est-là vrai-semblablement qu'il s'occupa de l'*Histoire des animaux*, que nous avons encore. Elle contient des choses qui ne sont point indifférentes à l'Anatomie; mais on est surpris d'y rencontrer tant d'absurdités *(i)*, sur-tout s'il eût, comme quelques Anciens l'ont avancé, de si grandes ressources pour la composer. On dit (& cela n'est guère vraisemblable, vu la rareté de l'argent en Macédoine avant l'expédition d'Alexandre) que ce Prince ou, selon d'autres, Philippe son père, fournit pour les frais de cette entreprise *(k)* une somme de huit cents talens, ce qui revient à près de deux millions de notre monnoie. Il n'est peut-être pas plus certain que des milliers d'hommes de la Grèce & de l'Asie aient été chargés de lui communiquer ce qu'ils pouvoient apprendre à la pêche ou à la chasse *(l)*, & de nourrir exprès toutes sortes d'animaux, pour découvrir ce que chacun pouvoir avoir de particulier. Quoi qu'il en soit, Galien *(m)* le met au rang des plus habiles Anatomistes, & ne craint pas de le comparer à Hérophile. C'est sans contredit sur d'autres titres que ceux qui nous restent qu'il porte ce jugement; car Aristote *(n)* avoit écrit plusieurs

---

encore Elian. *Variar. hist. lib. III,* cap. *19.*

(h) Idem, *in vitâ Alex.*

(i) Les lecteurs curieux peuvent consulter sur ce sujet *Olaüs Borrichius,* de Hermetis, Ægyptior. & Chimicor. sapientiâ vindic. §. V, ad finem, cap. X, de Aristot.

(k) Athen. *Deignosophist. lib. IX,* cap. *13.* Elian. *Variar. hist. lib. VI,* cap. *19.*

(l) Plin. *Hist. Nat. lib. VIII,* cap. *16.*

(m) Galen. *de dissect. vulv.*

(n) Diogen. Laërt. *loco citato.*

livres d'Anatomie que nous n'avons plus, & que Galien a pu voir. Quoiqu'en plus d'un endroit de son Histoire, Aristote compare les viscères humains à ceux des animaux, on ne sauroit dire qu'il se soit occupé de la dissection de l'homme. Il avoue lui-même *(o)* que les parties internes du corps humain sont inconnues, que l'on n'a rien de bien certain là-dessus, & qu'il en faut juger par la ressemblance qu'elles doivent avoir avec les parties des animaux qui sont relatives à chacune d'elles. S'il a eu occasion de consulter le livre de la Nature à cet égard, on ne risque point d'avancer que l'infidélité de ses connoissances anatomiques, sur les objets qui ne demandent que le regard le plus superficiel, en donneront toujours les doutes les plus fondés & les plus légitimes. Aristote *(p)* divise le corps humain en tête, en cou, en *thorax*, en bras & en cuisses. Sous la dénomination de *thorax* il comprend aussi l'*abdomen*; mais en cela il n'est pas d'accord avec lui-même. Car dans le XIII.ᵉ chapitre du même livre il dit qu'après le *thorax* est le ventre, qu'il partage en plusieurs régions; & cette distribution externe est encore suivie en grande partie par nos Anatomistes, ainsi que celle des autres parties du corps contenue dans les deux chapitres suivans. Il comptoit huit côtes de chaque côté, y compris sans doute la clavicule. Il distingue *(q)* cinq sens dans l'homme, savoir la vue, l'ouie, l'odorat, le goût & le tact qu'il estime le plus exquis de tous. Celui auquel il assigne le second rang est le goût, toujours sans y faire contribuer en rien les nerfs. Il croyoit que le derrière de la tête est vide *(r)*, que les femmes ont au sommet de la tête une suture circulaire; que les hommes en ont trois, qui communément se réunissent pour n'en former qu'une; enfin qu'il n'entre aucune veine *(s)* dans le cerveau, qui pour cette raison est très-froid. Sur ce fondement, il ne laissoit au cerveau d'autre fonction que celle de tempérer par sa fraîcheur la chaleur du cœur. Après cela, on n'est plus

---

(o) Hist. animal. lib. 1, cap. 6.
(p) Loco citato, cap. 7.
(q) Loco citato, cap. 15.

(r) Loco citato, cap. 16.
(s) Loco citato, cap. 7 & 16.

surpris de le voir avancer que l'os qui est au sommet de la tête est long-temps à se durcir *(t)*, sur ce qu'il croit que c'est par-là que la chaleur s'évapore. Il ajoute que l'homme est de tous les animaux celui qui a le plus de cerveau en proportion de sa grandeur, & que l'homme en a plus que la femme.

Aristote en dérobant au cerveau ses plus nobles fonctions, les transmettoit au cœur *(u)*, qu'il regardoit comme l'origine des nerfs & des veines, & la source du sang; il croyoit même qu'il ne lui venoit d'aucun endroit *(x)*. Il a bien observé que le cœur se porte un peu du côté gauche, mais on ne sait pourquoi il lui donne trois ventricules ou réservoirs, dont il place le plus grand à droite, le plus petit à gauche & le moyen au milieu : il les faisoit tous communiquer avec le poumon, par de petites ouvertures *(y)* ou de petits vaisseaux, qui n'étoient sensibles que dans un seul ventricule. On voit qu'il confond encore les veines avec les artères, lorsqu'il avance qu'il part du cœur deux grandes veines, dont la plus grosse sort du côté droit & la plus petite du côté gauche ; c'est à celle-ci que Galien *(z)* prétend qu'Aristote a donné le nom d'*aorte*. Il faut lui rendre la justice qu'il a mieux connu les intestins qu'aucun de ses prédécesseurs : pour le foie, il le place sur le diaphragme *(a)*, erreur qu'il ne peut avoir empruntée que d'Hippocrate.

En voilà suffisamment, ce semble, pour donner une idée de l'Anatomie d'Aristote, & pour diminuer nos regrets sur la perte des livres que nous n'avons plus. Nous insisterons un peu plus sur sa Physiologie, qui offre en général plus d'exactitude, au moins dans ce qui est de pure observation. On y reconnoîtra cependant quelques erreurs populaires; mais il est bon de savoir à qui on les doit.

Il pensoit que l'éruption des mois chez les femmes se faisoit

---

(t) De generat. animal. lib. *II*; & de partib. animal. lib. *II*.
(u) Hist. animal. lib. *III*, cap. 4 & 5.
(x) De partib. animal. lib. *III*, cap. 4.
(y) Hist. animal. lib. *I*, cap. 17.
(z) Galen. de arter. & venar. dissect.
(a) Ὑπὲρ τὸ διάζωμα.

au déclin de la Lune *(b)*; qu'elles font plus aptes à la génération immédiatement après ce tribut lunaire, & que celles qui ne le payent point font stériles pour la plupart. Il avance qu'il est des femmes qui conçoivent dans le cours de cette évacuation, & jamais dans aucun autre temps. Il attache la puissance générative, chez les femmes, à l'apparition de l'évacuation menstruelle *(c)*. Le flux périodique cesse, selon lui, dans la quarantième année : quand il passe ce terme, il ne finit qu'à cinquante ans. Il ajoute même que quelques femmes accouchent à cet âge, mais que l'évacuation ne peut excéder cette époque. Pour les hommes, il les croit propres à la génération jusqu'à soixante & même soixante-dix ans. Il avance qu'un homme & une femme qui ne peuvent avoir d'enfans ensemble, pourroient l'un & l'autre en avoir avec d'autres. Il veut qu'il y ait des hommes qui ne peuvent produire que des filles, & des femmes qui ne peuvent faire que des garçons : il cite l'exemple d'Hercule, qui dans soixante-douze enfans n'eut qu'une fille. C'est avec aussi peu de fondement qu'il prétend que, si une femme qui a été stérile vient à concevoir, elle aura plutôt une fille qu'un garçon. On peut penser, avec lui, que des femmes aptes à la génération, après avoir perdu pour un temps cette faculté, l'ont recouvrée dans la suite. Il n'est pas éloigné d'admettre l'hérédité des vices de conformation ; il cite, pour établir cette opinion, l'exemple d'une femme de Sicile, qui ayant eu un commerce adultère avec un Éthiopien, donna le jour à une fille qui n'eut rien de la couleur de son père *(d)*; cette fille eut dans la suite un garçon qui en avoit tout-à-fait le teint. Sans chercher à porter atteinte à ce sentiment, je doute qu'on soit convaincu par un fait de cette nature. Il croyoit que c'étoit par le cœur que la Nature commençoit la formation de l'homme, parce qu'étant le dernier mourant, il devoit être le premier vivant *(e)*. Il pensoit que le fœtus prend sa nourriture par l'ombilic. Il a avancé que les femmes qui sont réglées tout

---

(b) Hist. animal. lib. VII, cap. 2.
(c) Loco citato, cap. 5.
(d) Loco citato, cap. 6.
(e) Loco citato, lib. II, cap. 4.

le temps de leur groſſeſſe n'ont que des enfans petits, débiles & moins viables que les autres. Les garçons, ſelon lui, commencent à ſe mouvoir le quarantième jour *(f)*, & plutôt du côté droit; les filles du côté gauche, & le quatre-vingt-dixième jour : il ajoute cependant qu'on ne peut en faire une règle conſtante & invariable. Il appeloit la chute ou l'écoulement de la ſemence dans les ſept jours, *effluxion ;* & *avortement*, quand il arrivoit dans les quarante jours. « Un enfant mâle, dit-il, qui ſort dans les quarante jours, mis dans l'eau froide, prend de la conſiſtance dans ſa petite membrane; ſi on la coupe, on y découvre un embrion du volume d'une groſſe fourmi, muni diſtinctement de toutes ſes parties, même de celles de la génération; mais il ſe diſſout, ſi on le met dans toute autre liqueur. »

Selon lui, la conformation d'une fille qui naît dans les trois mois, n'eſt pas encore complette, & ne le devient que vers le quatrième mois, où elle acquiert le reſte de la diſtinction ſexuelle. Il étoit encore dans la perſuaſion qu'immédiatement après la conception *(g)*, la matrice ſe ferme juſqu'au ſeptième mois; qu'au huitième elle s'entr'ouvre & reſte un peu béante; qu'à ce terme le fœtus fait ſa culbute s'il eſt vivant, ou que, s'il eſt mort il ne la fait point; mais qu'alors la matrice ne s'ouvre pas, ce qu'il donne comme une preuve de la mort. Les ſymptômes de la conception qu'il établit, ſont un ſentiment de peſanteur univerſel, des obſcurciſſemens dans la vue & des maux de tête : accidens qui ſe manifeſtent plus tôt ou plus tard, mais aſſez conſtamment dans les dix jours. Ils ſont plus ou moins violens, ſelon que la femme eſt plus ou moins ſurchargée de matière ſuperflue. Pluſieurs ont des nauſées, des vomiſſemens, ſur-tout celles dont les purgations arrêtées n'ont pas encore monté aux mamelles. Quelques-unes ont ces accidens au commencement de la groſſeſſe, d'autres lorſque le fœtus eſt déjà grand. Vers la fin, il ſurvient aſſez communément des difficultés d'uriner. Il croyoit en général qu'une

---

(f) Hiſt. animal. lib. VII, cap. 3. | *(g) Loc. cit. lib. VII, cap. 4.*

femme enceinte d'un garçon souffre moins & a moins de pâleur que lorsqu'elle l'est d'une fille. Il survient à un grand nombre de femmes, des appétits déréglés, des goûts passagers, particulièrement pendant la gestation d'une fille. Un garçon fait plutôt sentir ses mouvemens dans la matrice qu'une fille, & sort plus tôt. La fille cause une douleur continuelle & plus obtuse, & le garçon une douleur plus aiguë & plus incommode. Il prétendoit que l'usage du coït, un peu avant l'accouchement, facilite aux femmes cette douloureuse fonction. « Quelquefois, » dit-il, on croiroit que les femmes vont accoucher avant le » temps prescrit & que le travail se déclare, mais c'est l'enfant qui fait sa culbute ». Il trouve fort singulier qu'il y ait une manière simple, uniforme & un temps déterminé pour le part des animaux, & qu'il y ait tant de variété & d'inconstance dans celui de l'homme. « En effet, ajoute-t-il, on ne sauroit » dissimuler que la femme peut accoucher le septième, le hui- » tième, le neuvième plus souvent, le dixième & même quelquefois le onzième mois *(h)* ». Il soutient que le fœtus qui vient avant le septième mois, n'est pas viable, & que sept mois révolus sont le premier terme de viabilité, mais que la plupart sont à ce terme foibles & débiles. C'est pour cette raison que de son temps on les garnissoit de laine & on les enveloppoit de bandes; moyen dont l'expérience a depuis montré l'insuffisance & le danger même. Il prétend que quelques-uns des fœtus de sept mois, ont les oreilles & le nez imperforés, que la perforation s'en fait avec l'accroissement, & que la plupart s'élèvent & parviennent bien conformés à l'adolescence. Quant à ceux qui naissent au huitième mois, il soutient qu'ils peuvent vivre & même atteindre le terme ordinaire de la vie. « En Égypte où les femmes sont plus fécondes, dit-il, elles » portent & accouchent facilement de plusieurs enfans, mais dans » la Grèce il en meurt beaucoup; de manière que s'il en survit, » on ne se persuade pas qu'ils soient nés au huitième mois, mais que la femme a ignoré le commencement de sa grossesse »,

---

(h) Censor. *de die natal.* cap. 7.

Car telle étoit alors, dans ces matières, l'autorité de Pythagore & d'Hippocrate, qu'on aimoit mieux accommoder la Nature à leur syftème que de réformer leur syftème fur la Nature.

On a vu qu'Ariftote admettoit pour le dernier terme du part, une anticipation fur le onzième mois; mais il eftime que celles qui accouchent au-delà, font dans l'erreur, en ce qu'il leur arrive fouvent de prendre pour un commencement de groffeffe, une fuppreffion qui en a les fymptomes. C'eft, felon lui, ce qui rend le terme de l'accouchement fi incertain; outre que chez les femmes, l'une n'a qu'un enfant, une autre plufieurs; qu'en certains pays, les femmes en ont deux, & qu'en Égypte, elles en ont jufqu'à trois, quelquefois quatre. Il prétend qu'en général, les jumeaux vivent rarement, s'ils font des deux fexes. Il avance que la femme & la jument font de tous les animaux les feuls qui fouffrent le coït pendant la geftation. Enfin il remarque que la fuperfétation, quoique rare, arrive quelquefois chez les femmes, & il en cite plufieurs exemples qui paroiffent affez concluans.

Selon le même encore, la fituation du fœtus dans la matrice eft d'être replié fur lui-même: il a le nez entre les genoux, & les yeux deffus. Prefque tous les animaux ont la tête en haut, fi ce n'eft vers le temps de l'accouchement qu'elle fe porte en bas; d'où il conclut que l'accouchement naturel eft par la tête, & que celui où fe préfentent les pieds eft contre nature *(i)*.

« Dans l'accouchement, dit-il, les douleurs fe manifeftent en plufieurs endroits *(k)*, mais fur-tout aux cuiffes. Les femmes qui « ont des tranchées dans le bas-ventre, accouchent promptement; « celles qui en ont dans les reins, accouchent avec plus de « peine; celles enfin qui les reffentent dans le bas-ventre, « accouchent très-facilement: mais les femmes qui fouffrent le « plus, font celles qui mènent une vie molle & fédentaire. »

Les Sages-femmes du temps d'Ariftote étoient encore en poffeffion de l'art d'acoucher: car il obferve que leur office exige de la fagacité & de l'intelligence, pour fecourir

---

(i) Hift. animal. lib. VII, cap. 8. | *(k) Loco citato,* cap. 9.

promptement & à propos les femmes dans l'accouchement *(1)*. Avant que de faire la ligature, elles preſſoient le cordon dans toute ſa longueur, pour faire rentrer le ſang qu'il contenoit. Ariſtote loue cette mauvaiſe pratique qu'il croit propre à rendre les enfans plus forts & plus vigoureux. Il dit que les enfans nouveaux-nés rendent par l'anus un excrément, les uns plus tôt, les autres plus tard, mais conſtamment le jour même de la naiſſance. La maſſe de cette matière eſt toujours plus conſidérable qu'on ne peut l'attendre de la grandeur de l'enfant. La couleur en eſt noire & tirant ſur celle de la poix; puis elle prend une teinte laiteuſe & blanchâtre. Il prétendoit qu'un enfant nouveau-né ne rit ni ne pleure pendant quarante jours, mais qu'il exerce ces deux fonctions pendant la nuit.

Ariſtote, en parlant de la *môle*, raconte l'hiſtoire d'une femme qui ſe crut groſſe, parce que ſon ventre augmentoit & qu'elle éprouvoit tous les autres ſymptômes de la groſſeſſe. Elle n'accoucha point au terme ordinaire; la tumeur, loin de s'affaiſſer, reſta trois ou quatre ans dans le même état, enfin la matrice ſe débarraſſa d'une maſſe charnue, aſſez conſi-dérable, appelée *môle*. Ariſtote ajoute que pluſieurs femmes vieilliſſent & meurent avec ce corps étranger *(m)*. Il dit que bien des Médecins ſe trompoient dans la diſtinction de la môle d'avec les tumeurs qui ſurviennent dans le bas-ventre; mais que cette différence eſt facile à établir par le toucher. Cependant on a droit de douter que le moyen qu'il propoſe *(n)*, conduiſe bien ſûrement au diagnoſtic. Tels ſont les dogmes phyſiologiques qui ſe trouvent répandus dans les ouvrages d'Ariſtote.

Parce qu'on lit dans les Écrits de ce Philoſophe quelque

---

(1) Hiſt. animal. lib. VII, cap. 10.

(m) Voyez ſur ce ſujet une diſſer-tation de Gerard. Rut. Hankoph, *de molâ, occaſione molæ oſſeæ in vetulâ octogenariâ inventæ.* in-4.° Gottingæ.

(n) Dignoſcetur matrix tali carere morbo, ſi ipſam attrectando compoſita neque tumida inveniatur. Quæ ſi ſit ejuſmodi quaſi cùm aut fœtum aut molam gerunt, erit calida & ſicca; præterea quòd humor introrſum converſus ſit, oſque tale erit quale cùm gravidæ ſunt: Si alterius generis tumor ſit; erit ad tactum frigida, ſed non ſicca, os autem ſemper ſimile. Ariſtot. *Hiſt. animal.* lib. X, ſub fine.

chose qui ne s'écarte point des principes de la Chimie, des enthousiastes n'ont pas manqué d'en inférer qu'il étoit Chimiste *(o)*. On a fait le même honneur à Hippocrate *(p)* sur un pareil fondement. Mais la prétention est ridicule. Pour constituer l'art de la Chimie, comme tous les autres, il faut une somme d'expériences, de combinaisons, de résultats, dont on étoit bien loin du temps d'Hippocrate & même d'Aristote. Le Jésuite Delrio *(q)* assure qu'on ne trouve aucune trace de Chimie dans les bons auteurs que depuis l'empire de Caligula où elle prit naissance, jusqu'à celui de Dioclétien où vivoit un certain Zozime qui est, selon le même auteur, le plus ancien Grec qui en ait écrit.

Quoi qu'il en soit, Aristote, après la mort de Philippe, voyant Alexandre livré à d'immenses projets & méditant la conquête de toute l'Asie, prit le parti de la retraite, pour jouir paisiblement de la liberté dont il étoit privé depuis longtemps. D'autres prétendent que, pour se soustraire à l'accusation d'impiété qu'Eurimédon, Grand-prêtre de Cérès, avoit intentée contre lui, il retourna à Athènes où il enseigna dans le Lycée pendant treize ans. De-là il se retira à Chalcis où il mourut à soixante-trois ans, & selon d'autres à soixante-dix. On est encore moins d'accord sur le genre de sa mort. Quelques-uns assurent *(r)* qu'il mourut de débilité d'estomac & d'autres infirmités. Eumalus & Hésichius *(s)* croient qu'il s'empoisonna. Selon d'autres *(t)*, il mourut d'ennui & de honte de n'avoir pu expliquer le flux & le reflux de l'Euripe.

Aristote avoit inspiré à son illustre Élève (Alexandre) le goût qu'il avoit lui-même pour la Médecine. Elle ne fut pas pour ce Prince un objet de pure spéculation & de curiosité;

(o) Mercurial. *variar. lect.* lib. IV, cap. 9.
(p) Voyez *Ottonis Tachenii Hippocrates Chymicus*. Venetiis, in-12.
(q) Lib. I, cap. 5, quæst. 1.
(r) Ammonius *in vitâ Aristotel. præfix. comment. de prædicam.* = Suidas.

(s) Apud Diogen. Laërt. = Cedrenus. *pag. 132.* = Censorin. *de die natal.* cap. 14.
(t) S. Just. Martyr. *in Parænet.* = Gregor. Nazianz. *in Julian.* = Procop. *de Bello Gallic.* lib. IV. = L'auteur du grand Éthimologicon, *voce* Ἔυριπος.

il prit quelquefois plaifir à la pratiquer & à donner des confeils à fes amis : mais toujours entouré de Devins, il paroiffoit donner dans tous leurs preftiges. C'eft fur leurs décifions qu'il régloit fes entreprifes & fes moindres démarches ; ainfi fon orgueil & fouvent fa politique, s'accommodoient ou des préfages qu'ils tiroient, ou des interprétations flatteufes qu'ils donnoient à fes fonges. Un jour qu'il fut bleffé à l'épaule, il s'endormit de fatigue & d'épuifement. A fon réveil, il dit avoir vu en fonge un dragon portant à fa gueule une herbe qui devoit être le remède à fa bleffure. Il affura que fi on la lui trouvoit, il la reconnoîtroit facilement. On la lui trouva, l'application en fut faite, & la guérifon, dit-on, fuivit de près.

Alexandre étoit magnanime, généreux, ami des arts & plein d'excellentes qualités. Il avoit tout ce qui fait le grand homme ; mais la paffion du vin le conduifit aux plus grands écarts & fouvent à des crimes : c'eft ce qui nous le fait voir fi différent de lui-même. Sans nous écarter de notre fujet, nous trouvons dans fa vie deux exemples de ce contrafte. Le Médecin Glaucus *(u)* fubit, par l'ordre de ce Prince, le fupplice de la croix, pour n'avoir pu conferver à Épheftion malade, un refte de vie que ce favori facrifioit, à fon infu, à une intempérance journalière. Voilà une de ces injuftices criantes qui n'étoient point dans fon caractère & qu'on ne peut attribuer qu'à l'ivreffe. Le fecond trait annonce une ame fenfible & bienfaifante. Alexandre defcendant de cheval, bleffa par accident Lifimaque au front avec la pointe de fa lance *(x)*. Voyant que rien ne pouvoit arrêter le fang qui couloit de la plaie, il mit fur la tête de Lifimaque fon diadème, qui fit une compreffion fi efficace que l'hémorragie ceffa. A l'occafion d'Alexandre, l'hiftoire fait encore mention de Philippe, d'Arcanan, d'Alexippe & de Paufanias, tous Médecins diftingués, dont l'Antiquité ne nous a rien tranfmis qui foit relatif à notre fujet. Juftin joint à ces Médecins un certain Theffalus qu'il accufe d'avoir eu part à l'empoifonnement

---

(u) Plutarc. *in vitâ Alexand.* | *(x)* Juft. *Hift. lib. XV, cap. 3.*

d'Alexandre. Plutarque parle en effet d'un Comédien nommé *Theſſalus*, que le Roi affectionnoit ſingulièrement : mais Diodore *(y)*, Arrien *(z)* & Plutarque *(a)* lui-même nomment ſon Médecin *Médius;* & loin d'être accuſé de ce crime, il ne paroît pas même ſoupçonné. D'ailleurs les Anciens ont regardé cet empoiſonnement comme une fable faite à plaiſir, & elle ne mérite guère plus de croyance.

CALLISTHÈNE. Calliſthène *(b)*, parent & diſciple d'Ariſtote, a écrit ſur les plantes & ſur la ſtructure de l'œil. Il fut ſoupçonné d'avoir été le moteur d'une conſpiration contre Alexandre. Ce crime n'eſt point avéré dans Plutarque, qui eſt cependant de tous les auteurs celui qui en donne le plus de détail *(c)*: mais on reproche à Calliſthène d'avoir parlé trop librement à Alexandre qui le fit renfermer dans une cage de fer où il étoit mangé de vermine. Athénée dit qu'enfin on l'expoſa à la fureur d'un lion : exemple effrayant qui nous apprend que la familiarité des Princes ne doit jamais faire oublier ce qu'ils ſont.

THÉOPHRASTE. Théophraſte, autre diſciple *(d)* d'Ariſtote, étoit d'Éréſe *(e)*, ville de l'île de Lesbos. Son père ſe nommoit *Mélanthus*, ou ſelon d'autres, *Léon*. Théophraſte s'appeloit d'abord *Tyrtame;* mais Ariſtote, à cauſe de ſon éloquence douce, inſinuante, perſuaſive, le ſurnomma *Euphraſte*, d'où lui vint le nom de *Théophraſte*. C'eſt cette éloquence qui détermina Ariſtote *(f)* à le choiſir pour ſon ſucceſſeur à ſon école d'Athènes, dont il fut mis en poſſeſſion à la mort de ſon maître, dans la CXIV.ᵉ Olympiade. Théophraſte avoit écrit ſur les plantes, plus en Phyſicien qu'en Médecin. Il n'en ſavoit pas plus que ſon maître ſur les nerfs. Il avoit auſſi traité pluſieurs autres matières purement médicinales. Sa réputation engagea Ptolémée, fils de Lagus, roi d'Égypte, à l'appeler auprès de lui.

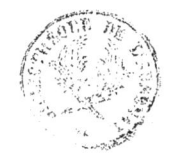

(y) Diod. *lib. XVII.*
(z) Arrian. *lib. VII.*
(a) Plutarc. *in vitâ Alexand.*
(b) Chalcidius *in Timæum* Plat.
(c) Plutarc. *loco citato.*

(d) Galen. *libel. an ſang. in arteriis contineatur.*
(e) Plutarc. *de Exil.*
(f) Aulug. *lib. XIII, cap. 5.*

Théophraste se plaignoit de la briéveté de la vie, comparée à l'étendue immense des connoissances humaines. Cependant la sienne fut aussi longue qu'il pouvoit l'espérer dans l'ordre de la Nature, puisqu'il ne mourut que dans la quatre-vingt-cinquième année de son âge.

<small>État de la Chirurgie sous les successeurs d'Alexandre.</small>

Nous voici parvenus aux beaux jours de l'Anatomie des Anciens. C'est autant à la protection des Ptolémées qu'ils sont dûs, qu'à Érasistrate, Hérophile & Eudème qui cultivèrent cette science avec succès. Quoi qu'en dise Galien, on peut les regarder comme les instituteurs de cette science. Pour ne point intervertir l'ordre chronologique, nous croyons qu'il convient de placer Érasistrate le premier. Érasistrate a vécu sous Ptolémée-Philadelphe, Hérophile & Eudème sous Ptolémée-Soter ou Laturus. Galien lui-même, en parlant des Anatomistes, met Érasistrate *(g)* parmi les Anciens, & Hérophile & Eudème parmi les Modernes. Au reste, comme ils ont été contemporains *(h)*, sinon par l'âge, au moins par le temps où ils se sont livrés à cette science, nous croyons l'erreur, s'il en est, de peu d'importance.

<small>ÉRASISTRATE.</small>

Érasistrate, disciple de Chrysippe, étoit de l'aveu de presque tous les Anciens *(i)*, un Médecin très-distingué. On le fait naître tantôt à Cos, tantôt à Chio, tantôt à Samos; mais il paroît plus certain qu'il étoit de Julia *(k)*, ville de Cée, dans le voisinage de l'Attique. Pline prétend *(l)* que sa mère étoit fille d'Aristote; Suidas *(m)* la dit sœur du Médecin Médius, & la nomme *Cratoxène*. Les auteurs sont fort partagés sur ce point que nous croyons peu important de discuter. On a encore fort varié sur le temps où il a vécu; mais nous pensons avec Eusèbe, qu'il fleurissoit sous le règne de Ptolémée-Philadelphe, environ la CXXXI.^e Olympiade, parce que cette époque s'accommode

---

(g) Galen. *Comment.* 2, *in librum Hipp. de nat. hum.*

(h) Galen. *Comment.* 6, *in aphorif.* initio.

(i) Plin. lib. *XIV*, cap. 7.

Macrob. *Saturnal. VII*, cap. 15.

(k) Strab. *Geogr.* lib. X.

(l) Plin. *Hist. nat.* lib. XXIX, cap. 1.

(m) *Voce* Erasist.

le mieux avec toutes les circonstances remarquables de sa vie. A-t-il été disciple de Chrysippe, comme l'attestent Pline, Macrobe & Diogène-Laërce *(n)*, ou en a-t-il été simplement le sectateur ? c'est ce que nous n'assurerons pas. Il est au moins constant qu'il resta inviolablement attaché à sa doctrine. Il n'y a pas lieu de douter qu'il n'ait vécu *(o)* quelque temps à Alexandrie, ainsi qu'à la Cour de Séleucus, roi de Syrie, auprès duquel il parvint à la plus haute faveur. Il la dut au rétablissement de la santé d'Antiochus, fils de ce Prince, qu'une passion extrême pour sa belle-mère avoit réduit à l'état le plus déplorable. Cette anecdote, étrangère à notre sujet, est assez connue, pour qu'il suffise de l'indiquer. Nous observerons seulement que cette cure qui annonce autant de sagacité que de prudence, lui valut deux cents talents. Il est vraisemblable par ce que nous apprenons de Galien, qu'Érasistrate, après avoir passé une grande partie de sa vie dans la pratique de la Médecine, employa les loisirs de sa vieillesse à l'étude de la théorie *(p)* & spécialement de l'Anatomie. C'est d'après cela, sans doute, qu'il se retracta sur plusieurs points de doctrine qu'il avoit soutenus dans sa jeunesse. Par exemple, il avoit enseigné que les nerfs ne partent que de la dure-mère & non de la substance médullaire du cerveau : instruit par des dissections ultérieures, il avoua son erreur & publia hautement qu'ils partoient tous du cerveau & de la moëlle épinière.

On ne trouve rien dans les Anciens qui dise clairement qu'Érasistrate ait satisfait sa curiosité anatomique sur le corps humain ; mais, outre le témoignage de Celse *(q)* qui lui fait partager avec Hérophile, le reproche d'avoir disséqué des hommes vivans, la manière dont s'exprime Érasistrate dans ce qu'on apprend de lui, l'examen de ses connoissances & les progrès réels qu'il a fait faire à l'Anatomie, tout concourt

---

(n) Plin. *Hist. nat.* lib. XXIX, cap. 1. = Diogen. Laërt. *in vitâ Chrysip.* = Macrob. *Saturnal.* VI, cap. 15.

(o) Plutarc. *in vitâ Demet.*
(p) Galen. *de Hipp. & decret. Plat.* lib. VII, cap. 3.
(q) Cels. *præf.* lib. I.

à détruire les doutes qu'on pourroit élever sur ce sujet. De plus, ce qui porte à croire qu'il a été l'émule d'Hérophile *(r)*, c'est que Galien l'en fait le contemporain *(f)* & l'associe assez indistinctement à ses découvertes. On voit par un fragment de son Anatomie, qu'il a décrit assez exactement les ventricules *(t)* du cerveau dans l'homme, ainsi que l'origine des nerfs qui en partent. Il a fort bien observé que tous les vaisseaux émanoient du cœur, & qu'on rencontroit dans ses ventricules, à l'embouchure des artères, certaines membranes *(u)* ou valvules qui favorisoient l'accès ou l'expulsion des fluides qui entrent dans ce viscère & en sortent. Érasistrate ou ses disciples ont appelé ces valvules, les unes *triglochines*, c'est-à-dire, membranes à trois pointes; les autres *sygmoïdes*, parce qu'elles avoient la figure du *sygma* des Grecs. Nous avons encore un long fragment de cet auteur sur l'usage des valvules. On ne peut nier qu'il ne les ait bien vues; mais aveuglé par la prévention que le sang n'étoit naturellement contenu que dans les veines, & que les artères n'étoient remplies que d'esprit ou d'air, il n'a bien pu démêler leur usage ni établir les vraies causes du mouvement du cœur & du sang. Cette erreur qui

---

(r) De Hippocr. & Plat. dog, lib. VIII, *initio*.

(f) Galen. *in Aphorism. comment.* 6, *initio*.

(t) Speculati sumus, dit Érasistrate dans Galien, *de placit. Hipp. & Plat.* lib. VII, cap. 3, *& Naturam cerebri, quod quidem erat bipartitum, sicut in cæteris animalibus, & ventriculum oblongâ formâ collocatum; atque hi in contactu partium communi perforati erant tramite in unum coeuntes, ex eoque in cerebellum quod vocatur, tendebant; in quo quidem alius quoque erat parvus sinus; ac verò singulæ partes membranulis dispertitæ munitæque sunt: & ipsum etiam cerebellum sive occipitium per se ipsum; & cerebrum quoque quod jejuno intestino persimile, multiplici est sinuositate im-plexum, multò magis tamen cerebellum multis variisque anfractibus fabricatum cernitur. Ut qui videat, cognoscere facilè possit, quemadmodum in reliquis animantibus, ut cervo & lepore; etsi quod aliud est, quod in cursu omnibus aliis præstet, conspicimus ad id munus utiles nervos & musculos optimè fuisse fabricatos: sic in homine, quia omnibus cogitatione antecellit, varietatem hanc in cerebro ac multiplicitatem extitisse. Nervorum item ortus omnes à cerebro erant. Et, ut semel dicam, omnium quæ in corpore sunt, principium esse cerebrum apparet. Nam & sensus narium continuato foramine cerebro committitur. Similiter aurium. Ad linguam etiam & oculos de cerebro exortus feruntur.*

(u) Galen. *de Hipp. & Plat. decret,* lib. I, cap. 10; & lib. VI, cap. 6.

DE LA CHIRURGIE. Liv. III.

fut pour lui la cause de tant d'autres dans la théorie & dans la pratique, venoit de ce qu'il ne pouvoit comprendre pourquoi la Nature qui n'a rien fait en vain, avoit formé deux réservoirs d'un genre si différent pour contenir une même liqueur; comment l'air que nous respirons, se répand dans tout le corps, si les artères contiennent du sang? ou si le sang n'y pénètre pas, comment l'on peut se mouvoir à volonté? enfin par quel mécanisme l'esprit pouvoit traverser les artères sans empêchement, si le sang lutoit contre lui? Toujours ingénieux dans son erreur, venoit-on à lui objecter que le sang sort avec impétuosité d'une artère ouverte, il répondoit que l'air s'échappant sur le champ par cette ouverture *(x)*, étoit bientôt suivi du sang qui avoit enfilé le trajet de l'artère évacuée. Mais d'où venoit cet air? Il supposoit qu'il étoit porté par l'inspiration *(y)* dans le poumon, d'où il passoit au cœur qui le distribuoit dans toutes les parties du corps par la grande artère. De ces principes il déduisoit aussi les causes de l'inflammation des plaies *(z)*.

Galien *(a)* lui fait honneur de la découverte des veines lactées du mésentère, non dans l'homme même, mais en ouvrant des chèvres qui venoient de manger. Érasistrate regardoit ces vaisseaux pleins de lait, comme des artères remplies d'air dans un autre temps. Il semble qu'il y ait un terme limité pour la maturité des découvertes : car Érasistrate & Hérophile qui ont vu le même fait, n'en ont tiré aucun avantage, non plus que Galien qui vint plusieurs siècles après. Érasistrate & ses disciples s'appliquèrent à donner des noms aux parties qui

---

(x) De venæ sect. advers. Érasistr.

(y) Galen. De usu resp. cap. 1; & de loc. affect. & de different. puls. lib. IV.

(z) Cùm enim scissis arteriis, post inflictum vulnus, spiritus universus ex læsâ parte effusus fuerit, & periculum instat ne vacuus fiat locus, sanguinem illo tempore, spiritûs evacuati gressum per osculorum reserationem consequi solere. Si *ergo spiritus foras emissus fuerit, hunc quoque effundi : occluso autem illo & observato, etiam hunc vi spiritûs à corde demandati coacervari & eâ ratione vicinis cunctum coacervari & eâ ratione inflammationem efficere. Galen. de venæ sect. advers. Erasistrat. cap. III.*

(a) Galen. Lib. an sang. nat. contineatur in arter. lib. advers. Erasist. & administr. anat. lib. VII, cap. ultim.

Tome I. S f

n'en avoient point encore, afin que les Médecins puffent s'entendre lorfqu'ils en parleroient, fans être obligés de les indiquer du doigt ou d'y porter la main *(b)*.

La Phyfiologie d'Érafiftrate fe réduit prefque à rien. Elle eft dépouillée de raifonnemens embarraffés. Il rapporte prefque tout à la Nature, comme à la directrice éclairée & néceffaire de notre machine : c'étoit même fon retranchement & celui de fes fectateurs. Lorfqu'ils étoient preffés par des raifonnemens & par des expériences embarraffantes, ils répondoient qu'il n'étoit pas jufte de foumettre les vues médicinales aux fubtilités de la Dialectique *(c)*.

Érafiftrate *(d)* combat fortement l'opinion adoptée par Platon fur le paffage de la boiffon dans la trachée-artère. Il doutoit fi le fang fe formoit dans le cœur, dans les veines ou dans le foie. Il croyoit que la digeftion fe faifoit par une efpèce de refferrement & de trituration de la part de l'eftomac *(e)*. Il avoit promis de parler des fonctions naturelles, au commencement de fon livre des *Préceptes généraux*, & il n'en dit pas un mot. A la vérité, il affure que la fecrétion de l'urine s'opère dans les reins; mais par quel mécanifme? c'eft ce qu'il ne dit pas non plus.

L'expérience l'avoit inftruit fur la néceffité de tenir les malades à une diète févère dans les inflammations des plaies, & il trouve les raifons de cette néceffité dans fon fyftème *(f)*.

(b) Introduct. feu medic. Galen. Infcript. cap. X.

(c) Galen. de natur. facultatib. & de atrâ bile.

(d) Macrob. Saturnal. lib. VII, cap. XV. = Aulu-Gel. Noct. Attic. lib. XVII, cap. XI.

(e) Celf. præf. lib. 1. = Aulu-Gel. loco proximè alleg.

(f) Galen. de venæ fect. adverf. Erafiftrat. *De inflammationibus quæ ex vulnere fuboriuntur, in primo de febribus libro in hanc fententiam recenfet : iftis autem fubfequuntur medendi rationes, quo vulnera omnia ab inflammatione libera efficiant. Medicamenta enim cum fanis partibus illinuntur, claudendo atque obturando prohibent, ne fanguis defuper fufus in loca diffecta irruat : in partibus autem nihil paffis, fanguis qui poft venarum & arteriarum anaftomos in arterias tranfilierat, facilè in venas quoque tranffunetur. Quamobrem confequens rurfus eft, ut vulneratis nihil prorfus cibi inflammationis tempore offeratur : venæ namque, quum alimento vacuæ exiftunt, longè faciliùs fanguinem in arterias ingeftum refumnent, quo fanè ita peracto inflammationes minùs contingent.*

C'est selon les mêmes principes qu'il explique encore la formation du phlegmon *(g)*. Dans les tumeurs du foie, il incisoit les tégumens *(h)*, pour appliquer immédiatement sur ce viscère les médicamens qu'il jugeoit convenables. Nous doutons que personne soit jamais tenté d'adopter une telle pratique. Cependant un Médecin de la Faculté de Médecine de Paris a prononcé l'année dernière, à l'ouverture d'un cours de Chirurgie, un discours où l'on range cette opération parmi les progrès que la Chirurgie doit aux travaux des Médecins. Il falloit que l'Orateur eût une grande disette de moyens, pour s'étayer de ce fait; car nous le croyons trop ami de l'humanité pour donner des leçons si cruelles à ses Élèves.

Érasistrate désapprouvoit la paracentèse dans l'hydropisie *(i)*, persuadé que la mort en étoit la suite, soit par l'évacuation subite des eaux, soit par le tiraillement du foie, lorsqu'il étoit dur & squirreux. Il proscrivoit aussi l'extraction des dents, à moins qu'elles ne fussent vacillantes. Il disoit qu'on montroit à Delphes *(k)*, dans le temple d'Apollon, un instrument de plomb destiné à tirer les dents; d'où l'on pouvoit inférer qu'il ne falloit ôter que celles qui étoient mobiles & disposées à céder au moindre effort. Il se fondoit sur ce mauvais sophisme: *Si l'on doit ôter toute dent qui fait mal, on doit les ôter toutes dès qu'elles causent de la douleur.*

Érasistrate proscrivoit la saignée, ou du moins ne la pratiquoit que très-rarement; mais il y suppléoit, spécialement dans les pertes de sang *(l)*, par les ligatures des extrémités, comme des bras & des jambes, & encore plus par l'abstinence & la diète. Toute sa médecine se bornoit à quelques remèdes externes *(m)*, tels que les fomentations, les onctions, les

---

(g) Erasistrato videtur sanguis, qui in arterias incidit, ubi spiritu impellitur, in exitu earum impactus hærere, idque phlegmone esse. Galen. *Method. medend.* lib. VII, cap. II.

(h) Cæl. Aurel. Chronic. morb. lib. III, cap. IV.

(i) Idem, *loco citato*, lib. III, cap. VIII. = Galen. in *Aphorism. comment.* lib. VII, sect. VI.

(k) Idem, *loco citato*, lib. II, cap. IV.

(l) Idem, *loco citato*, lib. II, cap. XIII.

(m) Idem, Chronic. lib. II, cap. VIII. *Acutor.* lib. III, cap. IV. *Chronic.* lib. III, cap. VIII.

cataplasmes. Il avoit écrit un traité des fièvres & des plaies, que nous n'avons plus *(n)*.

Voilà tout ce que nous avons pu extraire des Auteurs qui ont cité Érasistrate. Il est fâcheux que les fragmens les plus considérables qui nous restent de ses Écrits, se trouvent dans Galien. La passion de ce Médecin, son acharnement contre Érasistrate & ses sectateurs, les contradictions dans lesquelles il tombe avec lui-même, ou avec les autres, à cet égard, nous donnent le droit de soupçonner sa fidélité & son exactitude dans ce qu'il nous a transmis de cet Auteur. Érasistrate a donné dans de grandes erreurs, mais c'étoit plutôt celles de son siècle que les siennes; & quel homme peut se vanter de n'en pas commettre? Cependant on ne peut disconvenir sans injustice, qu'il a bien mérité de ses contemporains & de la postérité même. Petrus Castellanus raconte, on ne sait trop sur quelle autorité, qu'Érasistrate étant avancé en âge & attaqué d'un ulcère incurable qui l'avoit jeté dans le marasme, disoit: *Je suis bien aise que ce mal me rappelle le souvenir de ma patrie.* Il s'empoisonna avec de la ciguë, & fut inhumé sur le mont *Mycale*, vis-à-vis de Samos; ce qui vraisemblablement a fait croire à l'Empereur Julien, qu'Érasistrate avoit pris naissance dans cette ville.

HÉROPHILE. Quant à Hérophile *(o)*, il étoit de Carthage. Sa famille n'est point connue. Il a été contemporain du philosophe Diodore *(p)*, auquel il réduisit une luxation du bras. Voilà donc la Chirurgie exercée par un Médecin qui paroît avoir quelque part à la distribution de la Médecine en Diététique, Pharmacie & Chirurgie.

Hérophile passa à Alexandrie *(q)*, ville capitale de l'Égypte, dont l'école devint si célèbre qu'il suffisoit d'y avoir étudié pour jouir de la réputation la plus distinguée, & mériter la

---

(n) Galen. *de venæ sect. adversus Erasistrat.*

(o) Galen. *de usu part.* lib. I, cap. VIII.

(p) Sext. Empiric. *Pyrrhon. hypothes.* lib. II, cap. XXII; & lib. III, c. VIII.

(q) Galen. *Adm. anat.* lib. VII, cap. XXV; & lib. IX.

confiance publique. On dit que les Ptolémées protégeoient cet établissement utile, au point de dévouer des criminels vivans à la barbare curiosité de ceux qui se livroient à l'Anatomie. On ajoute qu'il en passa un très-grand nombre par les mains d'Hérophile *(r)*; mais ce fait ne peut se supposer. Qu'on cherche dans les dépouilles de notre mortalité, des connoissances propres à alléger les maux qui nous assaillent de toutes parts, c'est un acte de courage & d'attachement pour ses semblables; qu'on hasarde sur un homme dévoué au gibet une opération momentanée qui pourra lui sauver la vie & l'épargner à des milliers de citoyens utiles, c'est encore ce que l'on conçoit sans peine: mais déchirer en détail des malheureux, se repaître des cris perçans de la douleur, &, comme parle Tertullien, *détester les hommes pour les connoître*, c'est une scélératesse, une atrocité d'ame qui, quel qu'en soit le motif, ne peut trouver grâce aux yeux de l'humanité. Il est aussi difficile de justifier ce fait que de le croire. Car Celse & Tertullien qui le rapportent, & qui ne sont rien moins que contemporains, sont les seuls de tous les Anciens qui aient taxé Hérophile de cette barbarie. Vu le respect que les Égyptiens avoient pour leurs morts, on ne conçoit pas comment ce peuple superstitieux, si attaché à ses loix, à ses préjugés, à ses usages, auroit tout-à-coup changé de façon de penser. Il falloit même un Roi Philosophe pour permettre seulement la dissection des suppliciés. C'étoit déjà trop de cette nouveauté pour aigrir, pour aliéner l'esprit de ce peuple, & faire naître ces bruits vagues & exagérés que des historiens trop crédules adoptent souvent sans examen, comme nous n'en avons dans tous les temps que trop d'exemples. D'ailleurs l'humanité, la bienfaisance de ces Princes *(s)*, qui ne dédaignoient pas d'employer sur des cadavres leurs mains royales à la recherche des maladies, ne nous permettent pas de croire qu'ils se soient portés à de pareils excès. Ce fait même, si l'on y réfléchit, est démenti par l'examen

---

(r) Celf. præf. lib. I. = Tertul. ib. *unum esse spirit. & anim.* cap. X.
(s) Plin. *Hist. nat.* lib. XIX, cap. V.

de la doctrine d'Hérophile. Il croyoit que les artères étoient destinées à contenir l'esprit qui étoit introduit dans ces canaux, non-seulement par le cœur *(t)*, mais encore par toutes les autres parties. Il croyoit aussi que les artères empruntoient du cœur leur faculté motrice. Or si Hérophile, si Érasistrate eussent disséqué des corps animés, comment auroient-ils pu se persuader que les artères ne contiennent point de sang? Cette erreur n'a pu naître & se soutenir que par la seule inspection des cadavres, où les artères sont vuides & dépourvues de sang. Combien de fois n'a-t-on pas été séduit par des apparences moins trompeuses? Les routes de l'Anatomie les plus désertes, les plus difficiles, les moins connues sont celles qu'Hérophile se plut à ouvrir & à se rendre familières. Les nerfs furent un des objets de sa curiosité. Galien lui fait partager *(u)* cette gloire avec un Médecin contemporain, nommé *Eudème*, qui ne lui cédoit point en Anatomie: mais comme il ne nous reste rien de lui, Hérophile a par rapport à nous le mérite de nous avoir le premier dévoilé la nature & les usages des nerfs. Il en établissoit de trois sortes, qu'il faisoit partir du cerveau & de la moëlle de l'épine. Il appelle les premiers *sensitifs*, νεῦρα αἰσθητικα; les seconds, *moteurs* ou *ministres du mouvement volontaire*, προαιρετικα : la troisième espèce, que Rufus *(x)* Éphésien distingue des premiers, sans doute d'après Hérophile, étoit appelée *nerfs copulatifs*. Il appelle *ligamens* ceux qui sont à l'extrémité des membres, τασυνδετικα; & *tendons*, τὰς τινόντας, ceux qui partent des muscles. On ne sait rien de plus de ses découvertes sur les nerfs, sinon qu'il appeloit les nerfs optiques *pores optiques*, parce qu'il y découvroit une cavité imperceptible dans les autres nerfs.

Il a aussi nommé *(y)* deux membranes de l'œil, l'une *rétine* & l'autre *arachnoïde*. Il donna à celle qui tapisse les ventricules

---

(t) Galen. *An sang. in arteriis nat. contineatur*, cap. VIII.

(u) Galen. *de loc. affect.* lib. III, cap. X.

(x) *De appell. corpor. hum. partib.* lib. I, cap. XXII. & XXXV.

(y) Rufus Ephes. *Celf.* lib. VII, cap. XIII.

du cerveau, le nom de *choroïde*, à cause de la ressemblance qu'il lui trouvoit avec le chorion qui enveloppe le fœtus. C'est dans les ventricules du cerveau qu'il établissoit le siége de l'ame raisonnable. Il comparoit *(z)* au bec d'une plume à écrire, la cavité qui forme le quatrième ventricule. Par comparaison, il appeloit encore *pressoir* le confluent où tous les sinus *(a)* de la dure-mère viennent se réunir. Comme il avoit observé que le vaisseau *(b)* qui passe du ventricule droit du cœur dans le poumon (vaisseau qu'il prenoit pour une veine) avoit la tunique épaisse comme celle d'une artère, il la nomma *veine artérieuse;* par la raison contraire, il appela *artère veineuse* le vaisseau qui va du poumon au ventricule gauche. La connoissance de ces vaisseaux suppose celle du cœur & de ses dépendances. Cependant Galien *(c)* l'accuse d'avoir montré peu d'exactitude dans la description des membranes du cœur qu'il appeloit *séparations* ou *cloisons nerveuses*. Il a le premier appelé *duodenum* l'intestin qui est continu *(d)* avec le pylore. Il a parlé de certaines veines du mésentère destinées à nourrir les intestins, & qui ne vont point comme les autres vers la veine-porte, mais aboutissent à certains corps glanduleux. Il semble désigner ici les vaisseaux lactés ou chilifères *(e)* dont on a cru faire la découverte au commencement du siècle dernier.

Hérophile & Eudème s'appliquèrent aussi à la connoissance des glandes dont la Nature, selon eux, n'avoit destiné les unes qu'à fixer les vaisseaux, & d'autres qu'à fournir un fluide

---

(z) Gal. *Administ. anat.* lib. IX, cap. V.

(a) Galen. *de usu part.* lib. VIII.

(b) Ruf. Ephes. *de appell. part.*

(c) Galen. *de Hipp. & Plat. decret.* lib. I, cap. X.

(d) Galen. *de loc. affect.* lib. VI, cap. III.

(e) Galen. *de usu part.* lib. IV, cap. XIX. *Summâ ratione ac solertiâ modum instituit Natura, quomodo omnia, quæ ad ventriculum & intestina pertinent, non solùm aliis partibus corporis nutriendis subservirent, sed & ipsa nutrirentur. Primùm namque toti mesenterio venas efficit proprias intestinis nutriendis ipsi dicatas, haud quaquam ad hepar trajicientes : verùm, ut* Herophilus *dicebat, in glandulosa quædam corpora desinunt hæ venæ : cùm cæteræ omnes sursum ad portas referantur.*

humectant. Il paroîtroit par ce que nous en dit Galien, qu'ils ont connu les glandes falivaires *(f)*, leur conduit & même celui du pancréas.

Il nommoit les glandes fituées à la racine de la verge, *paraftates glanduleux*, pour les diftinguer de ceux qu'il appeloit *paraftates variqueux*, qui fervent à la fecrétion de la femence dans l'homme, & que quelques Anatomiftes ont appelés *épididymes*. Il ne croyoit pas que les tefticules contribuaffent beaucoup à la formation de la femence *(g)*. La plupart des dénominations qu'Hérophile a données aux différentes parties, ont été fucceffivement adoptées, de manière qu'elles font en quelque forte confacrées aujourd'hui par l'ufage.

Sur le tableau des connoiffances anatomiques que nous venons d'expofer, il femble qu'on ne peut difputer à Hérophile une des premières places parmi les Anatomiftes de fon fiècle; c'eft d'ailleurs le langage unanime de toute l'Antiquité. Galien ajoute qu'à la plus grande habileté dans la diffection *(h)*, non des animaux, comme la plupart des Médecins d'alors, mais du corps humain, il joignoit toutes les connoiffances acceffoires à la Médecine.

Nous ne favons prefque rien de la phyfiologie d'Hérophile; mais le peu qui nous en refte, apprend qu'il avoit une opinion particulière de la refpiration. Il croyoit qu'elle fe faifoit en quatre temps, deux de dilatation & deux de contraction *(i)*.

Il

(f) Ex glandulis radici linguæ adjacentibus faliva venit. Inteftina autem fubeunt, tum illa quæ ex ventriculo demiffa funt, tum verò etiam ex hepate fluidum biliofum & mox ex aliis glandulis ibidem collocatis, fluidum quoddam lubricum inftar falivæ: deque his glandulis non modica difceptatio, inde ab Herophili & Eudemi temporibus inter Anatomicos fuit. Et peu après il ajoute: Quòd verò glandulæ falivam generantes ductibus in fenfus incurrentibus eam ad os deferant, propè nulli amplius eft dubium. Galen. de femine, lib. II, cap. VI.

(g) Galen. de femine, lib. I.

(h) Idem, de diffect. v. cap. V.

(i) Pulmonem exiftimat diftractionis contractionifque naturaliter appetentem, unde & alias pulmonis functiones effe, ut fpiritûs attractum extrinfecus. Quem quidem ipfum fimul atque extraneo aëre diftentus non jam attrahere poteft, ejus aëris redundantiam in pectus rejicere, continuòque per fecundam pulmonis appetitionem hunc eundem fpiritum pectus ad fefe traducere. Expleto deinde, nec jam ad fe trahere vacanti pectore demum in pulmonem

Il attribuoit aussi les forces motrices du corps à trois choses, aux nerfs, aux artères & aux muscles. On lui a l'obligation d'avoir plus approfondi la doctrine du pouls que ses prédécesseurs : mais Pline prétend qu'il tomba à cet égard dans la minutie. Dans le système d'Hérophile *(k)*, il falloit être Musicien & même Géomètre pour mesurer exactement les cadences du pouls & en appliquer la mesure aux différens âges & aux différentes maladies. Le Clerc pense que cette remarque de Pline est fondée sur une erreur populaire ; cependant Galien *(l)*, dont ici le témoignage peut être à la vérité un peu suspect, dit formellement que ce qu'Hérophile avoit écrit sur ce sujet, étoit obscur & plein d'absurdités. Que les subtilités d'Hérophile *(m)* ou, comme l'a dit Pline *(n)*, que la nécessité d'être très-versé dans les Lettres, *pour l'entendre*, ait fait abandonner sa doctrine, c'est ce qu'on nesauroit se persuader, vu le grand nombre de sectateurs qu'il eut dans la suite.

Les écoles d'Érasistrate & d'Hérophile ont subsisté près de trois cents ans après eux. Un peu avant le temps où vivoit Strabon, c'est-à-dire, avant les règnes de Jules-César & d'Auguste, il y avoit à Smyrne une école d'Érasistréens, où présidoit Hicesius un des plus grands Médecins de son temps. Il étoit revêtu, ainsi que le furent ses successeurs, de la dignité de Prêtre d'Apollon. Il paroît qu'il avoit aussi le privilége de

HICESIUS.

---

pulmonem redundantiam spiritus refluere, inde foras excerni, ita corporis partes inter se afficere, reddendis subinde vicibus, expletu exhaustuque facto. Proinde in pulmonibus quatuor omnino motiones esse : primam, per quam aërem extrinsecus evocant ; secundam, per quam id aëris externi quod intra se conceperunt, ad pectus demigrat ; tertiam, per quam id quod ab illis pectus sibi contraxerat, rursus ad sese recipiunt ; quartam denique, per quam a pectore receptum, subinde foras regestant. Harumque motionum duas distentiones esse, unam extrinsecus & alteram a pectore : duasque item contractiones, unam quâ spiritum ad se pectus allicit, alteram quum insinuatum spi-ritum in aëra egerunt ipsi. Pectoris verò duas tantùm motiones esse : dilatationem quidem, quum a pulmone spiritum evocat ; contractionem verò, quum acceptum vicissim reddit. Plutarc. *de placit. & decret. Philosophor.* lib. V, cap. XXII.

(k) Erophilus, artis ejusdem professor, venarum pulsus, rhytmis musicis ait moveri. Censorin. *de die nat.* cap. XII. = Vitruv. *lib. I, cap. I.* = Plin. *Hist. nat.* lib. XXIX, cap. I. = Galen. *de præsag. ex pulf.* lib. II, cap. III.

(l) Galen. *de pulf. different.* lib. IV, & *de pulf. dignoscend.* lib. IV.

(m) Galen. *loco citato.*

(n) Plin. *loco citato.*

faire frapper à son nom des médailles pour les cérémonies des Jeux sacrés qui se célébroient tous les ans en l'honneur de la Divinité dont il étoit le Ministre *(o)*. Au titre de Médecin-prêtre, qui devoit nécessairement en faire le Médecin de la ville le plus distingué, on croit qu'il joignoit encore celui de Médecin des Jeux, dont la fonction étoit de préparer les Athlètes au combat de la fête, & de guérir ceux qui y avoient reçu quelque blessure *(p)*.

Au moins il y avoit des Médecins qui remplissoient ces fonctions, ainsi qu'on peut s'en convaincre par plusieurs inscriptions de Gruter *(q)*. On cite parmi les disciples d'Érasistrate qui appartiennent à cette époque, Straton, Apollonius, Xénophon, Apæmantes & Apollophanes.

STRATON. Straton avoit écrit sur la Médecine. Il paroît avoir eu un
APOLLONIUS fils nommé *Apollonius de Memphis (r)*, du nom de sa patrie,
de Memphis. qui avoit écrit sur la dénomination des parties du corps humain. Avant lui, Xénophon *(s)* avoit traité le même sujet.
XÉNOPHON. Ætius nous a conservé *(t)* de cet Apollonius, un topique contre les contusions ou meurtrissures des yeux. On ne sait
APÆMANTES rien d'Apæmantes, non plus que d'Apollophanes, médecin d'Antiochus-Soter. On croit qu'après la mort de ce Prince, il quitta la Cour & se retira à Smyrne, où Strabon nous apprend qu'il y avoit une école d'Érasistratéens qui étoit encore célèbre de son temps *(u)*. Apollonius pourroit bien en avoir été le premier Maître ou Prêtre-médecin. Ce qui favorise cette opinion, c'est qu'on trouve une médaille frappée à son nom, dans la collection publiée par le Docteur Mead *(x)*.

(o) Strabo. *Geograph*. lib. XII.

(p) Apollon étoit représenté dans les médailles, la tête entourée de bandelettes, un manteau sur les épaules. De la main gauche, il tenoit une lancette *(smilam)*, & il portoit la main droite vers les lèvres, pour désigner le secret qu'on faisoit jurer aux élèves de garder. D'où il paroît que les fonctions du Prêtre & les études de cette école étoient particulièrement relatives à la Chirurgie. Mead. *de nummis à Smyrnæis in honor Medic. percussis*.

(q) pages 333, 334, 335.
(r) Galen. *de diff. pulf*. lib. IV.
(s) Galen. *Isagog*.
(t) Tetrab. II, serm. 3, cap. 20.
(u) Geograph. lib. XII.
(x) Loco citato.

On sait d'ailleurs que ce droit étoit réservé à ceux qui présidoient à cette École. Érasistrate eut plusieurs autres sectateurs dont nous parlerons lorsque l'occasion s'en présentera.

Les Hérophiliens ouvrirent aussi des écoles qui devinrent célèbres. Ils en avoient jusqu'en Afrique. Xeuxis en tint une près de Laodicée. Il avoit commenté les ouvrages d'Hippocrate *(y)*. Alexandre-Philalèthe lui succéda dans cette place, & plusieurs autres le suivirent. Démosthène, disciple de ce dernier, eut aussi le même surnom. Il avoit écrit sur les maladies des yeux, des traités fort estimés des Anciens *(z)*. Zénon avoit aussi écrit sur les médicamens, ainsi que Mantias qui fut un des Hérophiliens qui se distingua le plus dans cette partie. Ce qu'on sait de Callianax, c'est qu'il étoit d'un caractère sombre & sévère dont ses malades se ressentoient quelquefois. Un d'eux lui demandoit un jour s'il mourroit de sa maladie : *sûrement*, reprit-il, *à moins que vous ne soyez fils d'une Déesse*. Un autre malade lui faisant la même question, il répondit par ce vers d'Homère : *Patrocle est bien mort lui qui valoit mieux que vous (a)*. Galien prend de-là occasion d'avertir qu'il ne faut dans un Médecin ni dureté ni basse complaisance. On ne retire en effet de ces deux extrêmes que de l'éloignement ou du mépris.

On ne sait rien de Callimaque qui soit digne de remarque. Pour Bacchius, il avoit écrit un livre intitulé *des choses remarquables*, concernant Hérophile & ses sectateurs, dont il ne nous est rien parvenu, non plus que de quelques commentaires sur les Aphorismes & sur le sixième livre des Épidémies d'Hippocrate *(b)*. Ce qu'on peut dire à l'avantage d'André, c'est qu'au témoignage de Dioscoride & de Celse *(c)*, il étoit plus instruit dans la matière médicale qu'aucun de ses prédécesseurs. Cependant Galien avance que ce Médecin avoit

---

(y) Galen. *Comment. I, in medic. officin.* Hippocrat.

(z) Galen. *de differ. pulf.* lib. IV, cap. IV.

(a) Galen. *Comment. in lib. VI de morb. epid.*

(b) Galen. *in IV lib. epid. comm. I.*

(c) Diosc. *praef.* = Celf. *praef.* lib. V.

rempli ses traités de choses vaines & superstitieuses. Ératosthène n'avoit pas meilleure opinion d'André qu'il accusoit de s'être fait honneur des écrits d'autrui. Sied-il bien, d'après cela, à cet André de faire le même reproche à Hippocrate ? On lit dans Celse la description de quelques emplâtres ou mélanges de la composition de ce Médecin, qui est encore cité en plusieurs endroits par le même Auteur *(d)*, ainsi que par Galien & par Oribase *(e)*, relativement à certaines machines pour la réduction des fractures & des luxations ; ce qui feroit présumer qu'il avoit écrit sur ces maladies. Cassius *(f)* rapporte le sentiment d'André de Caryste qui paroît être celui dont il s'agit, sur la formation du cal dans les fractures. Il l'attribuoit à la moelle qui s'échappant de la cavité des os, enduisoit les extrémités fracturées, se coaguloit & s'endurcissoit. Il est vraisemblable que c'est ce même André qui fut médecin de Ptolémée-Philopator. Polybe *(g)* nous apprend qu'il fut assassiné de nuit, dans la tente du Roi même, par un homme qui en vouloit à la vie de ce Prince. Cet évènement arriva la troisième année de la CXL.ᵉ Olympiade. On a mal-à-propos voulu confondre ce Médecin avec un autre nommé *Andron*, qui paroît plus ancien même qu'Érasistrate, comme on peut le conjecturer par un passage de Galien *(h)*; mais on ne sait rien de cet Andron qui mérite d'être remarqué.

Voilà ce que nous savons des sectateurs d'Hérophile, dont Galien ne nous donne pas une idée avantageuse *(i)*. Il les traite de sophistes verbeux, qui sans avoir conservé aucune des qualités de leur Maître, vouloient partager sa gloire. Il nous fait même entendre que de son temps leurs écrits étoient déjà négligés & devenoient rares, ce qui paroît confirmé par le silence qu'ont gardé sur leur compte la plupart des Écrivains qui les ont suivis. Dans tout ce que nous

---

(d) Celf. *lib. VIII, cap. xx.*
(e) Galen. *Comment. in* Hipp. *lib. de nat. hum.* = Oribaf. *de machinament.*
(f) Caff. *Problem. medica 58.*

(g) Polyb. *Hist.* lib. V.
(h) Galen. *de compos. medic. secund. loc.*
(i) Idem, *Comment. II, in Epid.* 3.

venons de voir, il ne nous reste pas le moindre vestige de leur Anatomie, que leur Maître avoit cultivée avec tant de succès; & l'on verra que la Secte Empirique qui s'éleva dans le même temps, n'a pas dû favoriser les progrès de cette Science *(k)*.

 L'Auteur du livre de l'*Introduction*, attribue à Philinus l'établissement de cette secte, que Sérapion affermit ensuite; mais Celse en donne tout l'honneur ou le blâme à ce dernier.

 Les Empiriques faisoient consister toute la Médecine dans l'expérience. C'étoit, à ce qu'ils croyoient, la source de toutes les connoissances médicinales. Ils ne voulurent pas même tenir le nom de leur secte de celui qui en étoit l'auteur, mais de l'objet même de la secte. Par le mot d'expérience, ils entendoient la connoissance acquise par l'*autopsie*, αὐτοψία, c'est-à-dire, par ce qu'on a vu soi-même *(l)*. Ils établissoient trois sortes d'expériences; 1.° celle qui est accidentelle, 2.° celle qui est faite à dessein ou par essai, 3.° enfin celle qui est imitative. Que sans dessein & par hasard un homme ait été délivré d'une maladie : par exemple, dit Galien *(m)*, si ayant mal à la tête, il faisoit une chute qui blessât la veine du front, & que l'hémorragie dissipât la douleur, c'étoit ce qu'ils appeloient l'*autopsie fortuite & accidentelle*. Ils l'appeloient faite *à dessein* ou *par essai*, lorsque quelqu'un mordu par un serpent, appliquoit sur sa morsure la première herbe qu'il rencontroit & dont il éprouvoit un bon effet. Si ce qu'on avoit trouvé utile une fois ou deux étoit employé à plusieurs reprises avec un succès égal, c'est ce qu'ils nommoient, l'*autopsie imitative*. Ils regardoient cette dernière espèce d'expérience, comme la base & le fondement de l'Art.

 Pour acquérir cette habitude pratique, ils recommandoient τήρησιν ou l'observation propre; on pouvoit y joindre la lecture des observations fidellement transmises, qui rapportoient méthodiquement ce qui étoit arrivé dans le cours de la

<small>Les EMPIRIQUES.</small>

(k) Galen. *Adm. anat.* lib. II, *de sect. ad eos qui introd.* cap. II.

(l) Idem, *de subsig. empiric. initio.*
(m) *Loco citato.*

maladie, & l'effet des remèdes qu'on avoit administrés; afin que s'il se présentoit un mal inconnu, on pût déterminer à quelle espèce de maladie il se rapportoit le plus, & d'essayer les remèdes qui avoient souvent été employés avec succès dans des cas à peu-près semblables. En se conduisant ainsi par la voie d'analogie, ils prétendoient qu'on ne pouvoit manquer le but. Ils appeloient cet *épilogisme ἀπὸ τῆ ὁμοίȣ μεταβάσιν*, que les Interprètes latins ont rendu par ces mots, *transitus ad simile*, & que le Clerc paroît avoir traduit en notre langue avec plus de précision, par *substitution d'une chose semblable*. L'autopsie, l'histoire, la *substitution d'une chose semblable*, ou les sens, la mémoire & l'épilogisme étoient comme les trois colonnes de l'Art, ou, comme Glaucius les appeloit, τεἰπȣς τῆς ιατειϰῆς, *le trépied de la Médecine*.

L'observation devoit s'étendre à deux choses : à connoître d'abord ce qui est salutaire ou indifférent, & ensuite quelle maladie résulte de tel concours de symptômes. Car un symptôme particulier n'est qu'un accident & une incommodité : mais pour établir une maladie, il falloit le concours des symptômes qu'on avoit estimés lui appartenir par une observation constante ; de manière qu'ils eussent leur commencement, leur progrès, leur état & leur déclin en même temps. Dans la cure ils mettoient aussi en usage un concours de médicamens confirmé par l'expérience *(n)*.

La différence qu'il y avoit entre les Empiriques & les Dogmatistes, c'est que les premiers n'estimoient pas nécessaire la recherche des causes cachées, qui font la santé ou qui amènent les maladies. C'est pourquoi ils se moquoient des indications tirées selon la doctrine des Dogmatistes, & n'avoient égard qu'aux choses évidentes ; par exemple, si un malade éprouvoit du froid, ou de la faim, ou trop de plénitude. Les Empiriques étoient bien éloignés de penser que le raisonnement fût tout-à-fait inutile en Médecine; mais ils étoient dans la persuasion que les conjectures qu'on

---

(n) Autor introd. vel medic. Galeno ascript.

tiroit des caufes cachées & obfcures, ne faifoient rien au fait, & que le but n'eſt pas de favoir ce qui caufe la maladie, mais ce qui la guérit.

Le pis de tout n'eſt pas de ce qu'ils regardoient comme fuperflue la recherche des caufes cachées, mais qu'ils prenoient de-là occafion de négliger la pratique de l'Anatomie; & que dans la chaleur de la difpute, ils alloient même jufqu'à la profcrire, ou la toléroient tout au plus. Voici les raifons fur lefquelles ils s'appuyoient. « S'il eſt *(o)*, difoient-ils, quelque partie que l'on veuille confidérer au-dedans du corps avant que l'homme foit expiré, le hafard offrira affez d'occafions aux Médecins de les voir. Un Gladiateur dans l'arène, un Soldat dans une bataille, un Voyageur dans une rencontre de voleurs, font bleffés de manière que dans celui-ci telle partie interne a été mife à découvert, & dans celui-là telle autre. Un Médecin habile, en travaillant à rétablir la fanté, s'inftruira de la fituation, de la pofition, de l'arrangement, de la figure & de plufieurs autres chofes femblables qui concernent les parties internes. La compaffion lui apprend ce que les autres ne peuvent connoître que par une horrible cruauté. Si l'on pèfe bien ces raifons, ajoutoient-ils, on verra que la diffection des cadavres, qui à la vérité n'a rien de cruel, mais qui répugne toujours à la Nature, n'eſt pas même néceſſaire, puifque la plupart des parties font très-différentes après la mort de ce qu'elles étoient pendant la vie, & que le traitement des maladies fait voir tout ce qu'il eſt poffible de connoître dans le fujet vivant. »

Ceux qui fe font fait un nom dans la Secte Empirique, font un Apollonius, Glaucias, Héraclide de Tarente, difciple de Mantias, &c. Il y a eu plufieurs Apollonius, mais il nous importe peu de favoir lequel doit avoir place ici, puifqu'on ne fait rien de lui. Pour Glaucias, on fait qu'il avoit commenté le fixième Livre des Épidémies d'Hippocrate, & qu'il s'étoit livré particulièrement à l'étude de la Matière médicale.

GLAUCIAS.

(o) Celf. *Præf. lib. I.*

HÉRACLIDE de Tarente. Mais le plus distingué de tous les Empiriques est Héraclide de Tarente; il avoit fait une étude particulière de la Chirurgie, qu'il cultiva ensuite avec distinction. Il est du nombre de ceux qui ont soutenu que la cuisse luxée peut se réduire *(p)*; & Galien s'appuie de son témoignage, comme de celui d'un homme véridique & expérimenté *(q)*. Dans l'*anchyloblepharon*, lorsque la paupière avoit contracté des adhérences avec le blanc de l'œil *(r)*, Héraclide de Tarente incisoit en-dessous, en portant le scalpel à plat, mais avec la plus grande précaution pour ne blesser ni le globe de l'œil ni la paupière; & si l'on avoit à couper ou de l'un ou de l'autre, il aimoit mieux que ce fût de la paupière.

Entre plusieurs autres Héraclides, il en est un qui suivit la secte d'Hérophile *(ſ)*. Il avoit commenté les œuvres d'Hippocrate. Héraclide Érithréen avoit aussi commenté le sixième Livre des Épidémies du même Auteur *(t)*. Il se trouve encore quelques autres Empiriques dont nous parlerons dans la suite.

En général les Empiriques tiroient de la Chirurgie presque tous les secours qu'ils employoient dans la cure de l'épilepsie *(u)*. Ils commençoient par des fomentations sur la tête avec le vinaigre & l'huile rosat; dans le paroxisme, c'étoit avec l'eau froide. Ils faisoient des ligatures à tous les membres, comprimoient fortement le ventre, provoquoient l'éternument en soufflant dans les narines du vinaigre, de l'huile de castor, du soufre vif, &c. Ils appliquoient aussi des synapismes aux pieds & aux mains, quelquefois le cautère actuel ou potentiel à la tête. Ils pratiquoient des incisions en forme d'χ qu'ils appeloient χιασμόν. Dans certains cas ils alloient jusqu'au trépan; ils avoient aussi recours à l'artériotomie. Quand ils avoient fait mettre le coït en usage, s'il ne réussissoit pas,

---

(p) Celſ. *lib. VIII, cap. xx.*
(q) de compoſit. medicament. per gen.
(r) Celſ. *lib. VII, cap. VII, § 6.*
(ſ) Galen. *Comment. I, in officin. medic.* Hippocrat.

(t) Idem, *Comment: I, lib. de morb. vulgarib.*
(u) Cælius Aurelian. *Morb. chron. lib. I, cap. IV.*

ils propofoient la caftration. Parmi ces moyens curatifs on retrouve une partie de ceux que l'on regarde encore aujourd'hui comme les plus efficaces contre cette maladie.

On dit que vers le même temps, la Médecine fut partagée en Diététique, Pharmacie & Chirurgie (x). La première traitoit les maladies par le régime, la feconde par les médicamens, & la troifième par l'opération de la main. Il paroîtra peut-être étonnant qu'Érafiftrate & Hérophile, fous lefquels on fit ce partage, aient été les premiers à franchir ces bornes qui n'ont pas été refpectées davantage par leurs fucceffeurs, puifque leurs difciples & les Empiriques même ne traitoient pas moins les maladies par la diète que par les médicamens & par l'opération de la main. Mais Celfe s'explique là-deffus très-clairement, au commencement du cinquième livre. « Nous avons parlé, dit-il, des maladies qui cèdent le plus communément au régime : paffons maintenant à celles que « les médicamens combattent avec plus de fuccès. Auparavant « il eft bon de favoir que toutes les parties de la Médecine font « tellement liées entre elles qu'il eft impoffible de les féparer « entièrement. Celle qui fe traite par la diète, y joint quelquefois « les médicamens ; celle qui fe fert des médicamens, a recours « auffi à la diète, de manière que chaque branche de l'art tire « fon nom des moyens dont elle fait le plus d'ufage. »

Ce partage, qui au premier coup d'œil paroît le même qu'il eft aujourd'hui, différoit effentiellement. Les Médecins n'étoient pas précifément les mêmes que les nôtres, puifqu'ils fe bornoient au régime ; mais en cela même ils fe croyoient dignes de la plus haute confidération, parce qu'ils s'attribuoient feuls, on ne fait pourquoi, la connoiffance de la Nature, fans laquelle ils eftimoient la Médecine impuiffante & défectueufe.

Les Médecins du fecond ordre, *Pharmaceutæ*, n'avoient rien qui reffemblât à nos Apothicaires. Ils faifoient ufage des médicamens, mais fans les préparer eux-mêmes. Les ulcères, les plaies que les Chirurgiens n'avoient pas faites, toutes les

(x) Celf. *lib. I.*

maladies internes & externes où les médicamens deviennent utiles, étoient de leur reſſort.

Si l'exercice de la Médecine a été divisé, les connoiſſances fondamentales n'ont jamais pu l'être. Les Chirurgiens faiſoient auſſi uſage de la diète & des médicamens; mais l'opération de la main étoit leur partie principale, celle en même temps qui procure plus de ſecours réels & ſûrs, comme le dit préciſément Celſe dans le même endroit, & comme l'ont dit depuis tous les Médecins qui ſe ſont livrés à la pratique de la Chirurgie. D'ailleurs le diſtrict des Chirurgiens étoit la cure des plaies qu'ils faiſoient eux-mêmes, celle des plaies & des ulcères qui ont plus beſoin du ſecours de la main que de celui des médicamens, & la cure enfin de tout ce qui concerne les os. Mais Celſe avertit que les Chirurgiens revendiquoient toutes les eſpèces de plaies ou d'ulcères.

Je ne doute nullement qu'il n'y ait eu des Médecins qui renonçant aux maladies internes, s'en ſont tenus à la pratique de la Chirurgie: mais que bornés à faire des inciſions, à appliquer le fer & le feu, à réduire les luxations & les fractures, ils aient abandonné aux Médecins *Pharmaceutes* l'application des médicamens, le ſoin d'arrêter les hémorragies, de procurer la chute de l'eſcarre, lorſqu'ils auroient eux-mêmes appliqué le feu, c'eſt ce qu'on ne peut raiſonnablement ſe perſuader. Auſſi paroît-il que le partage n'a pu ſubſiſter long-temps ſous cette forme.

On ſait qu'après Hérophile, c'eſt-à-dire, depuis le partage de l'Art en trois profeſſions, pluſieurs Médecins célèbres écrivirent ſur la Chirurgie; ce qui marque, dit bonnement le Clerc, qu'ils ſe réſervoient la connoiſſance de tout ce qui a rapport à la Médecine. Mais quel droit avoient ces Médecins diététiques de ſe réſerver la connoiſſance de toutes les branches de l'Art? le même que les Chirurgiens, le même que les Pharmaceutes. Le droit qu'ils avoient, c'étoit d'expoſer les connoiſſances qu'ils avoient acquiſes dans la pratique de la Chirurgie, quand ils s'y étoient livrés. Ce droit eſt reſpectif dans les trois parties de l'Art: car la Chirurgie n'eſt pas plus que la Médecine interne une science qui se devine; elle exige avec les connoissances préalables de la Médecine, une étude particulière, une pratique réfléchie. Quand quelques Médecins ont avancé que c'étoit une science facile qu'on apprenoit en peu de temps, ils ont donné la preuve la plus complette de leur ignorance, ils ont pris la sphère étroite de leurs idées & de leurs notions pour les bornes mêmes de l'Art; mais jamais les Médecins instruits, les Médecins séparés de la classe vulgaire, ne se sont déshonorés par des assertions si ridicules.

Ainsi ce qu'il est naturel de penser, c'est que chacun se livrant à la partie de la Médecine qu'il affectionnoit le plus ou qu'il entendoit le mieux, rien n'empêchoit ceux qui ne vouloient pas s'en tenir à une seule partie, de les embrasser toutes. *En effet,* dit Celse *(y), je crois qu'un même homme peut les remplir; mais puisqu'on les a divisées, j'estime particulièrement celui qui fait le plus.* « Sans cela, dit Galien *(z)*, on auroit fait autant de professions qu'il y a de maladies ou de moyens curatifs particuliers ». Car de son temps on appeloit l'un *Opérateur de hernies;* l'autre, *Tireur de pierres;* d'autres, *Oculistes, Dentistes, Auriculaires,* du nom des parties affectées qu'ils traitoient. On en nommoit d'autres *Diététistes, Médicamenteurs, Herboristes.* On en appeloit quelques-uns *Donneurs de vin* ou *d'hellébore,* parce qu'on leur voyoit employer souvent ces remèdes. « Et, continue Galien, comme tous concouroient à un même but, qui est la santé, ils ont tous également le nom de Médecins. »

C'est en Égypte que la Chirurgie commença à avoir ses professeurs particuliers *(a).* On compte parmi les plus célèbres, Philoxène qui avoit écrit plusieurs traités sur la Chirurgie, Gorgias, Sostrate, les deux Hérons, les deux Apollonius d'Antioche père & fils, Ammonius d'Alexandrie & plusieurs autres, qui tous ont enrichi l'Art par leurs travaux & leurs découvertes. Gorgias en parlant des tumeurs de l'ombilic *(b),*

GORGIAS.

(y) Celse. *Loco citato.*
(z) Galen. *Ars tuend. sanitat. ad Glauc. cap. XXIV.*

(a) Celse. *præf. lib. VII.*
(b) Idem, *lib. VII, cap. XIV.*

dit qu'elles peuvent être formées par l'inteſtin, par une humeur quelconque, quelquefois encore par des excroiſſances charnues ou par des vents. Pour Soſtrate, il reconnoît les trois premières eſpèces, ajoutant que quelquefois les excroiſſances charnues prenoient un caractère carcinomateux. Il regardoit comme incurables les fiſtules du ventre (c). Héron (Celſe ne nous apprend pas lequel des deux) reconnoiſſant l'ombilic ſuſceptible des mêmes tumeurs, croyoit encore qu'elles pouvoient être formées par l'épiploon ſeul ou avec l'inteſtin. Enfin Ammonius d'Alexandrie (d) fut ſurnommé *Lithotome* ou *Coupeur de pierres*, pour avoir le premier imaginé le moyen de couper ou de rompre dans la veſſie les pierres trop-volumineuſes pour pouvoir être tirées ſans déchirer le col de la veſſie. Voici comment il s'y prenoit. Il ſaiſiſſoit la pierre avec un crochet propre à l'embraſſer de manière à ne point s'échapper. Il prenoit enſuite un inſtrument d'une moyenne épaiſſeur, mais mince & mouſſe du côté de la pointe qu'il portoit ſur la pierre. Alors on frappoit ſur l'autre bout de l'inſtrument qui fendoit ainſi la pierre en deux. Il recommande de prendre garde de bleſſer la veſſie, ſoit par la préſence de l'inſtrument, ſoit par les fragmens de la pierre. Ammonius s'eſt auſſi occupé de la matière médicale. Ætius (e) attribue à ce Chirurgien une compoſition de ſandarach, d'orpiment & de chaux, qu'il croit très-efficace pour arrêter les hémorragies. Les Anciens ont preſque tous employé des cauſtiques dans cette vue. Ils devoient cependant ſe défier de l'infidélité & de l'inſuffiſance de ces remèdes qui ne donnoient qu'une trève de peu de durée au mal qu'on vouloit éviter ſans retour.

(c) Celſ. præf. lib. VII, cap. IV.
(d) Idem, loco citato, cap. XXVI.
(e) Ætius, Tetrab. IV, ſerm. II, cap. LI.

F I N du troiſième Livre.

HISTOIRE
DE
LA CHIRURGIE.

LIVRE QUATRIÈME.

ÉTAT de la Chirurgie chez les Romains avant & après l'arrivée des Chirurgiens Grecs & Arabes. Révolutions de la Chirurgie à Rome.

LES Romains, dans leur origine, n'étoient qu'une poignée de brigands disposés à se faire une patrie du premier pays qui pourroit fournir à leur subsistance. Simples, tempérans, endurcis au travail, ils ne connoissoient que les besoins de la Nature. Du blé, des troupeaux, des femmes étoient les objets de leur ambition & les fruits de leurs conquêtes. Le butin se partageoit en commun; la distribution en étoit toujours sage & réglée. On conçoit qu'un pareil régime d'administration exclut nécessairement les arts qui tiennent au luxe & à l'aisance; mais il ne pouvoit en être de même de la Chirurgie. Quoiqu'elle fût d'une utilité toujours renaissante chez un peuple belliqueux qui ne vivoit que des dépouilles de ses voisins, on auroit tort de se persuader qu'elle fit des progrès bien rapides. Des gens simples, dénués de toute connoissance, ne cherchoient point à rafiner sur les secours qu'ils fe donnoient réciproquement. Il eſt vraiſemblable que chaque famille avoit fon guériſſeur. Les plaies qu'il avoit reçues, celles qu'il avoit vues, l'uſage de quelques médicamens, l'expérience de quelques procédés formoient l'enſemble de ſes connoiſſances chirurgicales. Tel étoit Synalus *(a)*, Médecin d'Annibal; tel étoit encore un certain Marus *Peruſin*, qui de Soldat devint Médecin des plaies. Les accidens de la guerre lui avoient ſouvent offert l'occaſion de voir ou d'aider à panſer des bleſſés, il finit par s'ingérer à les panſer lui-même. De-là vint qu'il rendit cet office à Serranus, fils de Régulus, qui avoit été bleſſé dans un combat. Perſonne ne s'occupant du traitement des plaies qu'accidentellement, l'art devoit reſter long-temps dans l'enfance, & c'eſt ce qui arriva effectivement. Celui qui entendoit le mieux à ſecourir ſes parens ou ſes amis, étoit réputé Médecin, & l'on n'en connoiſſoit pas d'autre; & dans ce ſens, Pline a eu tort de dire que Rome avoit été ſix cents ans ſans Médecins.

<small>SYNALUS.</small>
<small>MARUS *Peruſin.*</small>

Archagatus, fils de Lyſanias, du Péloponèſe, fut le premier Médecin Grec de profeſſion qui parut à Rome, ſous le conſulat de Lucius-Æmilius & de Marcus-Livius, vers l'an 535 de la fondation de cette ville. Il y fut accueilli avec diſtinction. On lui accorda le droit de bourgeoiſie; ſur les fonds publics, on lui acheta une maiſon dans le carrefour d'Acilius, pour y exercer ſa profeſſion; on lui donna le nom de *Médecin vulnéraire (b)*. Mais l'uſage de l'inſtrument tranchant, l'application du feu ſi commune parmi les Grecs, & peut-être quelques mauvais ſuccès le perdirent de réputation; on ne lui donna plus que le nom de *Bourreau*. Bientôt on revint aux ſoins bienfaiſans de la Nature, ou aux ſecours incertains, mais affectueux, de ſes amis & de ſes proches. Peut-être auſſi, ce qui n'eſt pas ſans vraiſemblance, Archagatus fut-il ſacrifié aux menées ſourdes & redoutables de l'envie. Quoi qu'il en ſoit, l'on prit en haine les Médecins & même la médecine des Grecs,

<small>ARCHAGATUS.</small>

(a) Silius Italic. *lib. VI.*
(b) *Vulnerarium,* Plin. *Hiſt. nat. lib. XXIX, cap.* 1.

DE LA CHIRURGIE. Liv. IV. 343

Cette aversion se soutint long-temps; & il paroît que Caton le Censeur la fortifia de tout son pouvoir. On peut en juger par une lettre qu'il écrit à son fils Marcus (c). « Je t'apprendrai, lui dit-il, quand il en sera temps, ce que je pense de ces Grecs & ce que j'estime le plus de tout ce qui est à Athènes. Il est bon de prendre une idée de leurs Lettres & de leurs Sciences; mais il ne faut pas les apprendre à fond. Je viendrai à bout de cette race méchante & fière : car sois assuré, comme si tu le tenois d'un Devin, qu'aussitôt que cette nation nous aura communiqué ses Lettres, elle corrompra tout; & ce sera bien pis si nous recevons ses Médecins. Ils ont conspiré entr'eux de tuer tous les Barbares par leur Médecine; encore exigent-ils un salaire de ceux qu'ils traitent, pour leur inspirer plus de confiance & les perdre plus aisément. Ils sont assez insolens pour nous appeler *Barbares* comme les autres. Ils nous traitent même d'*Opiques* (d). En un mot, souviens-toi que je te défends les Médecins. »

C'est par de pareilles déclamations que Caton rendoit les Grecs odieux aux Romains; c'est ainsi qu'il échauffoit la haine de ses concitoyens contre un peuple qu'il avoit dessein de subjuguer. Cet homme sévère ne vouloit que des agriculteurs & des soldats. Il pensoit, comme le Caton de nos jours (e), que les Lettres & les Arts n'étoient propres qu'à énerver le courage & à corrompre les mœurs; l'évènement n'a que trop justifié ses craintes (f). Car il ne méprisoit point la médecine des Grecs, puisque le peu qu'il en savoit, il le tenoit d'eux. Il suffit pour s'en convaincre, de comparer ce

CATON le Censeur.

(c) Plin. *Hist. nat. loc. citat.*

(d) *Opici*, peuples d'Italie dont la langue étoit un mélange confus de mauvais grec & de mauvais latin. On a prétendu qu'ils tiroient ce nom de celui de certains serpens. *Voy.* Charles Estienne, *Diction. historic.* & Ortelius, *Thesaur. geographic.*

(e) M. Rousseau, de Genève, qui par la pureté & l'austérité de ses mœurs, est digne de l'ancienne Rome.

(f) *Verisimile est*, dit Celse (*præf. lib I, de Medicinâ*) *inter non multa auxilia adversæ valetudinis, plerumque tamen eam bonam contigisse (Græcis) ob bonos mores, quos neque desidia neque luxuria vitiarart. Siquidem hæc duo corpora priùs in Græciâ, deinde apud nos afflixerunt.*

qui nous reſte de ſes connoiſſances médicinales dans ſon Traité *de re ruſticâ*, avec ce que l'on a vu de la matière médicale des Médecins Grecs. Le chou ſi vanté par ces derniers, étoit ſon ſpécifique, ſon remède univerſel. Il en connoiſſoit de trois eſpèces ; mais c'étoit au chou friſé, *apiacon (g)*, qu'il attribuoit le plus de vertu. Dans les plaies, les ulcères, les abcès du ſein ; dans les cancers, les carcinomes ; dans les maladies des yeux, dans les contuſions, dans les luxations, c'étoit toujours au chou qu'il avoit recours. Il le faiſoit appliquer broyé, tantôt ſeul, tantôt mêlé avec quelque médicament, comme le miel, le ſel, la farine d'orge, &c. Dans les fiſtules, il conſeilloit d'en introduire une petite côte en forme de tente. Si l'orifice de la fiſtule étoit trop étroit pour l'y faire entrer, il y injectoit le ſuc de cette plante. On en mettoit une certaine quantité dans une petite veſſie, à laquelle étoit exactement adapté un tuyau de plume, & en preſſant la veſſie, on faiſoit entrer la liqueur dans la fiſtule, par le moyen de ce tuyau. Voilà le premier exemple d'injection dans les plaies qui ſe rencontre dans l'hiſtoire de l'Art.

« S'il vous vient, dit encore Caton, un polype dans le
» nez, reniflez fortement du chou ſauvage deſſéché & réduit en
» poudre, en trois jours le polype tombera. Après ſa chute
» continuez encore le même remède quelques jours, ſi vous
» voulez détruire les racines du polype. Pour une ſurdité, pilez
» du chou dans du vin, exprimez-en le ſuc, faites-le diſtiller
» goutte-à-goutte dans votre oreille, & vous ne tarderez pas à
» vous apercevoir que vous entendez mieux. Enfin appliquez
» un peu de chou ſur une dartre vive & elle guérira ſans s'ul-
» cérer *(h)* ». On lit dans le même ouvrage la formule d'un
charme *(i)* pour guérir les luxations, d'où le Clerc conclud

que

(g) Pline, *lib. X X, cap. VIII*, lit *Apiana* au lieu d'*Apiacon; & lib. XX, cap. IX*, il ajoute que ce nom lui vient de la reſſemblance de ſes feuilles avec celles de l'ache que les Latins nommoient *Apium*.

(h) Cato, *de re ruſticâ*, cap. CLVII.
(i) Voici cette formule : *Luxum ſi quod eſt, hac cantione ſanum fiet. Harundinem prende tibi viridem P. 4. ou 5. longam. Mediam diffinde, & duo homines teneant ad coxendices. Incipe cantare*

que Caton approuvoit les remèdes superstitieux : mais il faut examiner en quel sens. Il n'est pas vraisemblable que Caton qui connoissoit la futilité des Augures, des Devins, des Aruspices, des Astrologues, puisqu'il défendoit *(k)* aux Métayers de les consulter, ait cru qu'on pût remettre des os déplacés avec des mots barbares & inintelligibles. En les publiant, en les approuvant même, il pensoit moins donner un remède qu'amuser le peuple disposé à se prévenir pour ces frivolités. Car à considérer l'austérité des mœurs de Caton, & son amour pour sa Patrie, il étoit homme à préférer la mutilation ou la perte de quelques Citoyens à l'introduction de la mollesse dans la République.

Le mauvais succès d'Archagatus à Rome, en avoit éloigné les Médecins Grecs. C'est sans doute ce qui a fait dire à quelques auteurs, que les Médecins en avoient été chassés du temps de Caton : mais c'est une assertion dénuée de toute preuve & qu'on peut mettre au rang des mensonges historiques. On a même des faits qui déposent du contraire. Il est parlé dans la vie de Caton d'un Ambassadeur Romain, qui *(l)* avoit un grand vuide au crâne pour avoir été trépané. Or, une pareille opération suppose des connoissances que la Chirurgie des Romains, telle qu'elle étoit alors, n'eût osé tenter, d'où il paroît qu'on souffroit au moins parmi eux quelques Chirurgiens étrangers, tels que les Égyptiens, dont les mœurs faisoient moins d'ombrage à la sévérité de Caton.

On peut rapporter à cette époque la première mention qu'on ait faite de la maladie connue sous le nom de *Dragoneau* ou *veine de Médine*. On la doit à Agatarchides, Philosophe

---

cantare in alio. S. F. Motas væta daries Dardaries, Astataries dissunapiter, usquedum coëant. *Ferrum insuper jactato. Ubi coïerint & altera alteram tetigerit, id manu prende, & dextra, sinistra præcide. Ad luxum aut ad fracturam alliga, sanum fiet, & tamen quotidie cantato in alio, S. F. vel luxato.* Vel hoc modo, huat, haut, haut, ista, sis, tar, sis, ardannabon dunnaustra. Cato. loco citato, cap. CLX.

(k) Idem, loco citato, cap. I.

(l) Plutarc. in vitâ Caton.

Le Dragoneau ou veine de Médine.

& Historien, qui vivoit sous le règne de Ptolémée Philometor. Cet Historien raconte que les Peuples des environs de la mer rouge, sont sujets à une maladie particulière. Certains petits dragons ou serpens leur mangent les bras & les jambes dans lesquelles ils croissent : ces animaux mettent quelquefois la tête au dehors, mais aussitôt qu'on les touche, ils rentrent & s'enfoncent dans les chairs où ils se replient, & forment des tumeurs, des inflammations & causent des douleurs insupportables. Plutarque qui nous a conservé cette anecdote, ajoute qu'on n'avoit jamais vu cette maladie auparavant : cela peut être *(m)*. Mais il se trompe manifestement lorsqu'il dit qu'elle n'a pas été observée depuis : car elle est décrite par la plupart des Arabes, & même par quelques Grecs, entre lesquels on peut citer Galien.

ASCLEPIADE.

Voilà à peu-près tout ce qu'on sait de l'état de la Chirurgie, dans l'intervalle de cent ans qui s'écoulèrent depuis Archagatus jusqu'à Asclepiade. Ce dernier étoit de Prusa *(n)*, ville de Bithynie. Il vint du temps du grand Pompée à Rome, où il se mit à enseigner la Réthorique; mais cet état ne remplissant point ses projets de fortune, il se tourna du côté de la Médecine. En charlatan habile & délié, il prit une route tout-à-fait contraire à celle d'Archagatus. Persuadé que, pour réussir, il falloit moins de connoissances que d'esprit, il suppléoit au défaut de l'expérience & du savoir, par l'agrément & la vivacité de sa conversation. Plus hardi qu'Hérophile & ses Sectateurs, il osa renverser toute la Médecine d'Hippocrate, qu'il appeloit ironiquement une méditation ou une étude de la mort. *(o)* Enfin rappelant la Médecine aux causes, il en fit une Science tout-à-fait conjecturale. Les principaux remèdes qu'il ordonnoit étoient l'abstinence des alimens & quelquefois du vin, les frictions, la promenade, la gestation. Comme on est disposé, dit Pline, à croire vrai tout ce qui est facile, l'enthou-

---

(m) Plutarc. *Symposiac. lib. VIII, quæst. IX.* = Strab. *Geograph. lib. XIV.*
(n) Plin. *Hist. nat. lib. XXVI, cap. III.*
(o) Galen. *de venæ sect. adverf.* Erasistrat. *cap. V.*

fiasme alla jusqu'à le faire regarder comme un Dieu. Asclepiade, pour gagner les esprits, se prêtoit à propos aux caprices des malades qui demandoient du vin ou de l'eau froide. Herophile avoit le premier recherché les causes des maladies, Cléophante avoit introduit l'usage du vin; mais lui, pour se donner un air de novateur, se fit appeler *donneur d'eau froide*. Sachant que la nouveauté a toujours l'avantage de plaire & d'intéresser, c'étoit tous les jours quelque invention nouvelle. Il imagina des lits suspendus, où il faisoit bercer les malades pour les endormir ou pour émousser le sentiment de la douleur. Pour flatter la mollesse des Romains, il avoit porté le rafinement de la sensualité dans l'usage des bains. Toutes ces innovations servoient de distraction aux malades & d'occupation à l'orgueilleuse oisiveté des riches. Enfin, il n'oublioit rien de ce qui pouvoit attirer sur lui les regards de la multitude. On dit qu'en passant par les rues de Rome *(p)*, il aperçoit un convoi; appuyé de l'autorité que lui donnoit sa réputation, il s'écrie que la personne n'est pas morte: on s'arrête, il administre quelques secours, & le mourant est rendu à la vie. Si cette cure est une affaire concertée, elle achève le tableau. On rira sans doute de la sotte crédulité des Romains. Eh pourquoi? Manquons-nous d'Asclepiades, & nos Asclepiades manquent-ils d'admirateurs?

Une maxime séduisante d'Asclepiade, étoit que le Médecin doit guérir d'une manière *sûre, prompte & agréable (q)*. Le beau projet! Il seroit bien à souhaiter, dit Celse, qu'on l'exécutât; mais il y a presque toujours du danger à se trop presser & à trop ménager la délicatesse des malades.

Asclepiade n'avoit pas tellement abandonné la pratique des anciens qu'il n'y revînt quelquefois. Dans l'esquinancie, il suivoit la pratique d'Hippocrate & celle des anciens: il paroît seulement s'en écarter en faisant scarifier les amygdales & les environs de la luette, lorsque l'inflammation augmentoit.

(p) Celf. *lib. II, c. VI.* = Plin. *lib. VII, c. XXXVII.* = Apulée. *Florid. lib. IV.*
(q) Celf. *lib. III, cap. IV, initio.*

Cœlius-Aurelianus blâme ces scarifications, disant qu'elles peuvent produire une hémorragie qu'on ne peut arrêter sans faire suffoquer le malade ; que si on ne l'arrête pas, il en périt, & qu'enfin, si l'on est assez heureux pour éviter l'hémorragie, on n'évite pas la gangrène. Si ces scarifications étoient sans succès, comme elles devoient l'être, Asclepiade pour prévenir la suffocation en venoit à la *laryngotomie*, c'est-à-dire, à l'ouverture de *la trachée artère* ou du larynx ; opération qu'il disoit avoir été pratiquée par les anciens. Comme il ne nous reste dans les écrits que nous en avons aucune trace de cette opération, nous ne savons, ni ne pouvons savoir s'ils l'ont pratiquée. Cependant, il paroît plus naturel de s'en rapporter à l'aveu que fait Asclepiade de n'en être pas l'inventeur, qu'à Cœlius-Aurelianus, qui nous la donne pour une invention téméraire de ce Médecin.

Opération de la Laryngotomie.

Asclepiade approuvoit la paracentèse dans l'hydropisie *(r)*, pourvu qu'on ne fit qu'une petite ouverture. Dans la leucophlegmatie, il croyoit les secours Chirurgicaux beaucoup plus efficaces que tous les médicamens *(s)*. Il faisoit faire à la malléole interne des incisions qui ressembloient plus aux scarifications qu'aux mouchetures. Après avoir évacué une certaine quantité d'eau, il fermoit les ouvertures avec la charpie & le bandage, & renouveloit l'évacuation quand il le jugeoit à propos. Ces scarifications pourroient être quelquefois utiles, si l'on s'appliquoit à écarter par les remèdes convenables la gangrène qui s'empare le plus souvent des endroits scarifiés.

Ce Médecin ne se démentit point jusqu'à la mort ; car ayant défié la fortune en disant qu'il consentoit qu'on ne le crût point Médecin, s'il étoit jamais attaqué d'aucune maladie, cette fanfaronade lui réussit. Il mourut dans un âge très-avancé, par une chute qu'il fit du haut d'un escalier *(t)*.

Tant de succès attirèrent à Asclepiade une foule de disciples.

(r) Cælius Aurel. *auctuar. passion. lib. III, cap. IV.*
(s) Idem. *Morb. chronic. lib. III, c. VIII.*
(t) Ætius, *lib. X. cap. XXX.*

On compte dans ce nombre un Themison de Laodicée, qui marcha dignement sur les traces de son maître, puisqu'il forma lui-même une Secte. C'est le chef de la Secte que les Médecins nomment *méthodique*. Il eut, comme la plupart des novateurs fameux, beaucoup de malades & peu de succès. Telle est au moins l'idée que nous en a laissée Juvenal *(x)*. Themison est le premier qui ait parlé de l'application des sangsues *(y)*, qu'il ne donne cependant pas comme un remède nouveau. Ses disciples les employoient en plusieurs occasions. Ils appliquoient les ventouses à la partie d'où les sangsues s'étoient détachées pour tirer plus de sang. Le Clerc soupçonne que c'est un remède empirique qui peut être venu des Paysans. Ce soupçon est assez fondé : car encore aujourd'hui le peuple des campagnes dit que la sangsue a la propriété de tirer le *mauvais sang*. A Mirecourt, en Lorraine, les femmes qui ont passé le temps critique vont, à la moindre incommodité qu'elles éprouvent, pour se faire tirer du sang, se mettre jusqu'aux genoux, dans une marre pleine de sangsues. Ce n'est ni le seul cas ni le seul pays, où ce remède soit d'un usage familier.

THÉMISON.

On range encore parmi les Sectateurs d'Asclepiade un Cassius que Celse considère comme le plus ingénieux des Médecins de son siècle *(z)*. On seroit porté à croire par cette épithète *ingénieux*, que c'est le Cassius Médecin-Philosophe dont nous avons quatre-vingt-quatre problèmes de Médecine écrits en Grec. Les questions traitées dans ce petit ouvrage sont assez curieuses pour le temps où il est écrit. Dans la première, on demande pourquoi les ulcères ronds sont plus difficiles à cicatriser que les autres ? Après avoir exposé le sentiment des Sectateurs d'Herophile & celui d'Asclepiade sur ce sujet, Cassius répond

CASSIUS, Médecin-Philosophe.

(u) Plin. *Hist. nat. lib. VII*, cap. *XXXVII*.
(x) .... *Quorum si nomina quæras,*
Promptius expediam, quotam averit Oppia mœchos,
Quot Themison ægros autumno occiderit uno.
(y) Cæl. Aurelian. *acutor. lib. III*, cap. *III*.
(z) *Ingeniosissimus seculi nostri Medicus.* Celf. *lib. I*, *præfat.*

que dans les ulcères ronds, les parties saines sont également éloignées les unes des autres, ce qui fait qu'elles ont plus de peine à se joindre; tandis que dans les ulcères qui ont des angles, les parties saines de la peau, où la cicatrice doit commencer se trouvant plus voisines, particulièrement vers l'extrémité des angles, la cicatrice s'y forme plus aisément & les bords de l'ulcère qui sont les plus proches l'un de l'autre, se joignent avec plus de facilité, ce qui continue jusqu'à ce que toute la partie soit couverte. C'est donner assez ingénieusement la raison de ce qui n'est pas.

La solution du troisième problème est plaisante. Il s'agit de décider pourquoi, lorsque l'inflammation est cessée & que l'ulcère se guérit, il y a de la démangeaison? Il répond que comme alors l'humeur & l'esprit naturel devenus plus forts chassent du corps ce qui est étranger, la Nature s'égaie parce qu'elle se débarrasse de ce qui la surcharge.

La neuvième question est de savoir pour quelle raison il survient des convulsions & la mort même, dans les plaies profondes du cerveau, où la dure-mère est blessée, quoique le malade paroisse réchappé & que la plaie tende à cicatrice? Il répond que, comme le cerveau a naturellement un mouvement continuel, la membrane qui l'enveloppe s'ulcère par le froissement répété qu'elle éprouve contre les os voisins dont on a détaché des fragmens. De cette ulcération s'ensuit une collection de matière purulente qui ne peut s'échapper, parce que les chairs se sont déjà réunies par-dessus, d'où il arrive que cette collection purulente se porte sur les principales parties du cerveau & les comprime au point de produire la convulsion. On connoît ici l'effet de l'épanchement, mais on n'en a pas saisi les vraies causes.

La dixième & la onzième question sont si absurdes, qu'on nous saura gré de les supprimer. La dix-neuvième est plus raisonnable. On demande pourquoi dans la cataracte on voit certains corpuscules comme des mouches, des puces, des fourmis? Ne semble-t-il pas naturel, répond Cassius, que par la configuration que prend l'humeur en devenant concrète, de femblables corpufcules fe préfentent aux yeux? *L'efprit vifuel* agit avec la même force, mais il eft offufqué par les particules concrètes de cette humeur. Telle étoit leur première configuration, telles doivent être les images des objets extérieurs.

On veut favoir par la quarante & unième queftion, pourquoi dans les plaies de tête, où les membranes du cerveau font offenfées du côté droit, le côté gauche tombe en paralyfie *& vice verfâ ?* On conçoit la queftion, quoiqu'elle ne foit pas exacte. Caffius répond que cela vient de ce que les nerfs qui tirent leur origine de la bafe du cerveau, fe croifent, de manière que ceux qui viennent de la partie droite de cette bafe, fe portent vers le côté gauche, & que ceux qui partent de la gauche vont fe rendre au côté oppofé. Hippocrate avoit déjà obfervé ce phénomène, dont il ne donne point de raifon. La folution de Caffius eft admife par plufieurs anatomiftes; mais Morgagni ne tient point ce croifement de nerfs pour conftant, & des expériences modernes ont confirmé fon opinion.

Dans la queftion fuivante, on demande pour quelle raifon les bleffés tombent toujours du côté du coup. A une queftion fauffe, on ne fauroit donner de bonne folution que la négative.

Le quatre-vingt-quatrième problème roule fur un fait mal obfervé, mais féduifant par fes apparences. On veut favoir pourquoi dans les defcentes qui furviennent à la fuite d'un coup, les tégumens communs de l'abdomen reftent entiers, tandis que le péritoine qui eft interne fe rompt. Caffius répond *que cela dépend de la nature des parties : car les tégumens du bas-ventre étant charnus & flexibles, & le péritoine tendu, c'eft pour cela qu'il fe rompt par la réfiftance qu'il oppofe au corps qui le frappe. On voit arriver la même chofe dans les fractures des os qui ne font point accompagnées de plaies.*

En voilà affez & trop peut-être fur ce Sophifte. Il vivoit à peu-près vers la fin du règne d'Augufte qui fut le fiècle de la politeffe, du bon goût, & l'époque la plus brillante des

Sciences & des Arts parmi les Romains. Mais l'horizon le plus pur a toujours quelque nuage. Une des choses qui déshonorent ce siécle éclairé, n'est pas tant parce que les esclaves ont exercé la Médecine & la Chirurgie, que parce qu'il y a eu des esclaves. Car, que des esclaves se soient mêlés de l'art de guérir, dans un temps où chacun pouvoit être Médecin sur sa parole, où l'on n'avoit d'autre Juge de ses talens & de son savoir que la prévention illusoire & flottante du Public ; cela n'est pas difficile à concevoir. Ce qui devroit surprendre, c'est que de nos jours, où les mœurs & la capacité de ceux qui suivent cette profession, sont reconnues & confirmées par l'examen & le suffrage de Juges honnêtes & éclairés, des personnes de la première considération prodiguent leur confiance à des hommes ignobles, dénués de toute connoissance, à des hommes enfin auxquels *on n'a pas voulu donner ses pieds à chauffer (a)*.

Mais à quoi sert de fronder des erreurs toujours renaissantes ? Dévoués, par état, par goût, par honneur au bien public, oublions les erreurs des hommes pour nous occuper de leur conservation, en dépit d'eux-mêmes, & pour faire connoître ceux qui ont couru la même carrière d'une manière utile.

TRIPHON, père.
EVELPISTE.
MEGÉS.

Vers le même temps, « il y eût à Rome, dit Celse, des Chirurgiens habiles & distingués ; tels ont été Triphon père, Evelpiste fils de Phlegès, & Megés, plus savant qu'eux tous, comme on peut en juger par ses écrits. La Chirurgie est redevable de ses progrès aux changemens heureux qu'y ont introduits ces grands hommes *(b)* ».

Celse a connu leurs ouvrages qui sont perdus depuis longtemps. C'est sans doute dans ces mines riches & fécondes, qu'il a puisé tout ce qu'il nous a laissé sur la Chirurgie. Cela paroît d'autant plus certain que les anciens ne l'ont point

---

(a) .... *Quantæ putatis esse vos dementiæ*
Qui capita vestra non dubitatis credere
Cui calceandos nemo commisit pedes ! Phæd. fabl. XIV.
(b) Celf. præfat. lib. VII.

connu

connu comme Médecin. On ne fait même encore quelle profession il a suivie. La diversité des opinions à cet égard vient de ce qu'il a écrit sur plusieurs arts d'une manière *(c)*, dit Quintilien, à persuader qu'il étoit versé dans chacun. Car ayant traité de la Rhétorique, de l'art Militaire, de l'Agriculture, on seroit aussi bien fondé à dire qu'il étoit Orateur ou Homme de guerre, que Médecin. Il y a plus : Pline qui nous donne une liste des auteurs cités dans son Histoire naturelle, & qui distingue avec exactitude ceux qui étoient Médecins de ceux qui ne l'étoient pas, range toujours Celse parmi les derniers. Nous n'ignorons pas que Galien *(d)* cite un *Cornelius Medecin*, que Scaliger & Rhodius *(e)* prétendent être le même que Celse ; mais on ne voit pas sur quel fondement. Car pourquoi supposer que Galien ait plutôt cité le prénom de Celse que son nom même ? Le Clerc qui est du même sentiment, croit *(f)* l'appuyer en disant que *Celse décide hardiment, & comme de son chef, les questions les plus difficiles de la Médecine;* mais est-il bien étonnant que Celse qui avoit étudié les matières qu'il traitoit, &. qui les étudioit en les traitant, ait pris un parti dans les opinions discutées entre les auteurs ? Est-il surprenant qu'il ait même interposé son avis selon ce que la raison lui dictoit ? Tous les jours on voit un homme instruit, sans être Médecin, adopter en Médecine l'opinion qui lui paroît la mieux appuyée, & l'on ne s'avise pas d'en conclure qu'il est Médecin. Quoi qu'il en soit, Celse n'est guère connu que par ses écrits. On convient assez généralement qu'il étoit de Rome. Il y a eu plusieurs hommes du même nom ; mais celui dont il s'agit, est *Aulus*, ou, selon presque tous les écrivains, *Aurelius Cornelius Celsus*. Quoiqu'on ne puisse dire précisément le temps de sa naissance ni celui de sa mort, on sait par des autorités non suspectes, qu'il vivoit sous les règnes d'Auguste,

---

(c) Quintil. *Institut. Or. lib. XII*, cap. 11.

(d) Medicamentor. local. lib. IX, cap. V.

(e) Rhod. in Scribon. Larg. *compos.* XCIV.

(f) Hist. de la Médecine, *IIe part.* liv. *IV*, Sect. *II*, cap. 4.

de Tibère & de Caligula. Columelle qui écrivoit sous l'empire de Claude, en parle comme d'un auteur contemporain *(g)*, Celse lui-même *(h)*, dit du Médecin Themison, disciple & successeur d'Asclepiade, qu'il avoit depuis peu *(nuper)* fait quelques innovations dans la doctrine de son maître. Or, il est constant que Themison exerçoit la Médecine à Rome du temps d'Auguste : ainsi il est vraisemblable que Celse écrivoit sur la fin du règne de cet Empereur, ou vers le commencement de celui de Tibère.

Il paroît que Celse n'avoit étudié la Médecine que comme une branche de la Philosophie & non dans l'intention de la pratiquer; du moins Columelle nous induit à le penser *(i)*. En cela Celse marchoit sur les traces des plus célèbres Philosophes de l'antiquité, qui embrassoient dans le plan de leurs études, tout ce qui concerne la Nature, ou si l'on veut, la Physique. Si Quintilien traite Celse *d'esprit médiocre (k)*, c'est en le comparant avec Homère, Platon, Aristote, Caton, Varron & Cicéron : or, sans les avoir égalés, c'est beaucoup d'être admis à la comparaison. Il est encore après eux bien des places honorables. On peut donc considérer Celse comme un bel esprit de son siècle, & comme un Littérateur dont les connoissances étoient étendues & variées.

Toute la Médecine de cet auteur est contenue en huit livres. Ce sont d'excellens Mémoires, qui ne nous instruisent pas seulement de l'état de la Chirurgie de son siècle, mais encore des progrès qu'avoit fait cet art depuis Hippocrate jusqu'à lui. Son style élégant, serré, concis, lui a mérité le titre de *Cicéron des Médecins*. Cet ouvrage nous devient d'autant plus précieux, que nous avons perdu les écrits de tous les Chirurgiens de son temps & même des âges précédens. Les quatre premiers livres de la Médecine de Celse, traitent des maladies

---

(g) Columell. *de re rustica*, lib. *III*, cap. *XVII*. = lib. *IV*, cap. *VIII*. = lib. *I*, cap. *I*.

(h) Celse, *loco citato*.

(i) *Cornelium Celsum non solùm agricolationis, sed universæ naturæ prudentem.* De re rusticâ, liv. *II*, cap. *II*.

(k) *Institut. Orator.* lib. *XII*, c. *II*.

DE LA CHIRURGIE. Liv. IV. 355

internes ou de celles qui se guérissent particulièrement par la diète. Le cinquième & le sixième renferment les maladies externes, qu'on ne traitoit alors que par les médicamens, & les deux derniers sont uniquement consacrés aux maladies chirurgicales. Cette distribution est relative au partage de l'art en trois professions: mais aujourd'hui ce partage n'étant plus le même, les quatre derniers livres qui traitent des maladies externes, appartiennent entièrement à la Chirurgie.

Celse commence l'exposition de la Théorie Chirurgicale, par le portrait du Chirurgien. « Il doit être jeune *(l)* ou du moins peu avancé en âge; il faut qu'il ait la main ferme, « adroite, & qu'il se serve de la gauche comme de la droite: « qu'il ait la vue claire, perçante; qu'il soit courageux, intrépide, « de manière qu'il suive constamment la résolution de guérir « celui qui se confie à ses soins; que sans être touché de ses « cris, il coupe tranquillement ce qu'il faut & rien de plus ; « enfin qu'il remplisse toutes ses fonctions, comme si les plaintes « du malade ne faisoient aucune impression sur lui. »

Cette sécurité, cette confiance en soi-même que les malades partagent toujours, doit être fondée sur la connoissance des maladies, sur celle des remèdes & des opérations propres à les combattre. Or, Celse réduit les dérangemens qui peuvent survenir au corps humain à cinq espèces générales. 1.° Lorsque quelque chose lèse les fonctions à l'extérieur comme dans les plaies. 2.° Lorsqu'il y a quelque corruption interne comme dans le cancer. 3.° Lorsqu'il s'est formé quelque corps étranger, comme une pierre dans la vessie. 4.° Lorsqu'une partie augmente contre nature, comme les veines qui deviennent variqueuses. 5.° Enfin, lorsqu'il manque quelque chose à une partie ou qu'elle est mutilée *(m)*. L'ordre qu'il a suivi, & qui nous paroît assez exact & assez naturel pour n'y rien changer, est de traiter les maladies qui attaquent indistinctement toutes les parties du corps, & de passer ensuite à celles qui sont particulières

CELSE.
Division générale de la Chirurgie.

(l) Celf. præfat. lib. VII.   *(m)* Idem, lib. V, cap. XXVI, §. 1.

Y y ij

à chaque partie. Il commence par les solutions de continuité. La première chose qu'un Chirurgien doit savoir, est de distinguer les blessures faciles à guérir d'avec celles qu'on guérit difficilement, & celles qui sont guérissables d'avec celles qui ne le sont pas; parce qu'il est d'un Chirurgien prudent de ne point entreprendre un malade qui ne peut guérir, de crainte qu'on ne l'accuse d'avoir tué un homme que la nature de sa maladie devoit faire périr infailliblement. Il mêle des conseils politiques aux préceptes Chirurgicaux. Lorsque le danger est grand, mais que le mal n'est pas absolument sans ressource, il conseille de faire connoître aux amis du malade combien la cure est difficile, parce que s'il arrivoit que le mal fût plus fort que les remèdes, on pourroit soupçonner le Chirurgien d'en avoir imposé ou d'avoir ignoré le danger. Il veut en même-temps que loin de grossir le mal pour se faire valoir, ce qui seroit un acte de charlatanisme, il promette au malade un prompt rétablissement; afin de se mettre par-là dans la nécessité de donner tous ses soins & d'empêcher qu'un mal léger par lui-même ne devienne plus grand pour avoir été négligé. Quant aux plaies incurables, il ne parle que d'après Hippocrate. Il range parmi celles qui sont difficiles à guérir les plaies du poumon, du foie, de la dure-mère, de la rate, de la matrice, de la vessie, des intestins, du diaphragme, en quelqu'endroit de ces viscères qu'elles puissent être situées. Il juge le danger extrême si la pointe du trait a pénétré jusqu'aux gros vaisseaux renfermés sous les aisselles & les jarrets, ou dans les environs. Il reconnoît pour dangereuses les plaies où il y a quelque gros vaisseau ouvert, parce que l'hémorragie peut faire périr le blessé, non-seulement dans la lésion des veines des aisselles & des jarrets, mais encore de celles qui vont aux testicules & à l'anus *. Il regarde comme fâcheuse toute blessure au dedans des cuisses, entre les os des îles, entre les côtes & entre les doigts. Il voit du même œil celle d'un muscle,

Plaies difficiles à guérir.

---

* Il semble inutile d'avertir que souvent Celse ne distingue pas les veines des artères, en quoi il n'est pas excusable, puisque cette distinction étoit établie de son temps.

d'un nerf, d'une artère, d'une membrane, d'un os ou d'un cartilage. Mais il a tort de mesurer, même en général, le danger d'une plaie sur son étendue.

Les plaies les plus faciles à guérir sont celles des chairs, que Celse trouve cependant plus ou moins importantes, selon la partie qu'elles occupent & selon l'espèce & la forme de la plaie. Car il observe qu'une plaie contuse est pire qu'une simple solution de continuité; d'où il infère qu'il vaut beaucoup mieux avoir été blessé par un trait pointu que par un trait obtus, toutes choses sans doute égales d'ailleurs.

Plaies faciles à guérir.

Nous ne nous arrêterons pas aux différences abusives que Celse, avec presque tous les Anciens, tire de la forme des plaies. Celles qu'il établit par rapport à l'âge, au tempérament, à la manière de vivre du blessé, à la saison de l'année, méritent d'être rapportées. Il observe qu'un enfant ou un jeune homme guérit plus aisément qu'un vieillard; un homme sain, vigoureux, exercé, mieux que celui qui est oisif, délicat, caçochime; qu'on guérit plutôt une personne d'un embonpoint médiocre, que celle qui est trop grasse ou trop maigre, & celle qui est sobre, tempérante, qu'une autre qui seroit adonnée au vin ou aux plaisirs de l'amour.

Différences des plaies, relatives à leur forme.

Différences prises de l'âge, &c.

Pour ce qui est de la saison, celle qu'il juge la plus propre à la cure des plaies, est le printemps, ou du moins un temps qui ne soit ni chaud ni froid; car il ne voit rien de plus contraire aux plaies que l'excès du froid ou du chaud, ou les variations & le passage subit de l'un à l'autre; c'est en cela qu'il croit l'automne pernicieuse aux blessés.

De la Saison.

La plupart des blessures sont exposées à la vue; mais Celse remarque aussi qu'il en est dont on ne peut connoître la nature que par le dérangement des fonctions des parties internes. Comme il est beaucoup de cas qui se ressemblent, & qu'il est important de distinguer si la plaie est superficielle ou pénétrante, il en conclud qu'il est nécessaire de rassembler les signes qui font juger quelle partie interne est lésée, & ce que l'on a à espérer ou à craindre.

Plaies pénétrantes.

Les signes des différentes blessures que nous allons exposer d'après lui, n'offrent rien de fort lumineux, & cela doit être. Les foibles connoissances qu'on avoit des parties internes & de leurs usages, la difficulté qu'il y avoit à établir la vérité des faits sur l'inspection des cadavres ont long-temps été un obstacle au progrès de l'art sur ce point. D'ailleurs aujourd'hui même avec des connoissances plus positives & plus étendues, si le diagnostic est plus sûr, on ne peut encore porter un pronostic dans ces sortes de plaies qu'avec la plus grande circonspection.

Signes des Plaies du cœur. « Si le cœur est blessé, dit Celse, le sang coule en abondance, le battement des artères languit, la pâleur se répand sur le visage, viennent des sueurs froides & de mauvaise odeur, les extrémités sont froides & la mort suit de près ». Nous observerons que les sueurs de mauvaise odeur ne sont rien moins que constantes, & que de plus ces signes ne sont pas plus particuliers à la lésion du cœur qu'à celle des gros vaisseaux.

Du Poumon. Le Diagnostic qu'il tire de la blessure du poumon, ne paroît pas formé d'après l'observation d'un grand nombre de plaies de ce viscère. Dans ce cas, il dit que la respiration est laborieuse, accompagnée de sifflemens; que le sang qui sort par la bouche est écumeux, tandis que celui qui s'échappe par la plaie est vermeil; qu'enfin le blessé se trouve mieux, peut parler, lorsqu'il est couché sur la plaie, & que couché sur le côté sain il perd la voix.

Du Foie. Les signes qu'il donne de la lésion du foie, sont un épanchement de sang considérable dans l'hypocondre droit, le soulagement qu'on éprouve à être couché sur le ventre, des douleurs poignantes qui s'étendent depuis la partie blessée jusqu'à la clavicule & même jusqu'à l'omoplate, à quoi se joint quelquefois un vomissement bilieux. Pour l'affaissement des hypocondres dont il parle, ce ne peut être que le présage d'une mort prochaine, puisque dans l'état de la plaie, il y a plutôt de la tension que de l'affaissement.

Des Reins. Les signes de la blessure des reins sont plus exacts: il dit que la douleur se fait sentir jusqu'aux aines & même aux testicules, que les urines coulent en petite quantité, & que quelquefois même on ne rend que du sang.

Du temps de Celse on ne regardoit plus, avec Démocrite, la rate comme un hôte inutile, nuisible au corps, & qui ne fait que dormir vis-à-vis du foie *(n)*; mais on croyoit que le sang de ce viscère étoit noir : préjugé fort ancien, comme on voit, & qui s'est soutenu jusqu'au commencement de ce siècle. Dans la blessure de la rate, « il s'écoule, dit Celse, un sang *noir*, l'hypocondre & l'estomac s'étendent & se durcissent du même côté. Le malade éprouve une soif ardente, & vers la clavicule il ressent les mêmes douleurs que dans la blessure du foie ». De la rate.

Voici les signes que Celse donne de la lésion de la matrice. Il y a douleur aux aines, aux hanches, aux cuisses, & il survient un vomissement bilieux. Il y a des femmes qui perdent l'usage de la parole, d'autres celui de la raison ; d'autres tout-à-fait à elles-mêmes, disent ressentir de vives douleurs dans les nerfs & aux yeux ; enfin, elles meurent avec les mêmes symptômes que dans la blessure du cœur. D'après cela, y auroit-il de la témérité à assurer que Celse n'a jamais vu de blessure de la matrice ? De la matrice.

Celse n'ajoute presque rien au diagnostic des plaies du cerveau & de la dure-mère, établi par Hippocrate. Ce qu'il dit de plus que lui, c'est que les malades ont l'air féroce, les yeux hagards, errans de côté & d'autre, & qu'avant de mourir la plupart déchirent leur bandage & mettent la plaie à découvert. Du Cerveau.

Il donne bien une partie des signes de la blessure de l'œsophage, quand il dit qu'elle est suivie de hoquets, de vomissemens de matières bilieuses, & qu'on rend sur le champ la nourriture & la boisson qu'on a prise ; mais le battement languissant des artères, les petites sueurs, les extrémités froides, ne sont pas des signes propres à l'organe dont il parle, à moins qu'en même temps il n'y ait lésion des plexus nerveux. De l'Œsophage.

Il a encore décrit assez exactement les signes de la blessure

---

(n) Epist. ad Hippocrat.

De l'Eſtomac. de l'eſtomac, en diſant que les alimens & la boiſſon ſortent par la plaie, que les hypocondres ſe tendent, & qu'on rend quelquefois par la bouche une bile jaune. Il ajoute que les ſignes de la léſion de l'inteſtin *jejunum*, ſont les mêmes, avec cette différence que le ſiége de la plaie de cet inteſtin eſt plus bas; mais il ne faut pas s'y tromper; c'eſt, comme on le peut voir par ſa deſcription des inteſtins *(o)*, qu'il confondoit ſous ce nom le *duodenum* & le *jejunum*, qu'on avoit cependant diſtingués avant lui.

De la moelle épinière. Quant à la léſion de la moelle épinière, Celſe en a décrit les ſignes d'une manière moins ſatisfaiſante qu'Hippocrate. Dans les bleſſures du diaphragme, il dit que les entrailles, ou plutôt le diaphragme ſe retire en haut: qu'on ſent des douleurs dans l'épine: que la reſpiration eſt lente, & que le ſang qui ſort par la plaie eſt écumeux.

De la Veſſie. Par les ſignes de la léſion de la veſſie, il paroît que Celſe regardoit, avec Hippocrate, les plaies de ce viſcère comme mortelles *(p)*, quoiqu'il ſoit prouvé par l'expérience qu'elles ne le ſont pas.

Ces ſignes, ſelon lui, ſont des douleurs dans les aines, tenſion au-deſſus du pubis, l'écoulement du ſang par l'urètre, & celui de l'urine par la plaie, irritation de l'œſophage, d'où s'enſuivent vomiſſement bilieux, hoquet, le froid des extrémités & la mort.

Manière d'extraire les corps étrangers des différentes parties du corps ſelon Celſe. Celſe obſerve qu'on a ſouvent de la peine à retirer les traits reſtés en différentes parties du corps, ſoit par l'eſpèce des traits, ſoit par la nature des parties où ils ont pénétré. Il dit que tous les traits en général ſe tirent du côté par lequel ils ſont entrés, ou par celui vers lequel ils tendent. Dans le premier cas, le trait s'eſt frayé lui-même une route par laquelle on doit le tirer. Dans le ſecond, il faut en pratiquer une par l'inſtrument tranchant, en inciſant la chair ſur la pointe du trait; s'il n'eſt point entré fort avant, s'il eſt reſté au bord des chairs, ou

---

(o) Celſ. *lib. IV, cap. I.*
(p) De morb. liv. I & IV. = *Pœnction. Coac.*

du

du moins s'il ne paſſe pas les endroits où il y a des nerfs ou de gros vaiſſeaux, il ne voit rien de mieux à faire que de le retirer du côté par lequel il eſt entré. Mais s'il y a plus de trajet à parcourir pour le retirer de ce côté que de celui où il faudroit lui ouvrir une iſſue, & s'il a pénétré au-delà de quelque nerf ou de quelque gros vaiſſeau, il eſtime plus avantageux d'ouvrir ce qui reſte à percer, & de le retirer par-là, comme la voie la plus courte & la plus ſûre. Si la partie dans laquelle le trait eſt reſté eſt conſidérable, ſi elle eſt percée plus d'à moitié, il veut qu'on l'ouvre tout-à-fait, par la raiſon qu'il eſt plus facile de porter les médicamens dans le trajet de la plaie, & qu'elle ſe guérit plus aiſément. Si l'on ſe détermine à retirer le trait du côté par lequel il eſt entré, il faut dilater l'ouverture. Il y voit deux avantages réels, l'un d'extraire le trait avec plus de facilité, l'autre de prévenir une violente inflammation, car il remarque très-bien qu'on l'augmenteroit infailliblement, ſi le trait qu'on retire venoit à déchirer les chairs. Il en dit autant de la contre-ouverture qu'on doit faire ſi l'on eſt décidé à tirer le trait par le côté oppoſé; elle doit être aſſez large pour qu'il y puiſſe paſſer facilement. Dans l'un & l'autre cas, il recommande de faire en ſorte de ne couper ni nerf ni veine, ni artères conſidérables, & s'il s'en rencontre, de les ſaiſir avec un crochet obtus, pour les mettre à l'abri de l'inſtrument tranchant. Après les dilatations ſuffiſantes, pour retirer le trait, il veut encore qu'on prenne les mêmes meſures pour ne bleſſer aucune de ces parties.

Mais il eſt certains traits dont l'extraction exige un procédé particulier. Rien ne pénètre ſi avant que la flèche, tant parce qu'elle eſt lancée avec force, que parce qu'elle eſt longue & grêle; de-là vient, dit Celſe, qu'on eſt le plus ſouvent obligé de la retirer par le côté oppoſé, ſur-tout parce que les ailes dont elle eſt hériſſée pour l'ordinaire, déchireroient plus les chairs en reculant qu'en allant en avant: lors donc qu'il s'agit d'extraire une flèche, il propoſe après avoir fait une contre-ouverture, d'en écarter les lèvres avec un inſtrument de fer,

Extraction des flèches.

fait en forme d'un Y grec. La pointe de la flèche une fois découverte, on examine si le bois y tient encore, en ce cas on le repousse jusqu'à ce qu'on puisse le retirer par l'endroit opposé. S'il n'y a que le bois de la flèche resté dans la plaie, on le prend par la pointe avec les doigts, ou avec des pinces & on le retire. Il donne encore le même procédé lorsqu'on juge à propos de retirer la flèche du côté où elle est entrée. Si l'on aperçoit que les ailes de la flèche soient courtes & minces, on les brise avec une pince, & ensuite on retire la flèche : mais si elles sont longues & épaisses, on les recouvre avec des roseaux à écrire fendus, & on emporte la flèche de cette façon, pour ne point déchirer les chairs.

Extraction des traits larges. Lorsqu'un trait de fer large est resté dans les chairs, le retirer par le côté opposé, ce feroit, comme le remarque très-bien Celse, étendre une plaie qui n'est déjà que trop grande : on le retiroit donc avec un instrument de fer appelé par les Grecs *Graphisque de Dioclès*, du nom de son inventeur. C'étoit une lame de fer ou de cuivre *(q)*, ayant à une de ses extrémités deux crochets tournés en embas. Dans toute sa longueur, les deux bords, ainsi que l'autre extrémité, étoient un peu recourbés. Cette extrémité par laquelle on l'introduisoit, étoit percée dans sa courbure. Aussitôt que cette extrémité avoit franchi la pointe du trait, on déterminoit par un petit mouvement cette pointe

---

(q) M. Ninnin, Médecin, a traduit Celse. Comme cette traduction est entre les mains de tout le monde, on pourroit d'après le préjugé favorable qu'on en a communément conçu, supposer que je m'écarte du texte, lorsque je ne me rencontre point avec lui pour le sens. Pour mettre les lecteurs à portée de nous juger, j'ai pris le parti de mettre dans les choses de quelque conséquence, le texte & sa traduction, en parallèle avec ce que j'avance.

Lamina est ferrea vel ænea etiam; ab altero capite duos utrinque deorsum conversos uncos habens; ab altero dupli-

cata lateribus, leviterque extrema eam in partem inclinata quæ sinuata est; insuper etiam eâ parte inclinata, quæ perforata est, &c.

M. Ninnin traduit ainsi : cet instrument est composé d'une plaque de fer ou de cuivre dont un bout est armé, de chaque côté, d'un crochet recourbé & replié par les côtés, & légèrement incliné à la partie où il y a une échancrure, & à celle où il y a un trou.

On peut voir la figure de cet instrument dans la *Chirurgie Françoise* de Dalechamp, édit. in-4.º page 430.

à s'engager dans le trou dont on a parlé. Cela fait, on paſſoit deux doigts dans les crochets, & l'on retiroit ainſi d'un même-temps l'inſtrument & le trait.

On eſt encore quelquefois obligé d'extraire les balles de plomb, des pierres, & d'autres corps ſemblables, qui ſont entièrement perdus dans les chairs. Celſe veut dans tous ces cas qu'on dilate la plaie, & qu'on retire avec des pinces le corps étranger du côté où il eſt entré. Il reconnoît l'extraction plus difficile, lorſque le corps étranger s'eſt enfoncé dans un os, ou qu'il s'eſt logé entre les deux os d'une articulation. Dans le premier cas il conſeille de l'agiter juſqu'à ce qu'il ſoit ébranlé, ainſi qu'il ſe pratiquoit de ſon temps pour l'extraction d'une dent, enſuite de tirer le trait avec le doigt, ou avec une pince. Par ce moyen, il étoit rare que le trait ne cédât point; s'il reſtoit, on ſe ſervoit de quelqu'autre inſtrument pour l'extraire. Le dernier moyen propoſé par Celſe eſt de percer l'os à côté du corps étranger avec une tarière, & enſuite de le couper en forme d'un Y grec, de manière que les deux ſections qu'on fait partir du point angulaire, s'éloignent vers le corps étranger. Par ce moyen, dit-il, on ne manque pas de l'ébranler & de l'emporter aiſément.

Extraction d'autres eſpèces de traits.

Si le corps étranger eſt logé dans une articulation, il veut qu'on attache des lacs à l'extrémité de chaque os contigu à ce corps; parce qu'en tirant en ſens contraire, les deux os s'écartent. On ſent bien que ce procédé n'eſt pas admiſſible.

Celſe propoſe ces mêmes moyens, mais plus de promptitude, pour l'extraction des traits empoiſonnés. Il conſeille d'y joindre l'uſage des remèdes qu'il a indiqués contre le poiſon & la morſure des animaux venimeux.

Extraction des traits venimeux.

Après avoir expoſé les ſignes des plaies pénétrantes, & préſenté les moyens de faire l'extraction des traits lorſqu'ils ſont reſtés dans la plaie qu'ils ont faite, Celſe remarque qu'il eſt pluſieurs autres choſes relatives aux plaies qu'il ne faut point ignorer: tels ſont les ſignes qu'on peut tirer de la nature & de la quantité du pus. « Il ſort, dit-il, des plaies & des ulcères, du ſang, de la ſanie, du pus. Le ſang eſt «

» connu de tout le monde, la sanie est plus tenue que le sang;
» elle est plus ou moins glutineuse, plus ou moins colorée,
» plus ou moins épaisse. Le pus est plus épais, plus blanc,
plus gluant que le sang & la sanie ». Il reconnoît, d'après
les Grecs, plusieurs espèces de pus ou de sanie. Ceux-ci
les avoient même distingués par des noms particuliers. Il y
en avoit une espèce qu'ils nommoient *ichor*, & une autre
meliceria. Il y avoit aussi une sorte de pus qu'ils nommoient
Eloide. L'*ichor*, selon Celse, est une liqueur tenue, tirant
sur le blanc, qui découle des ulcères malins & des blessures
des tendons, qui ont été suivis d'inflammation. Le *meliceria*
est plus épais, plus gluant, & assez semblable à du miel blanc.
Il découle aussi des ulcères malins, des blessures des tendons,
qui avoisinent les articles & particulièrement le genou. Enfin
l'*Eloide* est graisseuse & ressemble assez à l'huile blanche. Elle
paroît dans les grandes plaies qui commencent à se cicatriser ;
nous ne dirons rien de cette dernière espèce. Pour ce qui
est de l'*ichor* & du *meliceria*, il est surprenant que de tous les
anciens dont nous avons les écrits, Celse soit le seul qui ait
entamé cette matière. Fabrice de Hilden en a fait un traité particulier *(p)*, où il développe ce que Celse n'a fait qu'entrevoir.
L'*ichor* & le *méliceria de Celse*, dit-il, *est une sérosité âcre qui
découle des articles blessés & enflammés. Cet écoulement est accompagné de vives douleurs, d'angoisses, de fièvres, de prostration
des forces, & d'une infinité d'autres symptômes.* Mais ce n'est pas
ici de lieu de nous étendre sur ce sujet.

Celse *(q)*, après avoir donné une idée de ces différentes
humeurs, examine leurs bonnes & leurs mauvaises qualités,
comme propres à éclairer le *pronostic des plaies*, & il en déduit
en général cette vérité incontestable : la guérison d'une plaie
ou d'un ulcère est d'autant plus prompte, que les matières

(p) Fabrici Hildan. *oper.* p. *832*,
in-fol. Francofort. *1682.* On peut voir
sur le même sujet Cornelii Trioën.
Observat. Medico-Chirurg. fasciculus,
pag. 124, in-4.° Lugduni-Batavor.
1743.

(q) Celf. *liv.* V, *cap.* XXVI.

qui en découlent sont d'un meilleur caractère. Il observe très-bien qu'il ne sauroit découler des ulcères de matière préférable au pus : mais il desire qu'il ne soit ni trop abondant ni trop tenu, ni fort délayé. En disant que le pus est d'autant plus louable qu'il est plus lié, plus blanc, plus homogène, qu'il est léger & sans odeur, il ajoute en même-temps que sa quantité doit être relative à la nature, à l'étendue, à la durée d'une plaie, puisqu'en effet il doit naturellement en couler davantage d'une plaie considérable ; plus d'une plaie dans l'état que sur le déclin, plus enfin de celle qui a son siége dans le corps graisseux que de celle qui l'a dans les muscles.

Depuis Celse, depuis Hippocrate même, on n'a jugé de la nature du pus que par ses qualités sensibles, & tous les auteurs se sont copiés successivement. Vanswieten lui-même ne s'est point élevé au-dessus du préjugé. Il étoit réservé à la sagacité de M. de Haen de pénétrer dans sa nature, d'en séparer les élémens constitutifs, & d'en saisir au moins à l'aide des conjectures le vrai caractère (r). Il a donc rendu un service important, quand il n'auroit fait que déterminer l'attention des Praticiens sur cet objet.

Voilà toute la doctrine de Celse sur les signes des plaies : mais avant de passer à leur curation, il est, ce me semble, à propos d'exposer l'usage qu'il faisoit de quelques remèdes généraux, tels que la saignée & les ventouses, & de donner une idée de sa matière médicale.

Les Anciens croyoient que les enfans & les vieillards étoient également incapables de supporter la saignée (s), & qu'une femme grosse qu'on saignoit couroit risque d'avorter, ce qui pouvoit être vrai par la profusion avec laquelle ils répandoient le sang. Ces grandes saignées, qui dans certains cas avoient des succès séduisans, tombèrent enfin dans le discrédit par l'abus qu'on en fit ; alors on tira en deux jours la quantité

De la Saignée.

(r) *Rat. medendi in Nosocom. pratic.* Tom. I, pag. 102, *de generatione puris*, in-12. Paris, 1761.

(s) Cels. *liv. II, cap. x.*

de sang qu'on avoit coutume de tirer en un seul. On n'obtint plus dans quelques circonstances les mêmes succès, mais on ne couroit pas non plus les mêmes dangers. Les saignées modiques ne produisant plus d'accidens sensibles, on s'enhardit insensiblement à en faire aux enfans, aux vieillards, aux femmes enceintes ; & comme on les mesuroit sur les forces des malades, l'évènement justifia cette pratique. Dès qu'on eut commencé à saigner, contre le précepte d'Hippocrate, les femmes enceintes *(t)*, on parvint, par ce remède salutaire, administré avec réserve, à guérir leurs maladies aiguës qu'on croyoit mortelles sur son témoignage *(u)*. C'est ainsi qu'en s'assurant de la fausseté d'un aphorisme, on découvrit celle d'un autre, qui ne devenoit vrai qu'autant qu'on étoit plus exact observateur du premier.

L'usage, dit Celse, semble avoir appris qu'il est à propos de saigner du bras dans les blessures de la tête, & du bras opposé lorsque le mal attaque un bras. La raison qu'il en apporte, c'est que s'il survenoit quelqu'accident par la saignée, il vaudroit mieux que ce fût sur une partie saine que sur une partie déjà malade.

Il remarque que comme la veine est contiguë aux artères, & les artères aux nerfs, la piqûre du *nerf* est suivie de convulsions qui font périr le malade dans les plus vives douleurs. Il dit aussi que l'ouverture d'une artère, ne se ferme ni ne se consolide.

Si l'on vient à couper la veine en travers dans la saignée, il dit que les deux extrémités se contractent & ne laissent point couler de sang ; c'est pour cette raison qu'il conseille d'ouvrir les veines en long.

Les Ventouses. Un autre moyen de tirer le sang, & dont les Anciens faisoient un fréquent usage, c'étoient les ventouses. Il y en avoit

---

(t) Mulier in utero ferens, sectâ venâ, abortit eoque magis, si sit fœtus grandior. Hippocrat. aphoris. XXXI, sect. V.

(u) Mulierem gravidam morbo quopiam acuto corripi, lethale, Hipp. aphor. XXX, ejusdem sect.

DE LA CHIRURGIE. Liv. IV. 367

de deux espèces du temps de Celse *(x)*. Les unes étoient de cuivre & les autres de corne. Celles-ci n'étoient autre chose que la corne d'un animal, dont l'extrémité étoit percée : c'est par-là qu'on pompoit l'air avec la bouche. Quand la ventouse étoit attachée, on bouchoit cette ouverture avec un peu de cire. Voilà les ventouses les plus simples, & comme telles, les premières qu'on a d'abord mises en usage *. Les ventouses de cuivre ressembloient à peu-près aux nôtres, & s'appliquoient avec de la charpie allumée. Le hasard plutôt que la connoissance précise de la raréfaction de l'air, avoit déjà fait découvrir du temps de Celse, cette manière d'appliquer les ventouses *(y)*.

En cas de nécessité, on se servoit pour ventouse d'une tasse, ou de tout autre petit vase qui se trouvoit sous la main, pourvu que l'embouchure ne fût pas trop évasée. On scarifioit les ventouses ou on ne les scarifioit pas selon l'indication qu'on se proposoit de remplir. On faisoit sur-tout usage de ventouses, lorsqu'il ne s'agissoit pour recouvrer la santé, que de détruire un vice local. « La preuve, dit Celse, qu'on doit tirer, même avec la lancette, du sang de la partie affectée qu'on veut soulager, c'est qu'on n'applique jamais les ventouses ailleurs que sur le siége du mal, à moins qu'on ne veuille diriger le sang vers l'endroit où on les applique ». On proposoit l'application des ventouses, dans les maladies chroniques opiniâtres & rébelles, soit que le vice existât dans les humeurs ou dans *les esprits*, distinction des Anciens qu'on suit encore aujourd'hui sans raison. On recommandoit encore les ventouses dans certaines maladies aiguës où les forces du malade ne permettoient pas la saignée. On y trouvoit un remède *plus sûr & moins violent*. On ne voyoit jamais de danger à l'employer, même

---

(x) Celf. lib. *II*, cap. *XI*.

* A suspirio *ventosa* vocatur. Isidor. de origin. lib. *IV*, cap. *XI*.

(y) Plutarque introduit dans le banquet des sept Sages le médecin Cléodème, qui propose à Ésope sur ce sujet une énigme, que nous rendons dans le langage d'Amiot :

   J'ai vu coller du cuivre avec le feu
   Dessus le corps d'un homme, en plus d'un lieu.

dans le fort de l'accès fébrile, durant lequel on ne se permettoit point la saignée, attendu que la matière étoit encore crue. On avoit encore recours aux ventouses, lorsque le vice existoit dans quelque partie noble, & qu'il y avoit nécessité de tirer du sang, mais beaucoup de danger à le faire. Celse observe cependant que, s'il y a moins à craindre des ventouses, il y a aussi moins de secours à en attendre : d'où il conclud avec Hippocrate, qu'aux grands maux il faut de grands remèdes *(z)*.

Remèdes propres à arrêter les Hémorragies.

Des remèdes généraux, nous passerons aux particuliers. Nous exposerons, d'après Celse, la liste & les propriétés des médicamens simples. Les médicamens auxquels il attribuoit la propriété d'arrêter le sang *(a)*, étoient le vitriol, que les Grecs appeloient *calchante*, le chalcitis, l'acacia, le *lycium* trempé dans l'eau, l'encens, l'aloès, le plomb brûlé, le poireau, la renouée, la terre cimolée ou la terre à potier, le misy, l'eau froide, le vin, le vinaigre, l'alun, l'écaille de fer ou de cuivre; celle-ci étoit de deux espèces, savoir, l'écaille de cuivre simple & celle de cuivre rouge.

Cicatrisans.

Parmi les cicatrisans on rangeoit la myrrhe *(b)*, l'encens, les gommes, pricipalement la gomme arabique, l'herbe aux puces, la gomme adragant, le cardamome, les bulbes, la semence de lin, le cresson, le blanc d'œuf, la glu, la colle, la vigne blanche, les escargots pilés avec leurs coquilles, le miel cuit, l'éponge trempée dans l'eau froide, dans le vin ou dans le vinaigre, la laine grasse trempée dans les mêmes liqueurs, & même la toile d'araignée, si la blessure étoit légère. Au nombre des répercussifs, il mettoit l'alun de roche, l'huile de coin, l'alun liquide, l'orpiment, le verd-de-gris, le chalcitis & le vitriol.

Mâturatifs.

Les mâturatifs étoient le nard, la myrrhe, le *costus*, le baume, le galbanum, le propolis, le styrax, la suie, l'écorce du bois qui porte l'encens, le bitume, la poix, le soufre, la résine, le suif, la graisse & l'huile *(c)*.

(z) Ad extremos morbos extrema exquisitè remedia optima. Hippocr. Aphoris. VI, sect. I.

(a) Celf. lib. V, cap. I.
(b) idem, ibidem, cap. II.
(c) idem, ibid. cap. III.

Les remèdes auxquels on attribuoit la vertu de tenir ouvertes les embouchures des vaisseaux, ce que les Grecs appeloient *Anastomoses*, étoient le *cinnamomum*, le baume, la panacée, le jonc quarré, le pouliot, la fleur de violette blanche, le bdellium, le galbanum, la résine de térébinthe & de pin, le propolis, la vieille huile, le poivre, la pyrette, l'ivette, le raisin des bois, le soufre, l'alun, la semence de rue *(d)*.

CELSE

Dans la classe des détersifs on comptoit la rouille, l'orpiment, appelé des Grecs *arsenic;* il a les mêmes vertus que la sandaraque, excepté qu'il est plus violent, l'écaille de cuivre, la pierre ponce, l'iris, le baume de styrax, l'encens, l'écorce de l'arbre qui porte l'encens, la résine de pin & de térébinthe liquide, l'œnanté, la fiente de lézard, le sang de pigeon, de ramier & d'hirondelle, la gomme ammoniaque qui a la même propriété que le bdellium, mais à un plus haut degré; l'auronne, la figue sèche, le garou, la raclure d'ivoire, le verjus, le raifort, les présures, sur-tout celle de lièvre qui est plus active que les autres; le fiel de taureau, le jaune d'œuf crud, la corne de cerf, la glu, le miel crud, le misy, le chalcitis, le safran, le raisin des bois, la litharge, la noix de gale, l'écaille de cuivre, la pierre hématite, le vermillon, le costus, le soufre, la poix crue, le saindoux, la graisse, l'huile, la rue, le poireau, la lentille & la vesse.

Les Détersifs.

On appeloit médicamens corrosifs *(quæ rodunt)*, l'alun liquide; mais sur-tout l'alun rond, le verd-de-gris, le chalcitis, le misy, l'écaille de cuivre, mais principalement celle de cuivre rouge, le cuivre brûlé, la sandaraque, le minium de Sinope, le *cinnamomum*, le baume, la myrrhe, l'écorce du bois qui porte l'encens, le galbanum, la résine de térébinthe liquide, les deux espèces de poivre, mais plutôt le rond, le cardamome, l'orpiment, la chaux, le nitre, l'écume de nitre, la semence d'ache, la racine de narcisse, le verjus, l'écume de mer, l'huile d'amandes amères, l'ail, le miel crud, le vin, le lentisque, l'écume de fer, le fiel de taureau, la scammonée, le raisin des

Les Corrosifs.

(d) Celse *a capit.* IV *ad* VIII.

Tome *I*.   Aaa

bois, le cinnamome, le styrax, la semence de rue, la raisine, la semence de narcisse, le sel, les amandes amères, le vitriol, le borax, la cendre des coquilles.

Les rongeans. On nommoit médicamens rongeans *(quæ exedunt corpus)*, le suc d'acacia, l'ébène, le verd-de-gris, l'écaille de cuivre, le borax, la cendre de troëne, le nitre, la calamine, la litharge, l'hypociste, le diphryge, le sel, l'orpiment, le soufre, la roquette, la sandaraque, la salamandre, l'écume de mer, les fleurs de cuivre, le chalcitis, le vitriol, l'ocre, la chaux, le vinaigre, la noix de gale, l'alun, le lait de figuier sauvage, ou de laitue marine que les Grecs connoissoient sous le nom de *Tithymale;* le fiel, la suie d'encens, le spode, la lentille d'eau, le miel, les feuilles d'olivier, le marube, la pierre hématite, la pierre phrygienne, la pierre d'assos & la pierre scissile, le misy, le vin, le vinaigre.

Les caustiques. Parmi les caustiques *(adurentia)* on rangeoit l'orpiment, le vitriol, le chalcitis, le misy, le verdet, la chaux, le carton brûlé, le sel, l'écaille de cuivre, la suie brûlée, la myrrhe, la fiente de lézard, de pigeon, de ramier, d'hirondelle; le poivre, le garou, l'ail, le diphryge; l'une & l'autre espèce de lait dont on a parlé dans l'article précédent; l'hellébore blanc & noir, les cantharides, le corail, la pyretre, l'encens, la salamandre, la roquette, la sandaraque, le raisin des bois, le borax, l'ocre, l'alun de plume, la fiente de brebis, l'œnante.

Les Escarotiques. Les escarotiques *(quæ crustas ulceribus inducunt)* ainsi appelés, dit Celse, *parce qu'ils font naître des croûtes sur les ulcères, comme si on les avoit touchés avec le feu,* ne différoient presque pas des caustiques. Les principaux étoient le chalcitis, sur-tout lorsqu'on l'a fait bouillir, la fleur de cuivre, le verdet, l'orpiment, & le misy, particulièrement lorsqu'il a bouilli *(e)*.

Les médicamens qu'il croyoit propres à faire tomber les croûtes des ulcères étoient la farine de froment, mêlée avec la rue & le poireau, & la lentille à laquelle on a ajouté le miel.

Résolutifs. On appeloit médicamens résolutifs, comme de nos jours, ceux auxquels on attribuoit la vertu de dissiper les humeurs

---

(e) Celse a capite IX ad XVI.

arrêtées dans quelques parties du corps. Les principaux étoient l'abrotanum, l'aunée, la marjolaine, la violette blanche, le miel, le lis, le marum, le foucy, le lait, le melilot, le ferpolet, le cyprès, le cèdre, l'iris, la violette rouge, le narciffe, la rofe, le fafran, le marube, le jonc quarré, le nard, le romarin, le *cinnamomum*, la gomme ammoniaque, la cire, la réfine, le raifin des bois, la litharge, le ftyrax, la figue sèche, l'origan, la femence de lin & le narciffe, le bitume, les ordures qu'on ramaffoit dans les endroits où s'exerçoient les lutteurs, la pierre à feu, la pierre de meule, le jaune d'œuf crud, les amandes amères, le foufre.

CELSE.

Les médicamens qu'on croyoit en même temps digeftifs & attractifs, étoient le laudanum, l'alun rond, l'ébène, la femence de lin, le verjus, le fiel, le chalcitis, le bdellium, la réfine de térébinthe & de pin, le propolis, la figue sèche bouillie, la fiente de pigeon, la pierre ponce, la farine d'ivroie, les figues non mûres bouillies dans l'eau, *l'élaterium*, les baies de laurier, le nitre, le fel.

Digeftifs & attractifs.

On attribuoit à l'ivoire brûlée, à l'ébène, à la gomme, au blanc d'œuf, au lait, à la gomme adragant, la faculté de rendre liffe ce qui étoit âpre & inégal.

On nommoit farcotiques, les remèdes qu'on croyoit propres à faciliter la régénération des chairs dans les plaies & les ulcères.

Dans la claffe des émoliens étoient l'airain brûlé, la terre d'Éretrie, le nitre, la larme de pavot, la gomme ammoniaque, le bdellium, la cire, le fuif, la graiffe, la figue sèche, le fefame, le melilot, la femence & la racine de narciffe, les feuilles de rofe, la préfure, le jaune d'œuf crud, les amandes amères, toutes les efpèces de moelles, l'antimoine, la poix, l'efcargot bouilli, la femence de ciguë, les fcories de plomb, la panacée, le cardamome, le galbanum, la réfine, le raifin des bois, le ftyrax, l'iris, le baume, les ordures ramaffées dans les lieux où s'exerçoient les lutteurs, le foufre, le beurre, la rue.

Émolliens.

Du mélange des différens médicamens fimples, réfultent les médicamens compofés. Celfe fe borne à rapporter les

Divers médicamens compofés.

compositions qui lui ont été données pour les meilleures, & expose celles qui pouvoient manquer dans les écrits de ses prédécesseurs ou qui sont d'usage dans les maladies chirurgicales. S'il est quelques compositions appropriées à certaines maladies en particulier, ou à un petit nombre, nous en parlerons en traitant de ces maladies. Les principaux remèdes composés étoient le cataplasme *(malagma)*; l'emplâtre *(emplastrum)*; la pastille *(pastillus)*, qui est le *trochisque* des Grecs. Nous ne suivrons point Celse dans le détail qu'il fait de leur caractère distinctif; il suffit d'avertir que toutes ces compositions ne diffèrent point par leur nature, de celles que nous connoissons sous ces différens noms.

De l'Hémorragie des plaies.

Revenons maintenant au traitement des plaies. Dès qu'on est assuré par les signes ci-devant rapportés *(f)*, que la plaie est guérissable, Celse veut qu'on donne ses soins à empêcher que l'hémorragie ou l'inflammation ne fasse périr le blessé. Or, on conçoit que l'hémorragie est à craindre par le siége, l'étendue de la blessure, & l'impétuosité avec laquelle le sang coule. Alors il conseille de remplir la plaie de charpie sèche, d'appliquer par-dessus une éponge trempée dans l'eau froide, & de la tenir comprimée avec la main. Si, malgré cela, l'hémorragie continue, il propose de renouveler souvent la charpie, & de l'humecter avec du vinaigre. Certains Chirurgiens de son temps en versoient même dans la plaie; mais ce qu'il craignoit de l'effet de ce topique, c'étoit que de la rétention subite de la matière, il ne s'ensuivît une violente inflammation, crainte qui n'étoit fondée que dans les plaies des parties aponévrotiques; d'où il infère qu'on doit proscrire ici les rongeans & les scarotiques, quoique propres à arrêter l'hémorragie. Si par hasard on les emploie, il veut qu'on choisisse les plus doux.

Si l'hémorragie résiste à ces remèdes, il conseille de faire deux ligatures au vaisseau, à l'endroit de la blessure, & de couper ce qui reste entr'elles, afin que les vaisseaux se cicatrisent en dedans, & que leurs orifices demeurent fermés.

(f) Celse, *liv. V, cap. XXVI, § 21.*

Il n'y avoit de-là qu'un pas à faire pour arriver à l'ufage de la ligature dans l'amputation des membres, & il a fallu plufieurs fiècles pour le faire.

CELSE.

Si la ligature eft impraticable, il propofe le cautère actuel, pourvu que la plaie ait rendu affez de fang, & qu'il n'y ait ni *nerfs*, ni *mufcles*, comme au front, ou au fommet de la téte, parties qu'il en croyoit deftituées, ce qui n'offroit qu'un fecours infidèle. On étoit encore dans l'ufage d'appliquer les ventoufes à la partie oppofée, pour déterminer de ce côté le cours du fang, mais il eft clair que dans ce cas elles n'étoient d'aucune utilité.

Celfe voyoit dans l'hémorragie portée à un certain degré, le préfervatif de l'inflammation. Où il redoutoit particulièrement l'inflammation, c'étoit dans les bleffures des os, des nerfs, des cartilages, des mufcles dont il ne s'étoit pas écoulé affez de fang, eu égard à la grandeur de la plaie : auffi dit-il qu'alors, loin de fe preffer de l'arrêter, il faut le laiffer couler tant que les forces du malade le permettent, fans quoi l'on eft obligé de faigner du bras le bleffé, s'il eft jeune, robufte, exercé, & fur-tout dans le cas où l'ivreffe auroit précédé la bleffure. S'il y a un tendon, il eft d'avis qu'on le coupe pour fauver la vie du bleffé, erreur que l'obfervation de feize fiècles a eu peine à détruire : tant il importe de ne rien avancer que de vrai, même dans les fciences expérimentales, d'où les erreurs femblent plus aifées à extirper que des fciences morales.

Après avoir arrêté le fang, s'il coule en trop grande abondance, ou après avoir défempli les vaiffeaux, lorfqu'il ne s'en eft pas écoulé fuffifamment, l'indication qui refte à remplir, dit Celfe, eft la réunion de la plaie. Il obferve que cette réunion peut fe faire dans les bleffures de la peau & même des chairs, lorfqu'il n'y a d'ailleurs aucun accident, comme auffi dans celles où les chairs font pendantes d'un côté & adhérentes de l'autre, pourvu toutefois qu'elles foient faines & animées par leur union avec le corps. Cette réunion s'opère, felon Celfe, de deux manières. Si la plaie occupe une partie molle, il propofe de la réunir par la futu re, fur-tout fi c'eft

Réunion des plaies.

au lobe de l'oreille, à l'extrémité du nez, au front, à la bouche, aux paupières, à la lèvre, à la gorge ou au ventre.

Mais si la plaie est dans les chairs, si elle est fort béante, & qu'on ne puisse en rapprocher facilement les bords, alors il veut qu'on ait recours aux boucles connues des Grecs, sous le nom d'ἀγκτῆρας, parce qu'en rapprochant peu-à-peu les lèvres de la plaie, elles rendent la cicatrice moins large & moins difforme. Mais avant d'employer l'un ou l'autre de ces moyens, il recommande de bien nettoyer la plaie, par la raison que s'il y restoit du sang caillé, de la charpie ou tout autre corps étranger, c'en seroit assez pour exciter une inflammation, & empêcher la réunion de la plaie.

La suture ou la boucle doit se faire, dit Celse, avec un fil doux & moelleux *(g)*. Pour être solide, elle doit comprendre une partie de la peau & de la chair subjacente. Il faut que les points de suture ou les boucles, ne soient ni trop près ni trop loin les uns des autres : car s'ils sont trop éloignés, ils n'opèrent pas la réunion des bords de la plaie ; s'ils sont trop multipliés, ils sont nuisibles, parce qu'il observe très-bien, que plus il y a de points de suture, plus il y a de causes d'irritation, d'où s'ensuivent de grandes inflammations surtout en été. Une autre vérité qui ne lui est point échappée, c'est que la suture ou la boucle n'est utile qu'autant que les lèvres de la plaie se sont rapprochées pour ainsi dire d'elles-mêmes & sans violence. Comment donc les Anciens n'ont-ils pas aperçu dans les bandages, de quoi suppléer en bien des cas à

(g) Hippocrate avoit déjà dit dans le même cas : *nodus & filum molle non magnum.* Voyez Galien. *comment.* 2, *in lib.* Hippocrat. *de officinâ medici.* Presque tous les critiques sont convenus que l'ἀγκτῆρας des Grecs, & le *fibula* de Celse étoient une boucle ; mais il s'est élevé de grandes controverses sur la matière de cette boucle. Cependant, si l'on veut conférer de bonne foi les passages de Celse, *lib. VII, cap. XIX* & *cap. XXII*, avec celui-ci, on se convaincra je crois, sans peine, qu'elle étoit de fil. C'est le sentiment de Rhodius, *de acia* ; & de Turnebe, *adversar. lib. XVII, cap. XXI*, Rhodius ajoute que cette boucle ne différoit pas de la suture que nous nommons *entre-coupée*. Nunes & Chiflet, qui ont traité la même matière sont d'un avis contraire ; mais il n'est pas aussi-bien fondé.

des moyens qu'ils trouvoient souvent insuffisans, infidèles, & quelquefois même dangereux?

Nous ne devons pas oublier le précepte que donnoit Celse de ne jamais tenir les lèvres de la plaie trop exactement rapprochées, afin de laisser une issue aux matières. Mais qu'on emploie ou non ces moyens de réunion, il conseille de bien nettoyer la plaie & d'appliquer dessus une éponge imbibée de vinaigre ou de vin, si l'on trouve le vinaigre trop fort, ou même d'eau froide, si la blessure est légère. Il dit que l'éponge est toujours utile, pourvu qu'elle tienne la plaie humectée; car on avoit aperçu dès-lors que l'usage bien entendu de ces topiques, étoit suffisant pour guérir les plaies, sans avoir recours à des médicamens exotiques, rares ou composés. Mais pour s'accommoder au goût dominant, qui est toujours de rechercher ce qu'on ne connoît pas, il ajoute que, si l'on a peu de confiance à ces remèdes simples, on peut avoir recours aux emplâtres dans lesquels il n'entre ni suif ni corps gras.

Si la plaie pénètre dans les chairs, il propose l'emplâtre *barbare*. Il étoit composé de verdet, de litharge, d'alun, de poix sèche, de résine sèche de pin, avec suffisante quantité d'huile & de vinaigre, ou quelqu'emplâtre à peu-près de même vertu.

Si les tendons, les nerfs, les cartilages, ou quelques parties saillantes, comme les oreilles & les lèvres, étoient blessées, on employoit l'emplâtre vert d'Alexandrie, dans lequel entroient l'alun de plume, le sel ammoniac, l'écaille de cuivre, la myrrhe, l'encens, la cire, la résine de Colophone ou celle de pin, amalgamés avec l'huile & le vinaigre.

Les plaies contuses, où il n'y avoit qu'une petite ouverture, *Plaies contuses.* étoient dilatées avec le scalpel, à moins qu'on n'eût à craindre le voisinage des nerfs & des muscles. On ne tentoit la voie de la résolution pour le fluide épanché que quand la dilatation de la plaie n'étoit pas praticable. Alors on avoit recours aux emplâtres qui digèrent & attirent doucement les humeurs. Tel est celui que les Grecs appeloient *Rupodes*. Il se faisoit avec de la myrrhe, le safran, l'iris, le propolis, le bdelium, les grains de grenade, l'alun de plume, l'alun rond, le mify, le chalcitis, le vitriol bouilli, l'oppoponax, le fel ammoniac, le gui, l'ariſtoloche, l'écaille de cuivre, la térébenthine, la cire & le ſuif de taureau ou de veau; par-deſſus cet emplâtre, qui étoit puiſſamment réſolutif, on mettoit de la laine trempée dans le vinaigre & l'huile, ou bien un cataplaſme légèrement répercuſſif, ſi la partie étoit d'une texture molle, ou un cataplaſme émollient, ſi elle étoit nerveuſe & tendineuſe.

<small>Bandage des plaies.</small> Tout ce que dit Celſe des qualités des bandes, de la manière de faire le bandage des plaies, n'eſt qu'une répétition de ce qu'en avoit déjà dit Hippocrate.

<small>Cure des plaies pénétrantes.</small> « Il convient d'avertir ici, dit Celſe, pour ne tromper perſonne, » que les plaies des viſcères ne demandent point un traitement » particulier. La plaie extérieure ſe réunit par la ſuture, ou de » toute autre manière. Il n'y a rien à faire aux viſcères, à moins » qu'il n'y ait quelque portion du foie ou de la rate, ou de l'extrémité du poumon qui ſoit pendante: alors il faut la couper ». Mais la réduire ſeroit mieux encore, & à cet égard il ne faut uſer du précepte de Celſe qu'à la dernière rigueur. Quant aux dérangemens faits à l'intérieur, il propoſe le régime & les remèdes convenables à chaque viſcère. D'ailleurs on ne s'eſt guère éloigné de ce qu'il propoſe ici, que dans l'ouverture des inteſtins, auxquels on a fait quelquefois des ſutures.

Après avoir ſuivi le premier jour ce qu'on vient de preſcrire, Celſe faiſoit garder le lit au bleſſé, & ne lui donnoit point à manger avant l'inflammation, ſi la plaie étoit conſidérable; il ne lui permettoit, pour étancher ſa ſoif, d'autre boiſſon que l'eau tiède ou même froide, ſi c'étoit en été, & qu'il n'y eût ni douleur ni fièvre. C'étoit la pratique d'Hippocrate: mais Celſe ajoute qu'il faut toujours avoir égard aux forces du malade. Car lorſqu'un bleſſé eſt foible au point d'avoir beſoin de nourriture, il veut qu'on lui donne des alimens, mais légers, en petite quantité, & ſeulement pour le ſoutenir. Si le bleſſé eſt pour ainſi dire mourant, par la quantité de ſang qu'il a perdu, il permet de le reſtaurer avec un peu de vin qu'il croit pernicieux dans tout autre cas.

Celſe

DE LA CHIRURGIE. Liv. IV.

CELSE. Symptômes des plaies.

Celse, après avoir répété ce qu'Hippocrate a dit *(h)* du gonflement & de l'inflammation des plaies, ajoute que le calme de l'ame, & l'absence de la fièvre dans le commencement, sont le présage d'une prompte guérison. Il observe très-bien que la fièvre n'a rien d'effrayant, lorsqu'elle se manifeste dans une blessure pendant le temps de l'inflammation. Où il trouve la fièvre pernicieuse, c'est lorsqu'elle survient à une blessure légère, qu'elle persiste après l'inflammation, qu'elle est accompagnée de délire, ou qu'enfin elle ne fait point cesser les convulsions que la blessure a pu produire. Le vomissement de bile involontaire, qui survient dans les premiers momens de la blessure ou pendant l'inflammation, ne lui paroît un signe fâcheux que dans les blessures des nerfs & des parties tendineuses. Il ne regarde pas comme un mal le vomissement spontané, sur-tout quand on en a l'habitude, pourvu que ce ne soit ni aussitôt après le repas, ni dans le temps de l'inflammation, ni dans les plaies des *parties supérieures*.

Cure des plaies.

Celse, après le premier pansement, laissoit pendant deux jours la plaie dans le même état. Le troisième jour, à la levée de l'appareil, il lavoit la sanie avec de l'eau froide, selon le précepte d'Hippocrate *(i)*, qu'il ne suivoit cependant pas à la lettre. Il appliquoit ensuite un nouvel appareil, qu'on ne levoit que le cinquième jour. Comme alors l'inflammation touche à son plus haut degré, on peut juger quel en sera l'évènement. Si la plaie est pâle, noire, ou de diverses couleurs, Celse annonce que c'est un mauvais présage, & qu'on a raison de s'alarmer; qu'au contraire c'est un bon signe lorsque la plaie est blanche ou vermeille. Il auguroit bien d'une plaie dont les bords étoient minces, mous, sans douleur, & mal de celle où se trouvoient les dispositions contraires. Si la plaie commençoit

---

(h) Voyez ci-devant, page 208.
(i) Frigidâ in his utendum, unde fluit aut fluxurus sanguis est, non quidem eodem loco, sed circa ea loca unde fluit: & si quæ partium inflammationes aut ardores ad rubrum sanguineumve colorem tendunt, ex recenti sanguine, iisdem ipsis adhibito: nam inveterata nigrefacit. Eresipelas etiam non ulceratum juvat: siquidem exulceratum lædit. Hippocr. Aphoris. XXIII, sect. V.

Tome I. Bbb

à se réunir, & s'il y avoit peu de gonflement, il appliquoit les mêmes remèdes que le premier jour. Mais lorsque l'inflammation étoit considérable, qu'il n'y avoit point d'espoir de réunion prochaine, que le pus ne commençoit point à se former, il se servoit, d'après le conseil d'Hippocrate *(k)*, d'eau chaude pour amollir & dissoudre les matières, & pour accélérer la formation du pus. L'eau, pour être au degré de chaleur convenable, devoit exciter une sensation agréable, lorsqu'on y trempoit la main. Il en continuoit l'usage jusqu'à ce que le gonflement commençât à diminuer, & que la couleur de la plaie devînt plus naturelle. Après ces fomentations, si les lèvres de la plaie n'étoient pas trop écartées, il appliquoit sur le champ un emplâtre, sur-tout celui qu'on nomme le *tetrapharmaque*, quand la plaie étoit considérable.

Dans les plaies des articles, des doigts, des endroits cartilagineux, il prescrivoit l'emplâtre *rupode*. Si la plaie étoit profonde, il faisoit fondre cet emplâtre avec la pommade d'iris; il l'étendoit sur un plumaceau qu'il appliquoit sur la plaie, avec un emplâtre par-dessus; il recouvroit le tout de laine grasse, & maintenoit l'appareil par un bandage purement contentif.

Dans les plaies des articles, il avertit que, si les nerfs sont coupés, la partie restera toujours foible : que quand même ils ne seroient pas coupés, si les bords de la plaie sont durs & renitens, on ne parviendra qu'avec peine à l'amener à cicatrice, & que le gonflement subsistera même après la guérison. Il ajoute qu'on ne pourra de long-temps plier l'article, observant toutefois qu'il faut plus de temps pour redresser une articulation qu'on a été obligé de tenir pliée pendant la cure d'une plaie, que pour la plier lorsqu'il a été nécessaire de la tenir droite.

Quant à la situation du membre, il ne doit être incliné ni d'un côté ni d'un autre, tant que l'inflammation existe;

(k) Calidum suppurationem faciens non in omni ulcere, maximum securitatis præstat indicium; cutem emollit, extenuat, dolorem lenit, rigores convulsiones, tetanos mitigat. Aphoris. XXII, sect. v.

il doit être dans un plan déclive lorsque le pus commence à couler, & un peu élevé lorsqu'il est question de réunir les lèvres de la plaie. Il reconnoît, avec Hippocrate *(1)*, qu'*un des meilleurs remèdes, dans ce cas, est le repos ;* que cependant le mouvement & la promenade sont moins dangereux dans les blessures de la tête & des bras, que dans celles des parties inférieures. Il veut qu'on fasse coucher les malades dans un lieu médiocrement chaud. Le bain, dont il ne parle ici, que parce qu'il étoit d'un usage familier chez les Romains, lui paroît pernicieux tant que la plaie n'est pas pure, en ce qu'il fait gonfler les bords de la plaie, la rend plus sordide, & la dispose à la gangrène. Ce qu'il croit salutaire, & dont nous faisons trop peu d'usage, ce sont des frictions légères sur la partie, un peu loin de la plaie.

L'inflammation dissipée, Celse procédoit à la déterfion de la plaie, & c'étoit de la charpie trempée dans le miel, qu'il attendoit le plus de succès. Or, les signes par lesquels il connoît que la plaie est suffisamment détergée, sont lorsqu'elle est vermeille, & qu'elle n'est ni trop sèche ni trop humide. Elle n'est point assez détergée au contraire, lorsqu'elle n'est point vive, qu'elle n'a point l'odeur qu'elle doit avoir, qu'elle est trop sèche ou trop humide, qu'enfin elle est blanche, livide ou noire.

Après la déterfion de la plaie, Celse pensoit à la régénération des chairs *. Alors il n'admettoit plus l'usage de l'eau chaude que pour emporter la sanie, & préféroit pour couvrir la plaie, la laine lavée à la laine grasse. Il dit bien qu'il est certains médicamens propres à faciliter la régénération des chairs, tel que le beurre mêlé avec l'huile rosat & un peu de miel, l'emplâtre *tetrapharmaque*, mêlé avec parties égales de miel, ou la charpie trempée dans l'huile rosat. Mais à tous ces médicamens, il préfère l'usage du bain & des alimens de bon suc : il entre même là-dessus dans des détails. Par exemple, il proscrit absolument les alimens âcres. Lorsque la plaie com-

---

(1) Hippocrat. *de ulcerib. initio.*
* Nous nous servons de l'ancienne manière de s'exprimer, nous réservant d'examiner dans son temps, si l'on doit la changer.

mence à se remplir, il permet au malade l'usage des oiseaux, du gibier & de la chair de porc bouillie. Pour le vin, il le juge contraire à toutes les blessures, tant que la fièvre & l'inflammation subsistent, & même jusqu'à ce que la plaie soit cicatrisée, sur-tout si elle occupe une partie *nerveuse ou tendineuse*, ou si elle pénètre fort avant dans les chairs. Mais si plus superficielle, elle intéresse des parties moins irritables, il convient que le vin qui n'est pas trop vieux, pris en petite quantité, peut favoriser la régénération des chairs, ou du moins ranimer leur action organique.

Dans les plaies des parties *nerveuses & musculeuses*, où il croyoit qu'il étoit nécessaire de ramollir, il appliquoit le cérat, qui ne manquoit pas de produire des chairs fongueuses, mais auxquelles il savoit très-bien remédier. Pour réprimer doucement ces chairs, il employoit la charpie sèche ou l'écaille de cuivre. Si ces remèdes n'opéroient pas assez, ou si les fonguosités étoient considérables, il avoit recours à des rongeans plus actifs. Il estimoit fort, pour former la cicatrice, le suc de *lycium*, délayé dans le vin de raisins séchés au soleil, ou dans du lait, à quoi il préféroit encore la charpie sèche.

Voilà la marche ordinaire du traitement des plaies, mais elle n'est pas toujours si heureuse. Celse remarque que la cure est quelquefois traversée par des accidens fâcheux. Quand la plaie est long-temps à se fermer, il arrive qu'elle se convertit en ulcère, dont les bords deviennent calleux, épais, livides, ce qu'il dit être la suite la plus commune d'un mauvais traitement. Il observe que d'autres fois la violence de l'inflammation, l'excès du froid ou de la chaleur, un bandage trop serré, la vieillesse, ou même la constitution du blessé, font dégénérer la plaie en gangrène. La description qu'il en fait est un cahos où l'on se perd. Plutôt que de nous arrêter à le débrouiller, nous nous proposons de poser les premiers fondemens de l'art sur ce point, lorsque l'occasion s'en présentera.

De la Gangrène.

Quand la gangrène est commençante, il n'en trouve pas la guérison fort difficile, sur-tout si le malade est jeune; si les tendons ou les nerfs ne sont point offensés ou ne le sont que légèrement ; s'il n'y a point de grande articulation découverte ; s'il n'y a pas beaucoup de chair de l'endroit affectée, en sorte que la pourriture n'ait pas trouvé de quoi faire un progrès considérable ; enfin, si le mal est borné à un seul endroit, comme à un doigt. Dans ce cas, il prescrit d'abord de saigner, si les forces le permettent, puis de scarifier jusqu'au vif ce qui est desséché, & tout ce qui paroît en mauvais état dans les environs.

Mais lorsque le mal se propage, il rejette les médicamens propres à former le pus, même l'eau chaude. Il en dit autant des répercussifs les plus puissans ; il ne permet que les plus légers sur le mal, & des rafraîchissans sur les endroits enflammés. Si le mal ne se borne pas, il veut qu'on applique le cautère actuel, sur la ligne qui sépare le mort d'avec le vif : comme si l'on devoit s'attendre à trouver le terme de la gangrène dans l'endroit de cette séparation ! comme si l'humeur putride ne croupissoit pas dans le tissu cellulaire de la partie, bien au-delà de cette séparation apparente ! Aussi Celse, persuadé qu'alors cette gangrène dépendoit de la *dépravation*, ou *de la corruption* des humeurs, attendoit moins la guérison des médicamens que du régime ; en conséquence il faisoit commencer par l'abstinence, à moins que la foiblesse du malade ne s'y opposât. Il mettoit les malades à l'usage d'alimens & de boissons qui resserrant le ventre, fortifioient en même-temps tout le corps. Ces alimens devoient être légers : après quoi, si le mal se fixoit, il le traitoit comme un ulcère putride. Alors il donnoit au malade des alimens toujours un peu desséchans, en plus grande quantité & un peu plus forts. La boisson étoit l'eau de pluie froide. « Quelquefois, dit-il, « tous les secours sont vains. Si le mal continue à s'étendre, « il ne reste qu'un remède déplorable, & cependant unique, « c'est d'amputer le membre qui meurt en détail, pour sauver « tout le corps ». Mais quand le mal ne se borne pas, est-ce bien le cas de faire l'amputation ? Est-elle plus puissante, pour arrêter les progrès du mal, que n'ont été les remèdes ? Quoi qu'il en soit, avant ni après cette opération, on n'avoit point encore l'art d'oppofer une digue au fang artériel, d'où il arrivoit que les malades périffoient d'hémorragie & de fyncope. Si, comme dit Celfe, *ce n'eft pas le cas d'examiner la certitude d'un remède, quand il eft unique*, c'eft au moins une raifon de plus pour chercher à le rendre plus fûr ou moins dangéreux. Ainfi, fans autre préliminaire, on incifoit circulairement jufqu'à l'os la chair du membre gangréné, entre le mort & le vif, de façon néanmoins qu'on emportât plutôt de la partie faine que de laiffer de celle qui étoit corrompue, & que l'incifion ne fe fît pas près de l'article, mais environ à quatre travers de doigts, comme cela s'eft pratiqué jufqu'à nos jours. Cette fection faite, on relevoit les chairs, on les détachoit de l'os en deffous, avec le fcalpel, pour mettre à nud une portion de l'os, qu'on fcioit alors le plus près qu'il étoit poffible des chairs faines qui reftoient adhérentes. On emportoit enfuite toutes les afpérités que les dents de la fcie avoient faites à l'os, fur lequel on ramenoit les chairs, qui dans ce cas devoient être fort lâches, afin de recouvrir le plus qu'on pouvoit la périphérie de l'os. Sur tout ce qui n'étoit pas garni de chair, on mettoit de la charpie, & par-deffus une éponge imbibée de vinaigre, & le tout étoit maintenu par le moyen d'un bandage *(m)*.

Prefque tous les Chirurgiens qui ont écrit depuis Celfe, ont fait de ce paffage la bafe de leurs préceptes, fur l'amputation des membres : tous l'ont interprété de la même manière, & tous fe font trompés, peut-être par la raifon qu'ils ne croyoient pas pouvoir errer en fuivant l'interprétation reçue & confacrée par les autorités les plus graves. Il n'eft pas rare de retrouver dans les Anciens des découvertes modernes, après les avoir faites foi-même : foit parce qu'on ne les lit point affez, foit parce que certaines chofes dites pour leurs contemporains, alors à portée de les entendre, n'offrent à notre efprit qu'une lueur foible, incapable de nous frapper & de nous épargner la peine de l'invention. Le paffage de Celfe dont il s'agit, n'a

---

(m) Celf. *liv. VII, in fine.*

reçu la plénitude du sens qu'il renferme, que par degrés, & à mesure qu'on s'est rapproché de la manière d'opérer qu'il décrit. Il a fallu trouver sa méthode, pour entendre la description qu'il en donne. Après que Cheselden eut tiré de son propre fonds l'amputation en deux temps, Sharp aperçut dans Celse la double incision *(n)*. Après que M. Louis eut pratiqué l'amputation à sa manière *(o)*, il crut retrouver sa manière dans l'Hippocrate Latin. Ces deux Chirurgiens, l'excellent critique Anglois & le célèbre écrivain François, n'ont fait qu'entrevoir la vérité, & c'est assez communément le sort de ceux qui défrichent. Il étoit réservé à M. Valentin, Chirurgien de Paris, de la voir dans tout son jour *(p)*.

Par la double incision, on se propose de parvenir à pouvoir scier l'os au-dessus de la ligne décrite par l'instrument tranchant, dans la première coupe: il est clair que Celse, ainsi que Cheselden, avoit cette fin en vue, & qu'ils y tendoient à peu-près de la même manière. Le *sursum reducenda caro* du premier, établit incontestablement ce que nous avançons, & lève tout doute à ce sujet. Sharp a donc vu dans Celse ce qui y étoit véritablement; il ne mérite donc pas qu'on l'accuse de l'avoir mal interprété. Sharp, dira-t-on, n'a pas décrit la méthode de Celse ! D'accord: mais ce n'est pas une raison pour lui reprocher de n'avoir pas entendu le passage qui est en contestation, & nous ne lui ferons point cette injustice. Sharp ne s'étant pas engagé à donner cette méthode, il suffit pour sa justification, que le peu qu'il attribue à Celse, soit réellement dans cet auteur. Quand bien même il se seroit trompé, sa timidité, & l'aveu qu'il fait, par excès de modestie, de sa prétendue foiblesse, lui mériteroient des éloges.

Nous avons dit que le critique Anglois, ne s'étoit pas formellement engagé à faire connoître la méthode de Celse. Il n'en est pas de même de l'Écrivain François. Celui-ci se tient

---

(n) Recherches critiques sur l'état présent de la Chirurgie, *pag. 334 &* suiv. in-12. Paris, 1751.
(o) Mémoires de l'Acad. Royale de Chirurgie, tomes *II & IV*; in-4.°
(p) Recherches critiques sur la Chirurgie moderne, &c. Paris, 1772.

très-assuré d'avoir saisi l'esprit de cet auteur ; cependant l'intérêt de la vérité ne nous permet pas d'être de son avis. On convient que dans l'amputation de la cuisse, en détachant de la crête postérieure du fémur, les muscles qui s'y attachent, il remplit une partie des vues de Celse : mais il se met dans l'opposition la plus formelle avec lui, lorsqu'il dit qu'*après avoir enlevé les chairs, on se servira d'un petit bistouri, & l'on aura la liberté de couper au-dessus du niveau des chairs retirées, le muscle crural qui est fixement attaché sur le fémur.* Car, c'est principalement par le précepte de conserver la portion des muscles adhérens qui restent au-dessous du niveau des autres chairs, après la rétraction qui suit la première section, que la méthode de Celse diffère des autres méthodes : or, c'est précisément cette portion de muscles que M. Louis veut qu'on retranche.

C'est à regret que nous sommes entrés dans cette discussion : mais, comme il falloit éclaircir un des plus intéressans morceaux de Celse, nous n'avons pas cru devoir en omettre les différentes interprétations, & sur-tout celle de M. Valentin, qui en fixant le vrai sens de ce passage, rend à l'art un procédé des plus ingénieux & des plus rationnels, que les Anciens nous aient transmis.

Revenons aux plaies. Quoique Celse observe que les plaies avec contusion & perte de substance (q), ou dans lesquelles il est resté quelques corps étrangers, méritent une attention particulière, ainsi que celles qui sont étroites & profondes, les moyens curatifs qu'il propose n'ont cependant rien de remarquable. Il n'indique d'autres remèdes que les astringens ou les détersifs plus ou moins émoussés par les corps gras. Quant aux échardes restées dans une plaie, il conseille de les tirer avec les doigts ou avec des pinces. Sa ressource, lorsque l'écharde ne laissoit aucune prise, c'étoit quelque médicament attractif, ou supposé tel. Par exemple, il comptoit beaucoup sur la racine de roseau, ou sur l'aristoloche broyée avec du miel. Il assure même la vertu de ces plantes, confirmée dans

---

(q) Celse, *lib. V, cap.* XXVII.

ce cas par l'expérience. Ces remèdes n'attirent point, mais comme toniques ils peuvent aider la Nature à se débarrasser de ces corps étrangers.

{CELSE.}

La raison & l'expérience l'ont beaucoup mieux servi dans la manière de cicatriser une plaie. Il recommande, lorsqu'elle n'est pas suffisamment remplie, d'y appliquer de la charpie trempée dans l'eau froide. Quand il est temps d'empêcher les chairs de croître, il veut qu'on s'en tienne à la charpie sèche, jusqu'à ce que la cicatrice soit formée; alors il appliquoit sur la cicatrice une lame de plomb, pour l'empêcher de s'élever & de prendre une autre couleur que celle des parties saines. Il conseille dans les mêmes vues la racine de concombre sauvage, qui par sa vertu atténuante & résolutive, est bien propre à remplir cet objet; enfin il approuve encore un emplâtre composé d'une partie *d'elaterium,* de deux parties de litharge d'argent, de quatre parties de noix de gale, avec suffisante quantité de térébenthine, pour donner la consistance convenable. Lorsque la cicatrice est noire, il veut qu'on corrige cette difformité avec un mélange fait de parties égales de plomb lavé & de verdet, incorporés avec la térébenthine. Si la cicatrice est plus élevée ou plus enfoncée que les parties voisines, Celse regarde comme une folie de s'exposer pour une difformité légère à un nouveau traitement & à de nouvelles douleurs. Il ajoute cependant que, si l'on ne veut pas que la cicatrice reste telle, on peut l'entamer avec le scalpel ou avec quelques médicamens corrosifs; ensuite appliquer le caustique sur les chairs élevées, & des sarcotiques sur celles qui sont enfoncées. Or, nous ferons observer que rarement une cicatrice reste profonde, sans qu'il y ait destruction totale ou partielle du tissu cellulaire : mais, pour peu qu'il en reste, il peut, à l'aide de ces remèdes, se remplir plus ou moins de graisse & de lymphe.

Après avoir parlé des blessures faites par les traits, Celse passe à celles qui proviennent des morsures d'homme, de singe, de chiens, de bêtes féroces, de serpens & d'autres animaux. Il prétend qu'elles ont toutes quelque chose de venimeux; mais peut-être n'y a-t-il dans la plupart de ces plaies

{Morsures d'animaux.}

d'autre venin que le déchirement des parties nerveuses, déchirement, qui par toute autre cause, produit des accidens effrayans. Quoi qu'il en soit, lorsque la plaie étoit considérable, Celse prescrivoit les ventouses, dans l'intention sans doute d'attirer le venin qu'il y croyoit caché. Si la plaie étoit légère, il se contentoit de l'emplâtre noir de Diogène, qui étoit un puissant détersif, & à son défaut, il avoit recours à quelqu'emplâtre de la même espèce. Il propose aussi, particulièrement pour la morsure du chien, le sel appliqué sec & écrasé sur la plaie avec les doigts. Le sel ou la saumure pouvoient produire de bons effets, mais non pas comme il le croit, en poussant dehors le virus.

Dans la morsure du chien enragé, il recommande d'abord l'application des ventouses, ensuite celle du cautère actuel, lorsque l'endroit n'est ni *nerveux* ni *musculeux*; & l'on a sûrement eu tort d'abandonner cette pratique. Quand il n'appliquoit pas le feu, il y suppléoit par les caustiques les plus actifs. Il annonce que, si l'on ne remédie point à cet accident dans le premier moment, le malade tombe dans *l'hydrophobie*, & alors il croit le mal sans remède.

Dans toutes ces morsures d'animaux, Celse commençoit par faire une ligature au-dessus de l'endroit blessé, croyant sans doute arrêter par-là les progrès du mal; ensuite il faisoit autour de la plaie des scarifications, pour qu'il s'écoulât une plus grande quantité de sang vicié. On appliquoit dans les mêmes vues une ventouse sur la plaie. Si l'on n'avoit ni ventouse, ni vase pour y suppléer, on faisoit sucer la plaie par quelqu'un *(r)*. La succion faite, on ouvroit un poulet vivant

---

(r) L'Afrique eut autrefois ses suceurs : c'étoient les *Psylles* dont nous avons déjà parlé. L'Italie eut aussi les siens, & c'étoient les *Marses*, ainsi nommés de *Marsus*, fils de Circé, dont ils prétendoient descendre. Ils se vantoient de guérir les morsures des serpens par leur salive. Il y en eut d'autres depuis qui, pour donner plus de crédit à leurs impostures, disoient tenir leur origine, & vraisemblablement leur secret, de Saint-Paul, lorsqu'il fut mordu par une vipère. *Voyez Carol. Stephani, Diction. Histor.* & la *Chirur. Françoise de Dalechamp*, in-4.° *p. 351*. Ceux-ci suçoient les plaies, ce qui étoit quelquefois utile : mais pour enchérir sur ce genre de charlatanisme, nous avons parmi nous des gens qui sucent les oreilles, dans l'intention de guérir de la surdité.

qu'on appliquoit tout chaud fur la plaie. Celfe attendoit encore beaucoup de fuccès des antidotes, ou à leur défaut du vin pur avec du poivre, ou enfin de tout autre ingrédient propre à exciter la chaleur, & à empêcher la coagulation des liqueurs : car il croit que la plupart des venins ne donnent la mort que par-là. Il loue encore les remèdes propres à provoquer les urines, parce qu'ils font attenuans. CELSE.

Dans la morfure de l'afpic, le vinaigre en boiffon étoit fon fpécifique. Il dit que c'eft au hafard qu'eft dûe cette découverte. Un jeune homme fut mordu par un afpic dans un lieu aride, où il n'y avoit point d'eau. Comme il étoit tourmenté par une foif violente, occafionnée par fa bleffure & par la grande chaleur qu'il faifoit alors, il but du vinaigre qu'il avoit avec lui & fe trouva guéri. Ce qui n'eft arrivé, dit Celfe, que parce que le vinaigre n'eft pas feulement rafraîchiffant, mais réfolutif. Morfure de l'Afpic.

Dans la morfure du fcorpion, on regardoit le fcorpion même comme un excellent remède ; on le broyoit dans du vin que les uns faifoient boire & que d'autres fe contentoient d'appliquer fur la plaie. Quelques-uns expofant l'animal fur des charbons ardens, en dirigeoient la vapeur fur la plaie, enfuite ils appliquoient le charbon même. C'eft ainfi que l'on préludoit dès-lors à la découverte de la propriété *alexipharmaque* des alkalis volatils, indiquée par Mead & divulguée par M. de Juffieu. On faifoit encore ufage comme topique, du fon ou de la farine de rue bouillie dans du vinaigre ou du fel décrépité, mêlé avec du miel, & intérieurement on faifoit prendre une décoction de femence ou de feuilles d'éliantheme bouillies dans du vin. Morfure du Scorpion.

On fe fervoit encore dans la morfure du fcorpion & de l'araignée, d'un topique compofé d'ail & de rue broyés avec de l'huile.

Dans la morfure du *cherfydre* ou du *cerafles*, outre plufieurs autres remèdes internes, tels que la panacée ou le lafer, à la dofe de deux fcrupules, le fuc de poireau dans une chopine de vin, la fariette qu'on faifoit manger ; on appliquoit encore Morfure du Cherfydre ou du Cerafles.

Ccc ij

sur la morsure la fiente de chèvre ou la farine d'orge bouillie dans le vinaigre, ou bien la rue & le calament broyés avec du sel, & incorporés avec le miel. On usoit à peu-près des mêmes remèdes dans la blessure de la phalange.

<small>Morsure de la phalange.</small>

Les animaux dont on vient de parler, ne se trouvent pas en Italie; mais Celse remarque que leur morsure est d'autant plus redoutable, que les pays où ils naissent sont plus chauds. Il ajoute que l'Italie & les pays froids, ont sur les régions brûlantes, l'avantage de produire des animaux moins venimeux. On conçoit avec Celse, que la morsure des animaux venimeux peut être plus dangereuse lorsqu'ils couvent ou qu'ils sont affamés, & qu'elle sera plus nuisible à une personne à jeun si elle est en même-temps dans un état de foiblesse, parce que la facilité de l'inhalation, tout étant égal, est en raison inverse des forces du cœur.

<small>Ulcères de cause interne.</small>

L'homme n'a pas seulement autour de lui des ennemis à redouter, il en porte encore dans son sein. La dépravation de ses humeurs est la source de plusieurs espèces d'ulcères. Celui que Celse croit le plus fâcheux de tous est le charbon (ſ).

<small>Le charbon.</small>

Voici la description qu'il en fait. La peau est rouge, parsemée de pustules peu élevées, fort noires & quelquefois livides ou pâles; ces pustules paroissent contenir de la sanie. A leur base, la couleur de la peau est noire, & l'endroit affecté est plus sec, plus dur que dans l'état naturel. Il est entouré d'une espèce de croûte dont les bords sont enflammés. La peau dans cet endroit ne peut s'élever, elle paroît attachée à la chair subjacente. Il y a assoupissement, quelquefois frisson ou fièvre, & même l'un & l'autre. Ce mal pousse à l'intérieur des espèces de racines qui s'étendent plus ou moins vîte, plus ou moins lentement. A l'extérieur il blanchit à mesure qu'il fait des progrès, ensuite il devient livide; de petites pustules s'élèvent à la circonférence. S'il attaque l'œsophage ou le gosier, le malade est souvent suffoqué tout-à-coup.

―――――――――――――――――――――――

(ſ) Celſ. lib. V, cap. XXVIII.

Le charbon décrit ici par Celse paroît différent de celui que les Grecs ont nommé *Anthrax*, quoiqu'il soit le même au fond.

Celse prétend, & avec raison, qu'il n'y a rien de mieux que d'appliquer aussitôt les cauſtiques ſur le charbon. Comme les chairs ſont mortes & dépourvues de ſentiment, il conſeille d'en continuer l'uſage, juſqu'à ce que le malade ſente de la douleur : enſuite on traite l'ulcère comme les autres brûlures. Il ajoute qu'il ſe forme, ſous les cauſtiques qu'on emploie, une croûte qui venant à ſe ſéparer des parties ſaines, emporte avec elle tout ce qu'il y a de vicié.

Si le mal eſt ſuperficiel, il dit qu'on peut s'en tenir aux rongeans, ou même aux cauſtiques plus ou moins actifs, ſelon la nature du mal ; mais de quelques médicamens qu'on ſe ſerve, il veut toujours que l'effet ſoit de ſéparer les chairs mortes de celles qui ſont ſaines. Si l'on ne pouvoit y réuſſir par ces moyens, alors jugeant la maladie plus forte que les remèdes, il en venoit à l'application du feu. En même-temps il défendoit au malade l'uſage du vin & de tout aliment ſolide : la ſeule boiſſon qu'il lui permît étoit l'eau, ſur-tout s'il y avoit de la fièvre.

Une maladie que Celse croyoit moins redoutable que le charbon, à moins qu'il n'eut été irrité par quelques mauvais traitemens, c'eſt le carcinome (χαρχινώμα) ; il dit que ce mal attaque particulièrement les parties ſupérieures, comme la face, les narines, les oreilles, les lèvres & les mamelles des femmes. C'eſt la mauvaiſe diſpoſition du foie ou de la rate qu'il accuſe de lui donner naiſſance, & cette opinion n'eſt pas ſans fondement.

Voici la deſcription qu'il en donne. On ſent dans les environs de la partie affectée des douleurs pongitives *(aliqua quaſi puncta)*. La tumeur eſt immobile, inégale, & quelquefois il y a de l'engourdiſſement. Les vaiſſeaux d'alentour ſont gonflés & comme recourbés, pâles ou livides, quelquefois même ils s'enfoncent & diſparoiſſent. Dans les uns la tumeur est douloureuse au toucher : dans d'autres elle ne l'est point. Le carcinome est quelquefois sans ulcération, plus dur ou plus mou qu'il ne devroit l'être naturellement : d'autres fois il est ulcéré & accompagné de tous les symptômes énoncés : tantôt il n'a point de caractère particulier ; tantôt il ressemble par sa grandeur & par sa superficie inégale & rabotteuse, à ce que les Grecs appeloient *Condylomes ;* il est rouge ou couleur de lentille. L'extirpation n'est pas sans danger, elle est suivie de paralysie ou de convulsion. Souvent, si l'on reçoit un coup en cet endroit, on tombe sans parole & sans connoissance. Quelquefois, en comprimant la tumeur, les bords se tendent & se gonflent, c'est la plus mauvaise espèce, (puisqu'en effet la colliquation des chairs est manifeste). Presque toujours, dit-il, ce mal commence par ce que les Grecs nomment *cacoëthes ;* il dégénère ensuite en carcinome, sans ulcération; puis il survient un ulcère, & delà le *thériome.*

Cette description n'est ni claire ni exacte : mais au moins le pronostic qu'il en fait & la cure qu'il propose sont confirmés par l'expérience journalière.

Il n'y a que le *cacoëthes* que Celse croit susceptible de guérison. Quant aux autres espèces, il dit qu'elles s'irritent en raison de la violence qu'on emploie pour les guérir. Il assure n'avoir vu de succès, ni des caustiques, ni du feu, ni de l'extirpation même. Car si on le brûle, le mal s'irrite aussitôt, & fait des progrès qui ne finissent qu'avec la vie du malade. Si on l'extirpe par l'instrument tranchant, il renaît presqu'aussitôt que la cicatrice est formée & donne la mort. Qu'on n'emploie au contraire aucun remède violent, mais seulement des médicamens doux, qui caressent en quelque sorte le mal, il n'empêche pas la plupart des malades de parvenir à une extrême vieillesse. « Il faut donc bien distinguer, » ajoute Celse, le cacoëthes qui est guérissable, du carcinome » qui ne l'est pas : mais il n'y a que le temps & l'expérience qui puissent l'apprendre. »

Cette première espèce une fois connue, Celse appliquoit les caustiques. Si le mal s'adoucissoit, si les accidens diminuoient, il continuoit la cure & en venoit à l'inftrument tranchant ou même au feu. Si au contraire le mal s'aigriffoit par l'application des remèdes, c'étoit la preuve que le cancer étoit déjà formé: alors il profcrivoit tout remède âcre & violent. Mais fi l'endroit étoit dur fans ulcération, il fe contentoit d'appliquer deffus des figues très-graffes, ou quelqu'emplâtre adouciffant. Si l'ulcère étoit égal, il fe fervoit d'un cérat fait avec l'huile rofat, auquel il ajoutoit la poudre de coquilles broyée & délayée dans l'eau de forgeron. Si l'ulcère étoit fongueux, il effayoit l'écaille d'airain, qu'il regardoit comme le plus doux cauftique. Il en continuoit même l'application jufqu'à l'entière deftruction des fonguofités, fuppofé qu'il ne furvînt point d'érétifme: car alors il s'en tenoit au cérat dont on vient de parler. C'eft en quelque forte ce qu'avoit dit Hippocrate dans un de fes Aphorifmes *(t)*, & le célèbre M. le Cat n'a pas été plus loin dans la Differtation couronnée en 1758, par l'Académie de Chirurgie. Nous attendons avec impatience ce que produira une Differtation de M. Peyrilhe notre confrère, qui vient de remporter le Prix de l'Académie des Sciences de Lyon, fur le même fujet. Puiffe cet ouvrage opérer dans la pratique, une révolution heureufe! Puiffions-nous voir un jour l'art dégagé des entraves de l'empirifme; & plus fécond en reffources, arracher des bras de la mort tant de malheureufes victimes dévouées à l'ignorance meurtrière & à l'avidité honteufe des charlatans, fous le prétexte fpécieux & féduifant d'une guérifon prompte ou affurée!

Telles ont toujours été les vues nobles de l'Académie Royale de Chirurgie. Telles font encore celles de l'Académie des Sciences de Lyon *(u)*.

(t) Quibus occulti cancri funt, non curare melius: curati enim citiùs intereunt, non curati verò longiùs vitam trahunt. Aphorif. XXXVIII, fect. VI.

(u) Une anecdote digne d'intéreffer les ames fenfibles & honnêtes, c'eft que M. Pouteau, Chirurgien célèbre de Lyon, & attaché à cette Académie, diftinguée par les objets utiles dont elle ne ceffe de s'occuper, a dépofé fix cents livres, & un refpectable anonyme, la même fomme, pour diriger l'attention des Savans fur ce point important.

Le Thériome.   Du cancer, Celse passe à une espèce d'ulcère que les Grecs nommoient *Thériome*. Tantôt cet ulcère se forme de lui-même, tantôt il succède à un ulcère, produit par une autre cause: sa couleur est livide & noire; il rend en abondance une humeur muqueuse & fétide. Le tact ni les médicamens n'y font aucune impression douloureuse; il n'est sensible que quand on le gratte: ses bords sont douloureux & enflammés. Quelquefois il est accompagné de fièvre, quelquefois même il rend du sang. Quand le mal s'étend, tous les accidens augmentent, & alors il se convertit en un ulcère que les Grecs nomment *erpes esthiomenos*, parce qu'il fait des progrès rapides, corrompt les os & ronge tout le corps. La surface de cet ulcère, inégale, semblable à de la boue, rend beaucoup d'humeur gluante & d'une odeur insupportable. L'inflammation est plus vive qu'on ne devroit l'attendre. L'un & l'autre ulcère, comme toutes les espèces de *cancer (x)*, attaquent particulièrement les vieillards ou les personnes de mauvaise constitution.

L'erpes-esthiomenos. Dartre ou ulcère rongeant.

Dans ces deux espèces d'ulcères, Celse prescrit la même curation, sinon que les remèdes doivent être plus actifs dans la seconde. Le repos, point d'alimens solides, une large boisson d'eau, des lavemens, voilà quel est le régime dans le temps de l'inflammation; ensuite il faisoit prendre des alimens de bon suc, de l'eau pour toute boisson pendant le jour, le soir un peu de vin austère. Il observe cependant qu'on peut se dispenser d'une diette aussi sévère dans *l'erpes* que dans le *thériome*.

Le feu sacré.   Ce que dit Celse de la curation de ces ulcères, ne mérite pas que nous nous y arrêtions. Parlons du feu sacré *(ignis sacer)* qu'il met au rang des ulcères malins. Il en établit de deux espèces: celui de la première est rougeâtre, ou mêlé de blanc & de rouge, la peau est inégale, hérissée de pustules fort petites, égales entr'elles, presque toujours remplies, & souvent accompagnées de rougeur & de chaleur. Quelquefois le mal gagne

---

(x) On n'a pas une idée bien nette ni bien précise de ce que les Anciens entendoient par *cancer*: il y a seulement de l'apparence qu'ils désignoient sous ce nom générique tout ulcère putride.

d'un côté tandis qu'il guérit de l'autre. D'autres fois les pustules venant à se rompre, forment un ulcère d'où découle une humeur qui tient le milieu entre le pus & la sanie. Cet ulcère attaque particulièrement la poitrine, les côtés, les parties éminentes du corps, & sur-tout la plante des pieds.

Le feu sacré de la seconde espèce se borne à la peau qu'il ulcère. Il s'étend en superficie: il est livide, mais inégalement: il se guérit dans son centre, tandis qu'il s'étend par ses extrémités. Souvent même ce qui paroît guéri s'ulcère de nouveau. Dans la circonférence, la peau qui est menacée de ce mal est tuméfiée, dure & d'un rouge brun. Cette seconde espèce se manifeste aussi presque toujours dans les personnes âgées & cacochimes, sur-tout aux jambes.

Voilà donc les deux espèces de feu sacré de Celse, qui, comme l'on voit, diffèrent essentiellement de l'érésipèle, avec lequel certains auteurs l'ont confondu. Mercurial croit que le feu sacré n'est autre chose que l'*herpes* des Grecs *(y)*, le *formica* des Arabes, le *zona* de Scribonius, le *circinus* & le *zoster* de Pline. Celse estime cet ulcère le moins dangereux & le plus facile à guérir de tous les ulcères rampans: il regarde un accès de fièvre comme le remède le plus propre à détruire l'humeur morbifique, & à produire un pus plus épais, plus blanc & de meilleure qualité. Pour lui donner une issue plus facile, il faisoit une ouverture à la partie la plus déclive de l'ulcère. Tant que duroit la fièvre, il prescrivoit la diète, le lit, les lavemens. Il mettoit les malades à l'usage des alimens qui tiennent le milieu entre les substances douces, glutineuses & salées, comme le pain non fermenté, le poisson, le chevreau, les oiseaux, & presque toute sorte de gibier, excepté le sanglier. S'il n'y avoit point de fièvre, il conseilloit la gestation, la promenade, le vin austère, le bain, beaucoup de boisson & peu d'alimens.

Si l'ulcère s'étendoit peu, il le fomentoit avec de l'eau tiède: s'étendoit-il beaucoup? c'étoit avec du vin chaud;

(y) Variar. lect. *lib. IV*, *cap. IX*.

Tome I.

ensuite il perçoit toutes les pustules avec une aiguille, & appliquoit des médicamens capables de ronger les chairs mortes. L'inflammation cessée, l'ulcère détergé, il avoit recours aux topiques adoucissans.

Dans la seconde espèce, il croit fort utile l'application des coins bouillis dans le vin & écrasés, ou l'emplâtre *tetrapharmaque*, auquel on a joint une cinquième partie d'encens ; mais un des meilleurs remèdes, selon lui, c'est le lierre bouilli dans le vin, & après la déterfion de l'ulcère, les adoucissans.

Ulcère Chironien.

Pour l'ulcère Chironien, c'est un grand ulcère qui attaque principalement les jambes & les pieds : ses bords sont durs, il en découle peu de sanie & de mauvaise odeur. La circonférence ni le fond de l'ulcère ne sont pas enflammés, aussi cause-t-il peu de douleur. Comme il ne s'étend point, il n'est pas dangereux, cependant on ne le guérit pas aisément ; quelquefois il se couvre d'une cicatrice fort mince qui se rompt, & l'ulcère se renouvelle.

Le topique que Celse propose, est un emplâtre composé d'écaille de cuivre, de plomb lavé & brûlé, de cadmie, de cire & d'huile rosat, en suffisante quantité pour malaxer la cire avec les autres ingrédiens.

Hippocrate nous a appris que de son temps on renouveloit par des incisions les bords des vieux ulcères : mais Celse nous décrit cette opération *(z)*. On faisoit à l'entour de l'ulcère une incision avec le scalpel, on emportoit les bords, & l'on scarifioit tout ce qu'il y avoit de livide aux environs. On coupoit aussi les varices, s'il s'en trouvoit quelques-unes qui s'opposassent à la guérison. Quand le sang s'étoit écoulé, on pansoit l'ulcère comme une plaie récente. Si l'on avoit de la répugnance pour l'instrument tranchant, on appliquoit l'emplâtre de *ladanum* : c'étoit un composé de résine de térébenthine, de suie, d'encens, d'écaille de cuivre, de ladanum, d'alun & de litharge d'argent *(a)*. Lorsque les bords de l'ulcère étoient rongés, on passoit à des médicamens propres à en procurer

---

(z) Lib. V, cap. XXVI, §. 32. | *(a) Lib. V, cap. XIX, §. 18.*

la confolidation. Ce que Celfe dit de l'opération indique affez l'efpèce d'ulcère où elle fe pratiquoit, & même où elle convient. CELSE.

Le froid de l'hiver occafionne auffi des ulcères aux enfans, fur-tout aux pieds & aux mains *(b)*: il y a rougeur avec une légère inflammation. Quelquefois il s'élève des veffies qui s'ulcèrent. La douleur eft médiocre, mais la démangeaifon eft grande; il en fort quelquefois, mais en petite quantité, une humeur qui paroît reffembler à du pus ou de la fanie. Les Engelures.

Dans les commencemens de cette maladie, Celfe faifoit des fomentations fréquentes avec la décoction de rave ou de verveine. S'il n'y avoit point encore d'ulcération, il appliquoit le cuivre le plus chaud que le malade pouvoit le fupporter. S'il y avoit ulcère, il fe fervoit d'alun broyé avec parties égales d'encens ou d'écorce de grenade bouillie dans l'eau & écrafée enfuite. Quand il n'y avoit que la furpeau enlevée, il préféroit les remèdes adouciffans.

Une maladie beaucoup plus fâcheufe, ce font les écrouelles *(ftrumæ)*. Celfe les définit des tumeurs concrètes en dedans comme des glandes, qui contiennent un mélange de fang & de pus. Il dit que ces tumeurs exercent la patience des Médecins, en ce que malgré la fièvre dont elles font accompagnées, elles ne viennent jamais bien à fuppuration, & que quand elles ont été guéries par le fer ou par les médicamens, ce qui eft toujours très-long, elles reviennent dans l'endroit même des cicatrices, fur-tout fi l'on n'a employé que des médicamens pour les guérir. Il remarque que le fiége le plus ordinaire de cette maladie eft le cou, les aiffelles, les aines, les côtes. Ainfi, tout ce que dit Celfe des écrouelles, n'eft abfolument applicable qu'aux anciennes. Les Écrouelles.

Il loue l'ufage interne de l'éllébore, qu'il confeille de continuer jufqu'à ce que les écrouelles foient diffipées : mais quoi qu'il en dife, c'eft un remède qu'on ne doit adminiftrer qu'avec la plus grande réferve & à très-petite dofe: alors il peut guérir

---

(b) Celf. *liv. V, cap. XXVIII, §. 6.*

comme atténuant. Celse appliquoit en même-temps des médicamens attractifs & résolutifs; il se servoit même de caustiques pour consumer les tumeurs écrouelleuses ; & l'escarre tombée, il traitoit le mal comme un ulcère bénin. A quelque méthode qu'on s'arrête, il recommande, lorsque l'ulcère est bien détergé, de faire prendre de l'exercice au malade, & de lui donner de bonnes nourritures jusqu'à ce que la cicatrice soit formée. D'après l'expérience de quelques paysans, il assure qu'on peut se guérir de cette maladie en mangeant du serpent. Ce remède s'est conservé, & ce n'est pas sans raison: l'esprit & le sel volatil de la vipère, peuvent opérer un très-bon effet. S'il n'est pas sûr que la vipère contienne plus d'alkali volatil qu'un autre animal, on sait au moins qu'elle est plus *animalisée* que la plupart des autres animaux.

Le Furoncle.

Le Furoncle de Celse *(Furunculus)* est le *Dothien* des Grecs: c'est un tubercule pointu avec inflammation & douleur, lorsqu'il tend à suppuration. Dès qu'il est ouvert & le pus évacué, il remarque que les chairs en dedans paroissent en partie changées en pus, en partie corrompues & d'un vert pâle. C'est ce que quelques Chirurgiens appeloient de son temps le noyau du furoncle, *furunculi stomachus*. Ce mal n'est pas dangereux, même sans y faire de remède ; car il suppure & perce de lui-même : mais la douleur qu'il cause fait qu'on aime mieux recourir aux remèdes pour s'en débarrasser plus tôt. Alors Celse propose entr'autres emplâtres le galbanum, comme un remède très-propre à procurer la résolution de la tumeur. Si on ne l'obtient pas, il conseille d'appliquer un emplâtre pour le faire suppurer. Si l'on n'a point d'emplâtre, il offre de très-bons maturatifs dans la poix & le levain; le pus évacué, il ne voit plus de remède à faire. On reconnoît bien-là notre furoncle, en observant cependant que cette sorte de tumeur n'est pas trop susceptible de résolution.

Le Phyma & ses différences d'avec le Furoncle.

Un tubercule à peu-près semblable au précédent, c'est le *Phyma :* mais Celse observe qu'il est plus rond, plus plat, & souvent plus étendu. Le furoncle égale en grosseur la moitié d'un œuf, ou du moins il ne l'excède jamais. Le Phyma est plus gros, mais la douleur & l'inflammation sont moindres que dans le Furoncle. Lorsque le Phyma est ouvert, le pus paroît le même que dans le furoncle, avec cette différence que toute la chair viciée se change en pus. Le Phyma plus commun chez les enfans, se guérit plus facilement que dans les jeunes gens, chez lesquels il est plus rare. On ne l'observe pas chez les personnes avancées en âge. Voilà ce que nous dit Celse du Phyma; quant aux remèdes, il renvoie à ceux qu'il a indiqués pour le furoncle. Galien range cette tumeur, ainsi que la suivante, parmi les bubons, ou petites tumeurs glanduleuses *(c)*.

CELSE

Le Phygethlon de Celse, appelé par les Latins *(panus) navette*, à cause de sa figure, est une tumeur peu élevée, mais large, parsemée d'espèces de pustules & accompagnée de tension & de douleur plus qu'on ne devroit l'attendre de la tumeur: quelquefois il s'y joint un peu de fièvre; enfin cette tumeur se convertit en pus, mais lentement. Les endroits où Celse annonce que le *phygethlon* se manifeste, sont particulièrement le cou, les aisselles, les aines, & les remèdes sont encore les mêmes que pour les précédens.

Le Phygethlon.

Il observe que ces tumeurs ne sont à proprement parler que de petits abcès; mais que le nom générique d'abcès n'a été donné qu'à un mal plus étendu, & tendant tout-à-fait à suppuration. Or, ajoute-t-il, « l'abcès n'existe jamais sans avoir « été précédé de fièvre ou de douleur dans quelque partie. « Le plus souvent l'abcès est exposé à la vue, puisqu'il s'élève « comme le *Phyma*, mais ses symptômes ont plus d'intensité; « car outre la rougeur, la chaleur, la dureté, il est encore accom- « pagné de frisson & de fièvre. Souvent aussi aucun de ces « signes ne se manifeste à la peau, sur-tout lorsque le foyer du « pus est profond; mais alors à l'insomnie, à la fièvre, se joi- « gnent des douleurs poignantes qui en décèlent le siége. C'est « un bon signe si la tumeur ne se durcit pas tout-à-coup. Si de « rouge qu'elle étoit elle devient blanche, c'est la preuve que «

L'Abcès.

(c) Lib. II, cap. I, ad Glacum.

» le pus commence à se former; car la tuméfaction & la rougeur paroissent long-temps avant la formation du pus. » En voilà assez pour annoncer la présence de l'inflammation, mais non pour indiquer clairement celle du pus.

Lorsqu'une partie noble est menacée d'abcès, Celse conseille pour le détourner, l'application de cataplasmes qui soient en même-temps répercussifs & rafraîchissans, tels que ceux qu'il a proposés pour l'érésipèle *(d)*. S'il y a déja de la dureté, il veut qu'on tente la résolution par des médicamens discussifs & résolutifs. Si la matière ne se résout pas, on ne doit plus viser qu'à la suppuration. Les signes qui font connoître que la matière est encore crue, dit Celse, sont le battement violent des artères, la pesanteur, l'ardeur, la distension, la douleur, la dureté, la rougeur de la partie affectée, signes auxquels se joignent le frisson & la fièvre, lorsque l'abcès est considérable.

Dans les abcès profonds, il observe qu'au lieu de ces signes extérieurs qui n'existent point, on sent des douleurs poignantes en dedans. Lorsque ces symptômes diminuant, il succédoit une démangeaison, & que la peau étoit livide ou blanchâtre, il jugeoit l'abcès parvenu à sa maturité, & il procuroit l'évacuation du pus, par les médicamens ou par le fer *(e)*.

Outre les médicamens proposés ci-dessus pour les tumeurs disposées à suppuration, Celse ajoute, qu'avant qu'elles se durcissent *(f)*, on peut encore inciser la peau & appliquer une ventouse qui comprenne l'étendue de l'incision, pour attirer l'humeur viciée & corrompue qui s'est amassée. Il veut même qu'on en réitère deux ou trois fois l'application, jusqu'à ce qu'il ne reste aucune apparence d'inflammation; mais nous observerons que cette pratique rarement utile aux

---

(d) C'étoit des cataplasmes composés en grande partie de terre cimolée & de céruse, remèdes dangereux & propres à produire la gangrène; dans ce cas-là, comme dans celui-ci. Nous aurons occasion d'établir le diagnostic & les remèdes convenables à l'érésipèle qu'il a mal décrit, comme on peut le voir *lib. V*, *cap. XXVI*, §. 31 & 33.
(e) Lib. V., *cap. XXVIII*, §. 14.
(f) Lib. VII, *cap.* 11.

personnes bien conftituées, pourroit occafionner des défordres dans les corps mal fains ou cacochimes, où il eft toujours plus avantageux d'aider la Nature à fe débarraffer par une bonne coction, de l'humeur hétérogène qui la furcharge. Elle ne peut convenir que dans les abcès critiques ou dans certains abcès qu'on voit poindre le matin à la poitrine, le foir aux aines, le lendemain au cou, &c. Comme la Nature femble indécife fur le choix du lieu qu'elle prendra pour dépofer la matière morbifique qui trouble fes fonctions, il faut en quelque forte la faifir fur le temps. Alors l'incifion & la ventoufe deviennent des moyens fort rationels.

Quand donc Celfe ne pouvoit faire ufage des ventoufes, ou que leur application devenoit inutile, comme dans les abcès enkiftés ou profonds, il cherchoit ou à détourner les humeurs ou à les réfoudre, ou à les déterminer à la fuppuration. La coction du pus bien faite, il propofe pour lui donner iffue, divers moyens relatifs au fiége ou à la nature des abcès. Il ne veut pas qu'on ouvre les abcès des aines ou des aiffelles, non plus que ceux qui font petits, fuperficiels ou profonds; mais qu'on applique deffus des cataplafmes capables de les déterminer à s'ouvrir d'eux-mêmes, parce qu'il ne paroît prefque aucune trace de cicatrice à la fuite des abcès qui n'ont pas été ouverts par le fer. Il faut cependant fuppofer ici que Celfe ne parle que des petits abcès; car il convient ailleurs qu'il en eft peu de confidérables *(f)*, qu'on puiffe guérir fans le fecours de l'incifion.

Dans les abcès profonds où il étoit néceffaire de tenir long-temps une iffue ouverte, il faifoit une petite ouverture avec un fer rouge. Cependant, fi la partie étoit *nerveufe*, il avoit recours à l'inftrument tranchant; mais alors il attendoit que les tégumens fuffent amincis par le pus. Ce délai a fon avantage dans les abcès des glandes, où l'on fait prefque toujours bien d'attendre une fonte complète, comme l'a recommandé Hippocrate. Auffi Celfe dit-il que dans les autres

---

(f) Lib. VII, cap. III, in fine.

parties il est des abcès qu'on peut ouvrir avant leur parfaite maturité. Toutes les fois qu'on se sert de l'instrument tranchant, il conseille de faire toujours des incisions aussi petites & en aussi petit nombre qu'il est possible, ayant égard tant pour la grandeur que pour le nombre des incisions, à la nature de l'abcès. Car il remarque que l'étendue de l'abcès doit déterminer celle des incisions, & qu'il est quelquefois nécessaire d'en faire deux ou trois. Il recommande, autant qu'on le peut, de faire l'ouverture à la partie la plus déclive, pour éviter que le pus par son séjour ne corrode les parties saines & ne produise des sinus. Nous observerons avec lui qu'il est même des cas où il faut emporter les tégumens, comme lorsque les humeurs ont été dépravées par de longues maladies, ou quand la peau qui recouvre l'abcès, est pâle & comme inanimée. Alors il est clair que cette peau seroit inutile & même incommode; il vaut donc mieux l'emporter, mais il veut en même temps qu'on donne à la plaie la figure d'une feuille de myrthe : règle qu'il prescrit toutes les fois qu'on est obligé d'enlever une portion des tégumens, parce qu'il étoit, avec tous les Anciens, dans le préjugé qu'une plaie de cette figure se guériroit plus facilement.

De quelque manière que l'abcès ait été ouvert, s'il est aux aisselles ou aux aines, il ne veut pas qu'on y introduise de la charpie. Il la croit encore inutile dans les abcès des autres parties, lorsqu'ils sont superficiels, que l'ouverture est petite & la suppuration peu considérable, pourvu qu'en même-temps le malade soit d'un bon tempérament & sans fièvre. Dans les autres abcès dont l'ouverture est grande, il permet la charpie, mais en petite quantité. Il ajoute qu'on peut la couvrir de miel, ou sans charpie, y appliquer la farine de lentille cuite avec le miel, ou de l'écorce de grenade cuite dans le vin, ou enfin l'un & l'autre mêlés ensemble. Si les environs de l'abcès étoient durs, il appliquoit pour les ramollir la mauve écrasée, ou la semence de fénugrec ou de lin bouillie dans le vin de raisins séchés au soleil.

Il est des signes qui font connoître ce que l'on doit espérer ou craindre du traitement des abcès, & ces signes sont ceux qui se tirent des bonnes ou des mauvaises qualités des matières purulentes *(g)*. Celse reconnoît qu'ils sont à peu-près les mêmes que ceux des plaies, puisque dans l'un & l'autre cas, un sommeil paisible, une respiration facile, point d'altération, de dégoût, ni de fièvre, un pus blanc, homogène & sans odeur, sont toujours des signes favorables, tandis que l'insomnie, la respiration laborieuse, la soif, l'inappétence, la fièvre, un pus noir, bourbeux & de mauvaise odeur, sont d'un fâcheux présage. Nous regarderons encore, avec Celse, comme un très-mauvais signe, lorsque dans le cours du traitement, il survient une hémorragie, que les bords de l'abcès deviennent calleux avant qu'ils soient remplis, ou que les chairs deviennent flasques & sans vigueur, &c.

« Mais que ces signes soient bons ou mauvais, ajoute Celse, il est du devoir du Chirurgien de faire tous ses efforts pour rendre la santé au malade. Toutes les fois donc qu'il aura ouvert un abcès, il doit, s'il a dessein de modérer l'affluence des humeurs, le laver avec un mélange de vin & d'eau de pluie, ou avec une décoction de lentille. S'il est question de le déterger, ce sera avec du vin miellé, & il appliquera ensuite les mêmes remèdes. »

Lorsque l'ulcère est détergé & net, Celse veut qu'on s'occupe de la régénération des chairs ; que pour cet effet on fomente l'ulcère avec parties égales de vin & de miel, & qu'on applique ensuite une éponge trempée dans le vin ; mais il prétend, avec raison, que pour incarner les ulcères, on doit plus compter sur le régime que sur tous les médicamens. Voici donc celui qu'il propose. Lorsque le malade est sans fièvre & que l'appétit est revenu, il faut qu'il s'assujettisse tous les jours à une gestation douce, & qu'il use d'alimens solides & liquides, assez nourrissans pour réparer les pertes que le corps a faites. Il prescrit le même régime dans les abcès ouverts par l'action des médicamens.

(g) Celf. *liv. VII.*

Les Fiſtules.

Celſe remarque que les abcès donnent quelquefois naiſſance à des fiſtules, quoiqu'elles puiſſent auſſi provenir de tout autre ulcère. Il définit la fiſtule un ulcère profond, étroit, calleux *(h)*. Les fiſtules peuvent ſe former dans toutes les parties du corps: mais Celſe tire leur différence des endroits qu'elles occupent. Il en reconnoît de pluſieurs eſpèces. Pour commencer par les plus ordinaires, il dit que les unes ſont plus ou moins profondes; que d'autres, & c'eſt le plus grand nombre, ſont celles qui traverſent. Il en eſt de ſimples, de doubles, de triples, c'eſt-à-dire, que d'un ſeul orifice il part deux ou trois ſinus ou même plus. Il y en a encore de droites, d'obliques, de tortueuſes. On en voit qui ſe terminent dans les chairs, d'autres vont juſqu'aux os, aux cartilages, ou pénètrent même dans le corps, lorſqu'elles ne ſe trouvent bornées ni par les os ni par les cartilages. Enfin, les unes ſe guériſſent facilement, d'autres difficilement, & quelques-unes ſont abſolument incurables. Voilà une des diviſions les plus claires que l'on rencontre dans cet auteur; mais malheureuſement cette clarté ne tombe que ſur les mots.

Le pronoſtic des fiſtules qu'il établit eſt plus détaillé, plus exact que celui d'Hippocrate. Il range parmi les fiſtules aiſées à guérir celles qui ſont ſimples, récentes, ſituées dans les chairs, ſur-tout ſi le ſujet eſt jeune & d'une bonne conſtitution. On conçoit bien que les diſpoſitions contraires doivent rendre la cure plus difficile: c'eſt pourquoi il avertit que ce n'eſt qu'avec beaucoup de peine qu'on guérit les fiſtules qui intéreſſent les os, les cartilages, les nerfs, les muſcles, celles qui ont leur ſiége dans les articles, ou qui pénètrent juſqu'au

---

(h) Cette définition s'eſt conſervée juſqu'à nous. Quoique le mot *calleux*, pris dans une ſignification trop ſtricte, ſemble devoir exclure du genre des fiſtules, certains ulcères qui en ſont véritablement des eſpèces, c'eſt en quelque ſorte la faute de la langue Chirurgicale, qui n'a qu'un mot, & ce mot eſt *calleux*, pour ſignifier la vraie calloſité d'une fiſtule ou d'un ulcère & cet épaiſſiſſement de l'épiderme qui recouvre les bords du bec-de-lièvre. Or ce même épaiſſiſſement ſe remarque dans toutes les fiſtules, mais elles ne ſont pas pour cela toutes calleuſes dans le ſens ſtricte de ce mot. Celſe lui-même ne l'a pas cru, comme on le verra ci-après.

poûmon, à la vessie, à la matrice, à de gros vaisseaux, à la mâchoire, au gosier, à l'estomac, dans l'abdomen. Il juge celles qui s'étendent aux intestins toujours dangereuses & souvent mortelles, sur-tout si le sujet est valétudinaire, vieux ou cacochime.

Celse veut, avant toutes choses, qu'on porte la sonde dans la fistule, pour s'assurer de sa direction & de sa profondeur. Il prétend que par la sonde on reconnoît encore si l'os est affecté ou non, & à quel degré : car si ce qu'on touche avec l'extrémité de la sonde est mou, la fistule n'existe que dans les chairs ; si l'on sent au contraire plus de résistance, elle pénètre jusqu'à l'os. Si la sonde glisse sur l'os, il estime qu'il n'y a point de carie, & que si elle ne glisse pas, l'os est carié, mais légèrement, ce qui n'est cependant pas toujours vrai ; car il est important ici de ne pas se laisser tromper par les petites éminences & inégalités qui pourroient bien arrêter la sonde, quoique l'os fût sain. Enfin si l'on sent des inégalités & des aspérités, Celse croit la carie plus considérable. Il ajoute que le siége de la fistule fait connoître s'il y a un cartilage dessous, & que la résistance qu'on éprouve avec la sonde, apprend si la fistule y est parvenue.

Par tout ce qui a précédé, Celse jugeoit du siége, de l'étendue, du danger des fistules ; & la quantité du pus, signe pourtant assez équivoque, lui annonçoit que la fistule étoit simple ou composée. Si, par exemple, il sortoit plus de pus, qu'il n'estimoit qu'un seul sinus en pouvoit contenir, il inféroit qu'il y en avoit plusieurs. C'est la nature du pus qui lui découvroit si les sinus étoient dans les chairs, dans les *nerfs, ou dans les parties nerveuses, comme les tuniques & les membranes :* en ce que le pus qui vient des chairs est blanc, égal & plus abondant ; que celui qui sort des parties *nerveuses* est de même couleur, mais plus clair & en moindre quantité, & que celui des nerfs est gras & assez semblable à de l'huile. Il faut convenir que Celse se feroit souvent mépris sur la nature des parties occupées par la fistule, avec de pareils signes diagnostiques. Mais il est bon, selon le conseil de cet auteur, de faire prendre au malade différentes attitudes : elles indiquent jusqu'à un certain point

» de quel côté s'étendent les sinus. « Car souvent le pus qui
» ne couloit plus, recommence à couler lorsqu'on fait changer
» le malade de situation, ce qui prouve non-seulement qu'il y a
» un autre sinus qui fournit du pus, mais encore que ce sinus
se porte vers une autre partie. »

Si la fistule étoit dans les chairs; si elle étoit simple, récente; si elle n'étoit ni tortueuse, ni profonde; si elle n'attaquoit point un article, mais une partie immobile par elle-même, & qui ne se mût que lorsque tout le corps se mouvoit, Celse se contentoit de l'emplâtre propre aux plaies récentes, pourvu qu'il entrât dans sa composition ou du sel ou de l'alun, ou de l'écaille de cuivre, ou du verdet, ou quelqu'autre substance métallique. Il faisoit avec cet emplâtre une tente *(i)* un peu plus mince par un bout que par l'autre. Il introduisoit cette tente dans la fistule par l'extrémité la plus mince, jusqu'à ce qu'il en sortît *un sang pur*. C'est ainsi qu'il faisoit toutes les tentes ou collyres fistulaires. Par-dessus il appliquoit le même emplâtre, étendu sur un linge qu'il recouvroit d'une éponge trempée dans du vinaigre. Il ne levoit cet appareil que le cinquième jour. Si la fistule étoit fort éloignée du *thorax*, il faisoit manger de temps à autre des racines de raifort & vomir ensuite.

Dans les fistules invétérées, qui étoient devenues calleuses *(k)*, ce qu'il reconnoissoit à ses bords durs, blancs ou pâles, il avoit recours à des remèdes plus actifs, dont il formoit une tente. Il en donne plusieurs recettes: mais il préfère à toutes celle de *Megès*, comme plus simple & plus efficace. C'étoit

---

(i) Collyrium. Les Anciens désignoient sous ce nom des médicamens secs, préparés auparavant, & réduits en masse par le moyen de quelque glutinant. Ils étoient d'une forme oblongue, ronde, de manière à pouvoir être introduits dans quelque cavité comme dans une fistule, dans le vagin, dans l'anus. Ainsi ils différoient peu des tentes, des pessaires & des *glands* ou suppositoires. Hippocrate même les a employés à ces différens usages. Voyez *de morb. mulier, lib. 1, & passim in operib.*

(k) Il ne faut pas inculper légèrement les Anciens: car on voit ici que quoique Celse, dans sa définition, fasse de la callosité une condition essentielle de la fistule, il en reconnoît lui-même qui ne sont pas calleuses, ou du moins qu'il met une très-grande différence entre les espèces de callosités.

du verdet ratiffé qu'on piloit; on faifoit enfuite diffoudre
de la gomme ammoniaque dans du vinaigre, & avec cette
diffolution, on donnoit au verdet la confiftance convenable
pour en former une tente. L'objet de Celfe n'étoit pas feulement de confumer les callofités qui étoient extérieures, mais
encore celles qu'il croyoit exifter au fond de la fiftule : car
lorfque la fiftule étoit plus longue & profonde, il y portoit
la fonde, à l'aide de laquelle il incifoit l'entrée de la fiftule,
& il introduifoit enfuite telle tente qu'il jugeoit à propos.

S'il y avoit à la fiftule deux finus ou même plus, mais profonds, & fitués dans les chairs, il ne fe fervoit plus de tente,
par la raifon qu'il n'auroit guéri que le finus où il auroit
introduit la tente, fans apporter aucun foulagement aux autres.
Alors il rempliffoit un rofeau à écrire, des mêmes médicamens
réduits en poudre, dont il compofoit les tentes; il adaptoit un
bout du tuyau à l'orifice de la fiftule, & fouffloit par l'autre
pour faire pénétrer ces médicamens dans les différens finus ;
ou bien il délayoit ces médicamens dans du vin : fi la fiftule
étoit fordide, dans du vin miellé; fi elle étoit calleufe, dans
du vinaigre, & il injectoit cette liqueur par l'orifice de la
fiftule. Par-deffus il appliquoit des cataplafmes rafraîchiffans
& répercuffifs, parce que les bords de la fiftule font ordinairement un peu enflammés. A la levée de l'appareil, avant
d'injecter de nouveaux médicamens dans la fiftule, il la
nettoyoit par des injections de vinaigre, de vin miellé, ou
par une décoction de quelque plante, felon l'exigence des cas.

Quand la fiftule commençoit à fe déterger, il appliquoit
des agglutinatifs, & fur-tout l'éponge enduite de miel cuit.
Pour les tentes, il les regardoit comme des corps étrangers.
« Je n'ignore pas, dit-il, qu'il en eft qui veulent qu'on intro-
duife dans la fiftule, pour faciliter la régénération des chairs, «
de la charpie tournée en forme de *collyre* ou de tente; mais «
c'eft un remède plus propre à confolider la fiftule qu'à l'incarner, «
& l'on ne doit pas craindre que les chairs faines, lorfqu'elles «
fe touchent, ne fe réuniffent pas, fur-tout lorfqu'on emploie «
les remèdes convenables, puifque dans l'ulcération des doigts «

„ on est obligé de prendre beaucoup de précautions, pour
„ empêcher, lorsqu'ils se guérissent qu'ils ne se collent les uns
„ aux autres *(l)*. „

Mais quand les fistules sont si profondes, qu'il est impossible de porter le *collyre* jusqu'au fond *(m)*, & quand elles sont tortueuses ou multipliées, il avoue qu'on a plus de secours à attendre de l'opération de la main que des médicamens. Lors donc que la fistule étoit de biais sous la peau, il introduisoit dedans une sonde pour diriger l'incision. S'il y avoit des sinus, il les ouvroit de la même manière. Lorsqu'il étoit parvenu à l'extrémité de la fistule, il emportoit tout ce qu'il y avoit de calleux, & réunissoit ensuite les bords par la boucle ou par les médicamens agglutinatifs. La fistule s'étendoit-elle dans les chairs, il y portoit la sonde aussi loin qu'il étoit possible. Après l'avoir ouverte, il rapprochoit encore les lèvres de la plaie par les mêmes moyens. Enfin, si le fond de l'ulcère étoit sordide, ce qu'il dit arriver quelquefois par la carie de l'os, il commençoit par détruire le vice & passoit ensuite aux suppuratifs.

Fistule des côtes. Quand il y avoit entre les côtes une fistule qui pénétroit en dessous, il emportoit hardiment la portion de la côte, pour ne laisser rien de vicié qui pût entretenir la fistule; en quoi il a été imité avec fruit par le célèbre *le Cat* & par M. *David*, qui s'avance à grands pas à la célébrité. Celse remarque qu'il y a aussi des fistules qui après avoir pénétré au-delà des côtes, vont jusqu'au diaphragme qu'elles endommagent; ce qu'on peut reconnoître par le lieu qu'elles occupent, par l'étendue de la douleur, par l'humeur mousseuse dont l'air qui sort de la poitrine est quelquefois chargé, sur-tout lorsque le malade retient son haleine; mais ces sortes de fistules, il les regarde comme absolument incurables. Dans celles qui sont guérissables, il juge les médicamens tout-à-fait contraires. Il observe bien qu'il n'y a rien de mieux que la charpie sèche ou la charpie trempée dans le miel, si l'on a quelque chose à déterger.

(l) Celse, *lib. V, cap.* XXVIII, §. 12.   *(m)* Idem, *lib.* VII, *cap.* IV.

Quelques auteurs frappés de la grande réputation de *Sostrate*, célèbre Chirurgien (tant l'autorité est dangereuse), regardoient d'après lui, toutes les fistules du ventre comme incurables. Mais Celse montre que ce sentiment est outré: car, puisqu'on guérit bien une plaie de l'abdomen, où les intestins sortent du ventre, en les réduisant & en rapprochant les lèvres de la plaie, une fistule peu considérable, pénétrant dans l'abdomen, peut être ouverte & réunie par les mêmes moyens.

Ainsi qu'Hippocrate, Celse guérissoit les fistules de l'anus par la ligature: mais son procédé étoit différent à quelques égards. Voici celui de Celse. Il introduisoit dans la fistule une sonde. Quand elle avoit atteint le fond de la fistule, il y faisoit une petite incision, par laquelle il faisoit passer cette sonde armée à l'autre extrémité d'un fil de lin crud en trois doubles. Le fil passé, il faisoit avec les deux chefs, un nœud, mais de façon à contenir lâchement la peau de dessus la fistule. On délioit ce fil deux fois par jour, & on le retiroit de façon que ce qui étoit dehors entroit dans la fistule. Tous les trois jours, on attachoit un nouveau fil au bout de l'ancien, qui ne servoit plus qu'à faire passer le dernier fil. Par ce moyen le fil coupoit peu-à-peu la peau de dessus la fistule. Tandis que l'endroit sur lequel portoit le fil se rongeoit, celui sur lequel il ne portoit plus se guérissoit. Celse avoue que cette cure est longue, mais qu'elle n'est pas douloureuse. On sait que M. *Foubert*, Chirurgien de Paris, a été le restaurateur de cette méthode, avec cette différence qu'il se servoit d'un fil de plomb. Sa méthode, à constriction égale, est moins douloureuse que celle d'Hippocrate ou de Celse, mais par-là même elle est plus longue. Le poli & le plus grand diamètre du fil de plomb, font que les parties se scient plus lentement.

Pendant la cure, Celse remarque que le malade peut vaquer à ses affaires, se promener, se baigner, manger de même qu'en parfaite santé. Il ajoute que, si l'on est pressé de guérir, il n'y a qu'à serrer le fil plus fort, & introduire toutes les nuits une tente de charpie dans la fistule, afin que les tégumens qui

CELSE.
Fistules
du ventre.

Fistules
de l'anus.

la recouvrent étant plus diſtendus, ſe coupent plus promptement, ce qui toutefois ne peut ſe faire ſans douleur. Enfin, l'on abrège encore la cure, mais on ſouffre davantage, en enduiſant le fil & la tente de quelques médicamens propres à conſumer les calloſités.

Cependant Celſe reconnoît des cas où il eſt indiſpenſable de ſe ſervir de l'inſtrument tranchant, comme lorſque la fiſtule s'ouvre en dedans & qu'elle a pluſieurs ſinus. Alors, après avoir introduit une ſonde dans la fiſtule, on faiſoit deux inciſions parallèles *(n)*, l'une près de l'autre, & l'on emportoit la petite aiguillette qui les ſéparoit, afin que les bords ne ſe réuniſſent pas ſi-tôt, & qu'il y eût un intervalle pour mettre un peu de charpie. Le reſte du traitement étoit le même que dans la cure des abcès. Mais ſi d'une ouverture fiſtuleuſe partoient pluſieurs ſinus, on commençoit par inciſer la fiſtule dans toute ſa longueur, & l'on faiſoit une ligature à chacun des ſinus qui ſe rencontroient latéralement. S'il en étoit quelqu'un plus profond qu'il fût dangereux d'attaquer par l'inſtrument, on y introduiſoit un *collyre* fiſtulaire.

Dans la cure des fiſtules, ſoit qu'on les traite par l'opération, ou par les médicamens, Celſe preſcrit des alimens humectans & rafraîchiſſans, de l'eau pour toute boiſſon, copieuſement & long-temps; lorſque les fiſtules commencent à s'incarner, il permet le bain & des alimens plus nourriſſans.

On a peine à croire qu'Hippocrate n'ait point opéré la fiſtule de l'anus par l'inſtrument tranchant, lui qui ménageoit

---

(n). *Duabus lineis incidenda cutis eſt, ut media inter eas habenula tenuis admodum ejiciatur, ne protinus oræ coëant, ſitque locus aliquis lineamentis, &c.* M. Ninnin traduit de cette manière : « On fait à la peau deux in-
» ciſions parallèles proche l'une de
» l'autre, afin qu'on puiſſe mettre
» entre deux une petite bride qui em-
» pêche les bords de ſe réunir tout de
» ſuite, ce qui donne lieu d'introduire
» un peu de charpie dans la plaie. »

M. Ninnin dira qu'il a lû *injiciatur* avec Almelowen : mais il auroit dû s'apercevoir que c'eſt une faute. On ne peut expliquer raiſonnablement cette phraſe qu'avec le mot *ejiciatur*, qu'on trouve dans la plupart des éditions, même d'un mérite inférieur à celle d'Almelowen que nous avons ſuivie. C'eſt malgré ces fautes & les omiſſions qu'on rencontre quelquefois dans le texte, une édition des plus exactes que nous ayons.

ſi peu

si peu l'intestin rectum, dans la cure des hémorroïdes, puisqu'il dit avec assurance que les sections répétées, les sutures, l'application du feu sur cette partie, toutes choses qui paroissent fort graves par elles-mêmes, ne sont jamais dangereuses *(o)*.

CELSE.

Il est un autre genre d'ulcère, que les Grecs nomment *meliceria*. Celse en établit de deux espèces. Le *meliceria* de la première, connu des Grecs sous le nom de *cerion*, & des Latins sous celui de *favus*, est blanchâtre, semblable au furoncle, mais plus grand & plus douloureux. Lorsqu'il commence à suppurer, il se forme plusieurs trous par lesquels transude une humeur glutineuse & purulente. Cependant il ne parvient jamais à une parfaite maturité. Lorsqu'on l'ouvre, on y remarque beaucoup plus de chairs viciées que dans le furoncle. Il est aussi plus profond. Rarement il survient ailleurs que dans la partie chevelue de la tête. C'est apparemment la teigne à rayon de miel.

La teigne à rayon de miel.

Celui de la seconde espèce ne paroît différer de l'autre que par sa violence, quoiqu'il ait des traits de ressemblance assez marqués, avec les croûtes de lait, *achores* ou *crustæ lacteæ*. Il est dur, large, d'un verd pâle & plus ulcéré. Il se forme à la racine de chaque cheveu un petit trou, par lequel s'écoule une humeur gluante, pâle, quelquefois épaisse comme le miel ou le gui, d'autres fois comme l'huile. Quand on l'ouvre, la chair en dedans paroît verte. La douleur & l'inflammation sont pour l'ordinaire très-violentes & accompagnées de fièvre aiguë.

Croûtes de lait.

Sur la première espèce, on appliquoit avec succès des figues sèches & la semence de lin cuite dans le vin miellé, ainsi que les cataplasmes maturatifs : on employoit contre la seconde espèce les mêmes médicamens & la farine cuite dans le vin miellé, à laquelle on ajoutoit moitié de térébenthine. On se servoit encore de figues cuites dans le vin miellé, avec un

---

(o) Rectum intestinum & secans & resecans & consuens & urens & putrefaciens, etiamsi gravissima hæc esse | *videantur, nihil læseris.* Hippocr. de hæmorroïdib. lib. initio.

peu d'hyfope écrafé & une quatrième partie de raifin fauvage.

Dans l'une & l'autre efpèce, fi ces médicamens faifoient peu d'effet, on emportoit avec l'inftrument tranchant, la furface de l'ulcère jufqu'à la chair faine, & l'on appliquoit d'abord fur cette plaie des médicamens fuppuratifs, enfuite les déterfifs, puis les incarnatifs.

Efpèces de verrues.

Celfe parle encore de certaines tumeurs femblables à des verrues, qui ont chacune des noms particuliers. D'après les Grecs, il appelle *acrochordon* une tumeur qui fe forme fous la peau, & qui s'y attache par une pellicule fort mince. La

L'acrochordon.

peau, fans changer de couleur, eft en cet endroit plus âpre & plus dure qu'elle ne devroit l'être. Cette tumeur eft petite, prefque toujours accompagnée de plufieurs autres, & fur-tout dans les enfans. Quelquefois elle difparoît tout-à-coup; d'autres fois elle excite une légère inflammation, & il arrive auffi qu'elle fe termine par fuppuration. Il appelle *acrothymion* une efpèce de verrue dont la bafe eft large & le fommet

L'acrothymion.

étroit, dur & plein d'afpérités qui ont la couleur de la fleur de thim, d'où lui vient fon nom. Cette tumeur fe fend aifément, & rend quelquefois un peu de fang. Elle eft pour l'ordinaire de la groffeur d'une fève d'Égypte, rarement plus groffe, quelquefois plus petite. Elle vient tantôt feule, tantôt accompagnée de plufieurs autres, ou à la paume des mains ou à la plante des pieds. Les plus mauvaifes font celles qui fe forment aux parties naturelles, où le plus fouvent elles fe crèvent & laiffent échapper du fang.

Myrmecies ou fourmillière.

Il nomme *Myrmecies* des verrues moins élevées & plus dures que l'efpèce précédente. Elles ont des racines plus profondes & caufent plus de douleur. Elles font larges à leur bafe, étroites à leur fommet, & rendent moins de fang que le *thymion*. Il eft rare qu'elles furpaffent en groffeur un grain de lupin. Elles naiffent ou dans la paume des mains, ou à la plante des pieds. Après avoir ainfi décrit les verrues, Celfe vient à leur pronoftic, & voici ce qu'il en dit. Les deux premières efpèces difparoiffent fouvent d'elles-mêmes, fur-tout fi elles font petites. Il eft rare que les *myrmecies* & les cors se diſſipent ſpontanément. Si l'on coupe *l'acrochordon*, comme il n'a point de racines, il ne revient plus. L'*acrotymion* & les cors ont une racine ronde qui pénètre juſqu'aux chairs. Si en les coupant on n'enlève point cette racine, ils renaiſſent. Les *myrmecies* ont des racines fort larges, qu'on ne peut emporter ſans produire une grande ulcération.

CELSE.

Celſe prétend qu'on ſe trouve bien de ratiſſer les cors des pieds de temps à autre *(p)*; que c'eſt le moyen de les ramollir; que ſouvent même s'il en ſort un peu de ſang, ils diſparoiſſent. Il ajoute qu'on les enlève encore en les déracinant tout autour, & en appliquant deſſus un peu de poudre de meule à moulin amalgamée avec de la réſine.

Les cors des pieds.

On voit que les cors, malgré leur peu d'importance, ont fixé l'attention de Celſe, & vraiſemblablement celle des plus grands Chirurgiens de ſon temps. Marc-Aurèle Severin, célèbre Profeſſeur de Chirurgie à Naples *(q)*, a adopté le procédé curatif de Celſe, & l'a même conſigné dans ſa *Chirurgie efficace*. Pluſieurs autres Chirurgiens du premier ordre, n'ont pas cru au-deſſous d'eux d'écrire ſur un mal que le plus mince Chirurgien rougiroit de panſer. Il y a bien d'autres maladies que la dignité mal entendue des Chirurgiens a abandonnée aux charlatans. S'ils n'euſſent pas dédaigné de conſtruire des brayers, il n'y eût jamais eu de ces charlatans qui vont de province en province mutilant les enfans *rompus*, ou crus tels par des parens ignorans. C'eſt par la même raiſon que nous avons dans les villes des particuliers qui exercent, à la faveur d'un brevet d'*Expert*, différentes parties de la Chirurgie, & ſouvent même impunément toute la plénitude de l'art : car les loix ſeront toujours impuiſſantes pour réfréner des fraudes domeſtiques, parce qu'elles exigent des preuves qu'on ne peut acquérir, par l'attention qu'ont à ſe cacher ceux qui portent ſciemment la faulx dans la moiſſon d'autrui.

Celſe n'a pas négligé juſqu'aux puſtules qu'il décrit.

Les puſtules.

(p) Celſ. *lib. V, cap. XXVIII.* | *(q) De Sectionib.* cap. CXI.

Il dit avec Hippocrate *(r)*, qu'elles naissent sur-tout au printemps. Tantôt toute l'habitude du corps *(s)*, tantôt une seule partie est couverte d'âpretés semblables aux pustules qui surviennent après les piqûres ou après les sueurs. Les Grecs appellent *exanthèmes* ces sortes de pustules qui sont tantôt rouges & tantôt de la couleur de la peau. Souvent il s'en élève plusieurs semblables aux boutons *(varis)*, & quelquefois plus grosses. Elles sont livides, pâles ou noires, ou de toute autre couleur & remplies de sérosités. Viennent-elles à crever ; la chair subjacente paroît ulcérée. Les Grecs les nomment *phlictènes*, & elles sont produites par le froid, par le feu & par les médicamens.

<small>Phlysacion.</small> Le *phlysacion* de Celse (d'autres lisent mieux *psydracion*), est une espèce de pustule un peu dure, pointue, blanchâtre. En la comprimant, il en sort de l'humidité. A la suite des pustules viennent quelquefois de petits ulcères plus ou moins secs, plus ou moins humides, quelquefois accompagnés de prurit, & même d'inflammation & de douleur. Il en sort du pus, de la sanie, ou l'un & l'autre. Ces ulcères attaquent particulièrement les enfans ; rarement ils viennent au milieu du corps ; mais presque toujours aux extrémités.

<small>Epinyctis.</small> De toutes les espèces de pustules, Celse n'en voit pas de pire que l'*epinyctis*. Sa couleur est livide ou noirâtre ou blanche. Ses bords sont fort enflammés. Elle est plus douloureuse qu'elle ne devroit l'être en raison de sa grosseur, qui n'excède jamais celle d'une fève. Elle se fait sentir aux extrémités du corps, & sur-tout la nuit, d'où les Grecs lui ont donné le nom d'*epinyctis*. En ouvrant cette pustule, on y découvre une ulcération muqueuse, de la couleur de l'humeur qu'elle contient.

Celse n'admet rien de plus efficace dans la cure de toutes les pustules que la promenade, l'exercice, ou à leur défaut, la gestation. Il ajoute qu'il est encore à propos de diminuer la nourriture, & de renoncer à tout aliment âcre & atténuant.

(r) Aphorism. XX. sect. 3. | *(s)* Cels. loco citato, §. 15.

Lorsqu'un enfant à la mamelle est attaqué de pustules, il veut que la nourrice use des mêmes précautions. De plus, si l'on est assez fort, si les pustules sont petites, il conseille d'exciter la sueur, de saupoudrer de nitre les pustules, de se faire oindre avec un mélange d'huile & de vin, puis de se mettre au bain. Si ces remèdes ont peu de succès, & si les pustules sont grosses, il recommande d'y appliquer des feuilles de lentilles d'eau, & lorsque la surpeau est enlevée, des médicamens adoucissans. Pour ce qui est de l'*epinyctis*, après avoir appliqué la feuille de lentille, on les pansoit avec la renouée ou la coriandre verte. On appliquoit sur les ulcères qui succèdent aux pustules un mélange de litharge d'argent & de semence de fenu-grec, amalgamées avec l'huile rosat & le suc de chicorée, jusqu'à ce que le tout eût acquis la consistance de miel. On oignoit les pustules des enfans, d'abord avec l'onguent de céruse, ensuite avec un liniment composé de pyrite, d'amandes amères & d'huile.

La gale *(scabies)* est, selon Celse *(t)*, une dureté de la peau, accompagnée de rougeur & de pustules, quelquefois humides & quelquefois sèches. De quelques-unes de ces pustules, il sort de la sanie, d'où résulte une ulcération avec prurit. La gale s'étend rapidement dans certains sujets, dans d'autres elle revient dans certains temps de l'année. Plus il y a d'âpreté & de démangeaison à la peau, plus la gale est difficile à guérir. « C'est pour cela, dit-il, que les Grecs appellent cette espèce *agria*, c'est-à-dire, *férine* ».

Il prescrit ici le même régime que dans la cure des pustules. Dans la gale récente, il propose une composition faite d'ivoire calciné, de safran, de verdet, de poivre blanc, de verjus, de chacun une partie; de calamine, huit parties; & dans le cas d'ulcération, il se servoit de la suivante. C'étoit une partie de soufre, quatre parties de cire, une chopine de poix liquide & environ deux pintes d'huile; on faisoit cuire le tout en consistance de miel. De ces deux formules la

_____
(t) Celf. *lib. V cap. XXVIII.* §. *16.*

première est dangereuse, & la seconde est admise, à très-peu de changement près, dans la thérapeutique de nos jours.

Lèpre des Grecs.

L'*impetigo* de Celse semble être la lèpre des Grecs *(u)*; il en distingue quatre espèces. La moins mauvaise, selon lui, est celle qui, comme la gale, s'annonce par la dureté, la rougeur, l'ulcération & l'érosion de la peau. Elle diffère de la gale en ce que l'ulcération est plus considérable, & que ces pustules ressemblent aux boutons ordinaires *(varis)*. Elle est accompagnée de petites vésicules qui par la suite se détachent de la peau en forme d'écaille. Cette maladie revient à des périodes marquées.

La seconde espèce est plus fâcheuse & approche beaucoup de la maladie qu'il nomme *papula :* mais elle est plus raboteuse, plus rouge & n'a point de forme déterminée. Il tombe de la surpeau quantité de petites écailles; l'érosion est plus grande que dans la première espèce. Elle fait des progrès plus rapides, & s'étend davantage. Enfin elle paroît & disparoît à des périodes plus marquées. Il surnomme celle-ci *impetigo rubra*.

La troisième espèce est plus mauvaise que les deux autres. Elle est plus dense, plus dure, & il y a plus de tuméfaction; l'épiderme se gerce, l'érosion est plus considérable. Elle est écailleuse & noire, & fait des progrès rapides. Les temps où elle a coutume de paroître & de disparoître, sont moins variés. Elle ne se dissipe jamais entièrement. Il donne à celle-ci le surnom de *impetigo nigra*. Constantin croit reconnoître ici le *malum mortuum* des Arabes *(x)*.

Enfin, la quatrième espèce, qu'il dit incurable, ne diffère des autres que par sa couleur. Elle est blanchâtre & semblable à une cicatrice récente. Elle a des écailles dont les unes sont pâles, d'autres blanchâtres & d'autres semblables à la lentille. Lorsqu'on les enlève, il en découle tantôt du sang, tantôt une sérosité blanche; la peau est dure & pleine de crevasses dans cette dernière espèce, qui s'étend plus que les autres. Celle-ci a quelque ressemblance avec la *vitiligue blanche* des Arabes.

(u) Celf. *lib. V, cap. XXVIII, §. 17.*   *(x) In hunc locum Celfi annotat.*

Toutes ces affections attaquent particulièrement la peau des pieds, des mains, & gagnent même jusqu'aux ongles. Celse n'y voit pas de meilleur remède que celui de Protarchus contre la gale. Il se faisoit avec la farine de lupin, le nitre, la poix liquide & le vinaigre. *Sérapion* se servoit d'un mélange de nitre & de soufre, incorporés avec beaucoup de résine.

{CELSE.}

On peut rapporter aux affections lépreuses *(y)* la *vitiligue* de Celse, dont il fait trois espèces; savoir, l'*alphos*, le *melas* & le *leucé*. Il dit que par elles-mêmes, ces taches sont sans danger, mais qu'elles altèrent la beauté de la peau, & qu'elles dépendent toujours d'un vice des humeurs. L'*alphos* est blanchâtre, un peu rude au toucher, semblable à de petites gouttes de liqueur séparées l'une de l'autre. Il s'étend quelquefois, mais par intervalles. Le *melas* ne diffère de l'*alphos* que par sa couleur brune. Le *leucé* approche assez de l'*alphos*, avec cette différence qu'il est plus blanc & plus profond. Il s'élève dessus des poils blancs, semblables au duvet. Toutes ces taches s'étendent plus ou moins lentement. L'*alphos* & le *melas* viennent & disparoissent dans des temps déterminés. Pour le *leucé*, il se dissipe très-rarement de lui-même, & quand on parviendroit par l'art à l'enlever, la couleur de la peau ne seroit jamais naturelle. Les deux autres espèces sont assez faciles à guérir. Il prétend qu'on peut s'assurer par une expérience facile, si elles sont curables ou non : c'est en faisant une petite incision ou une piqûre à la peau. S'il sort du sang, ce qui arrive assez constamment dans l'*alphos* & le *melas*, on guérit; mais s'il en découle une humeur blanchâtre, il ne faut plus tenter de remède. Sur celles qui sont curables, il veut qu'on applique des feuilles de lentilles broyées dans du vinaigre, avec du soufre & de l'encens.

{La vitiligue & ses espèces.}

Quoique la description de ces trois espèces de taches soit un peu obscure, on y reconnoît cependant les affections dont il parle.

(y) Cels. *lib. V, cap. XXVIII, S. 19.*

On croit reconnoître la dartre dans ce qu'il appelle *papula* (z). Il en établit deux espèces. Dans la première, la peau est rouge, inégale, couverte de pustules. Il y a une légère érosion, & le milieu est un peu plus lisse que le contour. Ses progrès sont lents. Dans son origine, elle est ronde & s'étend circulairement.

La seconde espèce, qu'il nomme avec les Grecs *agria*, paroît être la maladie vulgairement appelée *feu sauvage*. Celle-ci ne diffère de la précédente qu'en ce que la rougeur, l'aspérité de la peau & l'ulcération sont plus considérables, au point même de produire la chute des poils.

Celse remarque que c'est presque une dérision de traiter sérieusement les boutons, les lentilles, l'*éphélide*, qui ne sont que des taches de la peau. Les Belles se plaindront peut-être de cette omission ; mais ces taches placées au hasard par les mains de la Nature, sont-elles moins agréables sur les lis d'une belle figure, que celles que l'art se plaît quelquefois à y répandre ? D'ailleurs le Dieu de la Médecine & des Arts a prononcé par la bouche d'un de nos meilleurs Poëtes, que quelques taches ne défigurent point une Belle. Les Belles, avec leurs signes & les autres petites taches, qui tournent quelquefois en agrémens pour elles, seront toujours sûres de plaire. Occupons-nous seulement de ces infirmités dégoûtantes qui nous affligent réellement, telle qu'est entr'autres la teigne.

La teigne.

Celse reconnoît la teigne *(porrigo)* à de petites écailles quelquefois humides (a), & plus souvent sèches, qui se forment entre les cheveux & se détachent de la peau. Quelquefois la teigne s'ulcère, & rend une odeur désagréable ; quelquefois aussi ni l'un ni l'autre n'arrive. Elle survient pour l'ordinaire dans les cheveux, plus rarement dans la barbe, quelquefois dans les sourcils. La teigne, supposant toujours une mauvaise disposition du corps, n'est pas en soi une chose désavantageuse : car, dès qu'elle ne se manifeste jamais sur une tête

---

(z) Celf. *lib. V, cap. XXVIII*, §. 18. | (a) Idem, *lib. VI, cap. I.*

bien

bien faine, il vaut mieux que l'humeur viciée qui s'y trouve — CELSE.
s'empare des tégumens que de toute autre partie nécessaire
à la vie ; d'où il infère qu'il faut plutôt empêcher les progrès
de la teigne en se peignant souvent, que de la supprimer
tout-à-fait. Cependant, si le mal est incommode, comme
lorsqu'il s'écoule beaucoup d'humeurs putrides des ulcères,
il propose de raser souvent la tête, d'appliquer ensuite dessus
de légers astringens, tels que le nitre avec le vinaigre, ou
le ladanum avec l'huile de myrthe & le vin, ou bien les
myrobolans & le vin. Si ces remèdes ont peu de succès, il
conseille d'en appliquer de plus forts, en faisant observer qu'ils
seroient nuisibles, si le mal étoit récent.

Il est encore une autre espèce de teigne qu'il nomme — Teigne en forme de figue.
sycosis, à cause de certains petits grains semblables à ceux de
la figue, qui naissent au fond de cet ulcère. Il la subdivise
en deux espèces. La première, qui survient le plus communément dans la barbe, est un ulcère calleux, rond,
rendant une humeur gluante, mais en moindre quantité
que le second, qui est humide, inégal & de mauvaise
odeur. Celui-ci s'attache particulièrement à la partie chevelue.
C'est la teigne en forme de figue.

Sur l'une & l'autre espèce, on appliquoit l'*elaterium* ou la
semence de lin broyée, des figues bouillies dans l'eau, ou
l'emplâtre *tetrapharmaque*.

Voilà donc avec les deux espèces précédentes, que Celse
n'a point décrites sous ce nom, presque toutes les sortes
de teignes qui nous sont connues.

Celse reconnoît aussi deux espèces d'*area (b)*. Ce qu'il leur — La pelade.
trouve de commun, c'est que dans l'une & dans l'autre la
cuticule meurt, les poils se dessèchent & tombent ensuite.
Si l'on vient à frapper l'endroit affecté, il en sort un sang
liquide & de mauvaise odeur. Ce mal fait des progrès
rapides chez les uns & lents chez les autres. La plus

(b) Celf. liv. VI, cap. 1.

mauvaise espèce, selon lui, est celle où la peau paroît dense, grasse & entièrement pelée.

Celle qu'il nomme *alopecie (c)*, s'étend sous toutes sortes de formes : elle vient dans les cheveux & dans la barbe. Celle qu'il appelle *ophiasis*, de sa ressemblance avec le serpent *ophis*, commence à l'occiput & n'excède jamais la largeur de deux travers de doigt. Elle s'étend vers les oreilles par des sillonnemens qui gagnent quelquefois jusqu'au front, où ils se réunissent. Il annonce que cette dernière espèce est particulière aux enfans & disparoît souvent d'elle-même, mais que l'autre vient à tout âge & ne se guérit presque jamais sans le secours des remèdes.

L'aterome, le steatome, le meliceris. Les ganglions. Aux maladies de la tête dont on vient de parler, Celse joint l'*atherome (d)*, le *steatome* & le *meliceris*. Pour les *ganglions* qu'il place ici, il est évident qu'ils appartiennent moins à la tête qu'aux extrémités. Il observe que ces tumeurs, peu dangereuses en elles-mêmes, attaquent aussi le cou, les aisselles, les côtes. S'il parle collectivement de ces tumeurs, c'est parce qu'il prétend qu'elles diffèrent peu entr'elles, & que la curation en est presque la même. « Ces
» tumeurs, dit-il, très-petites dans leur commencement, ont
» des progrès lents & à peine sensibles : presque toujours elles
» sont indolentes & renfermées dans un kiste. Quelques-unes
» sont dures & rénitentes, d'autres sont molles & cèdent
» facilement au toucher. Elles sont tantôt dépouillées & tantôt
» recouvertes de cheveux. Avant qu'on les ouvre, on peut
» bien avoir des présomptions sur la nature de l'humeur
» qu'elles renferment; mais on ne peut en avoir de certitude
» qu'après qu'elles sont ouvertes. Il est très-ordinaire de
» trouver dans celles qui sont dures, une espèce de petit
» gravier, ou une concrétion de poils entrelassés les uns avec
» les autres. Dans celles qui sont molles, on rencontre une

(c) Du mot αλωπηξ, *Renard*, parce qu'on prétend que ces animaux sont très-sujets à cette maladie; d'où elle a pris son nom.
(d) Cels. *lib. VII, cap. VI.*

matière semblable à du miel, ou à de la bouillie, ou à des « CELSE.
raclures de cartilages, ou à de la chair pulpeuse & sanglante. «
Ces matières sont aussi de diverses couleurs. La plupart des «
ganglions sont rénitens : la matière de l'*atherome* ressemble «
à de la bouillie : celle du *meliceris* est plus liquide ; aussi «
fuit-elle sous les doigts quand on comprime la tumeur. «
Le *steatome*, qui contient une sorte de matière grasse, a «
quelquefois beaucoup d'étendue : la peau qui le recouvre «
est plus lâche que dans les autres tumeurs. »

Quelle que soit la tumeur en général, si elle est couverte Cure.
de poils, on commence par les raser, ainsi que ses environs,
puis on l'incise dans sa partie moyenne. Dans le *steatome*,
Celse veut que, pour donner issue à la matière amassée, on
incise aussi le kiste, parce qu'il ne se détache pas aisément de
la peau & de la chair subjacente. Dans les autres tumeurs, il
recommande de ne point ouvrir & même de ne pas blesser le
kiste, qui après l'incision de la peau paroît blanc & tendu ; mais
de le séparer, avec le manche du scalpel, de la peau & des
chairs, & de l'enlever avec tout ce qu'il contient. Cependant
s'il étoit adhérent en-dessous à quelque muscle, il conseille,
pour ne point l'endommager, d'en emporter la partie supérieure & de laisser le fond. Quand le kiste est totalement
emporté, on rapproche les lèvres de la plaie, on les assu-
jettit avec la boucle, & l'on applique par-dessus des médicamens glutinatifs : mais lorsqu'on a été obligé de laisser
le kiste en tout ou en partie, il veut qu'on s'en tienne
aux médicamens propres à faire tomber ce qui en reste par
la suppuration.

Voilà ce que Celse dit des maladies du cuir chevelu. Maladies
Nous ne nous arrêterons guère à ce qu'il dit de celles des des yeux.
yeux, sur-tout relativement aux ophtalmies séreuses. Les
Anciens, persuadés que, dans ces maladies, les veines
internes & externes de la tête étoient des sources distinctes
d'où découloit la pituite sur les yeux, mettoient tous leurs
soins à rechercher laquelle des deux sources fournissoit la
sérosité, afin de la tarir ensuite par les remèdes qu'ils

jugeoient convenables : car quand on croyoit s'être assuré que la pituite venoit des deux côtés, on regardoit le mal comme incurable.

Cure des ophtalmies séreuses.

Celse, forcé d'emprunter des Grecs ce qu'il dit de ces maladies, mais conduit par cet esprit de jalousie si naturel aux Nations rivales, avance que les remèdes qu'il indique ne sont pas moins connus des autres Nations, qui ont plus cultivé cette partie de la Médecine que les Grecs même. Pour décréditer les procédés curatifs des derniers, il raconte qu'on a vu quelques-uns de leurs Médecins faire jusqu'à neuf incisions aux tégumens de la tête ; savoir, deux incisions en ligne droite sur l'occiput, & une autre transversale sur celle-ci ; deux incisions semblables au-dessus des oreilles & une autre transversale : enfin, trois autres depuis le sommet de la tête jusqu'au front. Il ajoute que d'autres Médecins incisoient en ligne droite d'une tempe à l'autre, faisant auparavant mâcher le malade pour reconnoître l'origine des muscles qui servent au mouvement de la mâchoire. Ils se contentoient d'entamer la peau en cet endroit, ensuite ils écartoient avec des crochets obtus les bords des incisions qu'ils avoient faites, & les remplissoient de charpie, afin qu'ils ne pussent par leur contact se réunir, & qu'il se formât, dans l'interstice, des chairs qui resserrassent les vaisseaux par lesquels ils prétendoient que l'humeur pituiteuse se portoit aux yeux.

Celse rapporte que quelques Médecins traçoient, avec de l'encre, deux lignes du milieu d'une oreille au milieu de l'autre, & après avoir pareillement tiré une ligne depuis la racine du nez jusqu'au sommet de la tête, ils faisoient une incision au point de rencontre de ces deux lignes. Ils en laissoient couler le sang quelque temps & cautérisoient ensuite l'os du crâne. On n'en appliquoit pas moins le cautère actuel aux veines qui sont apparentes aux tempes, & entre le sommet de la tête & le front.

Une méthode plus commune étoit de brûler les veines des tempes, presque toujours engorgées dans ces sortes de fluxions. Cependant afin de les faire saillir davantage, Celse conseille de passer autour du cou une ligature & de la serrer modérément. Alors on brûloit les veines avec des cautères actuels, obtus, jusqu'à ce que l'écoulement de la pituite cessât. On croyoit voir dans cette cessation la preuve du desséchement des conduits qui la portoient.

Quand les veines étoient si petites & si enfoncées qu'on ne pouvoit les découvrir, Celse préféroit de passer de la même manière une ligature, & de faire retenir au malade sa respiration, pour faire saillir les veines. On marquoit ensuite avec de l'encre celles qui se montroient sur les tempes & entre le front & le sommet de la tête ; puis, après avoir ôté la ligature, on ouvroit ces veines, dont on laissoit couler le sang. Lorsqu'il en étoit suffisamment sorti, on les cautérisoit modérément & avec de petits fers, pour ne point endommager les muscles qui font mouvoir la mâchoire : mais entre le front & le *vertex*, on brûloit jusqu'à produire l'exfoliation de l'os.

Celse tenoit des Grecs tous ces procédés : mais toujours animé par le même esprit, il estimoit plus efficace encore la pratique des Africains, qui consistoit à cautériser le sommet de la tête jusqu'à l'os, au point de le faire exfolier.

De tous les procédés curatoires, il n'y en avoit point qu'il préférât à celui qu'on suivoit dans la Gaule chevelue *(e)*. C'étoit de faire la ligature des veines des tempes & du vertex, & de les enlever ensuite, comme on verra qu'il se pratiquoit pour les varices. Celse observe qu'après l'application du feu, il ne faut pas se presser de procurer la chute de l'escarre, ni d'incarner les ulcères, dans la crainte d'attirer une hémorragie, ou de supprimer trop tôt l'écoulement du pus.

Lorsqu'à l'inflammation succède un écoulement de pituite tenue & limpide, Celse conseille de lâcher le ventre, de tirer

---

(e) C'étoit la Gaule Transalpine, selon Pline. *Hist. Nat. lib. IV, cap. XVII;* mais particulièrement la Lombardie, appelée *Gaule chevelue*, de ce que ses habitans étoient dans l'usage de laisser croître leurs cheveux.

du sang des tempes, ou d'appliquer sur le sommet de la tête une ventouse. Tous ces moyens, étoient très-rationnels & convenables à la circonstance : pour les collyres astringens qu'on appliquoit autour de l'œil, au front, ou dans la circonférence de la partie ventousée, c'étoit une suite de l'erreur où l'on étoit sur les sources de la pituite.

*Proptosis, selon Celse.*Celse remarque qu'il est quelquefois des inflammations si considérables, & qui se portent avec tant d'impétuosité sur les yeux, qu'elles les chassent de leur orbite : c'est ce que les Grecs nomment *proptosis*. Dans ce cas, il estime la saignée absolument nécessaire, si les forces le permettent; il conseille les lavemens, une longue abstinence & des topiques adoucissans. De tous les collyres connus, celui de Nilée étoit réputé le meilleur, de l'aveu de tous les Médecins. C'étoit du nard des Indes, d'opium & de gomme, de chacun une partie; de safran, deux parties; de feuilles fraîches de roses, quatre parties, qu'on mettoit infuser dans de l'eau de pluie ou dans du vin un peu austère. Après avoir bassiné les yeux avec ce collyre ou quelqu'autre semblable, on l'appliquoit ensuite. Pour aider l'effet de ces collyres, on appliquoit en même temps à la nuque des ventouses scarifiées.

Après l'usage de ces remèdes, Celse assure que si l'œil reste saillant, hors de l'orbite, il est perdu, parce qu'il se durcit & tombe en suppuration. Si la suppuration se déclaroit du côté du petit angle, on y faisoit une incision pour évacuer le pus. Il dit que, par ce moyen, la douleur & l'inflammation cessent, les tuniques rentrent dans l'orbite, & le visage est moins défiguré. Ensuite on se servoit pour collyre, de lait, ou de blanc d'œuf, auquel on ajoutoit quelquefois le safran. Si l'œil se durcissoit, s'il ne restoit pas assez de vie pour déterminer la suppuration, enfin s'il faisoit une saillie hideuse, on en faisoit l'extirpation : opération qui n'est qu'indiquée dans l'ouvrage de Celse. Ensuite on continuoit les remèdes ci-devant prescrits, jusqu'à la cessation de la douleur.

*Ophtalmie sèche.*L'ophtalmie sèche de Celse, *arida lippitudo*, est la *xerophtalmie* des Grecs. Elle n'est accompagnée ni de tuméfaction, ni d'écoulement de pituite. Les yeux sont seulement rouges, & l'on y éprouve un sentiment de pesanteur avec de la démangeaison, & peu de douleur. Les paupières, sans être dures, se collent l'une à l'autre pendant la nuit, par l'écoulement d'une chassie fort épaisse. Il remarque que ce mal dure d'autant plus long-temps qu'il est moins violent.

La promenade, l'exercice, le bain poussé jusqu'à la sueur, les alimens qui ne sont ni trop nourrissans ni trop âcres, des gargarismes & des frictions sur la tête & le visage, avec une décoction de moutarde & quelques collyres irritans, sont les moyens qu'il propose pour combattre cette maladie.

Lorsque les paupières étoient couvertes de gale, *scabri oculi*, c'est-à-dire, dans l'ophtalmie que nous appelons *prurigineuse*, Celse se servoit, ainsi que dans la maladie précédente, du cataplasme de mie de pain trempée dans le vin, comme d'un remède propre à absorber l'humeur qui suinte, & à répercuter celle qui peut s'être amassée dans les vaisseaux.

Celse parle bien du *charbon* des yeux *(carbunculus)* comme une suite de l'inflammation, mais il n'en établit pas le diagnostic. Il observe encore que l'inflammation donne quelquefois naissance à des pustules. La saignée, la diette, les laxatifs & le collyre de Nilée, étoient les remèdes qu'il employoit pour combattre ces maladies. Si ces pustules s'ulcéroient, ce que Celse dit arriver quelquefois, il les pansoit, dans les commencemens, avec les mêmes remèdes, ensuite avec le collyre *dialiban*, ainsi nommé parce qu'il y entroit de l'encens. Il étoit composé de cuivre brûlé & d'opium frit, de chacun une partie, de tutie lavée, d'encens, d'antimoine brûlé & lavé, de myrrhe, de gomme, de chacun deux parties. L'excipient de ces drogues étoit l'eau, qu'il avertit être celui qu'on doit supposer toutes les fois qu'il n'en désigne pas d'autres *(f)*.

CELSE.

Ophtalmie prurigineuse.

Charbon des yeux.

Pustules & ulcères de la cornée.

(f) Lib. VI, cap. VI, §. 16.

Atrophie de l'œil.

Il arrive aussi quelquefois qu'un œil ou même tous les deux, deviennent plus petits qu'ils ne devroient l'être naturellement : c'est ce que Celse appelle *imminutio oculorum*. Il dit que ce mal est la suite d'une lippitude accompagnée d'écoulement de pituite âcre, ou de pleurs long-temps continuées, ou de quelque coup reçu à l'œil, dont on aura été mal guéri.

Dans la cure de cette maladie, il employoit les collyres adoucissans, où il entroit le lait de femme ; il prescrivoit des alimens nourrissans, faisoit éviter tout ce qui pouvoit exciter l'écoulement des larmes, conseilloit au malade de se débarrasser de toute inquiétude, de tout soin domestique. Les alimens, les médicamens âcres ne lui paroissoient contraires qu'en ce qu'ils peuvent provoquer les larmes.

Celse a porté l'exactitude historique jusqu'à parler des poux des paupières, *phtireiasis*. Mais sans nous arrêter à ce qu'il en dit, non plus qu'à l'obscurcissement de la vue *(caligo)*, passons à une maladie de ce genre qu'il nomme foiblesse des yeux *(imbecillitas oculorum)*, & qui est mani-

L'hemeralopie. festement l'*hemeralopie* des Grecs. Dans cette maladie, on distingue assez bien les objets pendant le jour, mais de nuit, point du tout. Il prétend que les femmes bien réglées n'en sont jamais affectées. On étoit dans l'usage alors de se frotter les yeux avec le sang exprimé d'un foie rôti, sur-tout du foie de bouc, ou du moins de chevreau, & l'on mangeoit ensuite ce foie. Ce qui a donné de la vogue à ce remède chez les Anciens, c'est qu'ils croyoient que ces animaux voient de nuit comme de jour. Ce remède a été accueilli sans examen de presque toutes les Nations. On dit qu'à la Chine *(g)*, où cette maladie est fort commune, on en fait un usage vulgaire & avec succès. Le foie, à raison de l'amer qu'il contient, peut être un peu résolutif : nous ne croyons pas cependant que ce remède mérite beaucoup de confiance.

(g) Lettres édifiantes, *Recueil XXIV*, page 434.

Lorsqu'un

DE LA CHIRURGIE. Liv. IV.

Lorsqu'un coup a produit dans l'œil une extravasion de sang, Celse prétend qu'on ne peut rien faire de mieux que d'appliquer du sang de pigeon, ou de ramier, ou d'hirondelle. C'est, selon lui, ce qui a donné lieu à la tradition fabuleuse, que ces oiseaux guérissent les yeux blessés de leurs petits par le moyen d'une herbe, quoique dans le fait la blessure se guérisse d'elle-même. D'où il conclut que le sang de ces animaux est un excellent remède contre les blessures de l'œil. Par une conséquence de ce préjugé, il avance que le sang de l'hirondelle est plus efficace que celui du ramier, & ce dernier, plus que celui du pigeon, tant pour eux que pour nous *(h)*.

CELSE.

Contusion de l'œil avec échimose.

Presque toutes ces maladies étoient traitées & guéries par les médicamens : mais il en est d'autres où l'opération étoit regardée comme indispensable. Dans cette classe on rangeoit la cataracte, nommée par les Grecs *ypochusis*, & par les Latins *suffusio*. Celse croyoit cette maladie très-susceptible de guérison dans son origine. Pour cet effet, il falloit tirer du sang de la veine frontale ou des narines, cautériser les veines des tempes, faire couler la pituite par des gargarismes, employer les fumigations, les collyres âcres, & ne permettre que des alimens propres à atténuer la pituite. Pour une cataracte ancienne, il avoue qu'on ne peut la guérir que par l'opération, qu'il estime une des plus délicates de la Chirurgie. Il dit que l'humeur cristalline s'épaissit quelquefois à la suite d'une maladie ou d'un coup *(i)*, & qu'en se durcissant peu à peu, elle masque la pupille par laquelle s'opère la vision. Entre les cataractes qui se traitent par l'opération, il en reconnoît de guérissables & d'autres qui ne le sont pas. Voici le détail qu'il en donne. « Si la cataracte est peu confidérable ; si elle est immobile, de couleur d'eau de mer « ou de fer poli, & qu'elle laisse encore passer quelques rayons « de lumière sur les côtés, elle est curable. Si la cataracte au «

La cataracte ou suffusion.

(h) Celse, *lib. VI, cap. VI*, §. 39.
(i) Idem, *lib. VI, cap. VI*, §. 35 ; & *lib. VII, cap. VII*, §. 14.

Tome I.   H h h

» contraire eft forte, de couleur de cire ou mobile; fi la
» partie noire de l'œil a changé de couleur & de figure,
» il eft prefque impoffible d'y remédier. Une des plus fâcheufes
» eft celle qui fuccède à une maladie grave, à de grandes
» douleurs de tête, ou à quelque coup violent fur l'œil. Celle
» qui dépend de la vieilleffe n'eft pas fufceptible de guérifon,
» parce qu'alors, indépendamment de toute autre caufe, la
» vue s'affoiblit. L'enfance n'eft pas plus heureufe, mais l'âge
» moyen eft plus favorable à la guérifon. Un œil qui n'eft
» ni petit ni creux eft avantageux pour l'opération. Enfin la
» cataracte doit avoir une certaine maturité. Il faut donc
» attendre que l'humeur qui la forme ne foit plus coulante,
& qu'elle ait acquis un certain degré de confiftance. »

Les trois jours qui précèdent l'opération, on donnoit au
malade peu de nourriture, & de l'eau pour toute boiffon.
La veille on lui faifoit faire une abftinence totale. Quant à
l'opération, voici comment Celfe la décrit. On fait affeoir
le malade fur un fiége à dos incliné, en face de la lumière.
L'Opérateur fe place vis-à-vis, fur un fiége un peu plus
élevé. Un aide contient la tête du malade par-derrière; car
un mouvement pourroit faire perdre l'œil fans reffource.
Pour empêcher l'œil malade de fe mouvoir, on couvre le
fain avec de la laine, qu'on maintient par un bandage. Si
la cataracte eft à gauche, on opère de la main droite, &
de la gauche, quand elle eft à droite. L'Opérateur prend
une aiguille bien affilée, fans être trop grêle, & l'enfonce
au travers de la conjonctive & de la cornée, dans le point
mitoyen entre le noir de l'œil & le petit angle, & la dirige
fur la partie moyenne de la cataracte, de manière à ne
bleffer aucune veine. Il doit la pouffer hardiment jufque
dans *le vide* (la chambre antérieure); lorfqu'elle y eft parvenue,
comme un Opérateur exercé ne peut s'y méprendre, puifqu'il
n'éprouve plus de réfiftance, on incline l'aiguille fur la cataracte, qu'il agite légèrement, pour l'abaiffer peu à peu au-deffous
de la pupille : enfuite il appuie un peu plus, afin de la fixer
dans l'endroit où elle s'eft logée. Si elle y refte, l'opération

est terminée; si elle remonte, Celse veut qu'on la divise par parcelles, qui deviennent plus faciles à loger. Nous ajoutons que présentant moins de surface, elles offusquent moins la vue; que d'ailleurs, la membrane cristalline étant rompue, les sucs constitutifs du cristallin doivent à la longue se laisser pénétrer, ou même dissoudre par l'humeur aqueuse, & peut-être tomber d'eux-mêmes en colliquation.

CELSE.

L'Opérateur, après avoir retiré son aiguille en ligne droite, appliquoit sur l'œil de la laine douce enduite de blanc d'œuf, & par-dessus des médicamens propres à réprimer l'inflammation, puis il contenoit le tout par le moyen d'un bandage. Ensuite on prescrivoit au malade le repos, la diette, des fomentations adoucissantes. Le lendemain de l'opération, on lui donnoit des alimens liquides pour éviter le mouvement des mâchoires. L'inflammation dissipée, on le mettoit au régime des blessés & pendant long-temps, & on ne lui permettoit que l'eau pour toute boisson. Telle est l'opération de la cataracte par abaissement, qu'on a pratiquée depuis Celse jusqu'au commencement de ce siècle.

Celse *(k)* dit qu'il se forme quelquefois aux paupières supérieures de petites vésicules (ou hydatides) grasses & pesantes, qui permettant à peine d'ouvrir les yeux, occasionnent un larmoyement léger, mais continuel. Selon lui, il n'y a guère que les enfans qui soient sujets à ce mal. Pour en faire l'extirpation, il recommande, après avoir tendu la paupière entre deux doigts sur le globe de l'œil, d'inciser transversalement la peau seulement, puis de saisir avec les doigts la vésicule, qui s'enlève avec facilité. Il remarque qu'on a plus de peine à terminer l'opération, lorsqu'on a ouvert l'hydatide, parce que le fluide qu'elle contient s'échappe, & que, comme elle est fort mince, on ne peut l'emporter toute entière. Alors il conseille de la faire tomber par la suppuration. Ce procédé est très-rationnel.

L'hydatide
des paupières.

(k) Celf. *lib. VII, cap. VII, initio.*

Il y a encore deux autres maladies des paupières, qu'il décrit avec la méthode curative qui leur convient. C'est l'*orgeolet* & la *grêle*.

L'orgeolet des paupières.

Le premier est un petit tubercule qui se forme sur les paupières un peu au-dessus des cils. Les Grecs le nomment *crithe*, de sa ressemblance avec un grain d'orge. Celse prétend qu'il a aussi un kiste plein d'une matière difficile à déterminer à suppuration ou à résolution. Pour procurer l'une ou l'autre terminaison, ce qui arrive quelquefois, il approchoit de la tumeur du pain chaud ou de la cire échauffée au point de donner une chaleur supportable. Si la tumeur suppuroit, il l'ouvroit avec la lancette, dès que le pus étoit formé, & en exprimoit la matière. Ensuite il continuoit la cire ou le pain chaud jusqu'à parfaite guérison.

La grêle des paupières.

La *grêle*, en grec *chalazion*, ainsi nommé parce qu'il ressemble à un grain de grêle, est un autre petit tubercule assez approchant de l'orgeolet, mais mobile sous le doigt & d'une figure différente. Il l'ouvroit en dehors quand il étoit sous la peau, & en dedans lorsqu'il étoit sous le cartilage. Ensuite il détachoit avec le manche du scalpel la tumeur des parties saines. Si la plaie étoit en dedans, il se servoit de linimens adoucissans, ensuite de plus âcres; si elle étoit en dehors, il appliquoit un emplâtre glutinatif.

L'ongle des yeux.

Ce que Celse appelle mal-à-propos l'*ongle* des yeux *(unguis)* & le *pterygion* des Grecs, n'est que l'onglet des yeux, qui est bien une espèce de *pterygion* (1). C'est une membrane nerveuse, qui se formant au grand angle de l'œil, se propage quelquefois jusque sur la pupille & empêche la vision. Il dit que le plus souvent il prend naissance au petit angle & quelquefois au grand. Lorsque l'*ongle* est récent, il ne voit pas de difficulté à le détruire par les médicamens propres à atténuer les cicatrices des yeux; mais s'il est invétéré, s'il a déjà acquis une certaine épaisseur, il trouve indispensable

---

(1) Voyez une Dissertation *de ungue oculi inter disputationes Chirurg. selectas, à celeberr.* de Haller, *edit.* tom. I, pag. 385, *in-4.°*

de l'emporter par l'instrument tranchant. Pour cet effet, après avoir fait faire abstinence au malade pendant un jour, on le plaçoit sur un siége vis-à-vis de l'Opérateur, ou bien à la renverse, la tête appuyée sur sa poitrine. Quelques-uns vouloient que le malade fût placé de la première façon, lorsque la maladie étoit à l'œil gauche, & de la seconde, lorsqu'elle étoit à l'œil droit. Dans le premier cas, un aide tenoit la paupière supérieure ouverte & le Chirurgien l'inférieure; dans la seconde position, c'étoit tout le contraire : ensuite le Chirurgien portoit un crochet aigu, dont la pointe fût un peu recourbée, à l'extrémité de l'*ongle*, dans lequel il l'enfonçoit. Alors faisant tenir par l'aide les deux paupières, il relevoit l'*ongle* avec son crochet, & après l'avoir percé avec une aiguille armée d'un fil de lin, il ôtoit l'aiguille, prenoit les deux chefs du fil, avec lesquels il soulevoit l'*ongle* pour pouvoir détacher avec le manche du scalpel les adhérences qu'il pouvoit avoir contractées avec l'œil, jusqu'à ce qu'il fût parvenu à l'angle. Il continuoit d'élever & de lâcher alternativement le fil, jusqu'à ce qu'il fût arrivé à l'origine de l'*ongle*. Celse observe qu'il y a ici deux inconvéniens à craindre : l'un, de laisser quelque chose de l'*ongle*, parce qu'alors ce qui en reste s'ulcère & ne se guérit qu'avec peine. L'autre, d'emporter la caroncule située dans l'angle de l'œil, laquelle on courroit risque de détacher en tirant l'*ongle* trop rudement : accident d'où résulte une ouverture par laquelle se fait un suintement de larmes qui dure toute la vie. C'est l'affection que les Grecs appellent ῥυάς. Il est donc important, continue Celse, de connoître précisément le point où l'angle se termine; & lorsqu'on y est arrivé, il faut, sans trop tirer l'*ongle*, le couper, avec l'attention de ne rien emporter de l'angle. L'opération faite, on appliquoit sur la plaie de la charpie trempée dans du miel, par-dessus, un petit plumaceau & de l'éponge ou de la laine grasse. Dans les premiers temps, on faisoit ouvrir l'œil tous les jours, pour empêcher les paupières de se coller ensemble; car c'est, selon la remarque de Celse, un troisième inconvénient à éviter. On continuoit ainfi de panfer la plaie avec de la charpie, & fur la fin, on fe fervoit d'un collyre propre à cicatrifer les ulcères.

Remarques générales fur les faifons convenables aux opérations.

« Cette opération, dit l'Hippocrate Romain, doit fe faire
» au printemps ou du moins avant l'hiver. C'eft une attention
» qu'il faut avoir dans plufieurs cas & dont il fuffit de parler
» une fois : car en général, il y a deux fortes d'opérations.
» Pour les unes, on n'eft pas maître de choifir fon temps, il
» faut agir dès que la circonftance le requiert, comme dans
» les plaies, dans les fiftules. Pour les autres où la maladie
» n'a rien d'urgent, il eft facile & même avantageux d'attendre,
» comme dans celles qui ont des progrès lents & qu'on fup-
» porte fans douleur. On doit alors remettre l'opération au
» printemps; ou, fi l'on ne peut différer jufqu'à cette faifon, il
» vaut mieux la faire en automne que l'hiver ou l'été : encore
» doit-on attendre le milieu de cette faifon, où les grandes
» chaleurs font paffées & les grands froids ne font pas venus.
» Une opération eft d'autant plus dangereufe que la partie
» fur laquelle on opère eft plus effentielle à la vie; & fouvent
» il eft d'autant plus néceffaire d'avoir égard à la faifon, que
» l'opération à faire eft plus confidérable. »

De l'enchantis.

Quand l'opération de l'*ongle* n'a pas été faite avec les précautions convenables, Celfe remarque qu'elle eft quelquefois fuivie d'accidens qui peuvent naître auffi d'autres caufes. Pour n'avoir pas fuffifamment coupé l'ongle, ou pour toute autre raifon, il dit qu'il fe forme à l'angle de l'œil un tubercule qui empêche d'ouvrir les paupières ; les Grecs nomment cette tumeur *enchantis.* Il veut qu'on la faififfe avec un crochet & qu'on la dégage circulairement avec l'inftrument tranchant : mais toujours avec la précaution de ne point endommager l'angle de l'œil. On répandoit enfuite fur un peu de charpie, un peu de cadmie ou de vitriol qu'on introduifoit dans l'angle de l'œil en écartant les paupières. Le bandage étoit le même que dans la maladie précédente. Les jours fuivans on panfoit la plaie de la même manière, & l'on fe contentoit de la baffiner avec de l'eau froide ou tiède.

« Celse dit encore que les paupières s'unissent quelquefois l'une à l'autre, de manière qu'on ne peut ouvrir l'œil. Ce premier accident est suivi d'un autre, où les paupières se collent au blanc de l'œil. Cette double adhérence est causée par une ulcération des paupières ou de la conjonctive, dont le traitement a été négligé : car comme on n'a pas eu l'attention d'écarter les parties qui devoient être naturellement séparées, elles se sont collées l'une à l'autre dans le temps de la cicatrisation des ulcères. Les Grecs ont appelé cette double adhérence *anchiloblepharon*. » Celse remarque que, lorsqu'il n'y a que les paupières qui soient unies l'une à l'autre, il n'est pas difficile de les séparer; mais que c'est quelquefois en vain, parce qu'elles se réunissent de nouveau. Cependant il veut qu'on en fasse l'essai, qui réussit souvent. On introduisoit entre les paupières une sonde, à l'aide de laquelle on les séparoit : ensuite on appliquoit entre elles de petits plumaceaux, jusqu'à ce que l'ulcération fût guérie. Si la paupière étoit adhérente au blanc de l'œil, on suivoit alors la méthode d'Héraclide de Tarente, ci-devant décrite, puis on oignoit l'œil avec quelque collyre. Tous les jours on avoit soin de renverser la paupière, non-seulement afin que le collyre pénétrât plus avant dans la partie ulcérée, mais encore pour empêcher l'agglutination de la paupière. On recommandoit même au malade de la soulever souvent avec les doigts. Celse dit n'avoir jamais vu personne guérir par cette méthode. Il rapporte que Mégès disoit avoir tenté bien des moyens & toujours vainement, parce que la paupière contractoit une nouvelle adhérence avec l'œil.

CELSE.

« L'anchiloblepharon *ou* aglutination des paupières.

Il se forme aussi par diverses causes, au grand angle de l'œil, une petite fistule, d'où découle continuellement une humeur pituiteuse. Les Grecs appellent cet ulcère *ægilops*: c'est la fistule lacrymale. Tant qu'elle dure, Celse dit que l'œil est en mauvais état; que quelquefois après avoir carié l'os, elle pénètre jusque dans les narines; que d'autres fois elle approche de la nature du carcinome; que les veines

Fistule lacrymale.

d'alentour sont tendues & recourbées; que la peau est dure, pâle, & qu'on ne sauroit la toucher sans produire de l'agacement & de l'inflammation aux parties voisines. Il avertit qu'en tentant la cure de l'espèce d'*ægilops* qui tient du carcinome, on court risque d'accélérer la mort du malade, & que ce seroit en vain qu'on tenteroit la guérison de celui qui pénètre jusque dans les narines, parce qu'il le croit incurable. Mais lorsqu'il n'intéresse que l'angle de l'œil, il conseille d'en entreprendre la guérison, observant néanmoins, & avec raison, qu'elle est très-difficile à obtenir. Plus la fistule est près de l'angle, plus il juge la cure difficile, par la raison qu'on a moins d'espace pour l'opération. Il reconnoît que l'*ægilops* récent est celui qui se guérit avec le plus de facilité. Pour y parvenir, on saisissoit avec un crochet l'orifice de l'ouverture fistuleuse, puis on l'incisoit dans toute son étendue jusqu'à l'os, comme dans les autres fistules, & l'on cautérisoit fortement l'os avec un fer rouge. Après avoir bien recouvert l'œil & les parties voisines, quelques-uns, pour procurer une plus grande exfoliation, appliquoient sur l'os, lorsqu'il étoit carié, le vitriol, le chalcitis, le verdet ratissé; mais ces caustiques sont moins actifs que le feu, & n'opèrent pas le même effet.

De la déviation des cils des paupières.

Celse avance que les cils des paupières picotent l'œil par deux causes. La première, c'est lorsque la peau extérieure de la paupière se relâche & s'abat, ce qui rejette la pointe des cils vers le globe de l'œil, parce que le cartilage ne participe point au relâchement. La seconde, c'est lorsque sous les cils naturels il s'en forme un autre rang, dont la pointe se tourne pareillement vers le globe de l'œil. Dans ce dernier cas, on faisoit rougir au feu une aiguille plate en forme de spatule, telle que seroit l'aiguille des cordonniers; puis on renversoit la paupière de sorte que les cils mal disposés fussent en face de l'Opérateur; ensuite on faisoit passer cette aiguille ardente sur la racine de ces cils, depuis un angle de la paupière jusqu'au tiers de son étendue; par une seconde application on parcouroit le tiers suivant, & l'on alloit, par une troisième,

jusqu'à

jusqu'à l'autre angle *(m)*. Ainsi toutes les racines de ces cils étoient brûlées & détruites sans retour. L'opération terminée, l'on étendoit sur la paupière quelque médicament propre à empêcher l'inflammation.

D'autres passoient dans la partie externe de la paupière vis-à-vis de chaque cil, une aiguille enfilée d'un cheveu de femme plié en double, ensuite on introduisoit dans l'anse formée par ce cheveu le cil dévié, qu'on dirigeoit ainsi sur la paupière, où il étoit tenu collé quelque temps *(n)*.

Celse remarque que cette opération n'est praticable qu'autant que ces cils sont longs, ce qui n'est pas ordinaire : que d'ailleurs s'il y a plusieurs cils déviés, on cause beaucoup de douleur par les piqûres multipliées qui sont bientôt suivies d'inflammation violente : qu'enfin l'irritation causée d'abord par le picotement des cils, ensuite par les trous faits à la paupière, attire des sérosités, qui délayant le gluten employé à retenir les cils collés à la paupière, permettent à ces cils de reprendre leur première direction. Indépen-

(m) Sub ipsis pilorum radicibus angulo immittenda est *(acus)*, ut ea tertiam partem palpebræ transvehat : deinde iterum, tertioque ad alterum angulum. Celf. lib. VII, cap. VII, §. 8.

M. Ninnin traduit de cette manière : « On fait passer l'aiguille par un angle » de la paupière jusqu'aux trois quarts » de son étendue, tout le long de la » racine des cils. On l'y fait repasser » une seconde & même une troisième fois, jusqu'à l'autre angle. »

On seroit bien sûr de détruire le tarse de la paupière par cette triple application, & ce n'a jamais été l'intention de Celse ou de ceux qu'il a copiés.

(n) Voici le texte de Celse & la version de M. Ninnin, qui n'est pas plus exacte que la précédente, & encore moins intelligible.

Quidam aiunt acu transsui juxta pilos exteriorem partem palpebræ oportere, eamque transmisti duplicem capillum muliebrem ducentem; atque ubi acus transiit, in ipsius capilli sinum, quà duplicatur, pilum esse injiciendum, & per eum in superiorem palpebræ partem attrahendum. Loco citato.

« Quelques-uns conseillent de percer « de part en part la partie extérieure « de la paupière, à l'endroit des cils, « avec une aiguille enfilée d'un cheveu « de femme, qu'on passe sous le cil « dont la pointe est mal tournée ; on « ôte ensuite l'aiguille, après on replie « le cheveu qu'on prend par les deux « bouts, & par ce moyen on renverse « le cil sur la partie supérieure de la « paupière, où on le colle. »

damment de toutes ces raisons, il est évident que le premier procédé étoit plus sûr & plus simple que celui-ci.

Relâchement des paupières. Quant à l'opération qu'on pratiquoit pour le dérangement des cils provenant du relâchement des paupières, elle étoit universellement adoptée du temps de Celse, & l'on en croyoit le succès assuré. Voici en quoi elle consistoit. Après avoir fait fermer l'œil, on pinçoit avec les doigts la peau à la partie moyenne de la paupière où étoit la maladie, & en la soulevant, on examinoit combien il en falloit ôter pour rétablir la partie dans son état naturel : car il y a de l'inconvénient à en couper trop ou trop peu. Dans le premier cas, l'œil n'est pas assez recouvert; dans le second, l'opération devient inutile. On traçoit donc avec de l'encre, deux lignes, pour marquer ce qu'on croyoit devoir couper. On laissoit entre le bord de la paupière & la ligne qui en étoit le plus près, assez de peau pour être saisie avec l'aiguille. Les choses ainsi disposées, on coupoit avec le scalpel ce qui étoit renfermé entre ces deux lignes. Si c'étoit à la paupière supérieure, on faisoit la section au-dessus des cils : si c'étoit à l'inférieure, on la faisoit plus près des cils. Pour l'œil gauche, on commençoit l'incision du côté du petit angle, & du côté du grand, si c'étoit l'œil droit. On réunissoit ensuite les lèvres de la plaie par un seul point de suture, puis l'on faisoit fermer l'œil. Si la paupière ne descendoit point assez, on lâchoit le point : descendoit-elle trop, on le resserroit, ou bien on coupoit encore une petite portion du bord supérieur de la plaie. Après avoir coupé ce qui convenoit, on ajoutoit un point de suture de chaque côté du premier, & jamais davantage. Si le mal étoit à la paupière supérieure, on faisoit une incision en dedans tout le long des cils, afin qu'étant dégagés du côté de leur racine, leur pointe se portât en dehors. Quand ils n'étoient pas fort inclinés en dedans, on supprimoit cette dernière incision, qui n'est jamais nécessaire à la paupière inférieure. L'opération faite, on appliquoit sur l'œil une éponge trempée dans l'eau froide ; le lendemain, on se servoit d'un emplâtre glutinatif; le quatrième jour, on emportoit les points de future & l'on fomentoit les paupières avec un collyre propre à calmer l'inflammation.

CELSE.

Lorsque dans cette opération on avoit trop coupé de la paupière, elle ne pouvoit plus recouvrir l'œil. Les Grecs donnoient le nom de *lagophtalmie* à cet accident *(o)*, qui peut encore provenir de toute autre cause. S'il manquoit beaucoup de la paupière, on n'y voyoit point de remède : mais s'il en manquoit peu, on y remédioit en faisant un peu au-dessous du sourcil une incision en forme de croissant, dont les cornes fussent tournées en bas. L'incision, selon la remarque de Celse, ne doit pénétrer que jusqu'à la partie membraneuse de la paupière ; c'est au moins ce que Celse paroît avoir entendu par le *cartilage* qu'il recommande de ne point offenser, dans la crainte que la paupière ne s'abaissât sans qu'il fût jamais possible de la relever : mais alors il paroît évident qu'on auroit coupé le muscle orbiculaire. Il veut donc qu'on se borne à diviser la peau, afin que la paupière descende plus bas. On mettoit ensuite de la charpie entre les lèvres de la plaie, pour les empêcher de se réunir ensemble, & afin qu'il se formât dans l'interstice de nouvelles chairs, qui permissent à la paupière de recouvrir l'œil entièrement.

Œil de lièvre, ou Lagophtalmie.

Lorsque la paupière inférieure est éraillée, loin de monter assez haut, elle se renverse en dehors & reste béante sans pouvoir s'unir à la supérieure. Celse observe que cet accident vient quelquefois encore de ce qu'on a trop coupé de cette paupière dans l'opération qu'on pratiquoit pour le relâchement des paupières ; que d'autres fois aussi, il est occasionné par la vieillesse. Les Grecs appeloient ce renversement *ectropion*, de ἐκτρέπω, *je renverse*. Lorsque cet accident dépendoit de la première cause, on suivoit le même procédé curatif que dans l'éraillement de la paupière supérieure, avec cette différence seulement qu'on tournoit les cornes de l'incision en croissant

Ectropion ou éraillement de la paupière inférieure.

(o) Lagophtalmie, de λαγώς, *Lièvre*, & de ὀφθαλμός, *œil*.

vers les mâchoires & non du côté de l'œil. Si l'on attribuoit le mal à la seconde cause, on brûloit avec un petit cautère actuel toute la partie externe de la paupière. Le quatrième jour, on enduisoit la plaie de miel, on la fomentoit ensuite avec la vapeur de l'eau chaude, & l'on terminoit par les cicatrisans.

Staphylome ou chute de l'uvée. La plupart des maladies dont on vient de parler, n'attaquent que les dépendances de l'œil, comme les angles & les paupières : mais quelquefois aussi, dit Celse, la cornée fait saillie, soit par le relâchement, soit par la rupture de quelque membrane (sans doute de l'uvée), & la tumeur ressemble à un grain de raisin, d'où elle a pris chez les Grecs le nom de *staphylome (p)*. On guérissoit cette maladie de deux manières. La première consistoit à faire passer par le milieu du staphylome & à sa base, une aiguille portant deux fils de lin : ensuite on lioit ensemble les deux chefs d'un des deux fils vers le haut, & les deux autres chefs sur le bas de la tumeur, de sorte que ces fils sciant peu-à-peu le staphylome, finissoient par le faire tomber totalement.

Par le second procédé, il s'agissoit de couper, de la partie la plus éminente du staphylome, la largeur d'une lentille, & d'y appliquer ensuite de la tuthie ou de la cadmie. Après l'une ou l'autre de ces opérations, on recouvroit l'œil avec de la laine imbibée de blanc d'œuf; les jours suivans on l'exposoit à la vapeur de l'eau tiède, & on l'enduisoit de médicamens adoucissans.

Clou des yeux. Il y a une autre espèce de staphylome que Celse nomme *clou des yeux (clavus oculorum)*, à cause de sa figure. C'est un tubercule calleux qui se forme sur le blanc de l'œil. On le perçoit à sa base avec une aiguille, on le coupoit ensuite, & l'on pansoit la plaie avec des médicamens adoucissans.

Maladies de l'oreille. Celse regarde les maladies de l'oreille comme bien plus dangereuses que celles des yeux *(q)*, en ce que celles-ci se

---

(p) Staphylome, de σταφίς, *grain de raisin.*
(q) Celf. *liv. VI, cap. VII.*

bornent à l'organe qu'elles affectent, tandis que les inflammations & les douleurs d'oreille traînent après elles la démence & la mort : raison puissante pour chercher à prévenir dès le commencement les suites fâcheuses qu'elles pourroient avoir. Aussi-tôt donc qu'on ressentoit des douleurs dans l'oreille, on commençoit par l'abstinence & le repos. Le lendemain, si le mal avoit fait des progrès, on faisoit raser la tête, on la frottoit avec la pommade d'iris, & on la tenoit bien couverte. Si la douleur étoit vive, accompagnée de fièvre, d'insomnie, on tiroit du sang. Quelque chose s'opposoit-il à la saignée *(r)*, on lâchoit le ventre : on appliquoit des cataplasmes chauds, qu'on renouveloit de temps à autre. Ces cataplasmes étoient composés de farine de fenugrec ou de lin, ou de quelqu'autre farine cuite dans le vin miellé. On appliquoit par intervalles des éponges imbibées d'eau chaude. Voilà quels étoient les remèdes généraux.

Lorsque l'inflammation étoit violente, qu'elle empêchoit totalement le sommeil, on ajoutoit au cataplasme précédent, la même quantité d'écorces de pavot broyées. On introduisoit dans l'oreille quelque médicament tiède avec un *strigil* ou cure-oreille *(s)*. Dès que la cavité de l'oreille étoit remplie, on appliquoit par-dessus de la laine douce, pour empêcher la matière médicamenteuse d'en sortir. Les médicamens simples qu'on portoit dans l'oreille, étoient le suc de roses, celui de racines de roseaux, l'huile dans laquelle on avoit fait bouillir des vers, celle d'amandes amères ou d'amandes de noyaux de pêches, tirée par expression. Ces remèdes astringens ou toniques, pouvoient être utiles dans les fluxions légèrement inflammatoires des oreilles. Les remèdes composés, destinés à calmer la douleur & l'inflammation, étoient les

---

(r) Pour concevoir quelqu'obstacle à la saignée, dans le cas où elle étoit indiquée, il faut se souvenir que l'usage des petites saignées étoit encore trop récent pour qu'il fût devenu familier aux malades & aux Chirurgiens.

(s) L'usage des *strigils* dans les gymnases, étoit d'enlever la sueur, l'huile des onctions, & la poussière dont la peau étoit couverte après l'exercice. Par analogie, il paroît que Celse donne le même nom au cure-oreille, ou à quelqu'instrument à peu-près semblable.

suivans : un mélange de parties égales de castoreum & d'opium, auquel on ajoutoit le vin de raisins séchés au soleil, ou égale quantité d'opium, de safran & de myrrhe, qu'on broyoit ensemble en y versant alternativement de l'huile rosat & du vin de raisins secs. Quelques-uns mêloient un peu de myrrhe ou d'opium, ou d'encens avec le lait de femme, ou d'huile d'amandes amères avec l'huile rosat. L'intention de Celse & des Anciens, en employant fréquemment l'opium de cette manière, étoit d'émousser le sentiment dans la partie : mais l'expérience a appris que les narcotiques appliqués à l'extérieur, n'opèrent pas un effet bien sensible.

Ulcères des oreilles.   Quand il s'étoit formé du pus dans l'oreille, on y portoit le suc de *lycium (t)*, l'onguent d'iris, le suc de poireau avec le miel ou le suc de centaurée, mêlé avec le vin de raisins séchés; ou enfin le suc de grenade, qu'on faisoit tiédir dans son écorce avec un peu de myrrhe.

Dans les vieux ulcères qui rendoient beaucoup de sanie de mauvaise odeur, on usoit de la composition suivante : c'étoit le verdet & l'encens, à parties égales, deux verres de miel & quatre de vinaigre. On faisoit bouillir le tout ensemble, & lorsqu'on vouloit en faire usage, on y ajoutoit du vin doux, ou bien l'on mêloit ensemble, parties égales, d'alun *scissile (u)*, d'opium & de suc d'acacia; on ajoutoit le suc de jusquiame à une dose moitié moindre que celle des autres ingrédiens. On broyoit le tout ensemble, & on le délayoit dans du vin. On se trouvoit bien aussi du jus de jusquiame seul.

C'est encore à peu-près les mêmes remèdes qu'on employoit dans les ulcères sordides des oreilles. Lorsque le pus

---

(t) Le *lycium* ou buis épineux dont parle Celse, est un arbrisseau qui croît en Lycie, en Cappadoce & en plusieurs autres pays. On piloit ensemble les branches & les racines : on les mettoit en infusion dans l'eau pendant plusieurs jours, puis on faisoit bouillir le tout ensemble. Ensuite on ôtoit le bois, & l'on faisoit bouillir de nouveau la décoction jusqu'à ce qu'elle acquît la consistance de miel. C'est cette espèce d'extrait qu'on employoit dans les préparations pharmaceutiques. *Voyez* Dioscord. *lib. I.*

(u) Mathiol prétend que cet alun étoit semblable à l'amianthe, avec cette différence qu'il étoit astringent au goût.

étoit abondant, on rafoit la tête; on y faifoit des douches avec l'eau tiède. On recommandoit la promenade jufqu'à la laffitude, & peu de nourriture. Si l'ulcère étoit fongueux, pour nettoyer l'oreille, on y injectoit de l'eau tiède, & l'on introduifoit enfuite un mélange d'encens, de verdet, de vinaigre & de miel, ou fimplement le miel bouilli avec le verdet. On fouffloit auffi dans l'oreille, à l'aide d'un tuyau, l'écaille de cuivre pilée avec la fandaraque *(x)*.

<small>CELSE.
Ulcères fongueux des oreilles.</small>

Quand il s'étoit formé des vers dans l'oreille, s'ils étoient fur les bords, on les tiroit avec un cure-oreille : s'ils étoient plus avant, on introduifoit des remèdes pour les faire mourir & empêcher qu'il n'en revînt d'autres. On attribuoit cette double vertu à l'ellébore blanc, broyé avec le vinaigre. Les charlatans fe font emparés de ce remède & l'auroient décrédité, fi l'on pouvoit conclure quelque chofe de l'abus empirique à l'ufage rationnel. Enfuite on nettoyoit l'oreille avec une décoction de marube dans le vin. On fe fervoit encore des mêmes procédés curatifs dans la furdité & le tintement d'oreille. Il ne faut cependant pas oublier que Celfe décrit une forte de furdité caufée par un amas de matières ou par les croûtes des ulcères.

<small>Vers des oreilles.

Surdité, tintement d'oreille, &c.</small>

Quelquefois il s'introduit dans l'oreille certains corps étrangers, comme un petit caillou, quelque moucheron, &c. Si c'étoit quelque chofe d'inanimé, on en faifoit l'extraction avec un *fpeculum* auriculaire, ou avec un crochet obtus & légèrement courbe. Si l'on ne réuffiffoit pas de cette manière, on trempoit une fonde entourée de quelque fubftance réfineufe, telle que la térébenthine; on la contournoit dans le conduit de l'oreille en divers fens, pour y embarraffer le corps étranger & le retirer. On effayoit encore, pour le faire fortir, de provoquer l'éternument, ou de faire des injections pouffées vivement. Quand tous ces moyens avoient été fans fuccès, on avoit recours à cet autre : c'étoit une table

<small>Corps étrangers introduits dans l'oreille.</small>

(x) La fandaraque des Grecs, qui eft celle dont fe fervoient les Romains, étoit rouffe, pure, friable, de couleur de cinabre, & fentant le foufre. On lui attribuoit les mêmes propriétés qu'à l'orpiment. *Voyez* Diofcorid. *lib. V.*

appuyée dans sa partie moyenne sur un seul montant *(y)*. On étendoit dessus la personne, tournée sur le côté affecté, de manière qu'elle n'excédât point la table. Alors en frappant avec un marteau l'extrémité de cette table du côté des pieds, il en résultoit dans l'oreille une commotion qui faisoit sortir le corps étranger.

Obturation de l'oreille.

Il arrive quelquefois aussi, dit Celse, que l'oreille est bouchée de manière qu'on n'entend plus *(z)*, soit qu'on ait apporté ce mal en naissant, soit qu'à la suite de quelqu'ulcère il se soit formé une cicatrice qui ferme tout-à-fait le conduit auditif. La première chose qu'il prescrit, est d'examiner avec un stilet si ce conduit est obturé fort avant ou s'il ne l'est qu'à l'entrée. Dans ce dernier cas, on fait entrer le stilet sans beaucoup d'effort; mais il est presque impossible de l'introduire quand une grande étendue est bouchée. Fabrice d'Aquapendente *(a)* rapporte cette espèce d'obstacle à l'obturation du méat auditif, par une membrane épaisse, dense & très-forte, adossée au tympan & adhérente à la circonférence du conduit. Quoiqu'il ne pense pas que Celse ait connu cette membrane, il en adopte le sage conseil, & estime avec lui toute tentative inutile, même dangereuse, puisque, sans espoir de succès, on s'expose à causer des convulsions & quelquefois la mort.

Lorsque l'obturation n'est qu'à l'entrée, Celse juge la curation facile, il ne s'agit que de faire une ouverture à l'endroit où elle doit être naturellement, avec le cautère actuel ou potentiel, ou avec l'instrument tranchant. L'ouverture faite, l'ulcère déjà détergée, il veut, pour empêcher

---

(y) Tabula quoque collocatur media inhærens capitibus utrinque pendentibus, super eam homo deligatur, in id latus versus, cujus auris eo modo laborat, sic ut extra tabulam non emineat : tum malleo caput tabulæ quod a pedibus est, feritur, &c. Celf. *lib. VI, cap. VIII.*

Voici la version de M. Ninnin : « On peut se servir d'une table appuyée sur deux montants, & sur laquelle on étend la personne, couchée sur le côté de l'oreille dans laquelle il est entré quelque chose; ensuite on frappe avec un marteau *qui est du côté des pieds, &c.* »

(z) Celf. *lib. VII, cap. VIII.*
(a) Operation. Chirurg. pars I, cap. XLI.

DE LA CHIRURGIE. Liv. IV.

le recollement des parois, qu'on y introduise une plume enduite de quelque médicament cicatrisant, jusqu'à l'entière consolidation.

Le luxe étant excessif à Rome, il est naturel de trouver ici quelques-uns des maux physiques auquel il donnoit lieu. Lorsqu'après avoir eu les oreilles percées *(b)*, le trou s'étoit oblitéré, Celse y faisoit passer rapidement une aiguille ardente, ou il y portoit des caustiques doux pour produire une ulcération légère. Si le trou étoit devenu trop grand, comme il arrivoit à ceux qui avoient porté aux oreilles des ornemens pesans, il incisoit depuis ce trou jusqu'à l'extrémité du lobe de l'oreille, & renouveloit avec le scalpel les bords du trou, puis il réunissoit les lèvres de la plaie par la suture.

Pour l'ulcération des narines *(c)*, on faisoit des bains de vapeur, soit avec une éponge imbibée d'eau chaude & approchée du nez, soit par le moyen d'un vase rempli d'eau chaude & dont l'embouchure étroite répondoit aux narines. Après cette fomentation, on appliquoit sur l'ulcère un onguent fait avec la céruse ou la litharge d'argent : à mesure qu'on broyoit l'une ou l'autre de ces drogues, on versoit dessus alternativement du vin ou de l'huile de myrrhe, jusqu'à ce que le mélange eût acquis la consistance de miel. Si ces ulcères étoient recouverts de croûtes & répandoient une mauvaise odeur, ce que les Grecs nommoient *ozene*,

CELSE.

Ulcères des narines.

L'ozène.

(b) At ubi aures perforatæ sunt, & offendunt, trajicere id cavum celeriter candente acu satis est, ut leniter ejus oræ exulcerentur; aut etiam adurente medicamento idem exulcerare, &c. Quod si magnum id foramen est, sicut solet esse in his, qui majora pondera auribus gesserunt, incidere, quod superest, ad extremum oportet : supra deinde oras scalpello exulcerare & postea suere, &c.

M. Ninnin, qu'il faut souvent citer, traduit ainsi : « Si le *tuyau de l'oreille* » est percé, » mais que les parois se » touchent *en quelqu'endroit*, il suffit » d'y faire passer rapidement une aiguille qu'on a fait rougir, afin d'en « ulcérer légèrement les bords. On « peut aussi les ulcérer avec un cautère « potentiel, &c. Si l'ouverture de « l'oreille est trop grande, comme « cela se rencontre ordinairement dans « ceux qui portent de gros fardeaux sur « la tête, il faut faire une incision à « la partie supérieure du conduit auditif; « ratisser avec le scalpel les bords de « l'incision, les recoudre, &c. »

On se croit dispensé de tout parallèle, après de si étranges bévues.

(c) Cels. lib. VI, cap. VIII.

Tome I.   K k k

on regardoit ce mal comme très-difficile à guérir. On tentoit néanmoins les remèdes fuivans. On prefcrivoit au malade la promenade, & des alimens qui ne fuffent ni trop âcres ni trop nourriffans. Après lui avoir fait rafer la tête, on y faifoit des frictions longues, répétées, & des douches; enfuite on portoit dans les narines, avec une fonde entourée de laine, un mélange de miel & de térébenthine, & l'on recommandoit au malade de retenir fon haleine jufqu'à ce qu'il en fentît le goût dans la bouche. C'eft ainfi qu'on parvenoit à détacher des ulcères les croûtes, qu'on faifoit fortir par l'éternument. Les ulcères une fois détergés, on les expofoit à la vapeur de l'eau chaude, puis on prenoit du fuc de *lycium* délayé dans du vin ou de la lie d'huile, du verjus, ou du fuc de menthe, ou du vitriol qu'on faifoit un peu chauffer & qu'on broyoit enfuite, ou enfin la partie interne de la fquille broyée. Celle de ces drogues qu'on choififfoit, étoit incorporée avec un peu de miel, de forte que le mélange fût toujours liquide. On trempoit dans cette liqueur une fonde entourée de laine, ou bien un bourdonnet de charpie lié d'un fil pour être ôté plus aifément, & on l'introduifoit dans la narine. On panfoit l'ulcère deux fois par jour au printemps & en hiver, & trois fois en été & en automne. Ainfi les Anciens dérogeoient, quand le cas l'exigeoit, à l'ufage déjà reçu de panfer rarement.

Quelques-uns confeilloient *(d)*, quand la maladie réfiftoit à ces remèdes, d'introduire dans les narines une canule ou un rofeau à écrire *(e)*, fans nœuds, à travers lequel on portoit un fer rouge, & l'on cautérifoit jufqu'à l'os. Celfe dit n'avoir point trouvé cette opération décrite dans les Ouvrages des grands Chirurgiens, & il foupçonne que les motifs de cette omiffion étoient la rareté des fuccès & la douleur de l'opération. C'étoit cependant un excellent procédé curatif, fi l'on eût pu s'affurer précifément du lieu de

---

(d) Celf. *lib. VII, cap. XI.*

(e) Il eft bon d'avertir ici que les Anciens ne fe fervoient pas, pour écrire, d'une plume d'oie, mais d'un rofeau, comme les Grecs en ont encore.

l'application. Il y a apparence que cette incertitude avoit déterminé à inciser l'aile du nez pour mettre le mal à découvert & appliquer le feu plus sûrement, suivant la pratique d'Hippocrate pour le polype *(f)* : mais comme il arrivoit souvent que cette incision même ne découvroit pas le siége du mal, on l'a depuis abandonnée. Après la cautérisation, on détergeoit l'ulcère avec du verdet ou du miel, puis on le pansoit avec le suc de lycium jusqu'à la parfaite consolidation.

CELSE.

Celse remarque *(g)* qu'il se forme quelquefois dans les narines, à la partie inférieure des cartilages, des caroncules charnues qui ressemblent aux mamelons des femmes. Il les guérissoit en les consumant tout-à-fait par les caustiques.

Concrétions polypeuses des narines.

Il définit le polype, une caroncule blanche ou rougeâtre, attachée à l'os du nez, & qui tantôt se porte vers les lèvres & remplit la narine, & tantôt descend par les ouvertures nasales jusque dans la bouche, où on l'aperçoit derrière la luette. Il observe qu'il produit des suffocations lorsqu'il règne un vent du midi ou d'est. Il défend de toucher à celui qui est dur, parce qu'il est presque toujours carcinomateux. La dureté est pourtant un signe équivoque, d'après lequel on laisseroit sans remède un mal qui dans cet état même en est souvent susceptible.

Quant au polype mou, il conseille de l'extraire avec le fer. Cette opération consistoit à le séparer de l'os *(h)*, par le moyen d'un instrument aigu en forme de *spathe (i)*, avec l'attention de ne point offenser le cartilage, qu'on auroit eu beaucoup de peine à guérir. Lorsque le polype étoit détaché, on le tiroit avec un crochet de fer; puis on remplissoit mollement la narine d'une tente de charpie chargée de quelque médicament propre à arrêter le sang. On détergeoit l'ulcère avec de la charpie : ensuite on introduisoit dans la narine une plume enduite de quelque médicament cicatrisant.

(f) *Voyez* ci-devant, *page* 227.
(g) Celf. *lib. VI, cap. VIII, §.* 2.
(h) Idem, *lib. VII, cap. X.*
(i) Cet instrument ne coupoit qu'à son extrémité, il étoit en forme de lame d'épée. *Voyez* le Commentaire de Rhodius, sur *Scribonius Largus*, page 46.

Celse avertit cependant qu'on réussit quelquefois à dessécher le polype en introduisant dans la narine une tente imbibée de la composition suivante : de minium de Sinope, de chalcitis, de chaux, de sandaraque, de chacun une partie; de vitriol, deux parties; on délayoit le tout dans de l'eau, ou bien on l'incorporoit avec du miel.

<small>Difformité des oreilles, du nez & des lèvres.</small>

Celse prétend qu'on peut réparer la difformité des oreilles, des lèvres & du nez *(k)*, lorsqu'elle vient de ce que les parties sont trop courtes, pourvu qu'elles ne le soient pas de beaucoup ; car autrement, il avoue que la cure seroit impossible, ou que du moins elle augmenteroit la difformité au lieu de la corriger. Il observe que les oreilles & le nez mutilés, n'ont d'autres inconvéniens que la difformité, tandis que les lèvres trop courtes nuisent à la mastication des alimens & à la prononciation. « Comme ce n'est pas, dit-il, une » nouvelle partie qu'on crée, mais la portion d'une partie » voisine qu'on dirige vers celle qui est trop courte, on peut » y remédier, si la mutilation est peu considérable, de manière » qu'il ne paroisse point qu'on ait rien enlevé ni ajouté. Une grande mutilation ne laisse pas la même ressource. » Il défend encore de tenter cette opération sur les personnes âgées ou cacochymes, chez lesquelles les plaies se guérissent difficilement, parce qu'il n'est pas de parties où le *cancer* vienne plus aisément, & où il soit plus difficile de le guérir.

<small>Fissures des lèvres.</small>

Les lèvres se fendent quelquefois, & outre la douleur dont le mal est accompagné, il a encore l'inconvénient d'empêcher de parler : car lorsqu'on veut proférer quelques paroles, les lèvres se fendent encore davantage, & il en sort du sang. Quand ces fentes étoient superficielles, on trouvoit dans les linimens adoucissans un remède facile & sûr : mais lorsqu'elles étoient profondes, on passoit légèrement sur la fente un fer rouge, semblable à une spatule. On pansoit ensuite l'ulcère comme ceux des narines où l'on avoit appliqué le feu *(l)*.

(k) Celf. *lib. VII, cap. IX.* | *(l)* Idem, *ibid. cap. XII, §. 6.*

Pour réparer la difformité des lèvres que nous nommons *bec-de-lièvre*, on en équarrissoit les bords par deux incisions, qui partant des angles internes * divisoient dans toute son épaisseur la portion arrondie & la retranchoient entièrement du reste de la lèvre. On affrontoit les deux portions de la lèvre ainsi divisée, & lorsqu'elles ne cédoient point assez, au-delà des premières incisions, on en faisoit deux autres, en forme de croissant, dont les pointes étoient tournées vers la plaie, & qui se bornoient à la peau. Par ce moyen on croyoit relâcher assez les parties pour être rapprochées sans effort, chose qu'on avoit toujours soin d'observer. S'il arrivoit que d'un côté la peau ne pût prêter suffisamment pour rendre à la partie sa conformation naturelle, on faisoit, de ce côté seulement, l'incision semi-lunaire. Lorsque la lèvre étoit mutilée en deux endroits différens, le procédé opératoire étoit toujours le même. Aux incisions semi-lunaires près, qu'on a rejetées comme inutiles, voilà l'opération du bec-de-lièvre, telle qu'elle se pratique encore aujourd'hui.

CELSE.
Bec-de-lièvre.

Celse remarque qu'on ne doit point essayer d'attirer la peau de l'extrémité inférieure des oreilles, ni du milieu du nez, ni de la partie inférieure des narines, ni de la commissure des lèvres; mais qu'on peut l'attirer de chaque côté, s'il manque quelque chose aux parties supérieures des oreilles, aux parties moyennes & inférieures des narines, ou au milieu des lèvres. Si, dans l'étendue de l'incision, quelque portion cartilagineuse fait saillie, il veut qu'on la coupe, parce qu'on ne peut en obtenir la consolidation, ni en faire la future avec sûreté. Cependant il fait observer de n'en pas trop couper, de crainte qu'il ne se fasse un foyer purulent entre les bords de la peau qui en seroit dépourvue. Cela fait, on réunissoit les lèvres de la plaie par une future qui comprenoit les deux replis de la peau.

Vices de conformation des oreilles & du nez.

Pour les parties sèches, telles que les narines, on se

---

* Celse appelle ainsi les deux bords supérieurs, qui étant plus rapprochés que les inférieurs, sont internes relativement à ces derniers.

contentoit de faupoudrer la plaie de litharge d'argent. Dans les incifions femi-lunaires, on appliquoit de la charpie afin que la plaie fe remplît de nouvelles chairs. Tous les trois jours on la panfoit, & l'on fupprimoit la future le feptième jour, terme ordinaire de l'agglutination.

Maladies des dents.

Dans les douleurs de dents *(m)*, on s'expofoit à la vapeur de l'eau chaude; on prenoit des lavemens; on appliquoit des cataplafmes chauds, de la laine imbibée de cérat fait avec l'huile de Chypre, ou celle d'iris; on faifoit ufage des gargarifmes faits avec la décoction chaude de quintefeuille, de jufquiame, &c. Quelques-uns fe fervoient d'épifpaftiques doux, compofés d'une partie de myrrhe, de quatre de cardamome, de fafran, de pyrètre, de figues, de poivre; & de huit parties de graine de moutarde : on broyoit ces drogues, on les enfermoit dans un fachet qu'on appliquoit du côté où la dent faifoit mal. Si c'étoit une dent de la mâchoire fupérieure, on plaçoit le fachet à la partie poftérieure du bras, vers l'épaule. Si c'en étoit une de la mâchoire inférieure, on la plaçoit à la partie antérieure, du côté de la poitrine. Celfe dit que ce remède appaife la douleur; ce qui peut être vrai, fi elle dépend de quelqu'humeur : & l'on ôtoit le fachet auffi-tôt qu'il avoit produit fon effet.

Carie des dents.

Lors même qu'une dent eft cariée, Celfe défend de la tirer qu'on n'y foit abfolument contraint; il veut qu'on cherche à calmer la douleur par des remèdes plus actifs. Dans cette vue, il confeille la préparation fuivante. C'eft une partie d'opium, deux de poivre, dix de fory *(n)*; on broye ces drogues enfemble, on les incorpore avec le galbanum, & l'on en applique fur la dent. Il indique encore quelques rongeans femblables. Mais fi la douleur eft telle

---

(m) Celf. *lib. VI, cap. IX.*

(n) Le fory eft une fubftance métallique que les Anciens tiroient d'Égypte, de Lybie, d'Efpagne & de Chypre, &c. Celui d'Égypte étoit réputé le meilleur. On le tiroit, comme la mélanterie, avec laquelle il a beaucoup de reffemblance, des mines de bronze. Il a une odeur défagréable & nauféabonde. On lui attribuoit la même propriété qu'au mify, au chalcitis ou cholchotar des Arabes, toutes fubf-

qu'on ne puisse conserver la dent, il conseille d'y introduire CELSE de la semence de poivre, dépouillée de son écorce, ou la baie de lierre. Il croit ces remèdes propres à fendre la dent, & à la faire tomber par parties. C'est bien la maladie même qui a cette propriété, plus que les remèdes qu'il propose. Il prétend qu'on peut appaiser la douleur & conserver la dent, en mettant sur l'endroit carié un peu de coton chargé d'alun. Voici un autre remède dont se servoient de son temps les gens de la campagne dans les maux de dents. Ils prenoient la menthe, qu'il falloit avoir la superstitieuse précaution d'arracher avec sa racine; ils mettoient cette plante dans un bassin, & versoient de l'eau par-dessus: on plaçoit à côté le malade, bien couvert; ensuite on y jetoit des cailloux ardens; le malade ouvroit la bouche pour recevoir la vapeur que l'on concentroit avec des couvertures. Ce remède, on le conçoit assez, faisoit suer beaucoup, & le malade rendoit une grande quantité de pituite; de sorte que le plus souvent le malade étoit garanti du mal de dent un an entier. Ce remède pouvoit, comme les épispastiques, convenir dans les fluxions qui tombent sur les dents.

Lorsque les dents étoient mobiles par le vice des racines Mobilité ou la mauvaise disposition des gencives (o), on promenoit des dents. légèrement un fer ardent sur les gencives; on oignoit les parties cautérisées avec du miel, puis on les lavoit avec du vin miellé. Les ulcères détergés, on appliquoit dessus quelque poudre astringente.

Quand la douleur ne cédoit point aux médicamens, si l'on jugeoit à propos de tirer la dent, on commençoit par détacher la gencive, & l'on cherchoit à ébranler la dent jusqu'à ce qu'elle fût bien vacillante: car en voulant tirer une dent bien affermie dans son alvéole, on craignoit

---

tances minérales, plus ou moins caustiques. On croyoit en outre le sory astringent. *Voyez* Dioscorid. *lib. V, cap. LXXV & seq.* Oribas. *Collect. Med. lib. XIV, cap. LVII, & lib. XV, cap. I.* Ce minéral n'est point inconnu aujourd'hui, comme l'ont cru quelques Auteurs. André Cesalpin (*De metallicis, lib. I, cap. XXVI*) l'a décrit, ainsi que d'autres Naturalistes modernes.

(*o*) Celf. *liv. VII, cap. XII.*

d'ébranler toute la mâchoire. C'étoit bien pis encore si l'on avoit à ôter une dent de la mâchoire supérieure. La dent suffisamment ébranlée, on la tiroit avec le davier (*forceps*). On voit la figure d'un *forceps* dans le Commentaire de Rhodius sur *Scribonius Largus*; mais elle ne paroît point être celle de l'instrument qui servoit à tirer les dents, quoiqu'on lui donne le même nom. Si la dent qu'on avoit dessein d'extraire étoit percée par la carie, on en remplissoit le vide avec du plomb ou de la charpie, croyant éviter par-là qu'elle ne se brisât sous l'instrument. On n'est plus surpris de ce qu'on avoit si peu de succès dans cette opération, lorsqu'on sait qu'on tiroit le davier en ligne droite, pour éviter que les racines recourbées ne rompissent, en sortant, le rebord alvéolaire. Cet accident ne paroissoit jamais plus dangereux que dans l'extraction des dents courtes, dont Celse prétend qu'en général les racines sont plus longues, parce que souvent le davier ne pouvant saisir la dent ou la laissant échapper, il se porte sur le rebord alvéolaire, qu'il rompt. On jugeoit de l'existence de cette rupture par une hémorragie plus considérable que d'ordinaire. Alors on cherchoit avec la sonde l'esquille détachée, qu'on tiroit avec des tenettes. Si on ne pouvoit l'avoir de cette manière, on incisoit autant qu'il étoit nécessaire pour l'extraire. Celse observe très-bien que, si l'on ne prend cette précaution sur le champ, la mâchoire s'enfle au dehors au point qu'on ne peut ouvrir la bouche. Quand ce gonflement existoit, on appliquoit chaudement dessus un cataplasme de farine de froment, incorporée avec la décoction de figues, jusqu'à ce que la tumeur eût suppuré; alors on incisoit la gencive. On regardoit l'abondance du pus comme un signe de la fracture de l'os; en conséquence on tiroit l'esquille, s'il y avoit fissure à l'os, on la ratissoit.

Quand une dent avoit des aspérités, *scaber*, (c'est l'*érosion* des Dentistes) on ratissoit l'endroit qui étoit noir, puis on y appliquoit la fleur de rose broyée avec une quatrième partie de noix de gale & autant de myrrhe, & l'on faisoit tenir

dans

dans la bouche du vin pur. On recommandoit au malade de se tenir la tête bien couverte, d'y faire des frictions, de prendre de l'exercice, & d'éviter les alimens âcres.

On raffermissoit, comme Hippocrate l'enseigne *(p)*, les dents ébranlées par un coup ou par une chute, en les attachant avec un fil d'or à celles qui tenoient bien, & l'on faisoit garder souvent dans la bouche quelque décoction astringente, telle que le vin où avoit bouilli l'écorce d'orange, ou dans lequel on avoit éteint une noix de gale allumée.

Le luxe est l'ame des arts qui tiennent à l'agrément & à l'aisance de la vie. Il est donc surprenant de ne point voir dans les Écrits de Celse, qui vivoit dans un siècle où l'on épuisoit toutes les délicatesses, où l'on rafinoit sur tous les agrémens, des moyens de suppléer aux dents qui manquent, par des dents artificielles. Cette omission ne viendroit-elle pas de ce qu'alors quelqu'art mécanique étoit en possession de les exécuter & de les poser, & qu'on n'en a aperçu que fort tard les inconvéniens ? Il y auroit lieu du moins de le présumer ; car Lucien & Martial qui font mention de dents artificielles *(q)*, n'en parlent pas comme d'une chose nouvelle, non plus que des poudres destinées à blanchir les dents. On trouve dans Scribonius Largus, Auteur à peu-près contemporain, plusieurs préparations médicamenteuses *(r)*, destinées à nettoyer les dents & à raffermir les gencives. Il nous apprend que celle dont se servoit Octavie, sœur d'Auguste, étoit la ratissure de rave séchée au soleil, réduite en poudre & passée, ou le verre blanc, bien broyé & mêlé avec le nard des Indes. On frottoit les dents avec ces préparations. La première pouvoit être utilement employée, mais avec la seconde on couroit le risque de détruire l'émail des dents.

(p) *Voyez* ci-devant, *page* 241.
(q) *Quid mecum est tibi ! Me puella sunnat :*
   Emptos non soleo polire dentes. Epigram. LVI, lib. XIV.
(r) Cap. XI, compos. LX.

S'il arrivoit, dans un enfant, qu'il fortît une dent avant la chute de celle qui devoit tomber, on tiroit celle-ci après l'avoir déchauffée. Tous les jours on ramenoit un peu avec le doigt, vers la place de la première, celle qu'on avoit laiffée, jufqu'à ce qu'elle fût dans fon état naturel.

Toutes les fois qu'après l'extraction d'une dent, la racine reftoit, on la tiroit fur le champ avec un davier fait en forme de bec de corbeau, que les Grecs appeloient *rhizagra*, & dont on peut voir la figure dans l'*Arfenal de Chirurgie* de Scultet, *tab. X, fig. V.*

Section du filet. Expofons maintenant ce que l'on favoit fur les autres maladies de la bouche *(f)*. Celfe remarque que dans certains fujets, la langue, dès la naiffance, fe trouve tellement attachée aux parties fubjacentes, qu'il eft impoffible de parler. Pour remédier à cet état contre nature, on faififfoit l'extrémité de la langue avec des pinces, & l'on coupoit la membrane qui la retenoit, avec la précaution de ne point endommager les veines voifines, qui peuvent produire une hémorragie fâcheufe. On ne pratiquoit donc cette opération que dans le deffein de rendre la parole aux muets, ce qui réuffiffoit rarement; d'où Celfe infère qu'*en faifant tout ce qu'on doit, on n'obtient pas toujours de l'Art ce qu'on a droit d'en attendre.* Mais la réflexion eft au moins déplacée; car il eft vraifemblable que cette opération n'étoit pas toujours un remède applicable au cas pour lequel on la faifoit. Nous y avons recours actuellement lorfque le frein de la langue, par fon excès, empêche la fuccion dans les enfans, & c'eft ce qu'on appelle vulgairement *couper le filet.*

La ranule ou grenouillette. L'abcès fous la langue que Celfe dit ordinairement renfermé dans un follicule, ne paroît être autre chofe que la tumeur nommée par Columelle *rana;* d'où nous eft venu le nom de *ranule* ou *grenouillette.* Si elle caufe de grandes douleurs, comme l'affure l'Hippocrate Latin, ce ne peut être que lorfqu'elle eft très-groffe, ou quand la matière qu'elle

---

(f). Scribonius Largus, *cap. XI, compof.* LX, §. 4 & 5.

contient est devenue acrimonieuse. Si la tumeur étoit petite, on se contentoit d'y faire une incision. Si elle étoit considérable, on incisoit jusqu'au kiste; puis en saisissant de chaque côté les bords de l'incision, on séparoit de toutes parts le kiste, ou si l'on veut, le canal excrétoire dilaté, prenant garde d'ouvrir quelque vaisseau important. On sent bien qu'il est assez difficile de suivre à la lettre le précepte de Celse; mais il est avantageux d'emporter du kiste le plus qu'on peut. C'est le parti que prenoit feu M. *Petit*, l'un de nos plus célèbres Chirurgiens modernes *(t)*. Ce qui l'avoit conduit & confirmé dans cette pratique, c'est qu'il avoit vu renaître ces tumeurs, même petites & en forme d'hydatides, lorsqu'il s'en étoit tenu à la simple ponction, tandis qu'elles guérissoient sans retour par le procédé de Celse. Dès la naissance de l'Art, Hippocrate, par l'incision & le cautere actuel : Celse, en enlevant le kiste, évitoient également le retour de la maladie, & visoient efficacement à la cure radicale. Le célèbre Fabrice d'Aquapendente *(u)*, admirateur de Celse, qu'il a souvent suivi pas à pas, n'a adopté des deux procédés de cet Auteur que l'incision. Si l'on pouvoit se flatter de réussir par ce moyen, comme plus simple & plus doux, il mériteroit la préférence; mais on a observé que le plus souvent l'incision, sur-tout si elle est trop ménagée, ne procure au malade qu'une trève de peu de durée, ou lui laisse quelquefois le désagrément de faire jaillir sa salive en parlant.

Un Ecrivain distingué de ce siècle, a proposé, pour obvier à cet inconvénient, de faire l'incision sur l'un des côtés de la tumeur. Ce procédé peut tout au plus convenir dans une petite tumeur : mais il sera toujours insuffisant dans les tumeurs volumineuses, remplies de matières albumineuses, crétacées ou même pierreuses. Alors on ne pourra se dispenser de revenir aux principes sûrs, dictés par les anciens pères de l'Art.

(t) Œuvres posthumes de Chirurgie, *tome I, pages 127 & suiv. in-8.°* Paris, *1774.*

(u) Operat. Chirurg. pars II, cap. XXXVI.

Ulcères de la bouche.

Dans les ulcères de la bouche, accompagnés d'inflammation ou un peu sordides *(x)*, on ne voyoit rien de mieux pour les déterger que le suc de grenade, bouilli jusqu'à consistance de miel. On faisoit tenir dans la bouche quelque décoction astringente, à laquelle on ajoutoit un peu de miel. On ordonnoit au malade l'exercice de la promenade, & l'usage d'alimens qui n'eussent rien d'âcre. Lorsque les ulcères commençoient à se déterger, on faisoit garder dans la bouche quelque liqueur douce, quelquefois même on s'en tenoit à de bonne eau. Alors on accordoit au malade du vin pur, on augmentoit même la nourriture. Ensuite on répandoit sur les ulcères l'alun *scissile (y)*, auquel on ajoutoit plus de moitié de noix de gale encore verte.

Si les ulcères étoient couverts de croûtes, telles qu'il s'en forme sur les brûlures, on avoit recours aux compositions des Grecs appelées *antheres (z)*. Elles se faisoient avec le souchet *(a)*, la myrrhe, la sandaraque & l'alun, parties égales. Quelques-uns prenoient du safran, de l'alun *scissile*, de la myrrhe, de chacun une partie; de sandaraque, deux parties. On employoit la première composition sous une forme sèche : on incorporoit la dernière avec du miel, & l'on en touchoit les ulcères.

Les aphtes.

De tous les ulcères, les plus dangereux sont ceux que les Grecs ont appelés *aphtes*. Celse les croit plus pernicieux aux enfans qu'aux personnes de l'un & l'autre sexe avancées en âge. Ces ulcères, selon lui, attaquent d'abord les gencives, ensuite le palais, puis toute la bouche. Quelquefois

―――――

(x) Celf. *lib. VI, cap. XI.*

(y) Mathiole prétend que l'alun *scissile* est tout-à-fait semblable à l'amianthe ou à l'alun de plume, avec cette différence qu'il est astringent au goût, & qu'en le jetant au feu, il brûle & se consume, ce qui n'arrive point à l'alun de plume. Dioscorid. *lib. V, cap. CXIII.*

(z) On appeloit *antheres* des compositions faites sur-tout de substances métalliques. Il y entroit toujours la sandaraque, qui leur donnoit une couleur d'un rouge vif. On les employoit tantôt sèches, tantôt incorporées avec du miel, &c.

(a) Celse l'appelle *jonc quarré*. *Voyez* le Commentaire de Mathiole sur Dioscorid. *lib. I, cap. IV.*

ils gagnent la luette & le gosier. Il n'est pas facile, quand ce mal a fait des progrès, qu'un enfant en guérisse, sur-tout s'il est encore à la mamelle, par l'impossibilité de lui faire prendre des remèdes. En ce cas, on obligeoit la nourrice à se promener, à se livrer à quelqu'exercice qui donnât de l'action aux parties supérieures : on la mettoit au bain, on lui faisoit des douches tièdes sur les mamelles, & l'on ne lui permettoit que des alimens doux & difficiles à se corrompre. L'eau étoit sa boisson, si l'enfant avoit la fièvre ; & le vin trempé, s'il ne l'avoit pas : étoit-elle constipée, on lui donnoit des lavemens ; lui venoit-il beaucoup de pituite à la bouche, on la faisoit vomir. Pour déterger les ulcères, on se servoit de miel avec lequel on avoit broyé du sumach de Syrie ou des amandes amères, &c. On ne donnoit rien qui pût faire couler la pituite. Si l'enfant étoit un peu grand, on lui donnoit quelques-uns des gargarismes indiqués ci-devant. Si ces remèdes doux faisoient peu d'effet, on avoit recours aux escarrotiques, tels que l'alun *scissile*, le chalcitis ou le vitriol : la diette n'étoit point oubliée.

On traitoit à peu-près de la même manière les ulcères de la langue *(b)*. Quelquefois il s'élève sur les gencives des tumeurs douloureuses que les Grecs appeloient *parulis (c)*. On les frottoit d'abord légèrement avec du sel écrasé, ou avec un mélange de sel fossile torréfié, de cyprès & de calament ; ensuite on faisoit laver la bouche avec une décoction de lentille, sans doute pour tenter la résolution de la tumeur. Si l'inflammation étoit considérable, on usoit des remèdes propres aux ulcères de la bouche. On étendoit sur un peu de charpie une des compositions appelées *antheres*, on plaçoit cette charpie sur la gencive. Si la dureté de la tumeur excluoit ces remèdes, on y appliquoit le cérat ; on la fomentoit souvent avec une éponge trempée dans l'eau chaude. La suppuration se déclaroit-elle, on continuoit plus long-temps ces fomentations : on faisoit tenir dans la bouche

CELSE.

Parulis ou abcès des gencives.

(b) Cels. *lib. VI, cap. XII.* | *(c)* Idem, *loco citato, cap. XIII.*

du vin chaud miellé, dans lequel on avoit fait bouillir des figues.

Celſe vouloit qu'on ouvrît la tumeur avant la maturité, dans la crainte que le pus ne cariât l'os : ce qui arrive effectivement quelquefois, par la préſence des ſucs croupiſſans. Lorſque la tumeur étoit volumineuſe, on l'emportoit toute entière pour dégager la dent de part & d'autre. Dès qu'on avoit évacué le pus, s'il n'y avoit qu'une petite ouverture, on faiſoit tenir dans la bouche du malade de l'eau tiède, dont on fomentoit auſſi les parties externes. Si l'ouverture étoit grande, on employoit une décoction de lentille, & les mêmes médicamens que pour les ulcères de la bouche.

Si l'ulcère ſe changeoit en *cancer (d)*, on examinoit ſi le malade étoit cacochyme, pour corriger cette mauvaiſe diſpoſition, & paſſer enſuite à la guériſon de l'ulcère. S'il étoit ſuperficiel & humide, on le ſaupoudroit avec la compoſition décrite ci-devant ſous le nom d'*Anthere;* s'il étoit ſec, on mêloit cette poudre avec un peu de miel; lorſqu'il cavoit un peu, on uſoit d'un mélange fait de deux parties de papier brûlé, & d'une d'orpiment ; s'il étoit profond, on prenoit trois parties de papier brûlé, une quatrième d'orpiment, avec parties égales de ſel décrépité & d'iris torréfiée: ou bien encore, parties égales de chalcitis, de chaux & d'orpiment. On trempoit dans l'huile roſat un plumaceau, qu'on appliquoit ſur ces cauſtiques, & l'on croyoit éviter par-là que le cauſtique ne rongeât les parties ſaines des environs. D'autres verſoient dans une chopine de fort vinaigre, du ſel décrépité, juſqu'à ce qu'il ceſſât de ſe diſſoudre, & l'on faiſoit bouillir ce vinaigre juſqu'à ſiccité : alors on réduiſoit ce ſel en poudre, & on le répandoit ſur l'ulcère. Avant & après l'application, on ſe rinçoit la bouche avec une décoction de lentille, ou de veſſe, ou d'olive ou de verveine. A cette décoction on ajoutoit toujours un peu

---

(d) Celſ. *lib.* VI, *cap.* XV.

de miel. On louoit encore l'usage du vinaigre scillitique, gardé dans la bouche, ou une dissolution de sel décrépité dans du vinaigre. On réitéroit ces espèces de gargarismes deux ou trois fois le jour, suivant l'exigence des cas. Si c'étoit un enfant, on trempoit dans ces compositions une sonde garnie de laine, qu'on tenoit sur l'ulcère, de crainte que l'enfant n'en avalât quelque chose, ce qu'on n'évitoit guère par ce moyen. Si les gencives étoient douloureuses, s'il y avoit quelque dent vacillante, on la tiroit, comme étant un obstacle à la guérison de l'ulcère. On appliquoit le feu sur l'ulcère qui ne cédoit point à ces remèdes, à moins qu'il ne fût aux lèvres : car alors on préféroit de l'emporter. Soit qu'on se servît du cautère actuel ou de l'instrument tranchant, on regardoit comme impossible de cicatriser ces ulcères sans le secours de la Chirurgie. On croyoit que l'endroit des alvéoles où l'on avoit appliqué le feu, restoit toujours à découvert; cependant jusqu'à ce que ces parties fussent dans le meilleur état possible, on y appliquoit la farine de lentille.

On voyoit dans une inflammation de la luette, une maladie dangereuse. On débutoit, pour la combattre, par l'abstinence & la saignée. S'il y avoit quelqu'obstacle à ce dernier remède, on entretenoit la liberté du ventre ; on faisoit tenir le malade au lit la tête bien couverte & plus élevée que de coutume : on prescrivoit des gargarismes avec une décoction de ronces & de lentilles. La luette étoit fomentée avec le verjus ou avec le miel, auquel on avoit mêlé un peu de noix de gale ou d'alun *scissile*. La composition d'Andros passoit pour un remède très-efficace. C'étoit l'alun *scissile*, l'écaille de cuivre rouge, le vitriol, la noix de gale: on broyoit séparément toutes ces drogues, puis on les broyoit de nouveau pour les mêler, en versant dessus petit à petit du vin austère, jusqu'à ce que le tout eût acquis la consistance de miel. Un remède réputé excellent, c'étoit une pleine cuillerée de suc de chelidoine, dans lequel on faisoit tremper la luette. Quand, par le moyen de ces remèdes,

CELSE.

Inflammation de la luette.

on avoit rendu beaucoup de pituite, on faisoit gargariser avec du vin chaud. Si l'inflammation étoit moins considérable, on se contentoit de porter dans une cuiller sous la luette, une dissolution de *laser* dans l'eau froide *(e)*, ou même l'eau seule, lorsqu'il y avoit peu de gonflement.

Si la luette étoit alongée *(f)*, douloureuse, tuméfiée & de couleur rougeâtre, on s'en tenoit aux remèdes précédens, selon le précepte d'Hippocrate *(g)*. Mais si, sans être enflammée, elle étoit pendante, gorgée de pituite ; si elle étoit grêle, pointue & blanche, ou si elle étoit livide & plus mince à sa partie moyenne qu'à son extrémité, on la coupoit. On ne voyoit rien de plus convenable pour cela que de la saisir avec des pinces, au-dessous desquelles on en coupoit ce qu'on jugeoit à propos. De cette manière on n'étoit point exposé à couper de la luette plus ou moins qu'on ne devoit, en ce qu'on pouvoit ne laisser au-dessous des pinces que ce qu'on croyoit devoir emporter. Pour le surplus, on se conduisoit comme on le verra dans l'extirpation des amygdales.

Inflammation des amygdales.

Dans le gonflement & l'inflammation des amygdales sans ulcération *(h)*, on faisoit prendre au malade beaucoup d'exercice ; on lui exposoit toute la tête au bain de vapeur, & on lui prescrivoit des gargarismes astringens, ou une décoction de réglisse dans le vin de raisins séchés au soleil. On faisoit sur les amygdales, des linimens à peu-près semblables à ceux qu'on a indiqués pour l'inflammation de l'oreille.

Lorsque l'inflammation étoit au point d'empêcher la respiration, on faisoit garder le lit au malade, on supprimoit tout aliment, & on ne lui laissoit que l'eau chaude pour

---

(e) Le *laser* est une gomme résineuse, qu'on tire par incision de la tige ou de la racine de *laserpitium*, plante qui croît en Syrie, en Arménie, &c. Sa tige approche de celle de la férule ; ses feuilles sont semblables à celles de l'ache. Elle porte une graine large. On croit que le *laser* est l'*assa fœtida*. Dioscorid. *lib. III, cap.* LXXVIII.

(f) Cels. *lib.* VII, *cap.* XII, §. 3.

(g) Prognostic. *lib.* III. Voyez aussi ci-devant, *page* 205.

(h) Cels. *lib.* VI, *cap.* X.

toute boisson. Les remèdes étoient les lavemens, les garga- CELSE. rismes, la décoction de figues dans le vin miellé; des linimens avec un mélange de verjus & de miel. On employoit à l'extérieur les bains de vapeur, dont on continuoit l'usage jusqu'à ce que les amygdales suppuraffent & s'ouvriffent d'elles-mêmes. Si, la suppuration faite, elles ne s'ouvroient pas, on en faisoit l'ouverture par l'instrument tranchant: ensuite on faisoit gargariser le malade avec du vin chaud miellé. Quand la tumeur étoit considérable, mais ulcérée, on composoit les gargarismes d'une décoction de son, dans laquelle on délayoit un peu de miel. Sur la partie ulcérée, on appliquoit un liniment composé de trois chopines de vin de raisins secs, très-doux, qu'on faisoit bouillir jusqu'à réduction des deux tiers: on y ajoutoit d'encens, de myrrhe, de safran, parties égales; puis on faisoit bouillir de nouveau ce mélange. Lorsque les ulcères étoient suffisamment détergés, on recommençoit à gargariser avec la décoction de son ou de lait. On ne permettoit que des alimens adouciffans, & un peu de vin.

Si les amygdales étoient restées squirreuses à la suite de Amygdales l'inflammation (i), on dégageoit circulairement, avec le squirreuses. doigt, la tunique mince qui les recouvre, & on les emportoit. Si l'on ne réussissoit pas de cette manière, après les avoir saisies avec un crochet, on les détachoit avec le scalpel. On nettoyoit ensuite la plaie avec du vinaigre, & l'on y portoit quelques médicamens propres à arrêter l'hémorragie.

Passons avec Celse aux parotides (k). Il annonce que ces Les parotides. tumeurs paroissent quelquefois à la suite d'une inflammation; que d'autres fois, succédant à de longues fièvres, par une métastase de l'humeur morbifique, elles se terminent par suppuration. Il n'y voit point de traitement particulier; il observe seulement que si elles se manifestent, sans avoir été précédées de quelque maladie, on doit d'abord essayer les répercussifs, ce qui n'est pas bon à suivre; mais il faut convenir avec

---

(i) Celf. lib. VII, cap. XII. §. 2. | (k) Idem, lib. VI, cap. XVI.

lui, que quand ces tumeurs font critiques, il est à propos de les faire suppurer & de les ouvrir le plus tôt possible.

<small>Goîtreou bronchocèle.</small>

Le *bronchocèle* est, selon Celse *(l)*, une tumeur qui croît à la gorge, entre la peau & la trachée-artère, & qui renferme tantôt une chair indolente, tantôt une matière semblable à du miel ou à de l'eau, & quelquefois aussi à des poils mêlés avec de petits os. Quelle que soit la matière contenue dans la tunique de cette espèce de tumeur, il dit qu'on peut l'ouvrir par les caustiques, qui, après avoir rongé les tégumens & l'enveloppe de la tumeur, donnent issue à la matière, qui s'écoule d'elle-même, si elle est liquide, ou qu'on ôte avec les doigts, quand elle a plus de consistance : puis on panse ensuite l'ulcère avec de la charpie.

Mais la voie curative qu'il estime la plus courte, est d'ouvrir la tumeur par l'instrument tranchant. Voici le procédé qu'il décrit. On incisoit la tumeur, dans sa partie moyenne, jusqu'au kiste, qu'on détachoit des parties saines, avec le doigt, & qu'on emportoit tout entier avec les matières qu'il renfermoit. Ensuite on lavoit la plaie avec du vinaigre, dans lequel on avoit fait dissoudre du sel ou du nitre, & l'on réunissoit les lèvres de la plaie par la future. Il falloit que le bandage fût seulement contentif, pour ne point gêner la respiration. Lorsqu'on n'avoit pu emporter le kiste, on le consumoit par les caustiques, & l'on pansoit la plaie avec la charpie & les suppuratifs.

<small>Tumeurs de l'ombilic.</small>

Des maladies de la gorge, Celse descend tout de suite à celles du nombril *(m)*, sans parler de celles de la poitrine. Alors les Auteurs n'avoient point encore établi d'une manière déterminée, les espèces de tumeurs qui peuvent se former au nombril. Chacun ne parloit que de celles qu'il avoit vues. Tous convenoient unanimement, que l'ombilic étoit susceptible de différentes tumeurs; mais on n'étoit point d'accord sur leur nature. Mégès en comptoit trois espèces: l'une formée par l'intestin, l'autre par l'épiploon, & la

<small>Espèces.</small>

(l) Celf. lib. *VII*, cap. *XIII*. | *(m)* Idem, ibid. cap. *XIV*.

DE LA CHIRURGIE. Liv. IV. 459

troisième, par un amas d'humeurs. Nous ne rappellerons pas celles que connoissoient Sostrate, Gorgias & Héron *(n)*; voilà les signes qu'ils avoient établis, d'après l'observation exacte, sur les tumeurs les plus communes. Si l'intestin est tombé, la tumeur n'est ni dure ni molle : le froid la fait diminuer, la chaleur & l'haleine retenue la font augmenter. Quelquefois on y entend un certain bruit, & quand le malade se couche sur le dos, l'intestin rentre, & la tumeur se dissipe. Si c'est l'épiploon, les signes sont les mêmes, sinon que la tumeur est plus molle, & va toujours en diminuant jusqu'au sommet. Si l'on y porte la main, on sent l'épiploon glisser dessous. Lorsque c'est l'intestin & l'épiploon, les signes sont mixtes, & la tumeur est d'une consistance moyenne entre les deux espèces.

CELSE.

Signes diagnostics.

Si c'est une excroissance charnue, la tumeur est plus dure; elle reste également grosse, même lorsque le malade se couche sur le dos; elle ne cède point au toucher, au lieu que les premières cèdent facilement. Si la chair est viciée, les signes sont les mêmes que ceux du carcinome. Si c'est une collection humorale on sent de la fluctuation. Si la tumeur est venteuse, elle cède à la pression; mais elle reparoît dès qu'on cesse de la presser : de plus, elle ne change point de forme lorsque le malade se couche sur le dos. Tels sont les signes qui servoient dès-lors à caractériser ces tumeurs, signes que nous avons conservés jusqu'ici comme identiques.

Parmi ces différentes espèces, la tumeur venteuse étoit censée incurable : on n'osoit entreprendre la cure de celle qui étoit carcinomateuse; mais lorsque la chair dont elle étoit formée étoit saine, on l'extirpoit, & l'on pansoit la plaie avec la charpie & des suppuratifs. Quand c'étoit un amas d'humeurs, on l'évacuoit en faisant une incision à la sommité de la tumeur, & l'on traitoit la plaie de la même manière. Pour ce qui est de la cure des autres espèces de

Procédés curatifs.

(n) Voyez ci-devant, *pages 339—340.*

tumeurs, les sentimens étoient partagés. On conçoit bien que pour faire rentrer la tumeur intestinale ou épiploïque, le malade étoit couché sur le dos; la réduction faite, on comprimoit la peau de cette tumeur qui restoit vide, entre deux clavettes de bois, qu'on lioit fortement par leurs extrémités, jusqu'à ce que cette peau se flétrît & tombât en pourriture. D'autres, après la réduction, passoient à la base des tégumens qui renfermoient la tumeur, une aiguille enfilée d'un fil double, puis avec les deux chefs de ce fil, on faisoit, en sens contraire, deux ligatures, comme dans la cure du staphylome. On détruisoit ainsi la partie du sac, supérieure à la ligature. Ces différentes méthodes ont leur danger; car il ne faut comprendre dans l'anse de la ligature qu'une petite parcelle d'intestin, pour faire périr le malade dans des tourmens affreux. C'est sans doute ce qui avoit déterminé d'autres Praticiens, avant d'en venir à la ligature, à faire une incision au sommet de la tumeur, pour s'assurer avec le doigt de la réduction exacte des parties sorties. La précaution étoit sage : mais Celse prétend qu'il suffit d'engager le malade à retenir son haleine, pour faire tomber la tumeur à son plus haut point, puis de tracer avec de l'encre une ligne circulaire à sa base, & de faire coucher le malade sur le dos. Si les parties ne rentroient pas en totalité, on réduisoit par le *taxis* ce qui restoit. Alors on attiroit à soi la peau de l'ombilic comprise dans la ligne tracée avec de l'encre, & l'on y faisoit une forte ligature : ensuite on brûloit avec le cautère actuel ou avec les caustiques, toute cette peau excédante, jusqu'à ce que la ligature tombât, & l'on pansoit l'ulcère comme les autres brûlures. Celse assure que ce procédé réussissoit parfaitement, dans la hernie formée soit par l'épiploon, soit par l'intestin, ou par l'un & l'autre, & même dans les tumeurs humorales. Mais avant l'opération, on examinoit si l'on ne couroit point de danger à l'entreprendre : car on ne la tentoit ni sur un enfant, ni sur un homme dans la force de l'âge, ni sur un vieillard. L'âge le plus convenable étoit depuis sept ans jusqu'à quatorze. On exigeoit que le sujet fût sain, d'un bon tempérament, qu'il n'eût ni dartre, ni gale, ni aucune maladie semblable. D'ailleurs, on ne jugeoit cette opération convenable qu'aux petites tumeurs, & point du tout à celles d'un certain volume. On se gardoit bien de la faire l'automne ou l'hiver; on attendoit comme la saison la plus avantageuse, le printemps ou le commencement de l'été. La veille de l'opération, on prescrivoit au malade l'abstinence de tout aliment, & on le faisoit évacuer par les lavemens, afin que les parties sorties rentrassent plus facilement.

Ces divers procédés, quelque rationnels qu'ils paroissent, sont tombés en désuétude. Nous sommes trop éloignés des temps où on les employoit encore, pour que l'expérience puisse nous aider à fixer leur valeur. Elle seule a cependant le droit de confirmer ou de proscrire ce que la raison invente. Si la proscription de ces moyens est une perte pour la Chirurgie, c'est une perte qu'elle n'a point encore réparée, malgré ses progrès.

Pour éviter l'opération de cette hernie *(o)*, par le secours de la main ou de l'instrument tranchant, on mettoit le malade à la diette, à l'usage des lavemens, & l'on appliquoit sur l'ombilic un cataplasme, composé d'une partie de ciguë & de suie, de quatre parties de céruse, de huit de plomb lavé, de deux œufs, avec suffisante quantité de suc de *solanum*. On laissoit pendant long-temps ce cataplasme sur le nombril, & l'on faisoit garder le lit au malade. On lui donnoit peu de nouriture, en évitant tout ce qui pouvoit produire des vents.

On croyoit aussi que le péritoine souffroit rupture sans lésion extérieure des tégumens *(p)*, ce qu'on attribuoit à quelque coup reçu au bas-ventre, ou à la respiration trop long-temps interceptée, ou au port de quelque pesant fardeau. Le même accident, selon la remarque de Celse, arrive aux femmes, sur-tout vers les aines, par l'état contre nature de la matrice : de sorte que les tégumens trop foibles pour

---

(o) Celf. *lib. VI, cap. XVII.* | *(p)* Idem, *lib. VII, cap. XVII.*

résister à l'effort des intestins, s'étendent & forment une tumeur désagréable. On la traitoit de différentes manières. Les uns y faisoient une ligature avec deux fils, comme dans le staphylome, ou comme dans la hernie du nombril. D'autres emportoient au milieu de la tumeur, une portion des tégumens en forme de feuilles de myrthe, & réunissoient ensuite les bords de la plaie par la suture.

Une méthode que l'on croyoit plus sûre, étoit de faire coucher le malade sur le dos, & d'examiner au tact l'endroit où la tumeur offroit le moins de résistance : on pensoit que là devoit se trouver la rupture du péritoine, en ce que la tumeur devoit être plus dure & plus rénitente, où le péritoine avoit conservé son intégrité. On découvroit donc l'endroit que l'on estimoit répondre à cette rupture, par deux incisions en forme de feuilles de myrthe. On en retranchoit l'intervalle, afin de renouveler de chaque côté les bords de l'ouverture du péritoine, dans la persuasion où l'on étoit que lorsqu'ils étoient anciens, ils ne se réunissoient point par la suture. Lors donc qu'après l'ouverture de la tumeur on croyoit s'apercevoir que la lésion du péritoine étoit ancienne, pour en rafraîchir les bords on en coupoit une petite bande. La suture du péritoine ou du sac herniaire, étoit la même que celle qu'on va décrire pour les plaies pénétrantes du bas-ventre. Elle étoit même plus praticable ici que dans les plaies de l'abdomen, & l'on en sent assez la raison.

Plaies pénétrantes du bas-ventre.

Dans les plaies pénétrantes où les intestins sortoient *(q)*, on examinoit d'abord s'ils n'étoient pas blessés, ou si leur couleur étoit naturelle. Lorsque les intestins grêles étoient percés, on n'y voyoit point de remède. Pour les gros, on les recousoit ; non que la réussite fût assurée, mais parce *qu'on préféroit une espérance douteuse à un désespoir certain.* Si les petits ou les gros intestins étoient livides, pâles ou noirs, & privés par conséquent de sentiment, on jugeoit tous les secours inutiles. S'ils conservoient leur couleur naturelle, comme on savoit qu'en peu de temps le contact de l'air

---

(q) Celf. *lib. VII, cap. XVI.*

extérieur fuffifoit pour les altérer, on faifoit fans délai
coucher le malade fur le dos, les hanches élevées, & l'on
dilatoit la plaie de manière à faire rentrer les inteftins avec
facilité. Paroiffoient-ils trop fecs, on les humectoit avec de
l'eau & un peu d'huile. Alors un aide écartoit doucement
les lèvres de la plaie avec les doigts, ou avec deux crochets
attachés au péritoine. L'Opérateur faifoit rentrer les inteftins
en commençant par les derniers fortis, & en obfervant de
rétablir chaque circonvolution dans le lieu qui lui étoit
propre. La réduction faite, on fecouoit doucement le malade
pour déterminer chaque inteftin à reprendre fa fituation naturelle. On examinoit enfuite l'épiploon : s'il y avoit quelque
portion noire ou gangrénée, on la coupoit avec des cifeaux,
& l'on faifoit rentrer doucement fur les inteftins les parties
qui reftoient faines.

Pour faire la future, on ne fe contentoit pas de paffer
l'aiguille dans la peau ni dans le péritoine, mais dans l'un
& dans l'autre. Il n'eft pas aifé de concevoir comment on
pouvoit faire ici la future du péritoine, qui eft fi fort
adhérent aux mufcles. Quoi qu'il en foit, on prenoit un fil
double, & même plus fort que pour les autres futures, par
la raifon qu'il peut fe rompre plus aifément, à caufe des
mouvemens du ventre. On commençoit donc par la future
du péritoine. Pour cet effet, on prenoit deux aiguilles en-
filées chacune d'un fil double : on en tenoit une de chaque
main. En commençant par l'une des extrémités de la plaie,
on paffoit l'aiguille de la main droite dans le côté gauche de la
plaie, & l'aiguille de la gauche dans le côté droit, en perçant
de dedans en dehors, afin d'éloigner toujours des inteftins
la pointe de l'aiguille. Lorfqu'on avoit fait un point de future
de chaque côté, on changeoit de main les aiguilles, c'eft-à-
dire, qu'on prenoit de la droite celle qu'on tenoit auparavant
de la gauche, & de la gauche celle qu'on tenoit de la droite:
on faifoit comme la première fois, un fecond point de future
avec ces deux aiguilles, puis un troifième, un quatrième &
ainfi de fuite, changeant à chaque point les aiguilles de main,

& l'on finiſſoit par clore la plaie. La ſuture du péritoine achevée, on paſſoit à celle de la peau, qui ſe faiſoit préciſément de la même manière & avec les mêmes précautions. Les deux ſutures finies, on appliquoit deſſus des médicamens glutinatifs, qu'on recouvroit d'une éponge ou de laine nouvelle, & l'on aſſuroit le tout par un bandage contentif.

<small>Varices du ventre.</small>

Quant aux varices du ventre, la cure ne différoit en rien de celles des jambes. Celſe renvoie à ce qu'il dira de celles-ci; & effectivement, il y a peu de parties dans le corps humain qui en ſoit moins ſuſceptibles que le ventre, à cauſe de la petiteſſe & du petit nombre de veines qui rampent dans le tiſſu de la peau. On ne rencontre point de varices ſur le ventre des femmes groſſes ou des hydropiques, qui y ſont le plus expoſés.

<small>L'hydropiſie & ſes eſpèces.</small>

Celſe reconnoît avec les Grecs trois eſpèces d'hydropiſies, la tympanite, la leucophlegmatie ou anaſarque, & l'aſcite (r). La cauſe commune qu'il leur aſſigne, eſt la trop grande abondance d'humidités. Il obſerve qu'on guériſſoit plus aiſément de cette maladie les eſclaves que les perſonnes libres; parce que la curation exigeoit qu'on ſupportât la faim, la ſoif, & mille autres incommodités propres à exercer la patience, & auxquelles il n'eſt pas facile de ſoumettre ceux qui jouiſſent de leur liberté.

<small>La tympanite.</small>

Il eſt évident par ce que dit Celſe de la tympanite, qu'on ne connoiſſoit en aucune manière la nature de cette maladie. Auſſi des frictions ſèches, l'application de la graine de moutarde ſur le ventre, continuée juſqu'à l'éroſion de la peau, & des ulcères artificiels long-temps entretenus, n'étoient pas des moyens capables de détruire la maladie. Mais nous qui ſommes plus inſtruits ſur ſa nature, ſommes-nous plus heureux? la guériſſons-nous?

<small>La leucophlegmatie.</small>

Dans la leucophlegmatie, on expoſoit au ſoleil les parties tuméfiées, mais pas trop long-temps, de crainte d'allumer la fièvre. Si la chaleur du ſoleil étoit vive, on avoit le ſoin

---

(r) Celſ. liv. III, cap. XXI.

de bien couvrir la tête. On faisoit des frictions avec les mains trempées seulement dans l'eau, à laquelle on ajoutoit un peu d'huile & de nitre. On n'employoit à ces frictions que des femmes ou des enfans, parce qu'ils ont les mains plus douces. Si les forces le permettoient, on faisoit le matin, une friction d'une heure, & une autre d'une demi-heure l'après-midi. On avoit recours aux cataplasmes répercussifs, si l'on avoit affaire à des malades délicats, qui répugnassent aux frictions. A quatre doigts au-dessus du talon, vers la malléole interne, on faisoit une incision, par laquelle on laissoit couler continuellement la sérosité. On faisoit même des scarifications profondes sur les endroits tuméfiés. On agitoit le corps par une longue gestation. Lorsque les scarifications commençoient à se fermer, on augmentoit l'exercice & la nourriture, jusqu'à ce que la santé fût tout-à-fait rétablie. Plusieurs vouloient qu'on frappât les parties tuméfiées avec des vessies remplies d'air; mais ce procédé étoit tout au moins inutile, puisqu'il ne pouvoit rendre aux solides leur ressort, ni aux humeurs leur fluidité naturelle.

Si l'eau étoit épanchée dans la capacité du bas-ventre, on faisoit encore prendre au malade l'exercice de la promenade, mais plus modérément. Le Médecin *Tharrias* faisoit appliquer sur le ventre un cataplasme résolutif, & par-dessus, un morceau d'étoffe plié en trois doubles, qu'on assujettissoit par le moyen d'un bandage purement contentif. Quand le foie ou la rate paroissoient manifestement affectés, on appliquoit sur cette région un cataplasme composé de figues grasses & de miel. Lorsqu'après quelqu'usage de ces remèdes, les eaux ne se dissipoient pas, on prenoit le parti de les évacuer par la ponction au bas-ventre. On a vu qu'Érasistrate, persuadé que l'ascite dépendoit toujours d'un vice du foie, regardoit cette opération comme inutile, vu que le ventre ne tardoit pas à se remplir, tant que le foie étoit malade; mais Celse répond que cette cause n'est rien moins que constante, puisque la rate ou la mauvaise disposition des humeurs peuvent également donner naissance à

Tome I.   N n n

l'hydropifie; que d'ailleurs, quand l'hydropifie dépendroit du mauvais état du foie, fi l'on n'évacue l'eau qui croupit dans le bas-ventre, elle nuira par fon féjour, non-feulement au foie, mais à toutes les parties internes : car, ajoute Celfe, il n'eft pas moins néceffaire de corriger le vice des humeurs, puifque l'évacuation des eaux ne fait que difpofer à la guérifon, qui feroit impoffible fans elle. On ne prétendoit pas non plus que cette opération convînt à tous les malades ; on ne la pratiquoit que fur les jeunes gens vigoureux, qui étoient fans fièvre, ou dont la fièvre avoit des intermiffions marquées. On étoit encore bien convaincu que la ponction ne guériffoit ni les hydropiques dont *l'eftomac étoit affecté*, ni ceux qui étoient tombés dans l'hydropifie à la fuite de l'atrabile ou de la cachexie.

On ne donnoit aucune nourriture le jour qu'on avoit évacué les eaux pour la première fois, à moins que les forces ne manquaffent. Les jours fuivans, on donnoit du vin pur en petite quantité; on remettoit peu à peu le malade à l'ufage des frictions & des autres remèdes externes, indiqués pour les autres efpèces d'hydropifies, jufqu'à la convalefcence. On faifoit fouvent vomir le malade à jeun. On ne permettoit le bain que rarement : en été, l'on préféroit le bain de mer. Long-temps après la guérifon, le commerce des femmes étoit interdit.

La ponction. Nous avons dit qu'on évacuoit les eaux dans l'afcite, il nous refte maintenant à décrire cette opération *(f)*. Les uns, fans doute pour éviter le foie, qu'ils fuppofoient vicié, perçoient les tégumens du côté gauche, quatre travers de doigts au-deffous du nombril. D'autres, vraifemblablement dans le cas où les eaux n'étoient retenues à l'ombilic que par une membrane, perçoient l'ombilic même. Quelques-uns cautérifoient la peau à l'endroit où devoit fe faire l'incifion, afin que la plaie reftât plus long-temps ouverte.

(f) Celfe, *lib. VII, cap. XV.*

On introduisoit l'instrument avec précaution, pour ne point ouvrir de vaisseaux. La largeur du tranchant de l'instrument n'étoit pas tout-à-fait du tiers du doigt. On ne le plongeoit qu'au point de percer les tégumens & le péritoine : ensuite on introduisoit dans l'ouverture une canule de plomb ou de cuivre, recourbée sur ses bords ou munie d'un bourrelet qui l'empêchât de tomber dans l'abdomen. La portion de la canule introduite, devoit être un peu plus longue que celle qui restoit au-dehors, afin qu'elle pût excéder le péritoine. On laissoit couler les eaux par cette canule, jusqu'à ce que la plus grande partie fût évacuée : après quoi l'on bouchoit la canule avec du linge, & on la laissoit dans la plaie, lorsqu'on ne s'étoit point servi de cautère actuel. Chaque jour on tiroit dix onces d'eau *(hemina)*, jusqu'à ce qu'il n'en restât plus. D'autres vouloient que, lors même qu'on ne s'étoit point servi de cautère actuel, on retirât sur le champ la canule, & qu'on appliquât sur la plaie une éponge trempée dans l'eau froide ou dans le vinaigre ; le lendemain ils remettoient la canule, en écartant les lèvres de la plaie encore récente, & évacuoient ce qui restoit d'eau : car ils la vidoient toute en deux fois.

CELSE.

Celse prétend que les hernies qui tombent dans les bourses, existent tantôt avec rupture & tantôt sans rupture des membranes, qu'il dit commencer à l'aine *(t)*. Il ajoute que le péritoine, qui sépare les intestins des parties inférieures, se rompt quelquefois par un coup : que d'autres fois, il s'enflamme par quelque maladie, & se rompt par le poids qu'il est nécessité de porter. Alors l'épiploon ou l'intestin, ou tous les deux ensemble, pressant dessus, tombent par leur propre poids dans l'aine, où faisant effort, ils écartent peu-à-peu les membranes & descendent dans le scrotum. On appeloit cette chute de l'intestin dans les bourses, *enterocèle*, & celle de l'épiploon *épiplocèle*. Parmi nous, dit Celse, on

Hernies inguinales.

(t) Celf. *lib. VII, cap. XVIII.*

distingue ces sortes de tumeurs par le nom générique & honteux *(u)* de *hernie (x)*.

Épiplocèle. Ses signes.

On jugeoit que l'épiploon étoit tombé, quand la tumeur qui étoit aux bourses ne diminuoit point, soit que l'on fît faire abstinence au malade, soit qu'on lui fît prendre diverses postures, ou quand, en faisant retenir au malade son haleine, la tumeur augmentoit peu, étoit inégale au toucher, molle & glissante.

Signes de l'entérocèle.

Lorsque l'intestin est tombé, & que la tumeur est sans inflammation, tantôt elle augmente, tantôt elle diminue ; pour l'ordinaire elle n'est point douloureuse. Si le malade se tient tranquille ou se couche sur le dos, elle disparoît entièrement, ou du moins diminue de façon qu'on n'en aperçoit plus que de légers restes dans les bourses : elle augmente lorsqu'on crie, lorsqu'on a beaucoup mangé ou qu'on porte quelque fardeau pesant : le froid la resserre, la chaleur la dilate : tout le scrotum est rond & lisse au toucher ; la tumeur est glissante : lorsqu'on la comprime, elle remonte dans l'aine ; en cessant de la comprimer, elle retombe aussi-tôt avec bruit. Voilà, dit Celse, tout ce qui arrive dans l'état ordinaire. Mais si les intestins tombés sont remplis de matières fécales, la tumeur est plus volumineuse, il est

Étranglement de la hernie.

(u) La honte attachée à cette espèce de tumeur, est consignée dans tous les Auteurs du même temps. *Voyez* Juvenal, *sat. X, v.* 205; Martial, *lib. III, Epigramm. XXIV.* On lit qu'entre autres insultes faites par les Soldats au cadavre de l'Empereur Commode, ils le nommoient *hernieux*. Lampride nous apprend qu'en effet, il avoit une hernie volumineuse, qui n'avoit point échappé aux regards des Romains. Cette honte avoit pour principe dans les deux sexes, les mêmes objets. Les hommes craignoient qu'on ne prît de-là mauvaise opinion de leur virilité, & les femmes d'inspirer du dégoût. Peut-être même les hommes avoient-ils les deux craintes. Si c'étoit un préjugé, il subsiste encore.

(x) Quelques anciens Grammairiens, parmi lesquels on peut citer Festus, *de verbor. significat.* & Servius, *in Virgil. Æneid. lib. VII, v. 684,* disent que dans la langue des Sabins & des Marses, *herna* signifioit une *pierre*, & *hernicum* tout ce qui est dur ; d'où Virgile a dit *hernea saxa*. Or les tumeurs du scrotum ont été appelées *hernies*, à cause de leur dureté, qui augmente en raison de leur accroissement. *Voyez* Robert Étienne, *in Thes. Ling. latin.* On estimera ce qu'on voudra cette étymologie. C'est celle des Anciens.

impossible de la faire changer de place; on ressent des douleurs au scrotum, aux aines, au ventre; l'estomac même est affecté : alors on vomit une bile jaune, ensuite verte & quelquefois noire. C'est ce que nous appelons *étranglement* de la hernie.

CELSE.

Avant de passer au traitement des maladies qui ont quelque rapport avec les parties honteuses, Celse remarque que de son temps les noms par lesquels les Grecs désignoient ces parties, paroissoient d'autant moins choquans qu'ils étoient déjà passés en usage *(y)*. Les Médecins s'en servoient dans leurs écrits & dans la conversation même. On a observé que les mœurs n'étoient jamais moins pures que lorsque les oreilles devenoient plus délicates & plus faciles à blesser. Le siècle d'Auguste est une preuve de cette vérité morale. Ces mêmes mots, dans la langue des Romains, étant bannis des sociétés polies, il devenoit fort difficile d'exposer les préceptes de l'Art sans alarmer la pudeur. Mais Celse, dédaignant cette délicatesse, met ce qu'il croit de plus salutaire à la portée de tout le monde, par la raison que personne ne découvre ces sortes de maux aux autres, qu'avec la plus grande répugnance. D'où il paroît qu'il est le premier des Romains qui ait écrit en langue vulgaire, du moins sur cette partie de l'art de guérir.

Si chez un enfant l'intestin étoit tombé dans les bourses *(z)*, avant d'en venir à l'opération, on essayoit le bandage. C'étoit une bande, au bout de laquelle on cousoit une pelotte de linge, qu'on appliquoit sur l'ouverture qui donnoit issue aux parties, & l'on serroit étroitement la bande autour du corps. Souvent, par ce moyen, l'intestin restoit en dedans, & les membranes s'agglutinoient entre elles. Si, dans un âge plus avancé, l'intestin venoit à tomber de nouveau, & s'il en étoit sorti une grande quantité, ce qu'on estimoit par le volume de la tumeur, quand cette irruption étoit accompagnée des symptômes de l'étranglement, on croyoit en faisant l'opération

Curation.

(y) Celse, *lib. VI, cap. XVIII.* | *(z)* Idem, *lib. VII, cap. XX.*

hafarder la vie du malade. On ne penfoit donc qu'à pallier le mal, & à faire évader par d'autres moyens les matières qu'on fuppofoit toujours arrêtées dans la tumeur.

Pour cet effet, on tiroit du fang au bras; on prefcrivoit une abftinence de trois jours, ou du moins la plus longue qu'il étoit poffible relativement aux forces du malade. En même temps, on appliquoit des cataplafmes faits avec la femence de lin bouillie dans le vin miellé, à quoi on ajoutoit enfuite la farine d'orge & la réfine. Le bain d'eau chaude & d'huile étoit encore employé. On ne permettoit que des alimens chauds & légers. Pour les lavemens, Celfe les défapprouve comme propres à pouffer les matières jufque dans l'inteftin engagé, fans en pouvoir rien faire fortir.

Lorfqu'il étoit tombé une grande portion d'inteftins dans le fcrotum fans qu'il y eût douleur, on trouvoit également inutile l'opération, non qu'on ne pût par ce moyen, tirer du fcrotum la portion d'inteftins qu'il recéloit, pourvu que l'inflammation n'y fît point d'obftacle, mais parce qu'après l'avoir repouffée vers l'aine, elle s'y arrêtoit, en forte que la tumeur ne faifoit que changer de place. Étoit-ce parce que l'anneau trop dilaté permettoit la rechute des parties ? On avoit déjà le bandage pour les contenir. Eft-ce qu'on avoit dès-lors expérimenté le danger de faire rentrer tout-à-coup un volume confidérable d'inteftins, qui, comme s'exprime M. Le Dran, *avoit perdu fon droit de domicile!* Ceci paroît au moins vraifemblable.

Dans le cas où l'on croyoit devoir admettre l'opération, les préparatifs confiftoient à ne donner au malade pendant trois jours d'autre boiffon que l'eau, & à fupprimer la veille tout aliment folide *(a)*. Les chofes ainfi difpofées, on faifoit coucher le malade fur le dos, on rafoit le poil, & au lieu de tenir la peau lâche & de la pincer pour être plus fûr de ce qu'on coupoit, on faifoit tirer les bourfes par un aide, pour tendre la peau de l'aine. On y faifoit une incifion

---

(a) Celfe, *lib. VII, cap. XIX.*

jufqu'à la tunique moyenne. L'Opérateur en écartoit les bords avec deux crochets, qu'il faifoit tenir par un aide, tandis qu'il dégageoit les feuillets membraneux qui l'entourent ; parce qu'en l'ouvrant fans cette précaution, on craignoit de bleffer l'inteftin qui eft deffous. Lors donc qu'on l'avoit entièrement dégagée, on l'ouvroit depuis l'aine jufqu'au tefticule, qu'on prenoit garde d'offenfer, puis on l'emportoit : il eft donc clair qu'on enlevoit le fac herniaire. Telle eft la méthode qu'on fuivoit quand le fujet étoit jeune & le mal médiocre.

Si le malade étoit robufte & le mal plus confidérable, on ne tiroit point du fcrotum le tefticule. On faifoit à l'aine une pareille incifion jufqu'à la tunique moyenne, qu'un aide tenoit auffi écartée avec deux crochets, & un autre aide retenoit le tefticule pour l'empêcher de fortir par la plaie. Après avoir dilaté cette tunique inférieurement, on introduifoit deffous l'index de la main droite, jufqu'à la pointe du tefticule, qu'on ramenoit vers les bords de la plaie. Enfuite on féparoit avec le pouce & l'index de la main droite, la tunique moyenne d'avec la veine, l'artère, le nerf & la tunique qui les enveloppe, de manière que celle-ci fût tout-à-fait à découvert. Si quelques filets membraneux s'opofoient à cette féparation, on les coupoit avec le fcalpel. Après avoir retranché ce qui devoit l'être, & avoir remis en place le tefticule, on coupoit du bord de la plaie dans l'aine une languette un peu large de la peau, afin que la plaie fût plus grande, & qu'au moyen des nouvelles chairs qui devoient croître, la cicatrice fût plus forte & plus folide.

Lorfque c'étoit l'épiploon qui defcendoit dans le fcrotum *(b)*, on faifoit également une incifion à l'aine, & après avoir féparé les membranes en la manière prefcrite, on examinoit fi la portion d'inteftins tombée étoit grande ou petite. Dans le dernier cas, on la repouffoit dans le ventre par l'ouverture de l'aine, avec le doigt ou avec le manche du fcalpel. Lorfqu'elle étoit confidérable, on l'enduifoit de

---

(b) Celfe, *lib. VII, cap. XXI.*

médicamens caustiques, jusqu'à ce qu'elle se mortifiât & tombât d'elle-même. Quelques-uns la perçoient dans son milieu avec une aiguille enfilée d'un fil double & y faisoient une ligature, en serrant fortement les deux bouts en sens contraire. Par ce moyen l'épiploon se mortifioit aussi, mais la chute en étoit plus tardive. Pour l'accélérer, on appliquoit sur la portion d'épiploon qui étoit au-dessus de la ligature, des médicamens pourrissans ou septiques. Il y avoit aussi des Praticiens qui coupoient l'épiploon avec des ciseaux : mais Celse remarque que, « cette excision qui n'est pas néces-
» saire quand la portion sortie est petite, peut occasionner
» une hémorragie lorsque cette portion est considérable, vu que
» l'épiploon est parsemé de veines, & même assez grosses.
» Ainsi, continue-t-il, on auroit tort de s'autoriser ici de ce
» que nous avons dit, que dans les plaies du ventre il falloit
» couper avec des ciseaux la portion sortie, puisqu'alors il est
» corrompu, & qu'on ne peut l'emporter par aucun moyen
plus sûr. » Lorsqu'on faisoit rentrer l'épiploon dans le ventre, on réunissoit les bords de la plaie par la suture. Si la portion étoit considérable & déjà mortifiée, on emportoit auparavant quelque chose des bords de la plaie, comme on vient de le voir.

Varices de l'aine, ou Buboncèle, selon Celse.

Celse est le seul Auteur, que je sache, qui donne le nom de *buboncèle* (c) aux varices qui surviennent quelquefois à l'aine. Lorsqu'il y en avoit peu, on ne faisoit qu'une seule incision; mais s'il y en avoit beaucoup, on en faisoit deux, dont on retranchoit l'intervalle : puis sans tirer au-dehors le testicule, comme il le faisoit quelquefois dans la descente de l'intestin, on rassembloit les veines *variqueuses*, & après les avoir liées dans l'endroit où elles étoient plus adhérentes aux tuniques, on les coupoit au-dessous de la ligature (d).

(c) *Lib. VII, cap. XVIII, in fin.*

(d) *Loco citato, cap. XXIV.* Celse, en parlant ci-après du varicocèle, ou, comme il le nomme, du *cirsocèle*, jette de l'incertitude sur ce passage : car pour qu'il ait un sens raisonnable, il faut entendre par *ramex inguinis*, le varicocèle naissant & occupant la partie supérieure du cordon.

Lorsque

DE LA CHIRURGIE. Liv. IV.

CELSE.
Inflammation de la verge.

Lorsque l'inflammation avoit fait gonfler la verge de manière qu'on ne pouvoit découvrir ni recouvrir le gland *(e)*, on fomentoit la partie avec beaucoup d'eau tiède. Si le gland restoit couvert, on en injectoit aussi sous le prépuce avec une seringue à oreille. Dès qu'on étoit venu à bout de le relâcher assez pour pouvoir recouvrir le gland, on ne voyoit plus de difficulté dans la cure. Mais si le gonflement continuoit, on appliquoit les feuilles de lentille, ou de marrube, ou d'olivier, bouillies dans du vin, réduites en consistance de cataplasme, & mêlées avec un peu de miel. On tenoit la verge appliquée sur le ventre, dans toutes les maladies de cette partie. Le malade devoit rester tranquille, ne point prendre d'alimens, & ne boire que de l'eau. Le lendemain on réitéroit les fomentations avec l'eau chaude, comme le premier jour, & l'on essayoit, avec un peu d'effort, de rabattre le prépuce. Si l'on ne réussissoit pas, on y faisoit de petites mouchetures avec le scalpel, parce qu'au moyen de la sanie qui s'écouloit, l'engorgement diminuoit, & le prépuce cédoit plus aisément. Qu'on eût employé ces moyens ou non, pour vaincre la résistance du prépuce, Celse dit qu'on apercevoit, après l'avoir renversé, des ulcères à la partie supérieure, ou au gland même, ou derrière la couronne. Ces ulcères étoient secs, ou humides, ou purulens. S'ils étoient secs, on les fomentoit d'abord avec l'eau chaude, ensuite on y appliquoit le suc de *lycium,* mêlé avec du vin cuit, ou du marc d'huile mêlé avec le même vin, ou du suc de roses avec du beurre. Si ces ulcères rendoient une humeur séreuse, on les lavoit avec du vin : puis on les pansoit avec un onguent composé de beurre, de suc de roses, d'un peu de miel & d'une quatrième partie de térébenthine. Enfin, s'il en sortoit du pus, on faisoit une lotion avec du vin chaud miellé, & l'on appliquoit ensuite un mélange composé de parties égales de poivre & de myrrhe, de deux parties de safran & de *misy* cuit, on faisoit bouillir le tout dans du vin austère, jusqu'à

(e) Celſ. *lib.* VI, *cap.* XVIII, §. 2.

Tome I.

consistance de miel. On faisoit encore usage de plusieurs autres onguens, peu différens de ceux qu'on a indiqués pour les autres ulcères.

La gonorrhée.   Si l'ulcère fournissoit beaucoup de pus de mauvaise odeur, il étoit lavé & pansé avec une décoction de lentilles, dans laquelle on avoit délayé un peu de miel, ou bien avec le verdet ou le verjus mêlé avec le miel. D'autres n'employoient que le suc de lycium délayé dans du vin. Celse dit que ces ulcères pénètrent quelquefois jusqu'aux cordons spermatiques; & quelques Auteurs, du nombre desquels on peut mettre *Dalechamp*, les ont, avec raison, regardés comme une vraie gonorrhée. En effet, il en découloit une grande quantité de pituite, une sérosité sanieuse, de mauvaise odeur, semblable à de la lavure de chairs, & accompagnée de douleurs quelquefois poignantes. Quoiqu'on ne regardât point ces ulcères comme purulens, on les pansoit cependant avec les adoucissans, tel que l'emplâtre *tetrapharmaque*, qu'on liquéfioit dans l'huile rosat, avec addition d'un peu d'encens. On faisoit sur-tout beaucoup de fomentations avec l'eau chaude. On avoit soin de tenir ces ulcères bien couverts, & de ne point les exposer au froid.

Quand ces ulcères avoient rongé le gland au point de le faire tomber, on emportoit le prépuce. Toutes les fois que le gland ou une portion de la verge étoit coupée, ou tomboit d'elle-même, on tenoit le prépuce relevé, de crainte qu'il ne contractât une telle adhérence avec l'ulcère, qu'on ne pût plus le renverser, ou qu'il bouchât même le méat urinaire.

Les chancres.   Si quelquefois il se formoit autour du gland des tubercules de l'espèce nommée *phyma*, (apparemment des poireaux) on les brûloit avec le cautère actuel ou potentiel, & après la chute de l'escarre, on répandoit dessus de l'écaille de cuivre en poudre, pour empêcher de nouvelles excroissances.

Chancres de la verge.   Celse observe que ces ulcères n'ont rien de la nature du chancre (*cancer*), qui peut succéder aux ulcères des autres parties, mais plutôt encore à ceux de la verge; sans doute à cause de sa spongiosité. Il dit que ce mal commence par une *noirceur*. Lorsqu'elle se manifestoit sur le prépuce, on introduisoit aussitôt une sonde entre le gland & le prépuce, qu'on divisoit avec l'instrument tranchant. On saisissoit ensuite avec des pinces, les bords de l'incision, & l'on emportoit tout ce qui étoit vicié, coupant même un peu dans le vif: après quoi l'on cautérisoit la plaie. Il est bon de faire remarquer en passant, que sur toutes les parties cautérisées, c'étoit toujours le cataplasme de farine de lentilles qu'on appliquoit.

Celse.

Lorsque le chancre attaquoit la verge même, on répandoit dessus quelques poudres caustiques, sur-tout celles qui étoient composées de chaux, de chalcitis, d'orpiment. Si le mal ne cédoit point aux caustiques, après avoir coupé jusqu'au vif tout ce qu'il y avoit de vicié, on appliquoit le cautère actuel. Dans la crainte où l'on étoit, lorsque l'escarre se durcissoit, que sa chute ne produisît une hémorragie, on obligeoit le malade à garder le lit, & à rester pour ainsi dire immobile, jusqu'à ce que la croûte se détachât doucement d'elle-même. Si quelque mouvement inconsidéré la faisant tomber ramenoit l'hémorragie, on appliquoit l'eau froide. Si elle étoit insuffisante, on avoit recours aux caustiques. S'ils étoient encore sans effet, on cautérisoit l'ulcère légèrement & avec précaution, en faisant éviter au malade tout ce qui pouvoit l'exposer au même danger.

Celse fait mention d'une autre espèce de gangrène, *(cancer)* nommée par les Grecs *phagedenique*, qui, comme l'ulcère précédent, exigeoit un prompt secours, & étoit traitée de la même manière.

Ulcère phagedenique de la verge.

Il ajoute qu'il s'élève quelquefois sur le gland une tumeur calleuse, presque dépourvue de sentiment, qu'il faut emporter. Si elle donnoit naissance au charbon, dès qu'il se déclaroit, après l'avoir fomenté avec quelque liqueur, on le brûloit avec les caustiques, particulièrement avec le chalcitis ou le verdet, ou avec la fiente de brebis broyée dans du miel. Le charbon tombé, on pansoit l'ulcère avec des médicamens liquides.

Charbon de la verge.

Quand on trouve autant de ressemblance entre les maladies

des parties génitales décrites par les Anciens, & celles qu'on attribue communément au vice vénérien, on est tenté de reculer l'origine de la vérole aux temps mêmes auxquels ces descriptions se rapportent. Aussi combien d'Auteurs ont prétendu que la maladie vénérienne n'étoit pas aussi récente qu'on le dit, & ne sont peut-être pas mal fondés!

<small>Paraphymosis naturel, ou défaut de prépuce.</small>

Quand par un vice de conformation naturel ou accidentel, le gland étoit découvert *(f)*, on étendoit la peau des environs du gland jusqu'à ce qu'elle le couvrît; puis on assujettissoit cette peau à l'extrémité du gland au moyen d'un fil. On incisoit circulairement la peau vers la partie supérieure de la verge, avec la précaution de n'offenser ni le conduit urinaire, ni les corps caverneux. Cela fait, on ramenoit doucement la peau vers la ligature, en laissant un vide circulaire à l'endroit de l'incision. On appliquoit de la charpie entre les lèvres de la plaie, pour y laisser croître des chairs qui remplissent cet intervalle, & permissent à la peau de prêter assez pour recouvrir le gland. On tenoit le prépuce toujours lié jusqu'à ce que la cicatrice fût formée, en observant de laisser une petite ouverture pour le passage de l'urine. Cette opération est tombée en désuétude, & ce n'est pas sans raison : on avoit beau alonger la peau au-delà du gland, on ne pouvoit jamais parvenir à lui donner la conformation qui est naturelle au prépuce. M. Petit l'a bien éprouvé : après avoir fait cette opération, avec les précautions *(g)* indiquées par Celse, il en conçut les plus belles espérances; mais elles s'évanouirent au bout de quelques jours. A mesure que la cicatrice se formoit, l'intervalle dénué de peau diminuoit : le prépuce factice s'étant gonflé, formoit un bourrelet qui ne prêtoit point à l'extension ; & enfin, l'endroit de l'incision resta comme étranglé par une cicatrice dure, de sorte que le remède devint pire que le mal même.

A ceux qui avoient été soumis à la circoncision, on

(f) Celf. *lib. VII, cap. xxv.*
(g) Œuvres posthumes, *tome II, page 473.*

détachoit circulairement la peau de la racine du gland avec le fcalpel : ce que Celfe prétend n'être pas fort douloureux, parce qu'avec la main, on peut faire remonter jufqu'à la racine de la verge la peau ainfi détachée, fans grande effufion de fang. Enfuite on retiroit cette peau par en-bas, jufqu'à ce qu'elle vînt recouvrir le gland. Après avoir fait fur la partie des fomentations avec l'eau froide, on l'entouroit d'un emplâtre propre à modérer l'inflammation. Les jours fuivans, on ne permettoit au malade aucun aliment, jufqu'à ce qu'il fe fentît, pour ainfi dire, défaillir d'inanition, dans la crainte que les nourritures n'excitaffent l'appétit vénérien. Lorfque l'inflammation étoit diffipée, on entouroit la verge d'une bande, depuis fa racine jufqu'à la couronne du gland. Le gland étoit circulairement recouvert d'un emplâtre, dont la matière médicamenteufe étoit tournée du côté du prépuce. Par ce moyen, la peau s'agglutinoit au corps de la verge, & celle qui recouvroit le gland fe cicatrifoit fans contracter d'adhérence avec lui.

Quoique cette opération fût encore plus douloureufe que la précédente, on voyoit fréquemment à Rome des Juifs, abandonnant la foi de leurs pères *(h)*, devenir tout-à-la-fois Idolâtres & Citoyens romains. C'étoit feulement troquer une difformité contre une autre : mais cette difformité fecondaire effaçoit les veftiges de leur origine ; & ç'en étoit affez pour déterminer des gens que leur religion excluoit des charges de l'Empire *(i)*, affujettiffoit à des impôts exceffifs, & dévouoit même au mépris public.

Une opération néceffaire & oppofée à cette dernière, c'eft de découvrir le gland, lorfqu'on ne peut parvenir à renverfer le prépuce. Celfe, avec les Grecs, appelle ce mal *phymofis*. Pour y remédier, on divifoit longitudinalement le prépuce, depuis fon extrémité jufqu'à fa bafe. Si la conftriction & la dureté du prépuce rendoient cette incifion

---

(h) Celf. *lib. VII, cap. XXV.*
(i) Sueton. in Domitian. vitâ, *cap. XII.* = Martial. *Epigram. LVI, lib. VI.*

insuffisante, on la faisoit triangulaire, de sorte que la pointe du triangle fût tournée du côté de la couronne du gland. On pansoit ensuite la plaie avec de la charpie & d'autres médicamens convenables. On faisoit rester le malade en repos, jusqu'à ce que la cicatrice fût bien formée, parce qu'on craignoit que l'exercice occasionnant des frottemens sur l'ulcère, ne le rendît sordide.

L'infibulation. Enfin une autre opération qui seroit aussi inutile aujourd'hui qu'elle l'étoit du temps de Celse, de son aveu même, c'est l'infibulation des jeunes gens, dont l'objet étoit de conserver leur voix, ou d'empêcher qu'ils détruisissent, par un usage prématuré, le germe de leur virilité. Après avoir étendu le prépuce, on marquoit avec de l'encre à droite & à gauche l'endroit qu'on avoit dessein de percer; puis on lâchoit le prépuce. Si les traces de l'encre se trouvoient vis-à-vis du gland, c'étoit une preuve que l'on avoit trop pris du prépuce, & l'on faisoit les marques plus loin. Si elles se trouvoient au-delà du gland, on perçoit en cet endroit le prépuce avec une aiguille enfilée d'un fil simple, qu'on agitoit tous les jours jusqu'à ce que le circuit de l'ouverture se cicatrisât. Pour lors on ôtoit le fil, & l'on passoit en place un anneau (k), qu'on estimoit d'autant plus convenable qu'il étoit plus léger.

Maladies des bourses & des testicules. Celse avance que la substance des testicules est d'une nature glanduleuse; qu'elle est dépourvue de sang & de sentiment; que si l'on y éprouve de la douleur, ce n'est que quand les membranes qui l'enveloppent ont été contuses ou enflammées.

(k) Il est clair que Celse par le mot *fibula*, entend ici un anneau. On peut voir dans les Auteurs latins, notamment dans le traité de Rhodius, *de Acia*, & dans plusieurs autres composés *ex professo* sur cette matière, combien d'acceptions différentes avoit ce mot chez les Romains. Fabrice d'Aquapendente montroit à ses Élèves cette espèce d'anneau ou de boucle, qu'il tenoit du cabinet d'un savant Italien, Jean-Vincent Pinelli: mais il ne nous en a pas laissé la description, qui ne seroit tout au plus qu'un objet de curiosité. L'amour, la passion la plus effrénée, comme la plus naturelle à l'homme, sera toujours plus ingénieuse pour éluder les obstacles de cette nature, qu'on ne le sera jamais à lui en opposer.

DE LA CHIRURGIE. Liv. IV. 479

C'eſt ce qu'il en a dit de plus vrai : l'idée fauſſe qu'on avoit alors ſur la ſtructure de ces enveloppes, répand beaucoup d'obſcurité dans ce qu'il dit du *varicocèle*. Cependant, comme il a été copié ſur ce point juſqu'à la fin du ſiècle dernier par d'habiles maîtres, nous avons cru devoir conſerver ce morceau tout entier.

Il appeloit *ramices* les varices des teſticules, que les Grecs nommoient *cirſocèle*. Il établit d'abord que les varices ſont quelquefois entortillées & comme amoncelées, au point de remplir toute la partie ſupérieure du ſcrotum ; que d'autres fois elles rampent ſur ſa ſurface, & tantôt ſur la ſeconde tunique ou ſur la troiſième, tantôt ſous cette dernière, autour du teſticule & du muſcle crémaſter.

Il prétend que les varices placées ſur la tunique moyenne & inférieure, quoique plus profondes, peuvent être ſenſibles, par la raiſon qu'en proportion du volume & de l'étendue des varices, il y a une tuméfaction plus ou moins grande, plus ou moins rénitente & remarquable, ſur-tout par les inégalités formées par les vaiſſeaux variqueux : il ſeroit à deſirer que cette maladie fût toujours auſſi facile à diſtinguer.

Quand les varices rampoient ſur la ſurface du ſcrotum, on les cautériſoit avec des fers ardens, minces & pointus, qu'on paſſoit ſur les vaiſſeaux variqueux, auxquels l'action du feu devoit être bornée *(1)*. On employoit particulièrement le cautère actuel ſur les varices entortillées par pelotons : enſuite on appliquoit la farine de lin délayée dans l'eau froide, en forme de cataplaſme, qu'on maintenoit par un bandage.

Le troiſième jour, on ſe ſervoit du cataplaſme fait avec la farine de lentilles & le miel. Après la chute des eſcarres, on détergeoit les ulcères avec du miel, on les incarnoit avec le ſuc de roſes, & l'on cicatriſoit avec la charpie sèche. Rien de plus méthodique que ces panſemens.

Si ces varices étoient ſur la tunique moyenne, on faiſoit

CELSE.

Varicocèle ou Cirſocèle.

---

(1) Celſ. *liv. VI, cap. VII.*

à l'aine une incision, on détachoit ces varices avec le bout du doigt ou avec le manche du scalpel. Dans l'endroit où elles étoient plus adhérentes, on en faisoit la ligature supérieurement & inférieurement, & l'on coupoit toute la portion variqueuse qui se trouvoit entre les deux ligatures. Le cirsocèle avoit-il son siége sur la troisième tunique ? après avoir tiré le testicule du scrotum, on enlevoit la seconde tunique. S'il n'y avoit que deux ou trois varices, le reste étant sain, on faisoit de même deux ligatures, on emportoit tout ce qui se trouvoit entr'elles, & l'on remettoit le testicule en place. Lorsqu'il y avoit des varices dans toute l'étendue de la tunique, on introduisoit dans l'incision le doigt indicateur, qu'on glissoit peu à peu sous les veines variqueuses; on les soulevoit jusqu'à ce que le testicule fût à la hauteur du testicule sain, puis on les tenoit fixées entre les lèvres de la plaie par le moyen de la suture *(fibula)*. Pour cet effet, on perçoit l'un des bords de la plaie avec une aiguille, qu'on passoit ensuite, non dans la veine même, de crainte d'hémorragie, mais dans la membrane subjacente, & de-là dans l'autre lèvre de la plaie. On ne faisoit que deux points de suture, après quoi l'on renfonçoit en-dedans avec le dos du scalpel les varices qu'on avoit tirées. L'inflammation dissipée & la plaie détergée, on coupoit les sutures. L'objet de cette pratique étoit de faire contracter adhérence aux varices avec les lèvres de la plaie.

La castration. Lorsque les varices étoient entre la première tunique & le testicule ou le cordon même, on ne voyoit d'autre ressource que la castration. On fondoit la nécessité de cette opération, moins sur le désagrément d'avoir un testicule pendant & douloureux, que sur l'inutilité dont il étoit alors pour la génération : car quant au danger de la maladie, on paroissoit peu s'en occuper. On commençoit par inciser les tégumens, & après avoir enlevé successivement toutes les tuniques propres du cordon, on lioit dans l'aine les veines & les artères spermatiques, qu'on coupoit au-dessous de la ligature.

Ainsi

Ainsi Celse, en dépouillant le cordon de ses enveloppes, pour ne comprendre que les vaisseaux dans la ligature, mettoit dans cette opération beaucoup plus de précaution que nous n'en mettons. Mais ne seroit-il pas possible que l'inobservation de ce précepte produisît ces inflammations & ces suppurations du cordon, qui font périr la plupart des malades auxquels on fait la castration? Les compressions que quelques-uns ont substituées à la ligature du cordon spermatique, pratiquée de tous les temps, n'est qu'un mal moindre que la ligature. Nous aurons plus d'une fois occasion de remarquer que l'art, loin d'avancer, a reculé sur certains points.

Celse.

Celse remarque qu'entre les tuniques il se forme aussi, mais rarement, des excroissances charnues, nommées d'après les Grecs, *sarcocèle*. Pour parvenir à les emporter, on faisoit l'incision au scrotum.

Le sarcocèle.

Il observe en parlant de l'inflammation des testicules, que si elle n'est promptement terminée, la douleur gagne les aines & même la région iliaque, les parties se tuméfient, le cordon se tend & se durcit. L'inflammation parvenue à ce point, il n'y voit plus de ressource, ni par les médicamens ni par l'opération. Surviennent alors des vomissemens de matières noires & verdâtres, une soif extrême, l'âpérité de la langue, souvent des déjections de matières âcres & bilieuses; le troisième jour enfin, le froid des extrémités, l'extension des bras indéterminément & sans cause, une sueur froide sur le front, sont, selon Celse, les symptômes qui terminent cette scène effrayante *(k)*.

Inflammation des testicules.

Une autre maladie qui survient dans le même endroit, c'est l'*hydrocèle* : nom que lui donnoient les Grecs. Les Romains la confondoient encore sous le nom générique de *hernie*. Celse s'est rapproché de la vérité en disant qu'il y en a de deux espèces *(l)*: mais elles ne sont distinguées que d'une manière confuse. Dans l'une, il dit que les eaux

L'hydrocèle.

(k) Celf. lib. VII, cap. XXIII.   *(l)* Idem, ibid. cap. XVIII.

s'amaſſent entre les tuniques, c'eſt-à-dire, comme je le conjecture, entre le teſticule & le *dartos* : ce ſeroit l'hydrocèle *par épanchement;* & que dans l'autre, c'eſt dans les *membranes* qui entourent les veines & les artères ſpermatiques, lorſqu'elles ſont devenues ſquirreuſes. Il paroît entendre par ces *membranes,* la tunique vaginale; ce qui reſſemble aſſez à notre hydrocèle *par infiltration.*

Il y a encore plus de confuſion dans les ſignes qui ſervent à diſtinguer ces eſpèces d'hydrocèle. On juge bien que les moyens curatifs doivent ſe reſſentir de cette obſcurité. Quoi qu'il en ſoit, il paroît qu'on viſoit toujours à la cure radicale. On ſoumettoit à l'opération les enfans, que l'expérience nous a appris à guérir par une voie beaucoup plus douce.

Pour les adultes, l'opération conſiſtoit à inciſer le ſcrotum à l'endroit où le fluide épanché faiſoit plus de ſaillie *(m).* Si c'étoit à l'aine qu'on eût fait l'inciſion, en ſoulevant les membranes on évacuoit l'eau. Lorſqu'on avoit fait l'inciſion au ſcrotum, & que l'eau s'y trouvoit épanchée, on l'évacuoit. Si elle étoit recelée ſous quelques membranes, on les inciſoit. Enſuite on faiſoit des injections avec une diſſolution de ſel ou de nitre dans l'eau. L'intention qu'on paroiſſoit avoir ici, eſt celle que nous nous propoſons par les ſpiritueux qui produiſent l'inflammation, d'où s'enſuit l'adhérence. Si le fluide étoit renfermé dans les enveloppes propres du cordon, on emportoit le kiſte comme dans le *cirſocèle.*

Rétention d'urine, & de la manière de ſonder.

Soit que les ſphincters de la veſſie ſe trouvaſſent affoiblis par la vieilleſſe, ſoit qu'une pierre, quelque grumeau de ſang, ou enfin, ce qui eſt encore plus ordinaire, qu'une inflammation légère s'oppoſât à la ſortie des urines, on en venoit à l'opération de la main pour en rétablir le cours. Les ſondes dont on ſe ſervoit étoient de cuivre. On en avoit communément trois pour les hommes; la plus longue étoit de quinze travers de doigt, la moyenne de douze, & la plus

(m) Celſ. *lib. VII, cap. XXI,* §. 2.

petite de neuf. Pour les femmes on n'en avoit que deux, dont l'une étoit de neuf travers de doigt & l'autre de six. Les fondes des femmes étoient un peu recourbées : mais celles des hommes l'étoient beaucoup, fans être ni trop épaiffes ni trop minces. Ainfi, au métal près, il paroît que les fondes des Romains ne différoient guère des nôtres. Pour fonder, on faifoit coucher le malade fur une table ou fur un lit, comme pour l'opération de la taille. Le Chirurgien fe plaçoit du côté droit; de la main gauche il faififfoit la verge, & de la droite il infinuoit la fonde dans l'urètre. Lorfqu'il étoit parvenu au col de la veffie, pour y entrer, il abaiffoit un peu la fonde avec la verge; & l'urine écoulée, il retiroit la fonde. Celfe remarque très-bien que cette opération eft quelquefois auffi néceffaire, mais plus facile chez les femmes que chez les hommes, parce qu'elles ont le canal de l'urètre & plus droit & plus court.

Lorfqu'une petite pierre s'étoit arrêtée vers la partie moyenne du canal de l'urètre, fi l'on ne pouvoit la tirer avec un *fpeculum* auriculaire, ou avec la tenette deftinée à l'opération de la taille, on faifoit une petite incifion le long de l'urètre, fur la pierre qu'on retiroit; & pour éviter que l'urine fût interceptée par l'incifion faite à l'urètre, avant de faire l'opération on étendoit au-delà du gland le prépuce, qu'on tenoit affujetti par une ligature avec un fil de lin : de forte qu'en déliant enfuite le prépuce, l'incifion de la peau ne fe trouvoit plus parallèle à celle de l'urètre. On a depuis négligé ce déplacement de la peau, foit qu'on ait craint les échimofes ou les infiltrations auxquelles il pourroit donner lieu.

Puifqu'il eft queftion de la pierre, il paroît à propos de placer ici l'opération qui fe pratiquoit pour la tirer de la veffie. Cette opération étant très-dangereufe, Celfe confeille de ne la point précipiter. Il prétend qu'on ne doit la faire ni en tout temps, ni à tout âge, ni dans tous les cas : mais feulement au printemps, aux enfans depuis neuf jufqu'à quatorze ans *(n)*, lorsque le mal est si violent qu'il ne cède à aucun autre remède, & qu'il met même en danger la vie du malade. « Ce n'est pas, dit très-bien l'Hippocrate latin, » qu'une opération téméraire ne réussisse quelquefois, mais » plus souvent encore cette témérité est malheureuse, sur-tout » dans ce cas, où l'on a des dangers à courir de plus d'une » espèce & en divers temps. »

Lors donc qu'on avoit résolu de tenter la dernière ressource (l'opération) on y préparoit sagement le malade quelques jours auparavant, en ne lui donnant que des alimens salubres, point glutineux, & l'eau pour toute boisson. Pendant ce temps, on avoit soin de le faire marcher pour déterminer la pierre à s'avancer au col de la vessie. Lorsqu'on s'étoit assuré, par le toucher, qu'elle y étoit, on faisoit jeûner l'enfant la veille, & le lendemain on lui faisoit l'opération dans un lieu chaud, de la manière suivante.

Un homme vigoureux & intelligent s'asseyoit sur un siége élevé. Sur ses genoux étoit placé l'enfant à la renverse, les talons rapprochés des fesses, & les mains passées sous les jarrets, de sorte que l'homme en se saisissant des mains du malade, pouvoit lui faire écarter les cuisses au gré de l'Opérateur.

Si le malade étoit trop fort pour pouvoir être assujetti & tenu par une seule personne, on faisoit asseoir sur deux siéges liés ensemble, deux hommes auxquels on lioit les cuisses du côté où ils se touchoient, afin qu'ils ne pussent s'écarter. On plaçoit de même l'enfant sur leurs genoux : l'un lui

---

(n) On sait que cette même opération a été pratiquée avec succès, dans des temps postérieurs à Celse, sur des sujets plus jeunes & sur des adultes, par Paul d'Égine, par Albucasis & par plusieurs autres : mais Heister, avec quelques critiques, a supposé un peu trop légèrement cet endroit falsifié. L'âge de neuf à quatorze ans, n'étoit apparemment qu'un préjugé que l'expérience & la raison ont détruit dans la suite. C'est tout ce qu'on peut dire de plus plausible, puisqu'aucun manuscrit ne dépose de la falsification du texte. D'ailleurs, c'étoit un temps d'élection qui pouvoit bien ne pas exclure les autres âges.

tenoit la cuisse droite & l'autre la gauche. Que le malade fût tenu par un homme ou par deux, ses épaules devoient être appuyées sur leur poitrine. De chaque côté on mettoit encore un homme fort, pour empêcher celui ou ceux qui tenoient l'enfant de chanceler. Avec toutes ces précautions, la peau se trouvoit bien tendue, sans rides, & la vessie resserrée dans un moindre espace, laissoit plus de facilité pour saisir la pierre. Cependant il faut convenir que cette position n'étoit ni commode ni sûre.

 Les choses ainsi disposées, l'Opérateur, les ongles coupés de près, introduisoit dans l'anus du malade, l'indicateur & le doigt du milieu de la main gauche, graissés d'huile, & appliquoit la main droite sur le bas-ventre, mais légèrement, de crainte que la pierre se trouvant comprimée entre les doigts des deux mains, ne blessât la vessie. « Il ne s'agit point ici, dit Celse, de se presser, comme dans la plupart des opérations. Il faut opérer avec la plus grande sûreté : car si l'on déchire la vessie, il survient des convulsions qui exposent la vie du malade. » C'est aux environs du col de la vessie qu'on commençoit à chercher la pierre : lorsqu'elle s'y trouvoit, on avoit moins de peine à la tirer. Aussi ne faisoit-on l'opération que quand on avoit des signes qu'elle y étoit. Si elle s'étoit recelée plus loin, on portoit par l'anus les doigts de la main gauche, le plus loin possible, & la main droite appliquée sur le ventre, suivoit la pierre postérieurement.

 Lorsqu'on avoit rencontré la pierre, on la suivoit avec d'autant plus de précaution qu'elle étoit plus petite & plus lisse, & qu'en la laissant échapper, on craignoit de fatiguer la vessie par de nouvelles recherches. On cherchoit donc à amener la pierre au col de la vessie & à l'y engager ; de manière que, si elle étoit oblongue, elle pût sortir suivant sa longueur ; & de travers, si elle étoit plane : qu'elle fût posée sur deux angles, si elle étoit quarrée; & qu'elle sortît par le bout le plus mince, si l'une de ses extrémités étoit plus grosse. Lorsqu'elle étoit ronde, on ne préféroit plus aucun fens, à moins qu'elle ne fût plus liſſe d'un bout que de l'autre : alors on deſiroit que le côté liſſe ſe préſentât le premier : ſpéculations très-difficiles à réduire en pratique.

Après avoir amené la pierre au col de la veſſie *(o)*, on faiſoit à la peau, près de l'anus, & juſqu'au col de la veſſie excluſivement, une inciſion ſemi-lunaire *, dont les angles étoient un peu tournés vers la cuiſſe, du même côté. Enſuite, en partant du premier angle, on faiſoit une *autre inciſion oblique (p)*, qui ouvroit le col de la veſſie, de manière que l'urine paſſoit par la plaie, dont l'étendue devoit excéder un peu celle de la pierre. Car Celſe prétend que ceux qui dans la crainte d'une fiſtule faiſoient une petite inciſion, s'expoſoient à l'accident même qu'ils vouloient éviter, & à de plus grands encore; parce que, ſi la pierre ne trouve pas une iſſue ſuffiſante, elle l'élargit dans les efforts que l'on fait pour la tirer : ce qu'il croit plus pernicieux encore, ſi la pierre eſt d'une figure irrégulière & pleine d'aſpérités, l'hémorragie & la convulſion étant alors fort à craindre. Ces craintes nous paroiſſent bien fondées, à l'hémorragie près, qui eſt beaucoup moins à redouter dans les plaies déchirées.

(o) Celſe dit : *Veſica in ipſo ſinu nervoſa & duplex, cervice plena atque carnoſa*, lib. IV, cap. I. Ainſi voilà diſtinctement le corps muſculeux & le ſac membraneux que nous connoiſſons. Il appeloit toute la partie charnue, le *col de la veſſie* : on ne conçoit pas comment le col de la veſſie proprement dit, pourroit admettre une pierre un peu volumineuſe ; c'étoit donc à la partie inférieure de la veſſie qu'il amenoit la pierre & qu'il inciſoit, & c'eſt encore l'endroit qu'on inciſe aujourd'hui dans le petit appareil.

* *Lunata*. Nous ne croyons pas qu'on doive entendre ce mot à la lettre.

(p) Altera tranſverſa plaga. Avicenne, Albucaſis, & pluſieurs autres Chirurgiens anciens s'expriment de la même manière. Fabrice d'Aquapendente, l'un des meilleurs commentateurs de Celſe, paſſe ſur la difficulté du mot *tranſverſa*, & copie Celſe comme les autres. Heiſter même (*de methodo Celſianâ*), par reſpect pour le texte de Celſe, ſe contente de remarquer que l'inciſion *tranſverſe* eſt rarement néceſſaire, & que le plus ſouvent une longitudinale ou oblique ſuffit. Pour nous, nous avouons de bonne foi que nous ne concevons pas un cas où l'inciſion *tranſverſe* puiſſe convenir. Robert Étienne dit *(Theſ. Ling. latin,) tranſverſus : quod in obliquum eſt.* Nous croyons au moins que c'eſt ainſi qu'il faut traduire ce mot dans Celſe preſque toutes les fois qu'il s'y rencontre, ſi l'on veut donner au texte un ſens raiſonnable. Paul d'Égine *(lib. IV, cap. XL)*, propoſe une inciſion oblique.

Si le malade échappe à ces derniers accidens, il n'évite pas, selon Celse, par le déchirement du col de la vessie, une fistule plus considérable qu'elle n'eût été, si l'on avoit fait une incision suffisante.

Quand la pierre étoit à découvert, sa forme déterminoit la manière de la tirer. Si elle étoit petite, on la faisoit avancer avec les doigts d'une main, puis on la retiroit avec ceux de l'autre. Avoit-elle plus de volume, on la tiroit en la saisissant en-dessus avec un crochet. Ce crochet étoit grêle à son extrémité, & recourbé sur sa largeur en forme de demi-cercle *(q)* : extérieurement il étoit lisse & poli ; le côté destiné à recevoir la pierre, étoit canelé & inégal. Ce crochet devoit être d'une certaine longueur, parce que trop court, il n'étoit pas aussi propre à remplir cét objet. Après l'avoir introduit, on l'inclinoit à droite & à gauche pour s'assurer qu'on avoit bien saisi la pierre : cette précaution paroissoit nécessaire pour éviter pendant l'extraction que la pierre n'échappât, ou qu'elle blessât les lèvres de la plaie en tombant dessus.

Dès qu'on avoit chargé la pierre, on faisoit presqu'en même temps trois mouvemens, deux sur les côtés & un en devant ; mais doucement, en sorte que la pierre fût un peu ramenée en avant. Ensuite on relevoit l'extrémité du crochet pour que la pierre, s'engageant davantage, fût attirée avec plus de facilité. Si l'on avoit peine à saisir la pierre en-dessus, on la prenoit sur le côté. Voilà le procédé qu'on suivoit dans les cas ordinaires.

Celse remarque qu'il en est d'autres qui exigent des détails particuliers. On ne voyoit pas de danger à tirer les pierres raboteuses & même hérissées de pointes, qui s'étoient cantonnées d'elles-mêmes au col de la vessie : mais quand elles en étoient éloignées, on en redoutoit autant la recherche que l'extraction, par la crainte des convulsions & de la mort

_____
(q) Ce crochet est gravé dans la planche XXVII, fig. 10 des *Instituts de Chirurgie* d'Heister.

même, dont étoient suivies les blessures que ces pierres pouvoient faire aux parois de ce viscère, sur-tout lorsqu'elles y étoient adhérentes par quelques pointes; parce qu'en les tirant, on produisoit des divulsions aux membranes. Il faut remarquer ici que par les recherches faites postérieurement sur les pierres adhérentes ou *chatonnées*, il paroît qu'elles ne peuvent être logées que dans ces portions de la vessie qui répondent aux insertions des uretères. Il n'est pourtant pas impossible qu'il s'en trouve dans les différens points de la vessie, comme il s'en rencontre dans les meninges, dans la faulx & la tente du cervelet, dans les ligamens larges, &c. mais alors elles seront de la nature de ces derniers, & conséquemment ce ne sera point des pierres urinaires.

On présumoit que la pierre étoit au col de la vessie, par la difficulté qu'avoit le malade à uriner. Les présomptions redoubloient quand l'urine étoit sanguinolente : mais ce n'étoit pas encore assez. On n'entreprenoit point l'opération qu'on ne se fût assuré de la présence de la pierre par le toucher. En conséquence on y portoit doucement les doigts par l'anus, pour ne point blesser la vessie en appuyant trop sur la pierre: ensuite on faisoit l'incision. La plupart se servoient d'un scalpel; mais *Mégès* croyoit cet instrument trop foible, par la raison que s'il se rencontroit quelques inégalités à la pierre, il ne coupoit que les chairs qui recouvroient les éminences, & laissoit intactes celles qui se trouvoient vis-à-vis des enfoncemens; ce qui mettoit dans la nécessité de recommencer l'incision. C'est pourquoi *Mégès* avoit imaginé un instrument droit, dont une extrémité étoit en forme d'*Y*-grec, & l'autre demi-circulaire & tranchante (r). Pour s'en servir, on passoit la tige de l'instrument entre l'indicateur & le doigt du milieu, & l'on appuyoit le pouce entre les branches. Ainsi la section des chairs & des éminences de la pierre, se faisoit en un temps telle qu'elle devoit être. Au reste, de quelque manière qu'on ouvrît le col de

---

(r) *Voyez* la figure de cet instrument dans la *Chirurgie françoise* de Dalechamp, *page* 263.

la vessie, Celse vouloit qu'on tirât doucement la pierre, sans faire aucune violence pour en venir plus promptement à bout.

CELSE.

Celse dit qu'on peut reconnoître si la pierre est sablonneuse avant l'opération, par les sables que charie l'urine; & pendant l'opération, par le peu de résistance qu'offre la pierre, ou par la facilité avec laquelle elle glisse sous les doigts qui l'assujettissent. L'urine apprend encore si la pierre est molle, friable, & composée de plusieurs autres petites pierres qui ne soient pas étroitement liées entr'elles, parce qu'alors elle entraîne avec elle de petites *écailles* ou du gravier. Celse conseille dans ce cas, d'amener toutes ces pierres vers le col de la vessie, par des mouvemens doux & alternatifs des doigts, tant pour ne point offenser la vessie que pour n'y laisser aucun de ces fragmens qui rendroient la cure longue & laborieuse. Toutes celles donc qu'on pouvoit découvrir dans l'opération, on avoit soin de les tirer avec les doigts ou avec le crochet. Cependant s'il n'en restoit qu'une petite, on aimoit mieux la laisser, à cause de la difficulté qu'on avoit à la trouver, & de la facilité qu'elle avoit à s'échapper après l'avoir trouvée. Car Celse remarque très-judicieusement que les longues recherches dans la vessie blessent ce viscère & y produisent des inflammations mortelles; qu'on a vu même des personnes, sans avoir été taillées, mourir pour leur avoir long-temps & inutilement fatigué la vessie avec les doigts. Une autre raison qu'il donne encore pour ne point persister dans ces recherches, c'est que quand la pierre est petite, pour l'ordinaire, l'urine l'entraîne avec elle par la plaie. Voilà déjà un aperçu de la taille en deux temps *(ſ)*.

Signes de la pierre sablonneuse.

La taille en deux temps.

(ſ) Albucasis & Cyprien ont eu la même idée que Celse. C'est peut-être d'après eux que Pierre *Franco*, célèbre lithotomiste du seizième siècle, dans son *Traité des hernies*, chap. XXXIII, & Covillard, habile Chirurgien de Montelimart, dans son Livre intitulé *Le Chirurgien Opérateur*, liv. II, §. 1, page 103, ont fait, dans certains cas, un précepte de cette pratique. Depuis ce temps elle étoit tombée dans l'oubli; on doit donc savoir gré à feu M. Houin,

La taille des femmes.

On faifoit la même opération aux femmes, mais avec des différences qu'il eſt à propos de détailler. On croyoit l'opération inutile lorſque la pierre étoit petite. On attendoit, comme il arrive ſouvent, qu'elle fût chaſſée par l'urine, ou qu'elle ſortît d'elle-même par l'urètre, qu'on ſavoit être chez les femmes plus court & plus lâche que chez les hommes. Quand la pierre étoit arrêtée dans l'endroit le plus étroit de l'urètre, on la tiroit avec un crochet : l'opération n'étoit cenſée indiſpenſable que quand la pierre étoit volumineuſe. Les filles étoient ſondées par l'anus avec les doigts, comme les hommes, & les femmes par le vagin. En conſéquence, on faiſoit aux filles l'inciſion ſur la gauche au bas de la grande lèvre, & aux femmes entre le canal de l'urètre & le pubis; mais toujours de manière que l'inciſion fût oblique. Celſe avertit qu'il n'y a point à s'effrayer quand l'hémorragie feroit un peu plus conſidérable chez les femmes que chez les hommes.

Panſement des taillés.

Lorſqu'on avoit tiré la pierre de la veſſie, ſi le malade étoit vigoureux, ſi l'opération n'avoit point été laborieuſe, on laiſſoit couler le ſang pour prévenir l'inflammation. On faiſoit même faire quelques pas au malade, afin que s'il étoit reſté dans la veſſie quelque caillot de ſang, il pût en ſortir. Si le ſang, après avoir coulé quelque temps, ne s'arrêtoit pas de lui-même, on l'arrêtoit pour ne point laiſſer perdre au malade toutes ſes forces ; ce qu'on faiſoit même auſſitôt l'opération finie, lorſqu'il étoit foible. Car l'hémorragie paſſoit avec raiſon pour un accident des plus redoutables, quand elle ne cédoit point aux remèdes. Pour cet effet, on faiſoit aſſeoir le malade dans un vaſe rempli de fort vinaigre, où l'on avoit diſſout un peu de ſel. Ce remède appaiſoit ordinairement l'hémorragie, & reſſerrant la veſſie tempéroit

---

Chirurgien de Dijon, qui a rappelé cette excellente pratique, de nous avoir déſigné, à l'aide de l'obſervation, la plupart des cas où il eſt important de la ſuivre. *Voyez* une *Diſſertation ſur la Taille en deux temps*, lûe le 8 janvier 1762, inſérée dans le premier volume des Mémoires de l'Académie de Dijon, *pages 95 & ſuiv.*

l'inflammation. S'il ne réussissoit pas, on appliquoit des ventouses aux aines, aux cuisses & sur le pubis : ressource bien inutile & bien illusoire quand la première avoit échoué.

Lorsque le sang avoit cessé de couler, ou qu'on l'avoit arrêté, on faisoit coucher le malade la tête basse & les reins un peu relevés ; on appliquoit sur la plaie un linge en deux ou trois doubles, trempé dans du vinaigre. Deux heures après, on mettoit le malade dans un demi-bain d'eau chaude, depuis les genoux jusqu'au nombril. On lui couvroit le reste du corps, les mains & les pieds, afin qu'il s'affoiblît moins & qu'il pût rester plus long-temps au bain. Cette pratique excellente, qui paroît n'avoir jamais été pratiquée en France, est renouvelée depuis long-temps en Angleterre. On ne mettoit point si souvent & l'on ne retenoit pas si long-temps au bain un enfant qu'un adolescent, un malade foible que celui qui avoit de la vigueur. La durée & la fréquence du bain étoient relatives en général à l'inflammation de la plaie & à l'état de la fibre plus ou moins serrée. On ne retiroit du bain le malade que quand il se sentoit affoiblir : ensuite on le frottoit avec de l'huile. Le bandage étoit une espèce de caleçon de laine douce, trempée dans l'huile tiède : il enveloppoit le pubis, les hanches, les aines & la plaie, sur laquelle on laissoit le linge qui la couvroit. De temps à autre on imbiboit d'huile tiède ce caleçon, pour que le froid ne gagnât point la vessie, & pour procurer du relâchement à toutes ces parties. Quelques-uns appliquoient des cataplasmes chauds : mais Celse les condamne comme propres à surcharger la vessie, à irriter la plaie, & comme plus nuisibles par leur poids qu'utiles par leur chaleur.

Le lendemain, si la respiration étoit difficile, si l'urine ne couloit point, s'il y avoit aux environs de la plaie, un gonflement prématuré, on jugeoit qu'il étoit resté du sang caillé dans la vessie. Avec l'indicateur & le doigt du milieu, introduit dans le fondement, on tâchoit, en agitant un peu la vessie, de diviser le caillot, afin qu'il sortît ensuite par la plaie. Pour l'atténuer & le dissoudre, on faisoit encore des injections avec du vinaigre, dans lequel on avoit fait diffoudre du nitre. On employoit ces remèdes dès le premier jour, fi l'on foupçonnoit quelque caillot, fur-tout lorfque la foibleffe du malade n'avoit pas permis qu'on le fît marcher.

On eftimoit l'opération heureufe, lorfque le malade repofoit, que la refpiration étoit égale, la langue humectée, la foif modique, le ventre mou, & qu'enfin la douleur & la fièvre étoient médiocres.

Après le cinquième & le feptième jour, terme ordinaire de l'inflammation, on fupprimoit le bain. On fe contentoit alors de faire refter le malade fur le dos, de fomenter la plaie avec de l'eau chaude, pour fondre & emporter les fels âcres que l'urine pouvoit y dépofer. On commençoit par les fuppuratifs, on paffoit de-là aux déterfifs, tel que le miel, qu'on adouciffoit dans certains cas avec l'huile rofat. L'emplâtre *ennéapharmaque* étoit réputé le meilleur *(1)*, en ce qu'il entroit dans fa compofition le fuif, le miel & la moëlle, fur-tout celle de veau, à laquelle on prêtoit gratuitement la vertu fpécifique de prévenir les fiftules. Sur l'ulcère, on n'appliquoit de charpie que ce qu'il en falloit pour contenir les médicamens : & dès que l'ulcère étoit détergé, on ne fe fervoit plus que de charpie sèche pour cicatrifer.

C'eft, felon Celfe, dans cet intervalle qu'il furvient des accidens multipliés, fi la cure n'eft pas heureufe. On tiroit un pronoftic fâcheux fi le malade avoit des infomnies, fi la refpiration étoit laborieufe, la langue aride, la foif ardente; fi le ventre étoit tendu, fi la plaie reftoit béante : fi l'urine, en paffant par la plaie, n'y excitoit pas de cuiffon : s'il fe détachoit de la plaie avant le troifième jour quelques fubftances livides; fi le malade ne répondoit rien ou ne répondoit que lentement aux queftions qu'on lui faifoit : fi la douleur

---

(1) Cet emplâtre étoit compofé de neuf drogues; favoir, la cire, le miel, le fuif, la réfine, la myrrhe, le fuc de rofes, la moëlle de cerf, de veau ou de bœuf, les matières excrétoires qui s'attachent à la laine des animaux, dans le pli des articles, & le beurre. Celf. *lib. V, cap. XIX, §. 10.*

étoit vive, la fièvre violente & foutenue au-delà du cinquième jour : fi le malade continuoit d'être dégoûté, s'il éprouvoit du foulagement à fe coucher fur le ventre. Des fignes qu'on trouvoit encore plus effrayans, c'étoient le vomiffement bilieux & les convulfions avant le neuvième jour. Lorfqu'on redoutoit l'inflammation, l'abftinence, un ufage modéré d'alimens fains & légers, les fomentations & les remèdes ci-devant prefcrits, étoient ce qu'on croyoit de mieux pour la prévenir ou la combattre.

Ce n'étoit là que des préfages de la gangrène; voici quels en étoient les fignes. Il fortoit par la plaie & par la verge, une fanie putride, accompagnée d'une matière femblable à du fang caillé, & de petites caroncules, en manière de petits flocons de laine : les lèvres de la plaie étoient sèches: on reffentoit des douleurs aux aines : la fièvre étoit continue avec des redoublemens vers le foir : il y avoit des friffons irréguliers. Alors on examinoit de quel côté fe portoit la gangrène. Si c'étoit du côté de la verge, l'endroit étoit dur, rouge, douloureux au tact, & les tefticules étoient tuméfiés. Étoit-ce vers la veffie? il y avoit douleur à l'anus, tuméfaction aux hanches, difficulté d'étendre les cuiffes. Si la gangrène gagnoit des deux côtés, ces accidens étoient réunis, mais moins graves.

La maladie une fois connue, on commençoit à faire prendre au malade une pofition favorable. Elle confiftoit à tenir plus élevée la partie où tendoit le mal. Si c'étoit du côté de la verge, le malade devoit être couché fur le dos : fur le ventre, fi c'étoit vers la veffie, & fur le côté fain quand il occupoit l'un des deux côtés. On mettoit le malade au bain dans une décoction de marrube, de cyprès ou de myrthe. Avec la même liqueur on faifoit des injections dans la veffie. On appliquoit des cataplafmes de farine de lentilles & d'écorce de grenade, ou de feuilles de ronces & d'olivier, cuites dans le vin. Si l'on employoit des remèdes en poudre, on les fouffloit dans la veffie avec un tuyau de rofeau à écrire.

CELSE.

Gangrène après l'opération de la taille.

Lorsque la gangrène commençoit à se borner, on détergeoit l'ulcère avec du vin miellé. On rejetoit tous les cérats comme trop relâchans & propres à augmenter le mal. On préféroit le plomb lavé dans le vin, dont on faisoit des linimens, & qu'on appliquoit ensuite en forme d'emplâtre. Celse prétend qu'on peut guérir avec ces remèdes; mais il avertit en même temps que, si la gangrène a gagné le corps de la vessie, l'estomac se trouvant affecté par sympathie, rejette les alimens ou les garde sans les digérer; de sorte que la nutrition cessant, l'ulcère ne peut se déterger ni s'incarner, d'où suit une mort inévitable.

Quoique dans cet état la maladie fût regardée comme incurable, les premiers jours on ne permettoit au malade que des alimens humectans. Lorsque l'ulcère étoit détergé, on faisoit usage d'alimens un peu plus forts, évitant toujours les légumes & les salines. La boisson étoit l'eau prise modérément, par la raison qu'en buvant peu la plaie s'enflamme, l'insomnie survient, les forces diminuent, & qu'en buvant trop, la vessie se remplit, se distend & s'irrite. Si le ventre devenoit paresseux, on donnoit des lavemens avec une décoction de fenu-grec ou de mauve. La même décoction mêlée avec de l'huile, étoit injectée par la plaie, lorsque l'urine en irritoit les bords ou en empêchoit la détersion; car Celse remarque que dans le commencement, l'urine s'écoule presque toujours par la plaie : mais que dès qu'elle tend à se fermer, l'urine sort en partie par l'urètre, en partie par la plaie, jusqu'à consolidation, dont le terme étoit de trois mois, d'autres fois de six & quelquefois d'un an.

Lorsque les lèvres de la plaie s'agglutinoient avant que la vessie fût tout-à-fait nette, & que la douleur & l'inflammation renaissoient, on décolloit les lèvres de la plaie avec la sonde pour laisser un libre cours aux matières, auxquelles on attribuoit le retour des accidens. Lorsque la vessie étoit bien nettoyée, que l'urine étoit depuis quelque temps dans son état naturel, on appliquoit les cicatrisans, & l'on tenoit les cuisses du malade étendues & bien rapprochées.

Si les accidens dont on a parlé faifoient craindre qu'il ne reftât une fiftule, pour la fermer plus facilement ou du moins la rétrécir le plus qu'il étoit poffible, on introduifoit une canule de plomb dans l'anus, fans doute pour rapprocher la paroi antérieure du rectum de la fiftule avec laquelle elle devoit contracter adhérence, pour fervir d'obturateur; on étendoit les cuiffes qu'on lioit enfemble jufqu'à ce qu'il fe fût formé une cicatrice telle qu'on l'auroit pu obtenir de la future.

Voilà la méthode de tailler qu'ont fuivie les Anciens depuis & même avant Hippocrate, jufqu'au feizième fiècle. Elle a été nommée, à caufe du peu d'inftrumens qu'elle exige, le *petit appareil*. Celfe eft le premier de ceux dont les écrits nous reftent, qui l'ait décrite. Sa defcription eft celle des Anciens qui offre le plus de détails; c'eft dommage que le procédé opératoire foit un peu obfcur. Heifter trop attaché à fes opinions, quelles qu'elles fuffent, pour n'être pas paffionné dans la critique, avoit adopté cette méthode; il l'a préconifée dans fes *Inftituts de Chirurgie* & dans une thèfe particulière, inférée dans la Collection du célèbre M. de Haller. On ne fauroit difconvenir que cette méthode ne foit la mère de toutes les autres: mais il faut être enthoufiafte ou de mauvaife foi, pour nier qu'elle n'ait des filles qui valent mieux qu'elle.

Celfe, après avoir parlé de quelques maladies communes aux deux fexes, en expofe une particulière aux femmes, c'eft la cohérence des bords du vagin, au point d'empêcher l'approche de l'homme *(u)*. Hippocrate l'a décrite dans le premier Livre des maladies des femmes: mais il n'en donne pas le procédé curatif. Celfe l'attribue à un vice de conformation naturelle, ou à une ulcération qui a permis aux parois de fe coller. Il confidère l'obturation caufée par une membrane, comme un vice de naiffance, & celle qui eft formée par une fubftance charnue, comme la fuite d'un ulcère. Si

Cohérence des bords de l'orifice du vagin.

(u) Lib. VII, cap. XXVIII.

c'étoit une membrane, on faisoit deux incisions en forme d'*X*, avec l'attention de ne point endommager le canal de l'urètre; puis on détachoit la membrane de toute sa circonférence. Si c'étoit une substance charnue, après avoir fait une incision longitudinale, on la saisissoit avec des tenettes ou avec un crochet, & l'on emportoit les bords avec le scalpel. On introduisoit dans la plaie une longue tente de charpie trempée dans le vinaigre, par-dessus on appliquoit de la laine récente imbibée de la même liqueur, & le tout étoit maintenu par le bandage. On ne levoit l'appareil que le troisième jour. Quand l'ulcère commençoit à se cicatriser, on portoit dans le vagin une tente de plomb, enduite de quelque médicament convenable.

Manière de tirer l'enfant mort de la matrice.

Il s'agit maintenant d'exposer, avec Celse, comment on terminoit l'accouchement où l'enfant se présentoit mort *(x)*. Après avoir fait coucher la femme à la renverse en travers sur un lit, les cuisses relevées, on portoit dans la matrice le doigt indicateur graissé d'huile, & lorsque la matrice venoit à se contracter, on n'alloit pas plus avant, jusqu'à ce que l'intervalle d'une douleur permît d'y introduire successivement les autres doigts, & enfin toute la main. Il y avoit même des cas où l'on introduisoit les deux mains, ce qui ne se conçoit pas aisément. Celse observe très-bien qu'en portant la main dans la matrice, on reconnoît aussitôt si l'enfant présente la tête ou les pieds, ou s'il est en travers. Comme on savoit que dans cette dernière situation la main ou le pied n'étoient pas fort éloignés de l'orifice de la matrice, on cherchoit à retourner l'enfant de façon qu'il se présentât par la tête ou par les pieds. Ainsi l'on avoit déjà reconnu qu'après la tête, les pieds offroient la situation la plus naturelle & la plus avantageuse pour l'accouchement : c'est toujours un très-grand pas qu'avoit fait l'Art depuis Hippocrate.

Lorsque l'enfant présentoit un bras, on tâchoit de l'amener par la tête : si c'étoit un pied, on cherchoit l'autre. Dans ce

---

(x) Lib. *VII*, cap. XXIX.

dernier cas, on ne jugeoit pas l'accouchement difficile, même par le seul secours de la main. Quand on étoit parvenu à avoir la tête, on enfonçoit dans l'orbite, ou dans la bouche, ou dans l'oreille, quelquefois aussi dans le front, un crochet bien lisse dont le bec fût court. Celse avertit que, si l'on tire pendant que l'orifice de la matrice se resserre, le crochet peut séparer du reste du corps la partie qu'il embrasse, tomber sur l'orifice de la matrice, occasionner des convulsions & mettre la vie de la mère dans le plus imminent danger. En conséquence, il ordonne de tirer l'enfant peu-à-peu, en n'agissant que dans les momens de relâche, & sans violence. Tandis que l'Opérateur tiroit l'instrument de la main droite, la gauche étoit employée à diriger le crochet & l'enfant.

Si l'on ne pouvoit redresser l'enfant situé de travers, on lui enfonçoit un crochet sous l'aisselle, & on le tiroit peu à peu. Comme alors la tête se portoit en arrière, on la séparoit du tronc pour extraire ces deux parties l'une après l'autre. On se servoit pour cela d'un crochet semblable au premier, sinon que toute sa courbure interne étoit tranchante. On tiroit d'abord la tête, parce qu'en commençant par le tronc, qui étoit la partie la plus volumineuse, on croyoit ne pouvoir extraire la tête qu'avec un extrême danger. Cependant si l'on étoit réduit à finir par la tête, après avoir étendu sur le ventre de la femme un linge plié en double, un homme vigoureux & intelligent, placé au côté gauche de la femme, appliquoit sur son ventre les deux mains posées l'une sur l'autre, & poussoit ainsi vers l'orifice de la matrice, la tête que le Chirurgien tiroit avec le crochet en la manière prescrite. Quoique ce procédé fût très-contraire à la Nature, on ne sauroit disconvenir qu'en général le manuel des accouchemens laborieux, tel que le décrit Celse, ne soit plus rationnel & plus méthodique que celui d'Hippocrate, malgré la rareté des cas où les hommes étoient employés à cette importante fonction de la maternité.

Revenons aux maladies communes aux deux sexes. Quand

Maladies de l'anus.

Les Rhagades.

la peau se fendoit en plusieurs endroits autour de l'anus *(y)*, les Romains d'après les Grecs appeloient ces crevasses, *rhagades*. Si elles étoient récentes, on faisoit prendre du repos au malade, & l'on exposoit la partie à la vapeur de l'eau chaude. On faisoit encore cuire deux œufs de pigeon dont on ôtoit la coquille, & tandis qu'on laissoit l'un dans l'eau chaude, on tenoit l'autre tout chaud sur les crevasses, de manière qu'on pût se servir quelque temps de ces deux œufs l'un après l'autre. Ensuite on faisoit sur ces crevasses un liniment avec l'emplâtre *tetrapharmaque (z)* ou *rhypode*, dissout dans l'huile rosat, ou quelque médicament semblable.

Si les *rhagades* étoient tout-à-fait extérieures & n'intéressoient que la peau, on appliquoit dessus de la charpie trempée dans le même liniment; lorsqu'elles ne cédoient point à ces remèdes, on avoit recours à l'opération. S'il y avoit des *rhagades* qui par vétusté fussent devenues dures & calleuses *(a)*, on entretenoit la liberté du ventre & l'on y appliquoit une éponge imbibée d'eau chaude, pour les ramollir & les faire sortir au dehors; ensuite on les coupoit & l'on renouveloit les ulcères : puis, après avoir couvert la plaie de charpie & d'un linge enduit de miel, on remplissoit de laine l'intervalle des fesses, & le tout étoit maintenu par

Abcès à la marge de l'anus.

le bandage. S'il survenoit une inflammation qui se terminât par suppuration, on donnoit issue au pus aussitôt qu'il étoit formé, pour l'empêcher de gagner l'anus. On se gardoit bien cependant d'ouvrir l'abcès avant sa maturité, dans la crainte d'augmenter l'inflammation & de produire une suppuration plus abondante.

Le condylome.

Le condylome est un tubercule de l'anus qui vient à la suite de l'inflammation, selon Celse *(b)*. Le traitement étoit à peu-près le même que celui des rhagades. Quand le

---

(y) Celſ. *lib. VI, cap. XVIII.*

(z) Cet emplâtre étoit composé de parties égales de cire, de poix, de résine, de suif de taureau ou de veau. Il étoit considéré comme un excellent suppuratif. Celſ. *lib. V, cap. XIX, ſ. 9.*

(a) Idem, *lib. VII, cap. XXX.*

(b) Idem, *lib. VI, cap. XVIII, ſ..*

condylome étoit ancien, fort dur, & qu'il ne cédoit point aux remèdes ordinaires, on le confumoit avec un cauftique compofé de deux parties de verdet, de quatre de myrrhe, de huit de gomme, de douze d'encens; & d'antimoine, d'opium, de fuc d'acacia, de chacun feize parties. Quelques-uns fe fervoient de cette compofition pour renouveler les ulcères dont on vient de parler. Si ce cauftique ne détruifoit pas le condylome, on en employoit de plus actifs. Quelquefois auffi, lorfqu'il étoit devenu dur, après avoir commencé par lâcher le ventre *(c)*, on faififfoit avec des pinces la tumeur, qu'on coupoit à fa bafe. S'il fe formoit quelque excroiffance, on la confumoit avec l'écaille d'airain.

CELSE.

Celfe décrit une troifième maladie de l'anus, dans laquelle il dit que *les embouchures des veines fe tuméfient en manière de petite tête & rendent du fang (d)*. Ce font les *hémorroïdes*. Il affimile cette évacuation à celle qui fe fait chez les femmes, *par les veines fituées à l'orifice de la matrice.* Il obferve judicieufement qu'il y a du danger à arrêter le flux hémorroïdal aux perfonnes qui n'en font point affoiblies, & que c'eft pour eux une évacuation falutaire, non une maladie. Il ajoute, à l'appui de cette affertion, qu'on a vu des perfonnes auxquelles on avoit fait difparoître ces tumeurs, lors même qu'elles ne fluoient pas, tomber dans les maladies les plus graves, par le reflux de l'humeur qui fe jetoit ou fur la poitrine, ou fur les vifcères du bas-ventre.

Les hémorroïdes.

Quand les hémorroïdes étoient cenfées nuifibles, on expofoit la partie malade à la vapeur de plantes aftringentes; enfuite on appliquoit un cataplafme d'écorce de grenade, pilée avec les feuilles sèches de rofes ou quelqu'autre topique femblable. Lorfque ces tumeurs s'enflammoient, ce qui arrive quelquefois, fur-tout par le féjour de certaines matières retenues dans les inteftins, on faifoit un bain local avec l'eau tiède, on fe fervoit d'œufs durcis comme pour les *rhagades*, & l'on appliquoit une efpèce de cataplafme compofé de

---

(c) Celf. *lib. VII, cap. XXXI, §. 2.* | *(d)* Idem, *lib. VI, cap. XVIII, §. 9.*

jaune d'œuf & de feuilles de roses hâchées & bouillies dans le vin de raisins secs. Si les hémorroïdes étoient internes, on y portoit ce liniment avec le doigt; quand ces remèdes ne réussissoient pas, on en venoit aux caustiques.

Sur les hémorroïdes anciennes, on appliquoit, selon la pratique du Médecin Denis, ou plutôt, selon celle d'Hippocrate *(e)*, la poudre de sandaraque, & ensuite un mélange d'écaille d'airain & d'orpiment, de chacun cinq parties, & de chaux vive huit parties. Le lendemain on piquoit les tumeurs hémorroïdales avec une aiguille, apparemment afin de s'assurer si elles étoient tout-à-fait mortifiées. Toutes les fois qu'on avoit arrêté le flux hémorroïdal, pour écarter le danger qu'il y avoit à courir, on atténuoit les humeurs par beaucoup d'exercice; de temps à autre on tiroit du sang au bras, ainsi qu'il se pratiquoit chez les femmes dans les suppressions de règles.

On se déterminoit à extirper les hémorroïdes, quand le sang qui s'en écouloit étoit mêlé de sanie *(f)*. On commençoit par un lavement irritant, pour faire saillir davantage les tumeurs hémorroïdales. Si elles étoient petites & minces, on en faisoit la ligature avec un fil de lin, un peu au-dessous de leur base, puis on les recouvroit d'une éponge imbibée d'eau chaude, jusqu'à ce qu'elles devinssent livides. Ensuite on les ulcéroit au-dessus de la ligature avec l'ongle ou avec le scalpel. Celse avertit que, si l'on n'a point cette attention, il survient des douleurs très-vives, & souvent même une difficulté d'uriner. Lorsque la tumeur étoit plus considérable & la base plus large, après l'avoir saisie avec un ou deux petits crochets, on la coupoit un peu au-dessus de la base, pour laisser peu de la tumeur & ne rien emporter de l'anus. A cet effet, il falloit tirer modérément les crochets. On perçoit avec une aiguille enfilée d'un fil double la tumeur au-dessous de l'incision, pour en faire la ligature en sens contraire, comme dans le *staphylome*. S'il y avoit deux ou

---

(e) De Hemorroïdib. | *(f)* Cels. *lib. VII, cap. XXXI. §. 3.*

trois tumeurs, on commençoit par la plus enfoncée. S'il y en avoit davantage, on ne les emportoit pas toutes à la fois, afin que l'anus ne se trouvât point environné de tant de cicatrices foibles & récentes. S'il couloit du sang, on l'étanchoit avec une éponge, & l'on appliquoit ensuite de la charpie. On faisoit aux aines, aux cuisses & aux environs de la partie ulcérée, un liniment avec le cérat. On remplissoit l'intervalle des fesses avec un cataplasme de farine d'orge chaud, & le tout étoit maintenu par le bandage. Le lendemain le malade prenoit un bain d'eau tiède, & l'on réitéroit le même cataplasme. Le liniment étoit aussi répété deux fois le jour. Au bout de cinq à six jours, on relevoit l'appareil, & si ces tumeurs ne tomboient point en même temps, on les détachoit avec le doigt.

Avant que de passer à un autre sujet, nous croyons devoir rapporter ici quelques procédés ingénieux d'Hippocrate dans la cure de cette maladie. Il falloit être muni de sept à huit fers un peu épais *(g)*, de la longueur d'une palme, dont l'extrémité fût recourbée, & de la largeur d'une obole. Après avoir purgé le malade la veille de l'opération, on le faisoit coucher à la renverse, un coussin sous les lombes, & l'on faisoit sortir avec les doigts les hémorroïdes le plus qu'on pouvoit. Alors on approchoit à un certain degré & successivement les fers ardens dont on a parlé, au point de dessécher toutes les tumeurs sans que l'action du feu irritât la partie & produisît une sensation désagréable au malade. Par l'action du feu, modifiée de cette manière, on n'obtenoit pas seulement le desséchement des tumeurs ; mais on atténuoit encore les humeurs qui croupissoient dans la partie, en la fortifiant.

Pendant l'opération, on tenoit les mains & la tête du malade pour empêcher ses mouvemens. On le faisoit crier pour faire saillir en même temps le fondement & les hémorroïdes. Les cinq à six premiers jours, Hippocrate

CELSE.

Procédés chirurgicaux d'Hippocrate dans la cure des hémorroïdes.

_____

(g) Hippocrat. *de Hemorroïdib.*

appliquoit fur ces tubercules ainfi defféchés, un cataplafme de lentilles & d'orobe cuits dans l'eau. Le feptième jour, il étendoit de l'éponge douce, coupée par petits morceaux, fur le mal & aux environs, par-deffus un linge fin, bien liffe, enduit de miel, & à l'aide du doigt indicateur de la main gauche, il faifoit entrer le plus qu'il pouvoit dans l'anus l'éponge avec le linge. Pour affujettir le fondement, il rempliffoit la cavité avec de la laine, & maintenoit le tout par un bandage l'efpace de vingt jours. On ne donnoit au malade que des nourritures légères deux fois le jour, & de l'eau pour toute boiffon. Si le malade avoit le ventre pareffeux, on lui donnoit un lavement d'eau chaude tous les trois jours. Ce moyen curatif, au moins quant à l'ufage du feu, eft très-convenable dans les hémorroïdes indolentes ou peu enflammées. Nous le croyons tellement applicable à plufieurs autres maladies chirurgicales, que nous doutons que dans bien des cas il puiffe être suppléé par aucun autre remède. Pour ce qui eft des hémorroïdes plus profondes, Hippocrate, après s'être bien affuré de leur fiége, introduifoit dans l'anus fur la tumeur, un petit rofeau, à travers lequel il paffoit un fer chaud qu'il retiroit fouvent, afin que le rectum pût en foutenir la chaleur fans être affecté.

Chute de la matrice & du fondement. Dans la chute de la matrice & du fondement, Celfe examinoit d'abord fi la partie déplacée étoit sèche ou humide (h). Dans le premier cas, on faifoit baigner la partie malade dans l'eau fimple ou marinée, ou dans une décoction de verveine ou de grenade : dans le fecond, on lavoit la partie avec du vin auftère, & l'on appliquoit deffus de la lie de vin brûlée. Après l'un ou l'autre de ces remèdes, on réduifoit la partie ; on appliquoit du plantin pilé ou des feuilles de fauge dans du vinaigre : on recouvroit le tout de linge ou de laine, qui étoient contenus par le bandage, obfervant de faire tenir les jambes croifées l'une fur l'autre.

(h) Celf. lib. VI, cap. XVIII, §. 10.

Ainsi l'on voit que l'Art avoit déjà fait des progrès sur ce point depuis Hippocrate.

Il survient encore à l'anus & à la matrice, selon la remarque de Celse, un ulcère semblable à un champignon. En hiver, on faisoit des fomentations avec l'eau tiède, & en été, avec l'eau froide. On saupoudroit ensuite la fongosité d'écaille de cuivre, de suie & de chaux mêlés ensemble. Si ce cauftique ou d'autres plus forts ne consumoient point la tumeur, on se servoit du cautère actuel.

Celse passe ensuite aux varices des cuisses & des jambes, dont la curation est à peu-près la même que dans les autres parties du corps *(i)*. Il pose cet axiome : que, *toute veine nuisible se confume par le cautère actuel, ou se retranche par le moyen du scalpel*. Si la varice étoit droite, oblique, mais simple & médiocre, on préféroit le cautère actuel; & l'instrument tranchant, lorsqu'elle étoit courbe & formant divers circuits qui s'entrelassoient. Si l'on se proposoit de cautériser, on commençoit d'abord à les découvrir par une incision à la peau; puis on passoit légèrement dessus un fer rouge, grêle & obtus : & pour ne point brûler les bords de l'incision, on les tenoit écartés avec de petits crochets. On cautérisoit ainsi chaque varice par intervalles de quatre travers de doigt.

Pour couper les varices, on incisoit aussi la peau & l'on écartoit les lèvres de l'incision; puis on dégageoit avec le scalpel la varice des parties ambiantes, avec l'attention de ne point la piquer. On passoit dessous, aux mêmes distances que pour l'ustion, un crochet mousse, qu'on soulevoit chaque fois qu'on vouloit reconnoître la direction du vaisseau variqueux. On faisoit la même opération à chacune des varices, & après avoir rapproché les lèvres de la plaie, on appliquoit par-dessus un emplâtre glutinatif.

Par les détails que Celse nous a laissés sur cette maladie, il paroît qu'elle étoit beaucoup plus commune à Rome que chez nous. Pline nous apprend que Marius, qui avoit été

(i) Celf. *lib. VII, cap.* xxxi.

sept fois Conful, fouffrit fans s'affeoir qu'on lui coupât des varices aux jambes *(k)*, ce qu'il regarde comme un acte d'héroïfme : mais Plutarque rapporte que ce grand homme, après avoir enduré avec fermeté l'opération à une jambe, ne voulut pas qu'on entreprît l'autre *(l)*, difant que le remède étoit plus infupportable que le mal même.

Ulcères des doigts.

Pour guérir les vieux ulcères des doigts, on fe fervoit de fuc de lycium ou de lie d'huile cuite, mêlée avec du vin.

Pterygion, vulgairement tourniole.

Dans les ulcères des doigts, appelés par les Grecs *pterygion*, Celfe remarque que fouvent il s'élève autour de l'ongle une excroiffance charnue, qui caufe beaucoup de douleur. Pour cet effet, on faifoit fondre de l'alun rond de Melos dans l'eau jufqu'à ce qu'il acquît la confiftance de miel : on y ajoutoit autant de miel que d'alun, & l'on agitoit le tout avec une fpatule, jufqu'à ce que le mélange fût de couleur de fafran. On en frottoit le *pterygion*.

Si ce remède ne rongeoit pas l'excroiffance, on la coupoit. On tenoit enfuite le doigt dans une décoction de verveine, puis on y appliquoit quelque remède rongeant. Le troifième jour on développoit le doigt; on emportoit tout ce qui étoit defféché, & l'on réitéroit le même panfement. Si le mal réfiftoit à ces remèdes, on appliquoit le feu avec de petits fers.

Courbure des doigts.

Lorfqu'aux ulcères des doigts il s'étoit formé des cicatrices qui les tenoient courbés, on effayoit d'abord des cataplafmes émolliens. S'ils étoient fans effet, ce qui eft ordinaire quand la cicatrice eft ancienne, on examinoit fi le mal venoit des tendons ou de la peau feulement : dans le premier cas, on tenoit le mal pour incurable ; mais fi la peau feule faifoit l'obftacle, on emportoit toute la cicatrice & l'on en formoit une nouvelle en tenant le doigt redreffé.

Cohérence des doigts.

Quand les doigts tenoient enfemble par un vice de naiffance ou par une ulcération qui leur étoit commune, on les féparoit avec le fcalpel, après quoi on les enveloppoit

---

(k) Hift. Nat. lib. XI, cap. XLV. | *(l) In vitâ Marii.*

féparément

séparément avec un emplâtre defficatif, jufqu'à la parfaite confolidation.

Celfe rapporte toutes les affections contre nature dont les os font fufceptibles, à la carie, à la fiffure, à la fracture, à la perforation, à la contufion & à la luxation *(m)*. Il dit que dès qu'un os eft vicié, il devient d'abord fpongieux par le croupiffement des fucs, puis noir & carié, fuite ordinaire des ulcères ou des fiftules rébelles, invétérées, ou des ulcères gangreneux. La première indication qu'on croyoit devoir remplir, étoit de découvrir l'os en emportant l'ulcère. Si la carie s'étendoit au-delà de l'ulcération, on incifoit les chairs jufqu'à ce qu'on fût parvenu à la partie faine de l'os. Enfuite on appliquoit le cautère actuel une ou deux fois fur l'endroit qui paroiffoit gras & fpongieux, ou bien on le ruginoit jufqu'à ce qu'il en fortît un peu de fang, ce qui étoit un figne qu'on étoit arrivé à la partie faine; car on le jugeoit néceffairement vicié quand il étoit aride & fec. Si c'étoit un cartilage qui fût affecté, on fuivoit le même procédé; puis on faupoudroit de nitre bien broyé l'os ou le cartilage ainfi ratiffé. La carie fuperficielle étoit traitée de la même manière. Lorfqu'elle étoit profonde, on tenoit un peu plus long-temps le cautère actuel fur l'os, ou on le ratiffoit davantage & hardiment, afin d'avoir plutôt fini : on ne s'arrêtoit que lorfqu'on trouvoit l'os blanc & folide ; ce qui montroit manifeftement que l'on étoit arrivé au terme de la carie. Car quoique Celfe ait dit plus haut qu'il s'échappoit un peu de fang de la partie faine de l'os, il remarque que ce figne eft douteux fi la noirceur & la carie s'étendent profondément; mais que l'exiftence & la profondeur de la carie font démontrées par la facilité qu'on éprouve à faire entrer un ftylet plus ou moins avant dans fa fubftance. Il ajoute qu'on peut en juger encore par la douleur ou par la fièvre, en ce que ces accidens font en raifon de l'étendue de la carie. Un moyen plus fûr encore

CELSE.

Maladies des os.

De la carie en général.

___
(m) Celfe, *lib. VIII, cap. II.*

que les précédens pour connoître la profondeur de la carie, est, selon Celse, la tarière, parce que la sciure cesse d'être noire dès qu'on atteint la partie saine de l'os. Lorsque la carie étoit profonde, on multiplioit les trous de la tarière, qu'on portoit toujours jusqu'au fond de la carie. On introduisoit ensuite dans ces différentes ouvertures, des cautères actuels, jusqu'à ce que l'os fût totalement desséché; par ce moyen la partie viciée se séparoit de celle qui étoit saine, & la cavité se remplissoit de nouvelle substance.

Si la noirceur ou la carie existoit dans toute l'épaisseur de l'os, on emportoit toute la partie viciée. Si la partie subjacente étoit saine, on n'enlevoit que ce qui étoit corrompu. Il en étoit de même des os du crâne, du sternum ou des côtes; avec cette différence qu'alors ce n'étoit plus par le cautère actuel, mais par l'excision qu'on traitoit la carie. Après avoir mis l'os à découvert, on n'attendoit plus trois jours pour l'emporter, comme l'on avoit fait précédemment; on trouvoit plus d'avantage à le faire sur le champ, & avant que l'inflammation fût arrivée. On jugeoit la carie du sternum la plus dangereuse de toutes, & il étoit rare, par le procédé curatif qu'on suivoit, d'en obtenir la guérison parfaite.

On emportoit la carie de deux manières. Si elle avoit peu d'étendue *(n)*, c'étoit avec le trépan à couronne *(modiolus)*: si elle en avoit beaucoup, c'étoit avec la tarière *(terebra)*. Le trépan à couronne étoit un instrument de fer concave, rond, dentelé à sa partie inférieure comme une scie *(o)*. Dans la partie moyenne de sa couronne, étoit une pointe ou une espèce de clou. On avoit deux sortes de tarières: l'une ressembloit à celle des charpentiers, l'autre avoit une mèche plus longue, commençant par une pointe tranchante

---

(n) Celf. *lib. VIII, cap. III.*

(o) On peut voir la figure de cet instrument & des différens trépans de Celse, dans le Commentaire de *P. Paaw* sur les quatre premiers chapitres du huitième Livre de Celse, *pages 83 & 92, in-4.° Lugduni, Batavor.* 1616.

qui s'élargissoit tout-à-coup, puis se rétrécissoit insensiblement jusqu'en haut.

Si la partie viciée de l'os n'avoit pas plus d'étendue que n'en pouvoit couvrir la couronne du trépan, on se servoit de cet instrument. Si l'os étoit corrodé, on enfonçoit dans le trou de l'os la pointe qui excédoit la couronne. S'il n'y avoit que de la *noirceur*, on faisoit à l'os avec un ciseau un petit trou pour recevoir la pointe du trépan, afin qu'il ne pût varier en tournant. Le trépan ainsi placé, on le faisoit tourner par son manche comme une tarière. Celse observe qu'il est une manière d'appuyer pour percer l'os & faire tourner en même temps le trépan : en appuyant trop, on ne peut faire tourner le trépan ; en appuyant trop peu, il ne fait point de progrès dans l'os. De temps à autre on versoit de l'huile rosat ou du lait pour lubréfier l'instrument ; mais en petite quantité, de crainte d'en émousser les dents. Dès que la route de la couronne du trépan étoit suffisamment frayée, on ôtoit la pointe pour faire tourner la couronne seule, & l'on cessoit de percer dès que la couleur de la sciure indiquoit qu'on en étoit à la partie saine.

Si la carie avoit trop d'étendue pour pouvoir être couverte par une couronne de trépan, on avoit recours à la tarière, avec laquelle on faisoit d'abord un trou dans le point de séparation de la partie viciée d'avec la partie saine. On faisoit un second trou à peu de distance du premier, puis un troisième, jusqu'à ce qu'enfin la portion à retrancher fût environnée de trous. La couleur de la sciure déterminoit la profondeur des trous. Ensuite avec un ciseau bien tranchant, sur lequel on frappoit avec un maillet, on coupoit l'intervalle qui se trouvoit entre deux trous. Par ce moyen on faisoit une ouverture circulaire semblable à celle du trépan, sinon qu'elle étoit plus grande. Qu'on se fût servi du trépan ou de la tarière, on emportoit par écailles, avec le même ciseau porté à plat, ce qu'il y avoit de vicié, jusqu'à ce qu'en tous sens on fût parvenu au vif.

Celse prétend qu'il est rare que la noirceur occupe toute Carie du crâne.

l'épaiſſeur de l'os, & la carie, toute ſon étendue, ſur-tout dans les os du crâne. C'eſt encore par le ſtylet qu'on en reconnoiſſoit la profondeur. Soit que la noirceur découverte par la tarière, ou que la carie reconnue par la ſonde pénétrât toute la ſubſtance de l'os, comme une corruption ſi profonde étoit auſſi ſuppoſée plus étendue, le trépan paroiſſant inſuffiſant, on ſe ſervoit de la tarière; & pour qu'elle n'échauffât point l'os en perçant, on la trempoit de temps à autre dans l'eau froide. On redoubloit d'attention lorſqu'on étoit arrivé à la moitié de l'épaiſſeur de l'os *qui n'avoit qu'une table*, ou qu'on avoit percé la première de celui qui en avoit deux; ce qu'on apprécioit dans le premier cas par la profondeur du trou, & dans le ſecond par le ſang qui en ſortoit. Alors on tournoit plus lentement la tarière, en appuyant plus légèrement de la main gauche. On retiroit plus ſouvent l'inſtrument pour examiner ſi l'on avançoit beaucoup ou ſi l'on avoit fini, & pour ne point s'expoſer à bleſſer la dure-mère, accident ſuivi d'inflammations qu'on croyoit mortelles.

Toutes les ouvertures faites, on emportoit, comme il a été dit, les interſtices avec la plus grande circonſpection, pour ne point léſer la dure-mère, juſqu'à ce qu'on eût fait une ouverture ſuffiſante pour donner paſſage au *gardien des meninges*, que les Grecs nommoient *meningophilax*. Cet inſtrument étoit une lame de cuivre, ferme un peu recourbée; liſſe & polie par ſa partie convexe. C'eſt ce côté poli qui faiſoit face à la dure-mère. Le meningophilax bornant le ciſeau, l'Opérateur pouvoit frapper plus hardiment avec le maillet. Lorſque l'os étoit coupé de tous côtés, on l'enlevoit avec cette même lame, ſans courir aucun riſque d'endommager la membrane : enſuite on ratiſſoit les bords de l'ouverture pour ne laiſſer aucune aſpérité, & enlever la poudre & la ſciure qui pouvoient être reſtées ſur la dure-mère.

Lorſqu'on n'avoit enlevé que la première table, on ne ruginoit pas ſeulement les bords, mais la ſurface même de l'os de la seconde, pour éviter que les aspérités ne retardassent la guérison, en occasionnant de nouvelles douleurs, lorsque les chairs viendroient à croître.

CELSE.

Si l'on avoit laissé quelque portion de la seconde table, on appliquoit dessus des médicamens qui ne devoient point être gras, comme ceux qu'on a indiqués pour les plaies récentes, & par-dessus, de la laine nouvelle trempée dans l'huile & le vinaigre. Quand à la suite d'un coup, il n'y avoit que contusion à l'os, sans fracture ni fissure, on se contentoit de ruginer l'endroit offensé.

Le commencement du chapitre quatrième du huitième Livre de Celse, n'est qu'un sommaire de ce qu'Hippocrate a dit des signes des plaies de la tête. Il n'oublie pas l'aveu qu'a fait de son erreur cet homme immortel, dans un cas où, infidèlement guidé par la sonde, il n'avoit pas reconnu une fracture qui se rencontroit sur une suture. « Ces aveux, dit-il, caractérisent les grands hommes qui sentent la supériorité de leurs talens. Les esprits superficiels sont trop pauvres pour avoir quelque chose à perdre; mais il est d'un génie vaste, qui est toujours assez riche après ses pertes, d'avouer simplement sa faute, sur-tout dans une chose qui a pour but l'utilité publique, afin que ses successeurs ne tombent plus dans la même erreur. C'est ce qui nous a engagé, pour l'honneur de ce grand Médecin, à rappeler cette anecdote. » D'où il conclut que dans ces cas où il est si facile de se tromper, le plus sûr est de découvrir l'os.

Plaies de la tête.

Celse est le premier qui ait parlé des épanchemens sous le crâne, sans lésion apparente de l'os. Quand la plaie faite aux tégumens ne laissoit pas une ouverture suffisante pour l'application du trépan, on la dilatoit par une incision cruciale, assez étendue pour bien découvrir le mal. Avant de lever les angles de la plaie, on avoit la précaution de bien détacher le péricrâne, dont on croyoit la dilacération capable de produire l'inflammation & une fièvre violente. Si la dilatation avoit occasionné une hémorragie, on l'arrêtoit avec une éponge trempée dans le vinaigre ou avec la charpie

Fracture du crâne.

sèche, & l'on tenoit la tête du malade plus élevée. Si cet accident se faisoit redouter, c'étoit tout au plus dans l'incision des tempes, & encore ne passoit-il pas pour dangereux.

Dans toutes les fractures ou fissures du crâne, Celse prétend que les Anciens ne différoient point à emporter l'os, en tout ou en partie. De son temps on avoit reconnu l'abus de cette précipitation. On appliquoit donc sur l'os, dans les premiers momens, quelqu'emplâtre malaxé dans le vinaigre, & par-dessus une compresse un peu plus grande que la plaie, imbue du même médicament. Tous les jours on levoit l'appareil, & l'on continuoit ainsi pendant cinq jours : le sixième, on fomentoit la partie avec une éponge trempée dans l'eau tiède. Alors si l'on apercevoit quelques grains charnus, si la fièvre étoit diminuée ou tout-à-fait éteinte, si l'appétit revenoit, si le malade prenoit du sommeil, on continuoit le même traitement. Quelques jours après, pour faciliter la régénération des chairs, on rendoit l'emplâtre plus émollient, en y ajoutant du cérat fait avec l'huile rosat, qui est naturellement astringente. Par ce moyen, la fente se remplissoit d'un calus qui est, à proprement parler, la cicatrice de l'os ; car Celse remarque que c'est la manière dont se réunissent les os séparés par une grande ouverture, & que le calus est pour le cerveau un gardien beaucoup plus sûr que la chair qui renaît après l'excision de l'os.

Mais si l'ulcère étoit sordide & ne se remplissoit point, s'il se formoit des tumeurs glanduleuses au col, enfin si la douleur & le dégoût augmentoient, on en venoit à l'opération avec le ciseau.

Dans les coups à la tête, on craignoit deux choses : la fissure & l'enfoncement. La fissure, parce que les bords peuvent être étroitement serrés, soit parce que l'un s'élève au-dessus de l'autre, soit parce qu'ils sont fortement rapprochés; de manière que les sucs qui suintent des vaisseaux divisés, tombent sur la membrane & y produisent, par leur séjour, des inflammations dangereuses : & l'enfoncement, parce qu'il en résulte la compression des membranes du cerveau, &

quelquefois l'irritation même, par les esquilles de la pièce fracturée. Dans les deux cas, on emportoit de la subſtance de l'os le moins qu'il étoit poſſible. Ainſi dans la fiſſure, on enlevoit, avec le ciſeau porté à plat, la portion qui excédoit la ſurface du crâne. Si après cela la fracture reſtoit entr'ouverte, on croyoit avoir aſſez fait : mais ſi les bords étoient encore ſerrés, on faiſoit avec la tarière une ouverture à un travers de doigt de la fiſſure, puis avec un ciſeau, on pratiquoit deux ſections qui formoient un triangle, dont la pointe partoit du trou & la baſe étoit à la fente. Si la fiſſure étoit plus longue, on faiſoit de l'autre côté la même exciſion triangulaire ; par ce moyen, on enlevoit les esquilles qui pouvoient agacer la dure-mère, & l'on donnoit iſſue aux corps étrangers qui nuiſoient en-dedans.

Quand l'os fracturé étoit enfoncé, on ne l'emportoit pas en totalité : mais ſoit qu'il fût entièrement rompu & ſéparé de l'os voiſin, ſoit qu'il reſtât encore attaché par quelques points de ſa circonférence, on le ſéparoit de l'os ſain avec le ciſeau ; puis près de cette ſection, on perçoit deux trous, ſi elle étoit courte, & trois ſi elle étoit longue. On emportoit la portion oſſeuſe qui ſe trouvoit entre ces trous, & de-là, on dirigeoit de chaque côté le ciſeau, de manière qu'il en réſultât une ouverture en forme de croiſſant adoſſé à la fracture, & dont les angles tendiſſent vers l'os ſain. Enſuite, ſi quelque portion de l'os étoit ébranlée au point de pouvoir être ſéparée, on la ſaiſiſſoit avec des pinces deſtinées à cet uſage, particulièrement ſi la membrane en étoit léſée. Si l'on ne pouvoit ſéparer aiſément cette portion oſſeuſe, on paſſoit deſſous le *meningophilax*, à l'appui duquel on coupoit tout ce qui pouvoit piquer ou agacer la dure-mère, & l'on relevoit en même temps l'os enfoncé. Il eſt ſans doute de la bonne Chirurgie de viſer à la conſervation des parties : mais les avantages qu'on pouvoit retirer de cette pratique, compenſoient-ils les dangers auxquels on expoſoit les malades ?

Après cette opération, on arroſoit la dure-mère de fort

vinaigre, tant pour arrêter le sang qui pouvoit s'en écouler que pour diffoudre celui qui se seroit trouvé caillé. On appliquoit l'emplâtre céphalique, ramolli avec le vinaigre ou du cérat rosat; on pansoit la plaie une fois le jour en hiver & deux fois en été, & l'on avoit soin d'entretenir la chaleur dans la chambre du malade. Lorsque l'inflammation faisoit gonfler la membrane au-dessus du niveau de l'ouverture faite à l'os, pour l'affaisser & la resserrer, on y appliquoit la lentille bien broyée, ou les feuilles de vigne pilées & malaxées avec du beurre frais ou de la graisse d'oie nouvelle; puis on enduisoit le pédicule de la tumeur avec du cérat fait d'huile d'iris. Si la dure-mère paroissoit en mauvais état, on appliquoit parties égales de l'emplâtre & de miel; & pour contenir la tumeur, on mettoit une ou deux compresses & par-dessus, un emplâtre. Quand la membrane commençoit à se déterger, on mêloit l'emplâtre avec le cérat, en telle proportion que ce médicament fût propre à la régénération des chairs.

Rupture du cartilage de l'oreille.

Il n'y a point de maladies où Celse ait plus copié Hippocrate que dans les fractures & les luxations. Nous ne remarquerons donc que ce qu'il a dit d'original. Il observe que le cartilage de l'oreille ou du nez, une fois rompu, ne s'agglutine point *(p)*; mais qu'il croît des chairs par le moyen desquelles ils se réunissent. C'est pour cette raison que, si la peau étoit divisée en même temps, on faisoit une suture à la peau. S'il s'étoit établi une suppuration, on faisoit au revers de la plaie une incision à la peau, & l'on emportoit une portion du cartilage en forme de croissant, pour ne point être exposé sans doute à comprendre le cartilage dans la suture; puis on appliquoit sur la plaie, des topiques légèrement astringens, tel que le *lycium* délayé dans l'eau. Quand la suppuration commençoit à s'établir, on se servoit de quelqu'emplâtre qui ne contînt rien de gras; on remplissoit de laine le vide existant entre l'oreille

---

(p) Celse, *lib. VIII, cap. VI.*

& la tête, & l'on assujettissoit le tout par un bandage contentif.   CELSE.

Une règle générale dans toutes les espèces de fractures, c'étoit de retrancher toute nourriture au malade les trois premiers jours; le quatrième on lui permettoit des alimens liquides. Après l'inflammation, on lui en donnoit de solides plus propres à réparer les forces *(q)*.

Quand à la suite d'une fracture d'une ou de plusieurs côtes, il s'étoit formé un abcès, si la tumeur ne se manifestoit pas à l'extérieur, on appliquoit sur le lieu de la fracture, de la terre cimolée délayée dans l'eau; & lorsqu'on levoit cette terre, si l'on remarquoit de l'humidité en quelqu'endroit, c'est-là qu'on perçoit avec un fer chaud, pour évacuer la matière contenue dans la tumeur *(r)*.   Fracture des côtes.

Celse trouve beaucoup de rapport entre les fractures du bras & de la cuisse, & celles de l'avant-bras & de la jambe, ainsi que dans les moyens curatifs qui conviennent à ces différentes fractures. On voyoit bien moins de danger dans une fracture qui étoit à la partie moyenne de l'os, que dans celle qui étoit voisine de ses extrémités; parce que celle-ci produit toujours de vives douleurs, & qu'on en obtient difficilement la guérison. L'espèce de fracture réputée la moins mauvaise, étoit la fracture simple & transversale; celle qui étoit oblique avec des fragmens, étoit plus fâcheuse; & l'on croyoit avec raison la pire de toutes, celle dont les fragmens étoient hérissés de pointes. Celse dit que quelquefois les extrémités d'un os fracturé restent affrontées; mais que le plus souvent elles sont déplacées ou chevauchent l'une sur l'autre. On jugeoit qu'il y avoit déplacement, par une espèce de convexité remarquable à l'endroit de la fracture, par des douleurs poignantes & par des inégalités qu'on sentoit au toucher. On estimoit que la fracture étoit oblique & que les os chevauchoient, quand le membre fracturé étoit plus court, & que les muscles faisoient saillie. L'état de   Fractures des extrémités. Leurs espèces, leurs différences.

(q) Celſ. *lib. VIII, cap. VII.* | *(r)* Idem, *ibid. cap. IX.*

la fracture bien constaté, on procédoit à la réduction sans délai : on avoit expérimenté que les tendons & les muscles ainsi tendus se contractent, & qu'on est obligé d'user de violence pour en opérer la réduction ; que quand elle n'avoit pas été faite dans les premiers jours, il survenoit une inflammation qui ne permettoit plus de la tenter, persuadé qu'on étoit que la violence qu'il falloit faire aux muscles pouvoit être suivie de convulsions, de gangrène, ou pour le moins d'un abcès à l'endroit de la fracture. Ainsi quand on n'avoit point réduit l'os avant l'inflammation, on attendoit qu'elle fût passée. Si l'on avoit à faire l'extension à un homme fort & nerveux, on plaçoit à chaque article des liens qu'on faisoit tirer en sens contraires.

Le bandage décrit par Celse diffère peu de celui d'Hippocrate. On se servoit ordinairement de six bandes. On faisoit avec la première, qui étoit la plus courte, trois circonvolutions autour de la fracture, & trois autres spirales en remontant. La seconde bande étoit de moitié plus longue. Comme le membre a toujours de la disposition à se porter du côté où il étoit le plus saillant avant la réduction, les premiers tours de cette seconde bande se faisoient en cet endroit, de-là en dédolant en en-bas, puis en remontant circulairement, on alloit finir au-delà de la première. Voilà les deux premières bandes proposées par Hippocrate. On appliquoit par-dessus un linge enduit de cérat, assez large pour excéder l'espace qu'occupoient ces deux bandes. On plaçoit à l'endroit où l'os avoit fait saillie, une compresse pliée en trois doubles, trempée dans un mélange de vin & d'huile. Elle étoit entourée d'une troisième & d'une quatrième bande, de manière que les circuits de la dernière fussent toujours en sens contraire à ceux de la précédente. Celse avertit qu'il ne se sert de tant de bandes que parce qu'il vaut mieux faire plusieurs tours que de serrer trop fort. Les circonvolutions des bandes se bornoient pour l'ordinaire à l'article, à moins que la fracture n'en fût très-près. A mesure que l'inflammation & le gonflement se dissipoient, on augmentoit le nombre des bandes. Au bout de trois jours, on levoit l'appareil; on ajoutoit une quatrième bande, & le cinquième jour une sixième.

Toutes les fois qu'on levoit l'appareil, on fomentoit la partie avec de l'eau tiède. Si la fracture avoisinoit une articulation, on la bassinoit avec du vin & un peu d'huile, jusqu'à ce que l'inflammation fût tout-à-fait dissipée, c'est-à-dire, jusqu'au septième jour, ou au plus tard au neuvième. Alors la partie devenue plus grêle, permettoit de reconnoître l'état de la fracture. Si elle n'étoit pas bien réduite, ou si quelques fragmens faisoient saillie, on rétablissoit les parties dans leur situation naturelle. C'est après la cessation du gonflement & de l'inflammation qu'on appliquoit les attelles ou *ferules*. On en mettoit de plus fortes & de plus larges du côté où les os avoient plus de disposition à se porter.

Quand on avoit à peu-près passé les deux tiers du temps que la Nature emploie à la consolidation des os, on faisoit moins d'usage des fomentations d'eau tiède sur la fracture, *par la raison*, dit Celse, *que dans le commencement on cherche à résoudre les humeurs qui sont amassées dans les environs, mais que vers la fin il est à propos de les attirer.* Conséquemment on faisoit des linimens avec un peu de cérat liquide & des frictions légères; on tenoit aussi le bandage moins serré, & chaque fois qu'on levoit l'appareil, on supprimoit une bande.

L'extension dans les fractures de l'humerus ne se faisoit pas de même que dans celles des autres parties. Le malade étoit placé sur un siége élevé, & le Chirurgien vis-à-vis sur un siége plus bas. Une bande attachée au cou du blessé venoit entourer & retenir l'avant-bras, plié en angle. On fixoit une autre bande en forme d'anse à la partie supérieure de l'humerus, & une troisième à la partie inférieure où les deux chefs étoient noués aussi en anse qui restoit pendante. Un aide passoit derrière la tête du blessé, dans l'anse de la seconde bande, le bras droit, si la fracture étoit du côté droit, & le gauche si elle étoit à gauche, & de l'autre main il saisissoit un bâton planté entre les cuisses du malade, qui,

Fracture du bras.

contenu de cette manière, ne pouvoit par des mouvemens indifcrets troubler l'opération. Tandis que l'aide faifoit la contre-extenfion en tirant à lui la feconde bande, l'Opérateur, en mettant le pied dans l'anfe pendante de la troifième, exécutoit doucement & par degrés l'extenfion.

Pour ce qui eft du bandage après la réduction, fi la fracture étoit à la partie moyenne ou inférieure, on fe fervoit de bandes plus courtes que quand elle étoit à la partie fupérieure; parce qu'alors, de l'endroit fracturé on les dirigeoit fous l'aiffelle oppofée, pour les ramener par-deffus l'épaule vers la fracture. Lorfque la fracture avoifinoit la tête de l'os à fa partie inférieure, on plaçoit les attelles le moins près du coude qu'il étoit poffible, & on les relevoit fouvent, de crainte que leur compreffion ne nuisît à l'article & ne lui fît perdre fon mouvement. C'eft par la même raifon que chaque fois qu'on levoit l'appareil, on faifoit fur l'article des fomentations avec de l'eau chaude, & enfuite avec un cérat liquide.

Obfervation fur la fracture de l'avant-bras.

Ce que Celfe recommande de particulier pour la fracture de l'avant-bras, c'eft qu'en faifant le bandage, la pofition de l'avant-bras foit telle que le pouce regarde un peu la poitrine, & que l'écharpe tienne le coude un peu plus élevé que dans l'état naturel *(f)*.

De l'olécrane.

Dans la fracture de l'olécrane, il profcrit le bandage, comme capable de caufer la perte du mouvement; accident qu'il prétend éviter en fe bornant à calmer la douleur.

Opinion de Celfe fur la fracture de la cuiffe.

On fe fervoit encore du *gloffocome* dans les fractures de la cuiffe, & l'on croyoit, contre le fentiment d'Hippocrate, que la cuiffe fracturée reftoit toujours plus courte que l'autre, ce qui n'eft pas fi conftamment vrai. On convenoit pourtant que la difformité étoit plus grande quand on avoit négligé la cure.

Procédés curatifs communs aux fractures des extrémités.

Dans toutes les fractures on faifoit obferver les premiers jours une diette exacte *(t)*. Le troifième jour on permettoit

---

(f) Celf. *lib. VIII, cap. X, §. 3.* | *(t)* Loco cit. §. 7; & cap. IX, §. 2.

*des alimens liquides; on ne paſſoit aux nourritures ſolides que quand il étoit temps de concourir avec la Nature à la formation du cal. Pendant long-temps on défendoit l'uſage du vin. Tant que duroit l'inflammation, on faiſoit ſur la partie de longues & fréquentes fomentations avec l'eau tiède. Enſuite on les rendoit plus rares; mais on y ſubſtituoit des frictions douces & long-temps continuées ſur les environs de la fracture, avec le cérat liquide. Après la guériſon, on ne laiſſoit reprendre au membre ſes fonctions qu'inſenſiblement & par degrés. Dans les fractures du femur, compliquées de plaies, ſur-tout ſi les muſcles étoient déchirés, l'inflammation étant plus vive, la gangrène étoit auſſi plus prochaine. Lorſque les pièces fracturées paſſoient l'une ſur l'autre, on en venoit le plus ſouvent à l'amputation, qu'il eût été poſſible d'éviter dans le plus grand nombre des cas, & qu'on n'évite peut-être pas encore aſſez de nos jours. Car il eſt bien important d'examiner ſi les maux ſont extrêmes, avant d'appliquer le dernier remède. S'il eſt louable de ſauver la vie d'un citoyen aux dépens d'un de ſes membres, c'eſt lorſque toutes les reſſources ont été épuiſées, ou que la maladie ne laiſſe aucune alternative entre une mort aſſurée & cette ſéparation. N'étoit-il pas plus ſimple & plus naturel de couper la portion excédente de l'os, comme l'a propoſé Hippocrate, & comme Celſe lui-même le propoſe pour les luxations? Cette pratique a été ſuivie depuis par de très-habiles Maîtres avec le plus grand ſuccès. Celſe avance que la fracture compliquée de l'humerus, expoſe au même danger, mais qu'il eſt plus facile de conſerver la partie, ſans nous indiquer les moyens qu'il employoit. Où le danger paroiſſoit le plus éminent, & où il l'eſt en effet, c'étoit dans les fractures voiſines des articles : auſſi recommande-t-il alors de ſe conduire avec la plus grande circonſpection. Des ſaignées faites lorſque la plaie avoit peu rendu de ſang, une diette ſévère de dix jours, étoient des moyens auxiliaires très-applicables à la circonſtance; mais la ſection des muſcles bleſſés en travers étoit-elle fort avantageuſe?

CELSE.

Cure des fractures du femur, compliquées de plaies.

Empêchoit-elle la contraction des muscles antagonistes, & en facilitant même la réduction, ne détruisoit-elle pas l'usage du membre qu'on se proposoit de conserver ? Quand l'une des extrémités étoit hérissée de quelques fragmens obtus, on les remettoit en place. Lorsque le fragment étoit aigu, on n'en abattoit que la pointe, qu'on coupoit entièrement si elle étoit longue. Lorsqu'elle étoit courte, on se contentoit de la limer, & ensuite on ruginoit l'endroit. Si l'on ne pouvoit replacer le fragment avec les doigts, après l'avoir saisi avec des tenailles, on le repoussoit avec la partie obtuse de cet instrument. Si le fragment osseux étoit trop considérable, on attendoit pour le couper que le périoste, s'il en étoit encore recouvert, fût détruit par la suppuration.

On jugeoit qu'il y avoit des esquilles détachées de l'os, par la nature & la quantité du pus qui s'écouloit de la plaie. Alors on levoit souvent l'appareil, moins pour panser la plaie que pour faciliter l'écoulement des matières. « Pour » l'ordinaire, dit Celse, l'esquille se détache d'elle-même au » bout de quelques jours : quelquefois aussi son séjour rend la cure plus longue & plus difficile. »

Lorsque, sans lésion extérieure, il y avoit des esquilles qui agaçoient les chairs, ce qu'on reconnoissoit au prurit & à la douleur aiguë qui se faisoit sentir en cet endroit, on faisoit une incision pour les enlever.

Cure des fractures non consolidées.

Si, après la guérison de la plaie, les pièces osseuses n'étoient point consolidées, pour avoir été obligé de les remuer ou de lever souvent l'appareil, Celse dit qu'on peut en obtenir la consolidation. Si la fracture étoit déjà ancienne, on étendoit le membre, on agitoit les extrémités fracturées l'une contre l'autre, pour détacher les matières visqueuses qui pouvoient s'y être amassées, & renouveler en quelque sorte la fracture, avec la précaution toutefois de ne blesser ni les muscles ni les nerfs. On fomentoit la partie avec une décoction d'écorce de grenade dans le vin. Ensuite on appliquoit cette écorce pilée & amalgamée avec du blanc d'œuf. Le troisième jour, on levoit l'appareil, on fomentoit

DE LA C*HIRURGIE.* Liv. IV. 519

encore avec une décoction de verveine, & le cinquième jour on appliquoit les attelles.

Quand les pièces fracturées s'étoient consolidées l'une sur l'autre, & que des fragmens pointus agaçoient les chairs, on désunissoit les pièces osseuses pour procéder à une nouvelle réduction. En conséquence on travailloit pendant long-temps à ramollir le cal, & à relâcher la partie par des fomentations long-temps continuées avec l'eau chaude, & par des frictions douces avec le cérat liquide. Ensuite, au moyen de l'extension, le Chirurgien séparoit aisément les pièces osseuses & les rétablissoit dans leur situation naturelle. On a vu réussir ce procédé, dirigé avec beaucoup moins d'intelligence : mais quelque soin qu'on apporte, il est à craindre que dans la plupart des cas il ne soit sans succès, parce que la Nature ne fournira pas assez de nouveaux sucs, ou parce qu'elle les fournira en pure perte pour la consolidation.

Lorsque le cal, par la surabondance des sucs osseux, devenoit trop saillant, on faisoit pendant long-temps des frictions avec de l'huile, du sel & du nitre, & de fréquentes fomentations avec l'eau tiède marinée. On mettoit en usage des cataplasmes résolutifs, & l'on tenoit le bandage plus serré. Le malade ne vivoit pendant long-temps que de légumes & on le faisoit quelquefois vomir. Ce régime pouvoit être plus efficace comme préservatif que comme remède : mais que pouvoit-on gagner par l'application des épispastiques sur le membre opposé ?

Des observations générales de Celse sur les luxations, nous ne recueillerons que deux choses *(u)* : la première, que toutes les luxations ont des signes communs, & qu'il en est de propres à chaque espèce particulière ; la seconde, c'est qu'après que la douleur a cessé, le mouvement est aussi salutaire qu'il étoit pernicieux pendant qu'elle subsistoit.

Il dit que lorsque les deux condyles qui s'articulent avec les cavités de la première vertèbre, se portent en arrière

CELSE.

Cure des cals difformes.

Des luxations en général.

Luxation de la tête.

(u) Celse, *lib. VIII, cap. XI.*

hors de leurs cavités *(x)*, les ligamens situés sous l'occiput s'étendent, le menton tombe sur la poitrine, le malade ne peut boire ni manger; il y a écoulement involontaire de semence & la mort suit de près. Celse en même temps avertit qu'il parle de cette luxation, non pour y proposer aucun remède, mais afin qu'on puisse la reconnoître par les signes qui la distinguent, & qu'on ne croie point légèrement que ceux auxquels ce malheur arrive, périssent par la faute du Chirurgien.

Luxation des vertèbres. On ne tiroit pas un pronostic plus favorable de la luxation complette des vertèbres *(y)*. On prétendoit qu'elle ne pouvoit se faire sans rupture de la moëlle épinière, des cordons nerveux qui passent par les côtés des apophyses transversales & des ligamens qui les assujettissent. On distinguoit deux espèces de luxations, l'une en devant, l'autre en arrière : ainsi il devoit y avoir une tumeur ou une dépression en cet endroit de l'épine. Quand la luxation étoit au-dessus du diaphragme, on avoit observé que les bras devenoient paralytiques; qu'il y avoit vomissement & convulsion; que la respiration étoit difficile; qu'on éprouvoit de vives douleurs : qu'enfin on perdoit l'usage de l'ouïe. Si la luxation étoit au-dessous du diaphragme, les extrémités inférieures étoient paralysées; il y avoit suppression ou écoulement involontaire d'urine. Celse ajoute que la mort est moins prompte que dans la luxation de la tête; que cependant elle ne tarde guère au-delà du troisième jour. Il remarque qu'Hippocrate n'a parlé que des luxations incomplettes, lorsqu'il a dit que dans la luxation d'une vertèbre en arrière, on devoit faire coucher le malade à plat sur le ventre, & en appuyant avec le talon sur la vertèbre luxée, la repousser ainsi en dedans. « Car quelquefois, continue-t-il,
» la foiblesse des ligamens peut permettre à une vertèbre de
» faire un peu de saillie en devant sans qu'il y ait luxation,
» & cet accident ne donne point la mort. Alors on ne peut

(x) Cels. *lib.* VIII, *cap.* XIII. | *(y)* Idem, *ibid, cap.* XIV.

repousser

repousser la vertèbre de dedans en dehors; mais la chose « CELSE.
est praticable, lorsque la saillie est en dehors, à moins que «
les ligamens n'aient repris leur force naturelle, ce qui est «
très-rare. »

Celse reconnoît que le bras se luxe quelquefois en dedans sous l'aisselle & quelquefois en devant. Dans le premier cas, le cubitus qui lui est joint, s'éloigne; on ne peut porter l'avant-bras vers l'oreille, & le bras est plus long que l'autre. Dans le second, on peut étendre le bras, moins cependant que dans l'état naturel, & l'avant-bras a plus de difficulté à se porter en devant qu'en arrière.

Luxation de l'humerus.

Lorsque la tête de l'humerus étoit tombée sous l'aisselle, si c'étoit un enfant ou une personne dont la fibre fût lâche & les ligamens foibles, on faisoit mettre le malade sur un siége, & tandis que deux aides tiroient l'un le bras, l'autre l'omoplate, le Chirurgien placé en arrière, saisissant d'une main l'omoplate & de l'autre l'humerus, qu'il soutenoit avec son genou, déterminoit la tête à rentrer dans sa cavité.

Si le malade étoit un adulte vigoureux & robuste, & si les ligamens étoient forts, on faisoit la réduction par le moyen d'une échelle; ce qui revient assez à *l'ambi* d'Hippocrate. De tous les moyens proposés par ce père de la Médecine, celui-ci étoit alors le plus en usage.

Lorsque la luxation étoit en devant, après avoir fait coucher le malade sur le dos, on passoit sous l'aisselle une bande ou un lien, dont les deux chefs vinssent se réunir derrière la tête du malade, & pendant qu'un aide les tiroit pour faire la contre-extension, & qu'un autre tiroit du côté de l'avant-bras pour faire l'extension, le Chirurgien éloignoit la tête du malade de la main gauche, & soulevoit de la droite le coude & l'humerus, qu'il dirigeoit ainsi vers sa cavité. Celse croit cette espèce de luxation plus facile à réduire que la première. La réduction terminée, on appliquoit de la laine sous l'aisselle, à dessein d'empêcher la tête de l'os de se luxer de nouveau quand la luxation étoit en bas, &

Luxation en devant.

Tome I.   V u u

d'appliquer plus aisément le bandage, quand elle étoit en devant. On portoit les premiers tours de bande sous l'aisselle autour de la tête de l'os, ensuite en passant sur la poitrine, on gagnoit l'autre aisselle, & de-là par-dessus l'épaule vers la tête de l'os luxé. On faisoit plusieurs circonvolutions semblables, jusqu'à ce que la partie fût bien assurée, & on tenoit le bras rapproché des côtes par le moyen d'une autre bande.

Luxation du coude.

Dans la luxation du coude *(z)*, la cure étoit la même que dans les autres luxations, avec cette différence qu'on levoit plus tôt & plus souvent l'appareil; qu'on faisoit avec l'eau chaude des fomentations plus fréquentes, & des frictions plus continues avec de l'huile, du sel & du nitre. Car soit que l'os du coude ait été réduit, soit qu'il n'ait pu l'être, le *calus*, pour parler le langage de Celse, *se forme plutôt ici que dans aucune autre articulation, & empêche par la suite la flexion du bras, sur-tout lorsqu'on ne lui a donné aucun mouvement.*

Luxation du genou.

Celse distingue trois espèces de luxations du genou : en dedans, en dehors & en arrière. Avant lui, plusieurs avoient écrit que la rotule s'opposoit à la luxation en devant, ce qu'il croit très-vraisemblable. Cependant il cite *Mégès*, qui disoit en avoir guéri une en devant *(a)*.

Luxation du talon.

Quant à l'os du talon, il admet la possibilité des quatre espèces de luxations, en dedans, en dehors, en devant & en arrière. Il dit que dans la première, le pied est tourné en dehors, & dans la seconde, en dedans; que dans la troisième, le tendon large qui s'implante au talon (le tendon d'Achille) est dur, tendu, & le pied plus petit & plus court; que dans la quatrième, le talon & presque toute la plante du pied présentent plus de surface, & le pied paroît plus long. Les mains seules, aidées de l'extension, suffisent ici pour la réduction : mais Celse avertit que le malade doit garder le lit plus long-temps que dans toute autre luxation; parce que si l'on se sert de cette partie, qui est chargée de tout le poids du corps, avant qu'elle ait recouvré ses forces,

(z) Celf. *lib. VIII, cap. XVI.* | *(a)* Idem, *ibid. cap. XXI.*

elle peut céder & se luxer de nouveau. Il conseille même, dans les premiers temps après la guérison, de porter des souliers dont les quartiers soient bas, en manière de sandales, pour ne point comprimer le talon.

<small>CELSE.</small>

Hippocrate nous dit que de toutes les luxations compliquées de plaies, il n'y a que celles des orteils & des doigts qu'on puisse réduire sans danger *(b)*, encore exige-t-il la plus grande circonspection pour ne point exposer la vie du malade : mais Celse avance que plusieurs avoient remis des bras & des jambes, avec la précaution de saigner au bras, après la réduction, pour prévenir la gangrène & les convulsions, qui sont des accidens mortels.

<small>Observations générales sur les fractures compliquées de plaies.</small>

Quoique la luxation des doigts soit de toutes la plus légère & la moins dangereuse, Celse défend de la réduire dans le temps de l'inflammation & même après, lorsque la luxation est déjà ancienne. Dans une fracture compliquée de plaies, où l'os est dépouillé & sort au dehors, il conseille de couper la portion excédente, comme devant toujours être un obstacle à la guérison. Il veut aussi qu'on ne panse qu'avec de la charpie sèche, rejetant tous les corps gras jusqu'à ce qu'on ait rétabli la partie dans le meilleur état possible : car il prétend qu'on ne doit attendre qu'une cicatrice mince, & très-susceptible de se rouvrir au moindre accident.

<small>Luxation des doigts.</small>

Celse ou plutôt les Médecins de son temps, n'avoient pas moins de confiance à la Chirurgie qu'Hippocrate même. Dans la cure des maladies internes, soit aiguës, soit chroniques, la Chirurgie commençoit où finissoit la Médecine. Ce que la Chirurgie ne guérissoit pas étoit censé incurable, ou laissoit au moins peu d'espoir de guérison. Dans l'épilepsie *(c)*, la dernière ressource étoit la saignée des deux pieds, l'application des ventouses scarifiées à la nuque, celle du cautère actuel en deux endroits de l'occiput, & un autre

<small>Utilité de la Chirurgie dans les maladies internes.</small>

<small>Dans l'épilepsie.</small>

(b) Celf. lib. *VIII*, cap *XXV*.

(c) Celf. lib. *III*, cap. *XXIII*. *Inter notissimos morbos est etiam is, qui comitialis vel major nominatur.* D'autres Auteurs l'ont appelée *lues deifica*, *morbus sacer.*

V u u ij

un peu au-deſſous vis-à-vis de l'articulation de la première vertèbre avec la tête.

Dans la paralyſie. Dans la paralyſie, on irritoit la peau avec des orties ou avec la moutarde, qu'on ôtoit dès qu'elle avoit produit de la rougeur, & l'on appliquoit des ventouſes sèches *(d)*.

Dans les douleurs de tête invétérées. On combattoit les douleurs de tête invétérées, par des ſternutatoires, des frictions fortes ſur les parties inférieures, des gargariſmes irritans, des ventouſes aux tempes & à l'occiput, & par la ſaignée des narines. On appliquoit auſſi ſur l'endroit de la douleur, des ſynapiſmes & même le cautère actuel *(e)*.

Dans l'hydrocéphale. Dans l'hydrocéphale, que Celſe décrit aſſez obſcurément ſans la nommer, ſi, après avoir ulcéré la partie avec la moutarde, la maladie perſiſtoit, on avoit recours à l'inſtrument tranchant *(f)*.

Dans les convulſions du cou. De toutes les maladies du cou, Celſe n'en voyoit pas de plus grave ni de plus aiguë que celle qui étoit accompagnée de convulſions *(g)*. Après les remèdes généraux, les fomentations fréquentes ſur la partie avec l'eau chaude, avec le cérat liquide ou l'huile chaude, & l'application des cataplaſmes émolliens, on paſſoit aux ſtimulans légers, aux frictions continuées jour & nuit le long des vertèbres, & particulièrement ſur celles du cou. On ne mettoit de relâche à ces frictions que la durée de la chaleur de quelques cataplaſmes. Si le mal réſiſtoit à ces remèdes, on appliquoit ſur le cou des ventouſes ſcarifiées, on cautériſoit en pluſieurs endroits avec un fer chaud, on ulcéroit la peau par l'application de la moutarde.

Dans l'angine. Dans l'angine, quand on n'avoit retiré aucun avantage

---

(d) Celſ. *lib. III, cap. XXVII.* On appeloit ainſi les ventouſes qu'on ne ſcarifioit pas.
(e) Idem, *lib. IV, cap. II.*
(f) Idem, *ad calcem capitis ejuſd.*
(g) Celſe diſtinguoit trois eſpèces de convulſions : celle où la tête ſe renverſe en arrière, celle où elle ſe porte ſur la poitrine & celle où le cou reſte droit & immobile. Il appeloit, d'après les Grecs, la première eſpèce *opiſthotonos*, la ſeconde *emproſthotonos*, & la dernière *tetanos*. Il remarque que les Médecins moins exacts ſe ſervoient indifféremment de ces trois dénominations. *Ibid. cap. XXII.*

des saignées, des lavemens, des ventouses sous le menton & aux environs de la gorge, des fomentations humides, de l'application des éponges trempées dans l'huile chaude, de celle des sachets remplis de sel chaud & d'autres topiques semblables, on faisoit des scarifications assez profondes au cou, vers les angles de la mâchoire inférieure, au palais dans les environs de la luette; on alloit même jusqu'à ouvrir les veines sublinguales *(h)*.

Dans la péripneumonie, si les forces le permettoient, on saignoit le malade. Quand la saignée ne pouvoit avoir lieu par les raisons que nous avons ci-devant déduites, on appliquoit des ventouses sèches sur la poitrine *(i)*.

On a vu que les Romains faisoient beaucoup plus d'usage que nous des frictions dans les maladies internes & externes. On les faisoit sèches ou humides, selon les circonstances. Asclépiade, qui les avoit mis en vogue à Rome, osoit s'en dire effrontément l'inventeur *(k)*. Il n'est pas rare de retrouver parmi nous cette espèce de charlatanisme, toute usée qu'elle devroit être, parce qu'on se repose à l'ombre de sa réputation sur la sécurité de faire illusion au plus grand nombre. Cependant, de l'aveu même de Celse, Asclépiade n'avoit rien dit qu'Hippocrate n'eût dit avant lui en peu de mots. On y lit en effet *(l)*, que la friction forte durcit la peau, que la friction douce la relâche, que celle qui est long-temps continuée amaigrit, & que celle qui dure peu engraisse. De-là, Celse concluoit que la friction devoit différer en raison de l'indication qu'on se proposoit de remplir. On faisoit des frictions tantôt sur toute l'habitude du corps, comme lorsque l'on vouloit donner de l'embonpoint à une personne maigre; tantôt sur une partie, lorsque la foiblesse de cette partie ou de quelque partie voisine l'exigeoit; tantôt sur les membres

---

(h) Celf. lib. IV, cap. IV.
(i) Idem, ibid. cap. VII.
(k) Idem, lib. II, cap. XIV.
(l) Defrictio potest solvere, ligare, incarnare, minuere. Dura, ligare: mollis, solvere: multa, minuere: moderata crassefacere. Hippocrat. *de Officinâ Med.* Celf. *loco citato.*

paralyfés, pour y rappeler la vie. Mais l'ufage le plus ordinaire étoit fur les parties qui n'étoient point malades : par exemple, on faifoit des frictions fur les parties inférieures, lorfqu'on avoit intention de dégager les parties moyennes ou fupérieures. Le nombre des frictions dépendoit des forces du malade : car cinquante frictions, felon la remarque de Celfe, fuffiront à une perfonne foible, tandis qu'une plus forte pourra en fupporter deux cents; auffi en faifoit-on moins à une femme qu'à un homme, moins à un enfant & à un vieillard qu'à un jeune homme. Lorfqu'on ne frottoit que certaines parties, la friction étoit plus forte & plus long-temps continuée, fans quoi on n'auroit pu par-là affoiblir tout le corps, ni atténuer une grande quantité d'humeurs comme on fe le propofoit. Si l'inertie de la peau demandoit des frictions par-tout le corps, on les faifoit plus douces & moins longues, parce qu'on vifoit feulement à la rendre plus perméable aux nouveaux fucs qui devoient s'y porter.

On vient de voir & l'on voit encore tous les jours, le pouvoir réuni de la Médecine & de la Chirurgie, contre les maux phyfiques auxquels l'homme eft dévoué dès fa naiffance. Par quelle fatalité des guerres inteftines entre les Miniftres qui exercent ces deux parties de l'Art, troublent-elles une harmonie, une affociation fi falutaire? Quand on retrouve ces querelles provoquées fans ceffe dans des brochures éphémères, plus aviliffantes encore par les motifs humilians qui les enfantent que par les farcafmes ufés & méprifables qu'elles contiennent, on eft d'abord tenté de croire que les noms des Médecins fous lefquels elles paroiffent, ne font que des noms empruntés. Pour l'honneur des Auteurs, on fe confirmeroit volontiers dans cette opinion, fi la publication étoit fuivie d'un défaveu.

Ainfi finit la Chirurgie de Celfe, écrivain le plus pur & le plus élégant que nous ayons en Médecine. Si la concifion eft un mérite, c'eft un mérite qu'il a trop recherché. Pour vouloir être trop concis, il eft quelquefois obfcur. Les objets dans fon Ouvrage font tantôt crayonnés & tantôt peints en miniature. Ce n'eſt pas là la manière de l'Écrivain qui ſe propoſe d'inſtruire, parce qu'il doit parler aux hommes de tous les âges & de tous les lieux. On eſt d'autant plus fondé à reprocher ce défaut à Celſe, qu'il paroît n'avoir eu d'autre but que de rendre familière aux Romains la Chirurgie des Grecs. Auſſi eſt-il vrai qu'après Hippocrate, aucun Auteur n'a peut-être été plus commenté. Mais ce qu'il y a de ſingulier, c'eſt que la plupart de ſes Commentateurs paſſent légèrement ſur les difficultés, & répandent une érudition faſtidieuſe ſur les endroits qui avoient le moins beſoin d'interprétation. La Chirurgie, qui eſt ſans contredit la partie la plus précieuſe & la plus difficile, eſt préciſément celle qu'ils ont le plus négligée. Ils n'ont donc pu nous être d'aucun ſecours. Il faut pourtant placer dans l'exception, Fabrice d'Aquapendente : Celſe eſt ſon Auteur favori ; preſque partout il le copie mot pour mot, & ſouvent il l'interprète avec toute l'exactitude & la ſagacité qu'on avoit droit d'attendre d'un des plus grands Chirurgiens de ſon ſiècle, & d'un homme très-nourri de la lecture des Anciens. Il qualifie Celſe d'*Auteur admirable* (m), & ce n'eſt pas ſans raiſon. Son Ouvrage ne fût-il, comme on a lieu de le préſumer, qu'une ſimple compilation, on peut dire que c'eſt une compilation faite avec ſoin & avec intelligence. C'eſt le tréſor de la Chirurgie des Grecs transférée à Rome : elle en retient encore le caractère national ; mais elle eſt plus chargée de médicamens que celle d'Hippocrate, & avec un peu d'attention, on en découvre aiſément la cauſe. L'abandon que les Hérophiliens & les Empiriques avoient fait de l'Anatomie, avoit dû entraîner parmi eux la décadence de la Chirurgie. Les opérations entre leurs mains dûrent devenir plus haſardeuſes & les ſuccès plus rares. Alors ils ſubſtituèrent aux ſecours réels de la Chirurgie,

---

(m) *Admirabilis Celſus in omnibus, quem nocturnâ verſare manu, verſare diurnâ conſulo.* Fabricius ab Aquapendente, *de Operat. Chirurg. pars I, cap. XXXII.*

un vain appareil de remèdes, propres à en imposer à la multitude. Ce sont eux sans doute qui formèrent cette classe de Médecins empiriques qui ne traitoient les maladies internes & externes, que par les médicamens. De cette manière ils cachoient adroitement leur pauvreté sous le voile d'une richesse apparente. La Physique étant encore au berceau, la Chimie n'existant pas encore, on ne pouvoit apprécier la vertu intrinsèque des médicamens simples ou composés, ni par conséquent les résultats de leur application. En effet, les compositions des Anciens ne sont pour la plupart qu'une collection informe & mal combinée d'un grand nombre de substances. Souvent ils leur supposent des succès qu'elles ne pouvoient opérer, & n'aperçoivent pas les accidens qu'elles produisoient; de sorte que l'abondance de cette matière médicale, loin d'enrichir l'Art, avoit augmenté l'incertitude & les tâtonnemens. Plus éclairés que les Anciens par la Physique & par la Chimie, sur la nature des médicamens, nous étions enfin parvenus à découvrir, à l'aide de l'observation, la plupart des abus qu'on en avoit faits dans la cure des plaies & des ulcères; mais il falloit encore déterminer les cas où ils étoient utiles ou nuisibles, afin de pouvoir, selon les circonstances, les supprimer entièrement, ou en faire un choix convenable & une application méthodique. C'est aux travaux de l'Académie royale de Chirurgie, & aux talens qu'elle encourage, qu'on est redevable de ce qu'on a écrit de plus solide sur ce point important de l'Art. On verra cette doctrine exposée dans plusieurs bons Mémoires qui ont partagé le Prix de cette année.

F I N du Tome Premier.

TABLE

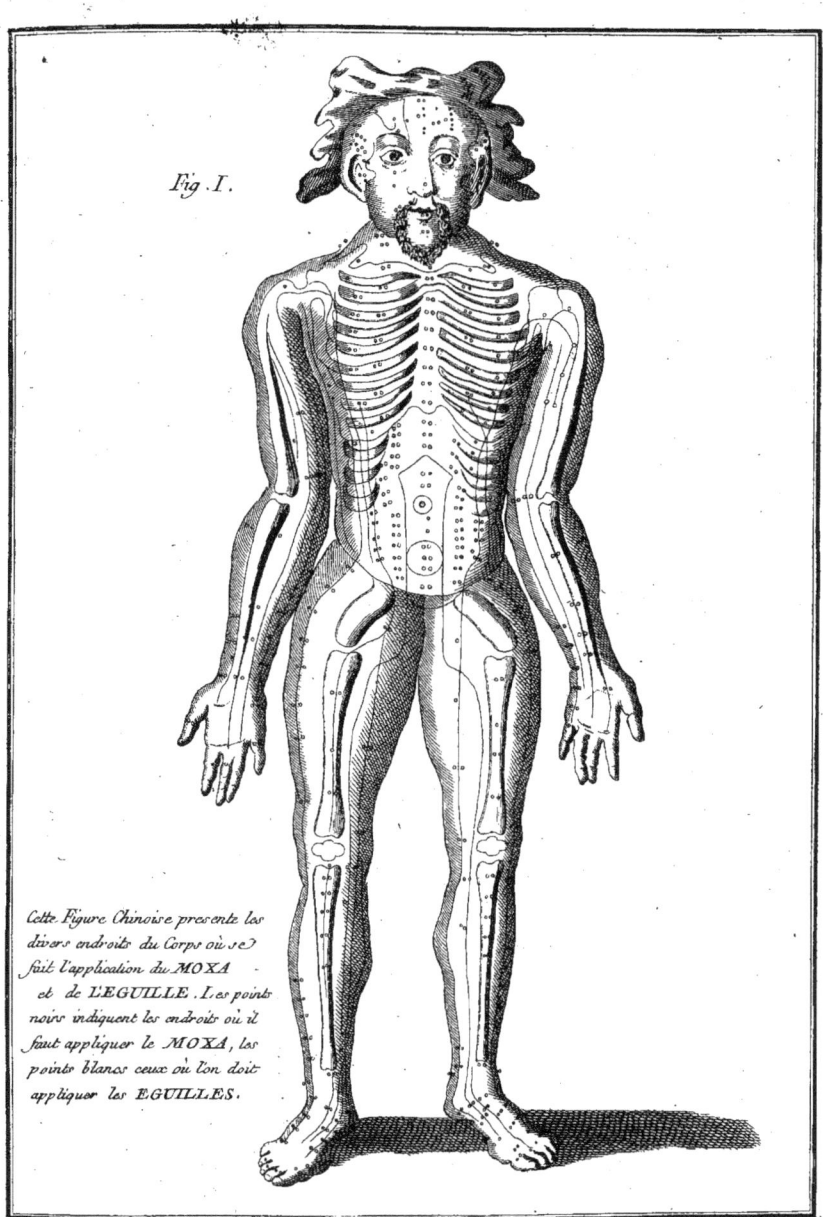

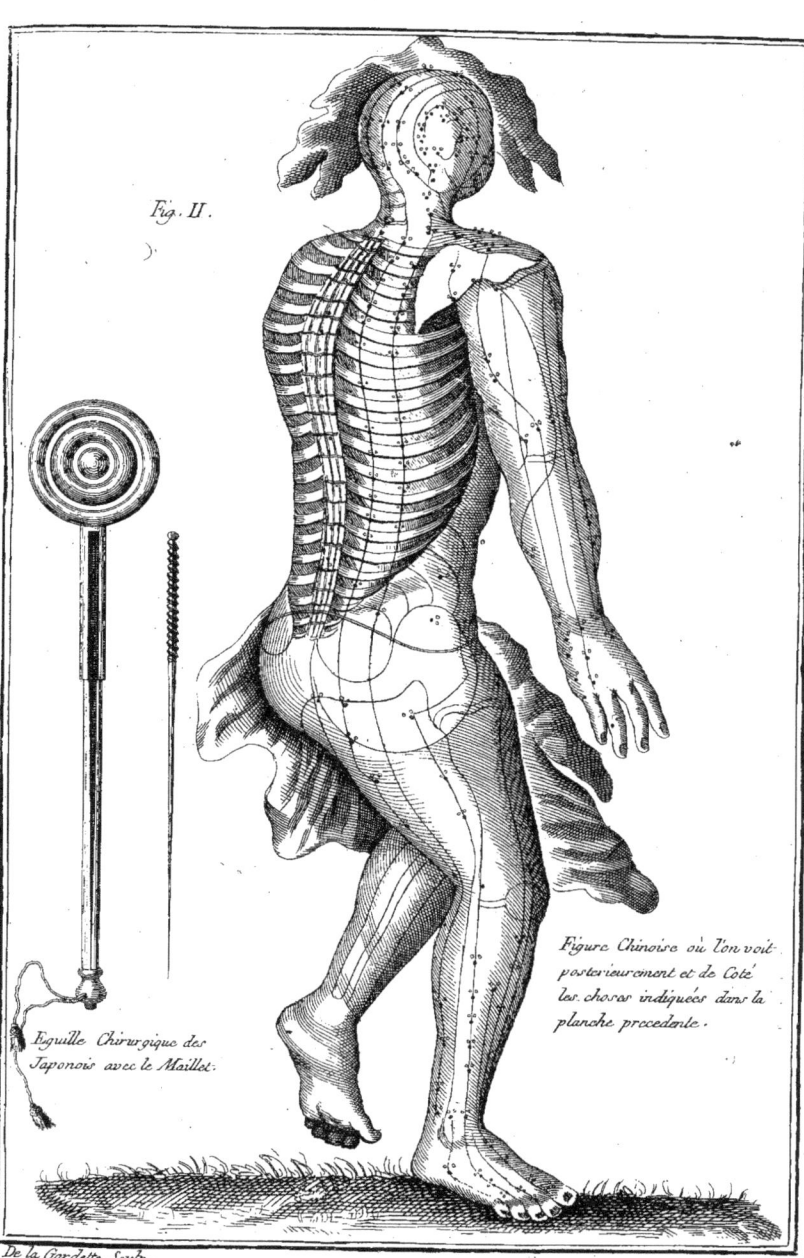

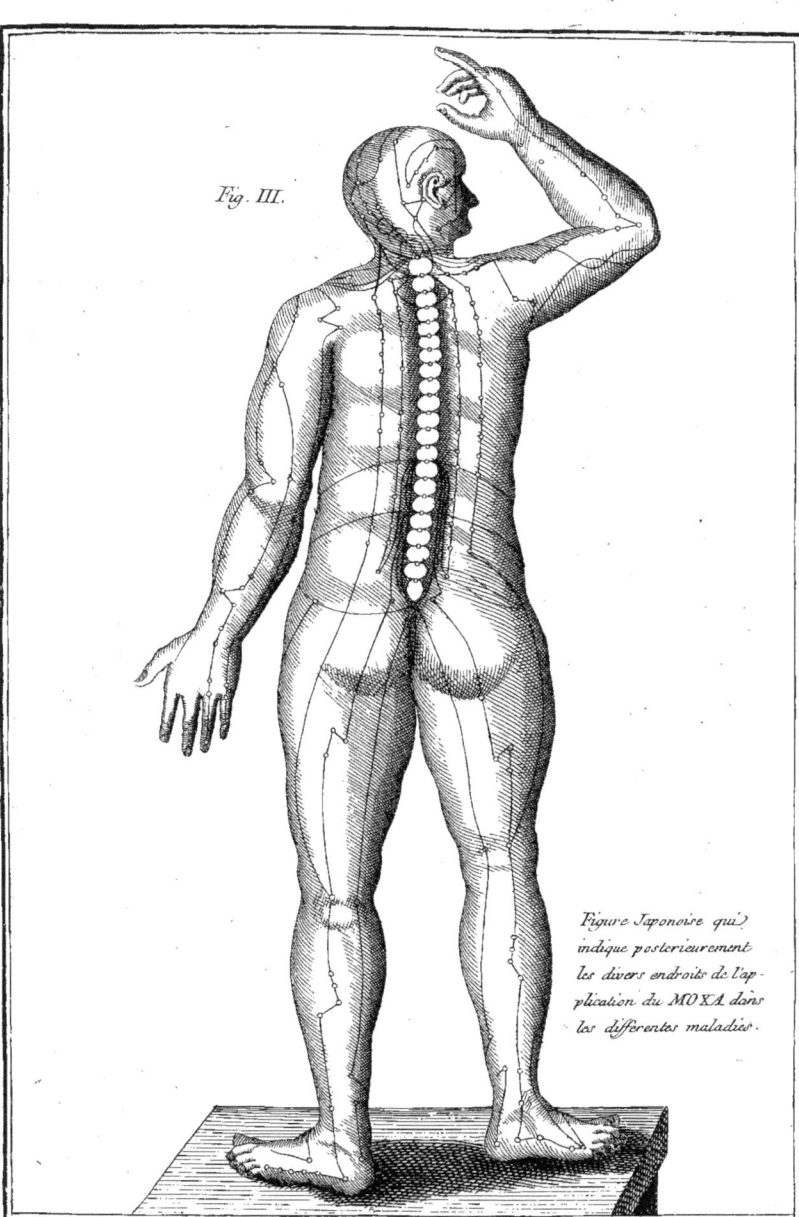

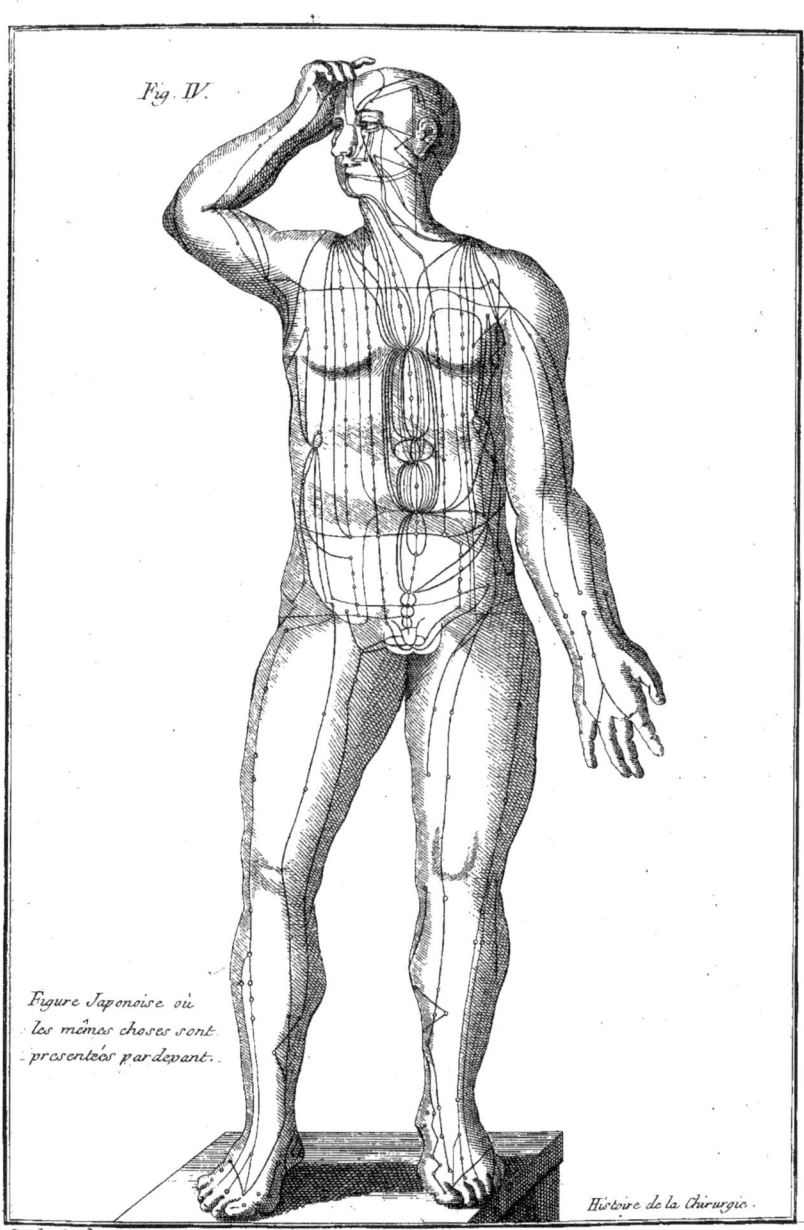

Fig. IV.

Figure Japonoise où les mêmes choses sont présentées par devant.

De la Gardette Sculp.

Histoire de la Chirurgie.

TABLE DES MATIÈRES
Contenues dans ce Volume.

A

ABCÈS, ce qu'Hippocrate entend par ce mot, *page* 199. Comment conduit à maturité, *ibid.* Abcès critiques, préceptes donnés par Hippocrate sur ce point, *ibid.* Abcès du foie ouverts par le feu, pronostic sur l'inspection du pus, 202. Abcès, ses espèces & sa cure, selon Celse, 397 *& suiv.* Abcès à la marge de l'anus, 498.

ACCOUCHEMENT, une des premières opérations de la Chirurgie, 59. Origine de l'art d'accoucher, *ibid.* Les accouchemens se font-ils toujours faits par un secours étranger? *ibid.* Accouchemens des femmes des Sauvages, *ibid.* de Latone, *ibid.* de Rachel, femme de Jacob, 60. Siége dont on se servoit pour l'accouchement, *ibid.* S'en sert-on encore, & en quel pays? *ibid.* Premier exemple d'accouchement par des voies insolites, 61. Connoissances d'Hippocrate sur l'accouchement, 283, 287 *& suiv.* Art d'accoucher chez les Grecs, pourquoi ne faisoit aucun progrès, 151. Les Athéniens veulent charger les hommes de ce ministère, obstacles qui s'y opposent, 152. Causes du charlatanisme des Prêtres à cet égard, *ibid.* Préparatifs de l'accouchement, 153. Superstition sur le croisement des jambes & des doigts, *ibid.* Enfant qui se présente par les pieds, mauvaise situation selon les Anciens, *ibid.* Déesses invoquées dans les mauvaises situations de l'enfant, ou pour favoriser l'avortement, *ibid.* Terme de l'accouchement à neuf mois, 154. Enfans qui naissoient plus tard réputés illégitimes, loi sur ce sujet, *ibid.* Coutume bizarre de certains peuples, relative aux suites de l'accouchement, raison de cette coutume, 158. Terme de l'accouchement, selon Aristote, 310 *& suiv.* Accouchement de l'enfant mort, 496. Procédés décrits par Celse dans les différentes positions *ibid.* Accouchement par les pieds autorisé par Celse, progrès de l'Art sur ce point depuis Hippocrate, *ibid.* Art d'accoucher perfectionné à plusieurs autres égards depuis Hippocrate, 497.

ACÉSIAS, Médecin malheureux dans la pratique, proverbe sur ce sujet, 298.

ACHILLE, élève de Chiron, Médecin de plaies, 126. Propriété de sa lance pour guérir les plaies, *ibid.* Emploi qu'il fait des plantes dans la cure des plaies, *ibid.* Dilatation des plaies par Achille, premier exemple, *ibid.* Usage qu'il fait du verd-de-gris, *ibid.*

ACIA de Celse, ce que c'est, 374.

ACROCHORDON, 410.

ACROMION, décollement de cette apophyse, 240.

Tome I.

ACRON rappelle à l'expérience l'art de guérir, obfcurci par l'abus du raifonnement, 151.

ACROTHYMION, efpèces de verrues, 410.

ADONIS, le même que Bacchus & qu'Ofiris, 52. Bleffé à l'aine, comment guéri, *ibid.*

ÆNONE, rivale d'Hélène, fa connoiffance des plantes, 128.

AGÉNOR, Roi de Phénicie, exerce la Chirurgie, 107. Inventeur du bandage que nous appelons *écharpe*, *ibid.*

AIR froid, nuifible aux os découverts, aux plaies & aux nerfs, 209 & 229. Air chaud, falutaire, *ibid.*

ALBUCASIS, a l'idée de la taille en deux temps, 489.

ALCMÆON, difsèque le premier, des animaux, 146. Il écrit fur la ftructure de l'œil, *ibid.* Comment fe nourriffoit le fœtus, felon lui, *ibid.* Ce qu'il dit de la génération, *ibid.* En quoi il faifoit confifter la fanté, *ibid.* Comment il expliquoit l'ouïe & le goût, *ibid.* Où plaçoit-il le fiége de l'ame ! *ibid.*

ALEXANDRE, impofteur fameux, fes fourberies, 18.

ALEXANDRE le Grand, fa dernière maladie, les Prêtres confultés à ce fujet, 19. Comment ils fe juftifient après fa mort, *ibid.* Inclination d'Alexandre pour la Médecine & la Chirurgie, 315. Entouré de devins, ufage qu'il en faifoit, *ibid.* Comment guéri d'une bleffure à l'épaule, *ibid.* Qualités & vices de ce Prince, anecdotes fur ce fujet, *ibid.* Il bleffe Lifimaque par mégarde, arrête l'hémorragie & comment, 316. A-t-il été empoifonné ! 317.

ALEXANDRE Philalète, Médecin, 331.

ALEXANDRIE, école célèbre d'Anatomie, 324.

ALEXANOR, fils de Machaon, 123.

ALEXIPPE, Médecin, 316.

ALOPECIE, ce que c'eft, fa cure, 418.

ALPHOS, ce que c'eft, 415.

ALUN *fciffile*, ce que c'eft, 438 & 452.

AMBI d'Hippocrate, pour réduire la luxation de l'humerus, fa defcription, 248.

AMMONIUS, Chirurgien, Profeffeur de Chirurgie en Égypte, 339. Surnommé *Coupeur de pierre*, & pourquoi, 340.

AMPUTATION des membres, dans quel cas & comment la faifoit Celfe, 382. Réflexions critiques fur ce fujet, 383.

AMYGDALES enflammées, 456. Cure, 457. Squirreufes, comment guéries, *ibid.* Suppurées, comment Hippocrate les ouvroit, 201.

ANATOMIE des Afclépiades, *voyez* ASCLÉPIADES : d'Hippocrate, *voyez* HIPPOCRATE. Progrès de l'Anatomie fous Hérophile & Érafiftrate, *voyez* ces deux noms. Sa décadence fous les Érophiliens & les Empiriques, 333 & *fuiv.* & 528.

ANCHILOBLEPHARON, adhérence de la paupière avec le globe de l'œil, 336. Opération d'Héraclide de Tarente dans ce cas, *ibid.* Defcription de cette maladie & fa cure, 431.

ANDRÉ, Médecin de Ptolémée Philopator, instruit de la matière médicale, 331. Idée peu avantageuse qu'en avoient Ératosthène & Galien, 332. Il reproche à Hippocrate un plagiat dont il est lui-même accusé, *ibid. &* 160. Il invente des machines pour les luxations & les fractures, *ibid.* Il est assassiné pendant la nuit dans la tente du Roi, *ibid.*

ANDRON, Médecin, est-il le même qu'André ? 332.

ANEVRISME, Hippocrate en a-t-il parlé ? 211.

ANGINE, comment traitée par les moyens chirurgicaux, 524 *&* 525.

ANIMAUX guéris par les eaux d'une fontaine dédiée à Esculape, 24.

ANTHÈRES, ce que c'étoit, 452.

ANTRE fameux, près de Nisa, par les guérisons qu'opéroient les Prêtres, 22.

ANUS, sa fistule, 313 *& suiv. &* 407. Ses maladies, 498.

AORTE, qui lui a donné ce nom ? 309.

APÆMANTES, Médecin, 330.

APHTES, ce que c'est, leur cure, 452 *&* 453.

APOLLON, Dieu de la Médecine, 54. Fils d'Isis & d'Osiris, *ibid.* Il présidoit à la divination, *ibid.* Ses cures vraies ou supposées sont chirurgicales, 55. Il étoit surnommé *Pæon*, ibid. *Phœbus*, autre surnom, *ibid.* Accusé d'avarice, *ibid.* Sa naissance, 58. Les attributs de sa divinité, 56.

APOLLONIUS de Memphis, avoit écrit sur la dénomination des parties du corps humain, 330. Sur les maladies des yeux, *ibid.* Conjectures sur cet Apollonius, *ibid.*

APOLLONIUS, Médecin, 302.

APOLLOPHANES, Médecin d'Antiochus Soter, 330.

APOSTÈMES, comment traités par les Chinois, 87.

ARCANAN, Médecin du règne d'Alexandre, 316.

ARCHAGATUS, premier Médecin Grec qui s'établit à Rome, 342. En quel temps, *ibid.* Accueilli avec distinction, *ibid.* Méprisé ensuite & pourquoi, *ibid.* A-t-il été chassé de Rome ? 345.

ARCHIDAMUS, proscrit l'huile dans les frictions & pourquoi, 298.

ARISTÉE, Roi d'Arcadie, exerce la Chirurgie, 110.

ARISTON, Médecin, contemporain d'Hippocrate, 297.

ARISTOTE, temps de sa naissance, son éducation, ses études, 306. Élève de Platon dont il abandonne la doctrine, *ibid.* Ses voyages & leur cause, 307. Il est choisi pour Précepteur d'Alexandre le Grand, son histoire des animaux, anecdotes sur ce sujet, 307 *&* 308. Galien le met au rang des meilleurs Anatomistes, est-il fondé ? *ibid.* A-t-il disséqué des cadavres humains ? *ibid.* Sa division du corps humain, *ibid.* Abrégé de ses connoissances anatomiques, *ibid. &* 309. Ce qu'il dit de l'enfant nouveau-né, 314. Aristote se retire de la Cour d'Alexandre, 315. Accusé d'impiété par le Grand-prêtre de Cérès, 319. Il retourne à Athènes, où il enseigne dans le Lycée, *ibid.* On n'est d'accord ni sur le temps ni sur le genre de sa mort, *ibid.* Conjectures sur ce sujet, *ibid.*

ARNOGLOSSE, ce que c'eſt, 18.
ARTEMIDORE, ce qu'il penſoit des oracles & des ſonges, 18 & 19.
ASA (le Roi), blâmé d'avoir imploré le ſecours des Médecins & pourquoi, 135 & 136.
ASCLÉPIADE, Médecin, charlatan habile, 346. Renverſe la Médecine d'Hippocrate, & comment, *ibid.* Ses pincipaux remèdes, *ibid.* Ce qu'il fait pour gagner le ſuffrage de la multitude, 347. Grand amateur des nouveautés, *ibid.* Il imagine des lits ſuſpendus, *ibid.* Il rappelle à la vie un homme qu'on portoit en terre, *ibid.* Réflexion ſur ce ſujet, *ibid.* Sa maxime dans la cure des maladies, *ibid.* Sa pratique dans l'eſquinancie, *ibid.* Eſt-il inventeur de la laryngotomie! 348. Sa mort, *ibid.* Ses diſciples, 349.
ASCLÉPIADES ou deſcendans d'Eſculape, établiſſent diverſes écoles, 128 & 129. Leurs connoiſſances, 130. Leur Anatomie, 131. Ils faiſoient grand uſage du cautère actuel, 133.
ASPIC, ſa morſure, comment guérie, 387.
ASCITE. *Voyez* HYDROPISIE.
ATHEROME, ce que c'eſt, 418.
ATHOT *ou* ATHOTIS, confondu avec Thot ou Mercure, 49. Traités d'Anatomie qu'on lui attribuoit, *ibid.*
ATROPHIE de l'œil, ſa cure, 424.
ATTALUS, Médecin cité par Ariſtophane, habile dans les maladies des yeux, 298.
AVANT-BRAS, ſa fracture, ce qu'en dit Celſe, 516.
AVORTEMENT, diſtinction qu'en fait Ariſtote, 311. Hippocrate juſtifié d'en avoir provoqué un, 294.
AUTOPSIE, ce que c'eſt, 333. Autopſie fortuite ou accidentelle, *ibid.* Autopſie à deſſein ou par eſſai, *ibid.*

B

BACCHIUS, Médecin, ſes écrits, ſes Commentaires ſur les Livres d'Hippocrate, 331.
BACCHUS, eſt-il le même qu'Oſiris! 51. Conſidéré comme Médecin, & pourquoi, 52. Eſt-il le même qu'Adonis! *ibid.*
BAINS, utiles après l'opération de la taille, 491. Tombés en déſuétude parmi nous, renouvelés en Angleterre, *ibid.*
BANC d'Hippocrate, pour la réduction de la cuiſſe luxée, ſa deſcription, 265.
BANDAGE des plaies, comment doit-il être fait! 209. Des fractures, 229 & 230. Bandage d'Hippocrate, reſſemblant à notre bandage à *dix-huit chefs*, 235. Bandage de Celſe, en quoi différent de celui d'Hippocrate, 514. Sa deſcription, *ibid.*
BANDES, comment elles doivent être, ſelon Hippocrate, 229 & 230.
BEC-DE-LIÈVRE (du), opération décrite par Celſe, 445.
BOUCHE, ſes ulcères, leur cure, 452.
BRACHMANES *ou* BRAMINES, Prêtres-médecins des Indiens & des Bactriens, 72. Leur manière de vivre, *ibid.* Leurs connoiſſances médicinales, leur charlataniſme, *ibid.*

BRAS, sa fracture, sa cure, 232, 515 & 516. Sa luxation, 244 & 245 & suiv. Sa luxation de cause interne, 249. Sa cure, 250. Pronostic de ses luxations non réduites, *ibid*. Sa luxation selon Celse, sa cure, 521. Sa luxation en devant, *ibid*.

BRONCHOCÈLE. *Voyez* GOUÊTRE.

BUBONOCÈLE, ce que c'est, selon Celse, 472.

C

CABYRES, frères d'Esculape, leurs enfans font la découverte des plantes contre la morsure des serpens, 56.

CACOËTHES, ce que c'est, selon Celse, 390.

CAL, de quoi il se forme dans les fractures, selon André, 332.

CALLIANAX, son caractère, ses réponses dures aux questions de ses malades, 331.

CALLIMAQUE, Médecin, 331.

CALLISTHÈNE, parent d'Aristote, a écrit sur les plantes & sur la structure de l'œil, 317. Accusé d'une conspiration contre Alexandre le Grand, *ibid*. Enfermé dans une cage de fer, & pourquoi, *ibid*. Son genre de mort, *ibid*.

CALLOSITÉ, Celse l'a-t-il regardée comme un signe propre à la fistule! 402.

CANCER des mamelles, suite ordinaire du temps critique chez les femmes, 202. Son commencement, ses progrès, 203. Cancer oculte, *ibid*. Description du cancer dans son dernier période, *ibid*. Cancer oculte des hommes, en quel temps il arrive & ce que c'est, *ibid*. & 213. Parties qu'il attaque, 389. Sa description, selon Celse, 390. Sa cure, 391. Dissertation de M. le Cat sur ce sujet, couronnée en 1732 & non en 1758, comme nous l'avons dit dans le texte. Elle ne contient que la doctrine d'Hippocrate, *ibid*.

CARIE, ses signes & sa cure, 221, 222, 505 & *suiv*. Carie des dents, 446.

CASSIUS, Médecin, Philosophe ou Sophiste, Ouvrage qui nous reste de lui, 345. Ce qu'il dit des ulcères ronds, *ibid*. De la démangeaison des plaies, 350. Des plaies profondes du cerveau, *ibid*. De la cataracte, *ibid*. Du croisement des nerfs du cerveau, 351. Des blessés qui tombent du côté où le coup a porté. Des descentes, *ibid*.

CASTRATION qui a pour objet l'eunuchisme, mutilation honteuse qui dégrade l'humanité, 36. Son origine incertaine, 37. A qui est-elle attribuée! *ibid*. Ses causes & ses effets, *ibid*. Proposée par les Empiriques comme remède contre l'épilepsie, 337. Castration, moyen curatif, dans quel cas & comment la faisoit Celse, 480. Avantage de son procédé opératoire, 481.

CATARACTE, ce qu'en dit Celse, 425. Sa cure par les médicamens, *ibid*. Par l'opération, 426. Raisonnemens de Cassius sur la cataracte, 350. Quel est l'inventeur de l'opération de la cataracte, selon Plutarque, 46.

CATON le Censeur déclame contre la Chirurgie & la Médecine des Grecs, & pourquoi! 343. Il tenoit d'eux ce qu'il savoit en Médecine,

343 & 344. Il est le premier qui ait parlé des injections dans les fistules, instrument dont il se servoit pour cela, *ibid*. Comment il guérissoit la surdité, les plaies, les ulcères, les maladies des yeux, les dartres, *ibid*. Il décrit un charme pour guérir les luxations, ce qu'en dit le Clerc, réfutation de son sentiment, 345.

CAUSTIQUES, remèdes, 370.

CAUTÈRE actuel, employé par les Asclépiades, 133. Par Hercule, 111. Par Hippocrate dans les douleurs de tête, 224. Par les Empiriques, 336. Par les Chinois, sous le nom de *moxa*, 89 & *suiv*. Usage qu'en faisoit Hippocrate dans la cure des hémorroïdes, 501. Avantage de cette pratique dans d'autres maladies chirurgicales, 502. Employé dans les maladies des yeux, 420 & *suiv*.

CELSE, écrivain pur & élégant, 526. Sa concision dégénère quelquefois en obscurité, *ibid*. Sa manière d'écrire, en quoi blâmée, 527. Souvent commenté, *ibid*. Sa Chirurgie négligée par les Commentateurs, excepté par Fabrice d'Aquapendente, *ibid*. Éloge que ce Médecin fait de Celse, 528. Celse a puisé dans les écrits des Chirurgiens, 352. Étoit-il Médecin? 353. Temps où il a vécu, *ibid*. Pourquoi a-t-il étudié la Médecine? 354. Ce qu'en dit Quintilien, *ibid*. Appelé le Cicéron des Médecins, ce qu'il a écrit sur la Médecine, *ibid*. Division de son Ouvrage, 355. Énumération qu'il fait des qualités nécessaires au Chirurgien, 355 & 356.

CERVEAU, ce qu'en dit Aristote, 308 & 309. Hérophile, 327. Ce que dit Cassius de ses lésions, 350 & 351.

CHAM, fils de Noé, Médecin, 47. Honoré sous le nom de Jupiter-Ammon, 48. Ses connoissances gravées sur des pierres, *ibid*.

CHARBON, ce que c'est, selon Celse, 388. Sa cure, *ibid*. Charbon des yeux, 423; de la verge, 475.

CHARLATANS, leur origine, leur succès, comment ils couvrent leur ignorance, 7. Comparés aux Astrologues, 49.

CHASSIE, comment traitée par Hippocrate, 225.

CHELIDOINE, plante, ses vertus, par qui connue, 46.

CHERSYDRE *ou* CÉRASTE, sa morsure, 387.

CHIMIE, a-t-elle été connue d'Hippocrate & d'Aristote? 315. Son origine, *ibid*.

CHINOIS, leur Médecine & leur Chirurgie, 75. Leurs mœurs, *ibid*. & 76. Leur Anatomie n'est qu'un système d'imagination mêlé de quelques vérités; ce qu'ils disent de la circulation est un tissu d'erreurs, 77. Comment ils divisent le corps humain, 78. Ce qu'ils appellent les principes de la vie, *ibid*. Leur Médecine tient beaucoup aux influences célestes, à l'Astrologie, 82. Rapport qu'ils établissent entre certaines parties du corps, 82 & 84. Idée qu'ils ont de l'ensemble du corps humain, 83. Leur moxa & leurs ponctions ou piqûres, *ibid*. & *suiv*.

CHIRON le Centaure, pourquoi appelé ainsi, 107. Il fait grand usage des plantes en Chirurgie,

107. Il donne son nom à une espèce d'ulcère, *ibid*. Il guérit Phœnix qui étoit aveugle, 108. Médecine de Chiron, *ibid*. Ses mœurs, son équité, son caractère, 109. Il tient une école de Chirurgie dans un antre où se rendent les jeunes gens les plus distingués, *ibid*. Il meurt blessé au genou par une flèche décochée par Achille, *ibid*. Il est mis au rang des Immortels & sous quel nom, *ibid*. Sacrifices qu'on lui faisoit, *ibid*. Ses Écrits, ses enfans, 110.

CHIRONIEN, ulcère ainsi surnommé, 394.

CHIRURGIE, inventée par le besoin, perfectionnée par l'expérience, 45. Son antiquité, 47. Son utilité, 3. Plus sûre que la Médecine interne, plus ancienne qu'elle, 4. Éloge qu'en fait Celse, *ibid*. Ce qui a ralenti ses progrès avant Hippocrate, 28. Couverte des nuages du mystère par les Prêtres Égyptiens, 63. Elle n'étoit point exercée gratuitement du temps de Moyse, par conséquent elle étoit érigée en Art, 64. Elle passe des Égyptiens aux Grecs, & comment, 105. Elle se perfectionne pendant la guerre, 106. Pourquoi fit-elle si peu de progrès malgré l'établissement des premières écoles? 129. Unie à la Philosophie, 139. Plus avancée avant Hippocrate que les monumens ne la montrent, preuve de cette assertion, 159. Sa certitude reconnue par Hippocrate, 197 & 198. État de la Chirurgie sous Hippocrate, 296. *Voyez aussi* la Chirurgie d'Hippocrate. Sous Philippe & sous Alexandre le Grand, 305 & *suiv*. Sous leurs successeurs, 318 & *suiv*. Chez les Romains, 341. Pourquoi fait-elle peu de progrès parmi ces derniers? *ibid*. Révolutions de la Chirurgie à Rome, 343. Exercée à Rome par des esclaves, réflexions à ce sujet, 352. Division générale que fait Celse de la Chirurgie, 355. Tort que font à la Chirurgie les Hérophiliens & les Empiriques, 527 & 528. Quand séparée de la Médecine, 337. Ses bornes, *ibid*. Son utilité dans les maladies internes, 197 & 523.

CHIRURGIEN, éloge qu'en fait Homère, 3. Quelles doivent être ses qualités personnelles, 355.

CHRYSIPPE, Médecin contemporain d'Hippocrate, 297.

CICATRISANS, remèdes, 368.

CIRCONCISION des Anciens, 29. Sait-on son origine? 30. Pourquoi la faisoit-on? 31 & *suiv*. Étoit-elle avantageuse à la fécondité? 32. Temps d'élection pour la faire, 33. Qui est-ce qui la faisoit? 34. Avec quel instrument? *ibid*. Manière de la faire, 35. Description qu'en donne Montaigne, témoin oculaire, 36. Réflexions sur ce sujet, *ibid*.

CIRSOCÈLE, ce que c'est, selon Celse, 479.

CLAVICULE, sa fracture & sa cure, 242.

CLITORIS excédant, dans quel pays on le coupe, 32.

CLOU des yeux, ce que c'est, sa cure, 422.

CŒUR, origine des veines, ce qu'en dit Platon, 300. Ce qu'en dit Aristote, 308 & 309. Ce qu'en dit Érasistrate, 320. Ses vaisseaux, 327. Description qu'en donne Hippocrate, 183 & *suiv*.

COLLYRE, nom que donnoient les Anciens à certains remèdes, 404.

CONDYLOME de l'anus, ce que c'est, sa cure, 498 & 499.

CONTUSION des parties nerveuses, ce qu'en dit Hippocrate, 238. Des côtes, 244. Contusion de l'œil avec échimose, 425.

CONVULSIONS du cou, comment guéries par la Chirurgie, 524. Différentes espèces de convulsion, ibid.

CORDON ombilical, en a-t-on fait de tout temps la ligature ? 60. Comment les Hottentots font cette ligature, ibid. Connoit-on l'origine de cette ligature ? ibid. Quel est le premier Écrivain qui en a parlé ? ibid.

CORPS étrangers, leur extraction de différentes parties du corps, 360 & suiv. De l'oreille, 439.

CORROSIFS, remèdes, 369.

CORS des pieds, leur cure négligée par les Chirurgiens, ainsi que d'autres maladies semblables, ce qui en résulte, 441.

COS, aujourd'hui Lango, île célèbre par son école de Médecine, 29. Par le culte d'Esculape, 161. Par la naissance d'Hippocrate, ibid. On y montre la maison qu'a habitée ce grand homme, ibid.

CÔTES, leur fracture, leur cure, 244 & 513.

COUDE, sa luxation, sa cure, 251 & 252.

COVILLARD, a décrit la taille en deux temps, 489.

CRÂNES des Égyptiens, distingués de ceux des Perses, & comment, 138. Ses fissures & ses fractures, 215 & suiv. & 507. Sa carie, 508.

CRITOBULE, Médecin, sa grande réputation pour avoir tiré une flèche de l'œil de Philippe, 306. Il guérit Alexandre d'un coup de flèche au bras, ibid.

CRITODÈME de Cos, Médecin, 306. Ce qu'en dit Érasistrate, 320.

CROÛTES de lait, achores, 409.

CTÉSIAS, parent d'Hippocrate, 297. Temps où il a vécu, ibid. Son voyage en Perse, où il guérit le Roi d'une blessure, ibid. Il avoit écrit sur la Médecine, 298. Il croit, contre le sentiment d'Hippocrate, la réduction de la cuisse inutile, & pourquoi, ibid. Il avoit écrit l'histoire d'Assyrie, ibid.

CUISSE, sa luxation, de combien de manière elle se fait, 268 & suiv. Pronostic des luxations non réduites, ibid. Fracture de la cuisse, 516.

CYBÈLE, Divinité médicinale, trouve des remèdes contre les maladies des enfans, 57.

CYPRIEN a eu l'idée de la taille en deux temps, 489.

CYRUS, Roi des Perses, égards qu'il avoit pour les Médecins & Chirurgiens Égyptiens, 139.

D

DÉMOCÈDE, habile Chirurgien, 148. Accueil & avantages que lui font certaines villes, ibid. Son esclavage en Perse, où il guérit Darius d'une luxation du pied, ibid. Récompenses & distinctions qu'il reçoit de ce Prince, 149. Il guérit la Reine, la Reine, femme de Darius, d'un ulcère à la mamelle, 149. Son retour dans fa patrie, fon mariage avec la fille de Milon de Crotone, *ibid.*

DÉMOCRITE, Philofophe-médecin, ce qu'il cherchoit dans la diffection des animaux, 150. Définiffoit le coït une courte épilepfie, *ibid.*

DÉMOPHON, fils d'Hippocrate, Athénien, 301.

DÉMOSTHÈNE, difciple d'Alexandre Philalète, 331.

DENTS, leur extraction profcrite par Érafiftrate, 323. Leurs maladies, 446. Leurs douleurs & les remèdes, *ibid.* Carie des dents, *ibid.* Dents mobiles, comment y remédier, 447. Comment on tiroit les dents & dans quel cas, 447 & 448. Manière de raffermir les dents ébranlées, 449. Dents artificielles, étoient-elles connues du temps de Celfe? *ibid.* Compofitions pour nettoyer les dents employées dès-lors, compofition d'Octavie, fœur d'Augufte, pour cet effet, *ibid.* Dents doubles des enfans, ce qu'on y faifoit, 450.

DÉRIVATION. *Voyez* SAIGNÉE.

DÉTERSIFS, remèdes, énumération qu'en fait Celfe, 371.

DIAGORAS, fon collyre pour les maladies des yeux, 150. Il condamnoit l'opium dans les inflammations récentes des yeux, *ibid.*

DIANE, fille de Jupiter, Déeffe des femmes en couche, 57. Ses divers noms, *ibid.* A Rome les femmes enceintes alloient dépofer leur ceinture dans fon temple, 152.

Tome I.

DIESPITER *ou* JUPITER, Divinité qui conduifoit les enfans à un heureux terme, 153.

DIGESTIFS, remèdes, leur énumération par Celfe, 371.

DIOCLÈS de Caryfte, Médecin célèbre, 302. Temps où il a vécu, *ibid.* Il a écrit fur la formation du fœtus, *ibid.* Son fentiment fur les enfans nés à huit mois, *ibid.* Il a le premier écrit fur la diffection des animaux, *ibid.* Ses connoiffances anatomiques, 303. Il invente un inftrument pour tirer les traits arrêtés en différentes parties du corps, *ibid.* Il emploie l'échelle dans la réduction des vertèbres, moyen décrié par Hippocrate, *ibid.* Défintéreffement de Dioclès dans la pratique de l'Art, *ibid.* Defcription de fon inftrument pour tirer les traits larges, 362.

DIOXIPPE, Médecin, refus qu'il fait d'aller guérir les fils d'Hécatomne, roi de Carie, 302.

DOIGTS, leurs luxations, leur cure, 254 & 523. Leurs luxations compliquées de plaies, 281. Leurs ulcères, 504. Leur cure, *ibid.* Leur courbure par des cicatrices mal faites & leur cure, *ibid.* Leur cohérence & leur cure, 505.

DRACO, fecond fils d'Hippocrate, 300.

DRAGONEAU, quel eft le premier Auteur qui a parlé de cette maladie, 345.

DRUIDES, Prêtres-médecins des Germains & des Gaulois, 73. Ils faifoient remonter leur origine à la plus haute antiquité, *ibid.* Leurs preftiges, 74. Leur cruauté, *ibid.* Ils font chaffés de l'Empire

Romain, pourquoi & fous quels Empereurs, 74.

DUODENUM, par qui nommé ainſi, & pourquoi, 327.

E

EAUX thermales, en exiſtoit-il du temps d'Homère? 137.

ÉCHARPE pour ſoutenir l'avant-bras, quel en eſt l'inventeur, 107.

ÉCHELLE, machine d'Hippocrate pour la réduction de l'humérus, 247.

ÉCHIMOSE, comment ſe forme-t-elle ſelon Hippocrate? moyens curatifs, 203. Sa cure, *ibid.*

ÉCOLES établies en divers endroits par les Aſclépiades, 128. Par les Médecins d'Italie, 129.

ÉCRITURE, ſon invention, influence qu'elle a ſur la propagation de l'Art, 61.

ÉCROUELLES, leur cure, 295.

ECTROPION ou éraillement des paupières, deſcription & cure, 435.

ÉLOIDE, ce que c'eſt, 374.

EMBAUMEMENT des corps, chez quel peuple étoit-il le plus en uſage? 65. Pourquoi les Égyptiens embaumoient-ils leurs morts? *ibid.* A qui étoit réſervé le droit d'embaumer, *ibid.* Pluſieurs eſpèces d'embaumement, ſelon les conditions & la fortune, 66. Quand a-t-on commencé d'embaumer les corps? *ibid.* Comment ſe faiſoient les différens embaumemens chez divers peuples, *ibid.* Drogues employées aux embaumemens, 67 *& ſuiv.* En quoi différoit celui des Éthiopiens, 68.

ÉMOLLIENS, remèdes, leur énumération, 371.

EMPÉDOCLE, Philoſophe d'Agrigente, diſciple de Pythagore, ſa réputation, ſon charlataniſme en Médecine, 143. Comment il expliquoit la reſpiration, 144. Syſtème ſur la formation des animaux, *ibid.* Raiſon qu'il donne de la reſſemblance des enfans avec le père & la mère, *ibid. &* 145.

EMPIÈME, manière dont les Chinois traitent cette maladie, 86. Signes qu'en donne Hippocrate, 201. Comment découvroit-il le côté de la maladie? *ibid.* Comment faiſoit-il cette opération? *ibid.* Pourquoi n'évacuoit-il pas le pus en une ſeule fois? *ibid.* Pronoſtic ſur la nature du pus, 202.

EMPIRIQUES, quel eſt l'inſtituteur de cette ſecte, 333. D'où tirent-ils leur nom? *ibid.* En quoi ils faiſoient conſiſter la Médecine, *ibid.* Ce qu'ils diſoient de l'expérience, *ibid.* Ce qu'ils appeloient *épilogiſme, ibid.* A quoi devoit s'étendre l'obſervation, *ibid. &* 334. Empiriques, en quoi différoient des Dogmatiques, *ibid.* Pourquoi négligeoient-ils l'Anatomie, 335. Ils employoient dans la cure des maladies internes beaucoup de remèdes chirurgicaux, 336.

EMPLÂTRES, Hippocrate n'en fait nulle mention, 207.

ENCHANTIS, ce que c'eſt, 430. Sa cure, *ibid.*

ENFANS nouveaux-nés, lavés dans l'eau marinée, 61. Enveloppés dans des langes, *ibid.* Lavés dans d'autres liqueurs chez divers peuples, 155. Moyens illuſoires pour s'aſſurer de leur légitimité, *ibid.* Cérémonies pour mettre l'enfant par terre & le relever, 156. Enfans abandonnés, loi des Athéniens contre cet usage, 156. Raisons abusives pour lesquelles les Anciens enveloppoient leurs enfans de langes, *ibid.* Maladies des enfans, remèdes superstitieux employés, 157. Manières dont divers peuples envisageoient la naissance des enfans, *ibid.*

ENGELURES, leur cure, 395.

ENNÉAPHARMAQUE, emplâtre, sa composition, 452.

ÉPANCHEMENS sous le crâne, le premier Auteur qui en fait mention, 509. Dans le bas-ventre, ce qu'il en arrive, 210.

ÉPICHARME, disciple de Pythagore, avoit écrit sur la Médecine, 146. Il y a encore quelques-uns de ses Traités dans la Bibliothèque du Vatican, *ibid.* Il emploie le chou en topique dans les maladies des testicules, *ibid.* Ce qu'il dit du terme de l'accouchement, *ibid.*

ÉPILEPSIE, comment traitée par les Empiriques, 336. Moyens chirurgicaux employés par Celse, 523. Comment cette maladie est nommée par différens Auteurs, *ibid.*

ÉPILOGISME, ce que c'est, 334.

ÉPIMÉNIDE passe cinquante ans à l'étude de la Botanique, 137.

ÉPINYCTIS, ce que c'est, 213. A quel âge arrive cette maladie, *ibid.* Sa description, 412.

ÉPIONE, fille d'Hercule, 111.

ÉPIPLOON, sa sortie par les plaies du bas-ventre, 463. On le coupoit, *ibid.* Dans quel cas, 472.

ÉRASISTRATE, disciple de Chrysippe, lieu de sa naissance incertain, 318. Temps où il a vécu, 318. Sa faveur à la Cour de Séleucus, roi de Syrie, & pourquoi, 319. A-t-il disséqué des hommes vivans ? *ibid.* Découvre les ventricules du cerveau, 320. Il dit que les vaisseaux émanent du cœur, *ibid.* Découvre les valvules triglochines & sygmoïdes, *ibid.* Les veines lactées du mésentère, 321. Il donne des noms aux parties du corps humain, 322. Sa Physiologie, *ibid.* Il réfute Platon sur le passage de la boisson dans la trachée-artère, *ibid.* Il avoit écrit sur les fièvres & sur les plaies, 324. Sa mort, *ibid.*

ÉRIBOTES panse Oïlée, père d'Ajax, d'une blessure à l'épaule, 113.

ERPES-ESTHIOMENOS, dartre ou ulcère rongeant, ce qu'en dit Celse, 392.

ÉRYSIPÈLE, sa métastase mortelle, 199. Signes de cette métastase, *ibid.*

ESCARROTIQUES, remèdes, 370.

ESCULAPE, Égyptien d'origine, combien Cicéron en comptoit, 56. Inventeur de la sonde pour les plaies, *ibid.* Instruit par Apis, *ibid.* Ses frères appelés *Cabyres*, ibid. Esculape Grec, élève de Chiron, 113. Nommé par les Grecs, *Asclepios*, sa naissance merveilleuse, 114. Son mariage avec Épione, *ibid.* Ses connoissances en Chirurgie, 115 & *suivantes*. On lui attribue des résurrections, 116. Mensonges débités sur sa mort, par les Grecs, 117. Son apothéose, 118. Temples bâtis en son honneur, ses divers attributs, 119. Sacrifices qu'on lui faisoit en divers lieux, 10. Table des inscriptions du Temple d'Esculape à Rome, 12.

Guérisons prétendues miraculeuses qu'on lui fait opérer, 12.

ÉTHIOPIENS, cautérisoient le front de leurs enfans le jour de leur naissance, 133. En quoi l'embaumement des corps différoit chez eux de celui des Égyptiens, 68.

ÉTRUSQUES, cautérisoient l'occiput de leurs enfans, 133.

EUDÈME, célèbre Anatomiste, contemporain d'Hérophile, 326.

EUDOXE, disciple de Philistion, 297.

EUGERIE, Déesse invoquée dans l'accouchement, 153.

EUNUQUES, leurs emplois, 38 & 41. Leur état en diverses Cours, ibid. Pourquoi les Troglodites faisoient-ils des Eunuques ? ibid. Combien y avoit-il d'espèces d'Eunuques ? 39. Manière de les faire, ibid. Danger de cette mutilation, ibid. Y a-t-il des Eunuques qui se soient mariés ? 40. Les Eunuques très nombreux à Rome, 41. Usage qu'en faisoient les femmes, ibid. Ils ne sont point exempts de goutte, de lèpre, de hernies & de plusieurs autres maladies, ibid. Castration pour conserver la voix, ibid. C'étoit aussi le supplice des adultères, 43. Castration des femmes, a-t-elle jamais eu lieu ? ibid. Comment se faisoit-elle ? 44. Castration des animaux, des poissons, ibid.

EURIPHON, contemporain d'Hippocrate, avoit écrit sur l'Anatomie, 297. Usage qu'il faisoit du cautère actuel dans l'empyème, 151.

F

FABRICE d'Aquapendente, admirateur de Celse, comment traitoit-il la grenouillette ? 451. Le meilleur Commentateur de Celse sur la Chirurgie, 527.

FÉMUR, sa fracture & sa cure, 233.

FEMMES, elles se sont anciennement mêlées de la Médecine, 56 & 57.

FÉRULES, ce que c'étoit, 229.

FEU sacré, sa description, différent de l'érysipèle, sa cure, 392 & 393. Ses espèces, ibid.

FEU sauvage, ce que c'est, 416.

FIBULA de Celse, ce que c'est, 374. Est pris en divers sens, 478.

FILET de la langue, ce que c'est, sa section, 450.

FISTULE lacrymale, sa cure, 431 & 432.

FISTULES, leur origine & leurs progrès, 213. Leurs espèces, 402. Les plus difficiles à guérir, ibid. & 213. Fistules de l'anus, leur cure par les caustiques doux, 214. Par la ligature, ibid. Cette méthode renouvelée de nos jours, ce qu'on y a changé, ibid. & 407. Différence de la pratique de Celse à cet égard, à celle d'Hippocrate, ibid. Sa cure par l'opération, 408. Fistules des côtes, 406.

FLÈCHES, leur extraction, 361.

FLUONIA, Déesse invoquée dans l'accouchement, 153.

FOIE, ce qu'en dit Platon, 300. Où le place Aristote, 309. Comment Érasistrate traitoit les tumeurs de cette partie, 323. Réflexion critique sur ce sujet, ibid.

FONDEMENT, sa chute & sa cure, 502.

FONGUOSITÉS de la dure-mère, comment traitées par Celse, 511. & 512.

FONTAINES merveilleuses pour la cure des maladies, 23 & 24.

FONTENELLE, différence qu'il met entre les Prêtres payens & les charlatans, 24.

FOUBERT, Chirurgien de Paris, restaurateur de la ligature dans la cure des fistules de l'anus, réflexion critique sur ce sujet, 407.

FOUET, usage qu'en faisoient les Prêtres de Pan à Rome, pour rendre les femmes fécondes, 15.

FRACTURES, préceptes généraux d'Hippocrate sur ce sujet, 228 & 229. Ce qu'il dit des férules ou atelles, *ibid*. Temps de leur application, 233. Régime dans la cure des fractures, 228 & 229. Ce que pense Hippocrate de la gouttière ou du glossocome pour les fractures des extrémités inférieures, 234. Fractures compliquées de plaies, *ibid*. Accidens de la compression du bandage, *ibid*. Mauvaise pratique des contemporains d'Hippocrate, dans le délai de la réduction, 236. Fracture avec issue des os par la plaie, 237. Pratique d'Hippocrate dans ce cas, *ibid*. & 238. Fractures avec contusion & plaie, 281 & 282. Fractures des extrémités, leurs espèces & leurs différences, selon Celse, leur pronostic, 513. Comment les réduisoit-on? 514. Bandage convenable à ces fractures, *ibid*. En quoi diffère de celui d'Hippocrate, *ibid*. Observations générales sur leur curation, 515 & 517. Sur les fractures compliquées de plaies, *ibid*. Cure des fractures avec fracas des os, 518. Des fractures non consolidées, 518. Des cals difformes, 519.

FRANCO, Chirurgien François, sa description de la taille en deux temps, 489.

FRICTIONS sèches ou humides, ce que c'est, 525. Asclépiade s'en dit faussement l'inventeur, *ibid*. Ce qu'en avoit dit Hippocrate avant lui, *ibid*. Pourquoi & dans quel cas les faisoit-on? *ibid*.

FURONCLE, sa description, sa cure, 396. Comment traité par les Chinois, 87.

G

GALE, ses espèces, leur cure, 413 & *suiv*.

GANGLIONS, ce qu'en dit Hippocrate, 240. Et Celse, 418.

GANGRÈNE, ce qu'en dit Celse, 380.

GENCIVES, leurs abcès, 200.

GÉNÉRATION, ce qu'en dit Platon, 300. Et Aristote, 310 & 311.

GENOU, sa luxation, sa cure, 352.

GLAUCIAS, Médecin, avoit commenté le sixième Livre des Épidémies d'Hippocrate, 355. Instruit de la Matière médicale, *ibid*.

GLAUCUS, Médecin, subit par ordre d'Alexandre le supplice de la croix, & pourquoi, 316.

GNIDE, son école de Médecine, 129.

GONORRHÉE virulente, on seroit porté à croire qu'elle étoit connue chez les Romains, 474.

GORGASUS, fils de Machaon, 123.

GORGIAS, Professeur de Chirurgie en Égypte, 339. Ce qu'il dit des tumeurs de l'ombilic, 340.

GOTS, leur manière de recoudre les blessures, 3. N'employoient que le miel dans les maladies internes, *ibid.*

GOUÊTRE, ce que c'est, procédé curatif de Celse, 458.

GOUTTE, comment Hippocrate la traitoit, 206 & 207.

GRANDS (les), souvent dupes des charlatans, 16 & 252.

GRÊLE des paupières, ce que c'est, sa cure, 428.

GRENOUILLETTE, sa définition, selon Hippocrate, 200. Sa cure, *ibid.* Ce que c'est, selon Celse, comment il l'appeloit, 450. Comment nommée par Columelle, *ibid.* Douleur qu'elle cause, & pourquoi, *ibid.* Opération qu'on faisoit pour la guérir, *ibid.* M. Petit, habile Chirurgien de Paris, suivoit le même procédé, 451. Réflexion sur un autre moyen proposé par un Écrivain moderne, *ibid.*

GROSSESSE, ses signes, selon Hippocrate, ses accidens, 283 & *suiv.*

GUI de chêne, vertu que lui attribuoient les Druides, 73. Comment se distribuoit-il? *ibid.*

H

HEISTER, réfuté sur ce qu'il dit de l'âge où Celse prescrit de faire la lithotomie, 484. Ce qu'il dit de la forme de l'incision. Passionné dans la critique, 495. Adopte le petit appareil, *ibid.* Cette opération a été perfectionnée depuis, quoiqu'il en dise, 495.

HÉLÈNE, femme de Ménélas se mêloit de la Médecine, 128.

HÉMÉRALOPIE, ce que c'est, sa cure, 424.

HÉMORRAGIE, arrêtée par des paroles superstitieuses, 8. Comment arrêtée par Hippocrate, 211. Distinction des différentes hémorragies, 210. Comment arrêtée par Ammonius, 340. Ce que dit Celse de l'hémorragie, 524. De celle des plaies, 372. Ses remèdes contre les hémorragies, 368.

HÉMORROÏDES, comment & avec quelle précaution les extirpoit Hippocrate, 215. Définition qu'en donne Celse, 499. A quoi il assimile ce flux, *ibid.* Topiques qu'il y appliquoit, dans quel cas & comment il les extirpoit, 500. Cure d'Hippocrate par l'approche du feu, 501. De quelle utilité peut être ce moyen dans d'autres maladies chirurgicales, 502.

HÉRACLIDE de Tarente, Médecin empirique, 336. Habile en Chirurgie, *ibid.* Soutient que la cuisse luxée se réduit en vain, *ibid.* Son procédé opératoire dans l'*anchiloblepharon*, ibid. Il y a eu plusieurs Médecins de ce nom, *ibid.*

HERCULE, le même qu'Hercule Égyptien, 111. Guéri des blessures de l'hydre par le *dracontium :* nœud qu'il employoit pour guérir les plaies, ne seroit-ce pas la future! *ibid.*

HERMÈS, ses divers noms, 49. Traités qui lui sont attribués, 50. Ceux qui nous restent de lui sont supposés, *ibid.* Quelles plantes il a connues, 50. Adoré en Grèce, 51.

HERNIES, comment traitées par les Chinois & les Japonois, 86 & 87. Hernies de l'ombilic, fes espèces, 340. Sa cure, 458 & *suiv*. Inguinales, leur diagnoſtic, leur cure, 467. Honte qu'on attachoit à cette maladie chez les Romains, 468. Étymologie du mot *hernie*, ibid. Étranglement de la hernie, 469. On commençoit du temps de Celſe à ſe ſervir du bandage, *ibid*. Cure des hernies tombées dans le ſcrotum, 469 & *suiv*. Hernie ventrale, comment elle ſe forme, 461 & 462. Sa cure, *ibid*.

HÉRON, ſes Écrits ſont perdus, ce qu'il dit des tumeurs de l'ombilic, 339 & *suiv*.

HÉROPHILE, ſa patrie, 324. Réduit le bras luxé du Philoſophe Diodore, *ibid*. Il étudie à Alexandrie, où il eſt accuſé d'avoir diſſéqué des criminels vivans, 325. Juſtifié de cette accuſation, *ibid*. Il fait des recherches ſur les nerfs, 326. Ses découvertes ſur l'œil, *ibid*. Sur les membranes du cerveau, 327. Sur les veines lactées du méſentère, *ibid*. Uſage qu'il attribue aux glandes, *ibid*. Il découvre les glandes ſalivaires, 328. Ses découvertes ſur les parties génitales, *ibid*. Son ſyſtème ſur la reſpiration, *ibid*.

HÉROPHILIENS ou ſectateurs d'Hérophile, opinion déſavantageuſe, qu'en avoit Galien, 332. Ils négligent l'Anatomie, fauſſeté de leurs raiſonnemens ſur ce point, 333. Ils ſe rejettent ſur les médicamens, 527. Leur matière médicale augmente, mais elle eſt informe, & pourquoi, *ibid*.

HÉSIODE, inſtruit dans la Botanique, 137. Uſage qu'il faiſoit des plantes, *ibid*.

HICÉSIUS, chef de l'école des Éraſiſtratéens, établie à Smyrne, 329. Les priviléges & les fonctions de cette place, 330.

HIPPOCRATE, lieu & temps de ſa naiſſance, 161. Fils d'Héraclide, deſcendant d'Eſculape & d'une mère qui deſcendoit d'Hercule, *ibid*. Il eſt ſurnommé *Theſſalien*, & pourquoi, *ibid*. Ses études & ſous quels Maîtres, *ibid*. Accuſé par André d'avoir incendié les monumens qui avoient ſervi à ſes plagiats, 160 & 162. Raiſons qui détruiſent cette accuſation, *ibid*. & 26. Il eſt ſupérieur à ſon ſiècle, *ibid*. Son génie obſervateur, *ibid*. Aveu honorable qu'il fait de ſon erreur, 161. Ses voyages & quels en ſont les motifs; il ſépare la Médecine de la Philoſophie, *ibid*. Qualités de ce grand homme avouées de toute l'antiquité, *ibid*. Excellens préceptes moraux qu'il donne aux Médecins, 163. Temps de ſa mort incertain, conjectures ſur ce ſujet, *ibid*. Il dédie une ſtatue d'airain au temple de Delphes, 25. Sa généalogie, 130. Il ſe faiſoit gloire de deſcendre d'Hippolocus, fils de Podalyre, 124. On lui élève après ſa mort un tombeau, où ſe repoſe un eſſaim d'abeilles ; merveilleux que les Grecs attachent à cet évènement, *ibid*. Examen de ſes Écrits, 165. Son Anatomie, ce qu'en dit Galien, 176, 177 & *suiv*. Son ſyſtème ſur la génération, 192 & *suiv*. Sa Chirurgie, 197. Eſtime qu'il fait de cette partie de la Médecine, *ibid*. A-t-il pratiqué la Chirurgie?

295. Hippocrate Athénien, ſes enfans méprisables, 301.

HIPPOGLOSSE. *Voyez* RANULE *ou* GRENOUILLETTE.

HIPPOLOCHUS, fils de Podalyre, 124.

HIRONDELLE (l'), guérit les yeux malades de ſes petits avec la chelidoine, 46.

HOMÈRE, Médecin de l'île de Chio, 137.

HOMÈRE, Poëte, hommage rendu à ſes connoiſſances, 136. Inſtruit de l'Anatomie & de la Chirurgie de ſon temps, *ibid*. Il reçoit après ſa mort des honneurs divins, 137.

HOMME, conſidéré dans l'état naturel, ſa manière de vivre, ſes maux & ſes remèdes, 1.

HUMÉRUS, ſa luxation & ſa fracture. *Voyez* BRAS.

HYDATIDE des paupières, ſa cure, 427.

HYDROCÈLE, ce que c'eſt, 481. Les Romains la confondoient encore du temps de Celſe ſous le nom générique de *hernie*, ibid. Celſe décrit obſcurément nos deux eſpèces d'hydrocèles, les ſignes qu'il en donne ſont confus, 482. Procédés curatifs de cette maladie, *ibid*.

HYDROCÉPHALE, ſes ſignes, ſes moyens curatifs, 204, 205 & 524.

HYDROPISIE, moyens chirurgicaux qu'employoit Hippocrate dans cette maladie, 203 & 204. Il évacuoit l'eau à pluſieurs repriſes, & pourquoi, *ibid*. Il a connu l'hydropiſie de la matrice, *ibid*. Signes de celle de poitrine, & du côté qu'elle occupe, 204. Moyens curatifs, *ibid*. Hydropiſie & ſes eſpèces, 464 & *ſuiv*. Leur cure, *ibid*.

HYPPO, fille de Chiron, ſes connoiſſances, 110.

I

IAPIS, Élève d'Apollon, panſe Énée de ſes bleſſures, 127.

ICHOR, ce que c'eſt, 364.

IGNORANCE, mère de la crédulité, 7.

ILLITHIE, Déeſſe des femmes en couche, 57. Les Argiens lui ſacrifioient un chien, 58.

IMPETIGO, ſes eſpèces, 414.

INCUBATION, ce que c'étoit, 8. Cérémonies dont elle étoit accompagnée, 9 & *ſuiv*. Comment ſe faiſoit l'incubation dans le temple d'Athènes, 14. En d'autres temples, 17 & *ſuiv*. Conjectures ſur l'origine de l'incubation, 63.

INFIBULATION, ce que c'étoit chez les Romains, 478. Pourquoi & comment ſe faiſoit-elle? *ibid*. Inutilité de cette opération, *ibid*.

INFLAMMATION, ſon diagnoſtic établi par Hippocrate, 198. Remèdes qu'il employoit dans ce cas, *ibid*. Il proſcrit les corps gras, *ibid*. Inflammation de l'oreille, 436.

INJECTION, Caton eſt le premier qui en ait fait dans les plaies fiſtuleuſes, 344.

INSTRUMENS de Chirurgie, dépoſés d'abord dans les temples, 24. Ce que dit Hippocrate des inſtrumens, 198.

INVENTIONS dûes aux animaux, 45.
IOLAS,

IOLAS, parent d'Hercule, lui aide à détruire les têtes de l'hydre, 111.

ISAÏE, guérit le roi Ézéchias d'un ulcère, 135. Par quel remède, *ibid*. On se servoit dès-lors d'huile & de résine dans la cure des plaies, *ibid*.

ISIS, sœur & femme d'Osiris, 52. Invente des remèdes, *ibid*. Différens emplâtres qu'on lui attribue, sont-ils d'elle? 53. Contes des Grecs sur cette Divinité, *ibid*. Les Grecs l'ont appelée *Io*, ibid. Elle est la même que Cybèle, que Proserpine, *ibid*. Étymologie de son nom Égyptien, *ibid*. Elle est adorée des Grecs, 54. Guérison miraculeuse qu'on lui attribuoit après sa mort, *ibid*. Déesse de l'enfantement, *ibid*. A-t-elle inventé la Médecine & l'art d'embaumer chez les Égyptiens? *ibid*.

J

JAMBE, sa fracture, sa cure, 233.

JAPONOIS, leurs mœurs, leur Médecine, leur Chirurgie. *Voyez* CHINOIS.

JASON, chef de l'expédition des Argonautes, exerça la Chirurgie, 110.

JONC QUARRÉ, ce que c'est, 452.

JUIFS, du temps de Salomon, quel étoit leur Chirurgie, 134 *& suiv*. Opération qu'ils se faisoient faire à Rome pour détruire les vestiges de la circoncision, 476 *&* 477.

JUNON, fille de Saturne, préside aux accouchemens, 57. Elle a été surnommée *Lucine*, & pourquoi, *ibid*.

Tome I.

L

LAGOPHTALMIE, sa description, sa cure, 435.

LANCETTES dont se servoit Hippocrate, 206.

LAPPONS, usage qu'ils font du cautère actuel, & dans quel cas, 134.

LARYNGOTOMIE, opération, première mention qu'on en fait, 348.

LASER, ce que c'est, 456.

LATONE, mère d'Apollon, panse Énée de ses blessures, 57.

LÈPRE des Grecs, ce que c'étoit, 414.

LEUCÉ, ce que c'est, 415.

LEUCOPHLEGMATIE, 464. Sa cure, 465. Scarification qu'on faisoit dans ce cas, *ibid*. On frappoit les parties avec des vessies pleines d'air, ce qu'on en devoit attendre, *ibid*. Comment traitée par Asclépiade, 348.

LÈVRES, leur fissure guérie, 444. Leur difformité appelée parmi nous *bec-de-lièvre*, opération qu'on y faisoit du temps de Celse, 445.

LIERRE, consacré à Bacchus, 51. Son étymologie Égyptienne, 52.

LIGATURE, usage qu'en font les Nègres de Guinée, 6. Origine des ligatures, 52. Substituée par Érasistrate à la saignée, 323. Employée dans la cure des fistules de l'anus, 215 *&* 407. Dans celle des hémorroïdes, 215. Pour faire la saignée, 206. Dans la cure de l'épilepsie, 336.

LISIMAQUE blessé au front par Alexandre, 316.

LITHOTOMIE, connue du temps d'Hippocrate, 294. Pourquoi ne la pratiquoit-il pas? 295. Pourquoi la défendoit-il à fes élèves? *ibid.* Age auquel on doit la faire, felon Celfe, 483. Dans quelle faifon, *ibid.* Dans quel cas, *ibid.* Manière d'y préparer le malade, 484. Situation du malade pour l'opération, *ibid.* Procédé opératoire, 485 & 486. Manière d'arrêter l'hémorragie, *ibid.* De tirer la pierre, 488. Exifte-t-il des pierres adhérentes? *ibid.* Inftrument dont on fe fervoit pour opérer, inventé par Mégès, *ibid.* Celfe aperçoit la taille en deux temps, *ibid.* Cette pratique, long-temps laiffée dans l'oubli, eft renouvelée par Franco & Covillard, Chirurgiens François; elle eft enfuite reftaurée par M. Maret, Chirurgien de Dijon, 489 & 490. Lithotomie ou taille des femmes, 490. Différences de celle des femmes & des filles, *ibid.* Procédé opératoire, *ibid.* Panfement après l'opération, *ibid.* Comment on arrêtoit l'hémorragie, *ibid.* Bains qu'on employoit alors, tombés en défuétude parmi nous, renouvelés en Angleterre, 491. Traitement de la gangrène après l'opération, 493. Méthode de tailler décrite par Celfe, la plus ancienne de toutes, 495. Appelée *petit appareil*, & pourquoi, *ibid.* Defcription un peu obfcure de l'opération, 486 & 495. Cette opération perfectionnée depuis contre l'avis d'Heifter, *ibid.*

LUCINE, patrone des femmes en couche, 14. L'Illithie des Grecs, la Junon, l'*Opigena* des Latins; manière de l'invoquer, 154. Sacrifices qu'on lui faifoit, *ibid.*

LUETTE, fon inflammation, fes dangers, fes remèdes, 205. Selon Celfe, 455 & 456. Sa fection, *ibid.*

LUPERQUES, prêtres de Pan, fouettoient les femmes pour les rendre fécondes, 15.

LUXATION. Voyez les noms des différentes parties qui en font fufceptibles. Obfervations fur les luxations compliquées de plaies, 523.

LYBIENS, peuple d'Afrique, cautérifoient le fommet de la tête de leurs enfans, vers l'âge de quatre ans, & pourquoi, 133.

LYCIUM, ce que c'eft, 438.

M

MACHAON, fils d'Efculape, célèbre Chirurgien de l'antiquité, 120. Affifte à l'expédition des Argonautes, *ibid.* Diftinctions qu'on lui accorde, *ibid.* Il eft bleffé à l'épaule, 121. Il panfe Ménélas d'une plaie, & comment, *ibid.* Il panfe Philoctète de la morfure d'un ferpent, 122. Il eft égalé aux Dieux par Homère, *ibid.* Les Grecs lui élèvent des ftatues & des temples, *ibid.* Il eft tué par Euriphile, 123. Enfans de Machaon, *ibid.*

MÂCHOIRE inférieure, fa fracture & fa cure, 241. Sa luxation, 254.

MALADIE du corps, fes effets en général fur l'ame, 7. Comment les maladies fe guériffoient chez les divers peuples avant que la Médecine fût érigée en Art, 46. Maladies relatives aux différens âges, 213.

MALAGMA, ce que c'eft, 372.

MANTIAS, écrit sur les médicamens, 331.

MARIUS, son courage dans l'extirpation qu'on lui fit des varices à la jambe, 504.

MARUS, Perusin, Médecin de plaies, panse Serranus, fils de Régulus, 342.

MATIÈRE MÉDICALE des Anciens, son abondance, ses défauts, 528. Réforme qu'a faite dans ces derniers temps l'Académie de Chirurgie, relativement à la cure des plaies, *ibid.*

MATRICE, sa chute & sa descente, selon Hippocrate, 292. Ses signes & sa cure, 293 & 294. Selon Celse, 502. Ses ulcères fongueux, 503. Leur cure, *ibid.*

MATURATIFS, remèdes, 368.

MÉDECINE primitive, en quoi elle consistoit, 4. Ce qu'en disent Platon, Sénèque, Sirius de Tyr, Pline, Servius, 5. Il n'est nullement question de Médecine avant Moyse, ni dans l'histoire des Patriarches, *ibid.* Son état primitif chez les Égyptiens, 46. Comment érigée en Art, 47. Partagée en trois professions chez les Chinois, 85. Chez les Grecs, 337. Quels étoient les bornes de chaque partie, *ibid.* Ce partage différent de celui qui existe maintenant, quoique le même en apparence, *ibid.* Ce que disent Celse & Galien de ce partage, 339. La Médecine unie à la Chirurgie, quels en sont les avantages, 526. Médecine, science conjecturale, 4.

MÉDÉE panse Jason, Laërte & les Thespiades de leurs blessures, 113.

MÈDES, leurs remèdes contre les flèches empoisonnées, 2.

MÉDIUS, Médecin d'Alexandre, 317.

MÉGÈS, Chirurgien, 352. Son instrument pour la taille, 488. Réduit une luxation du genou en devant, 522.

MÉLAS, ce que c'est, 415.

MELICERIA, ce que c'est, 364.

MELICERIS, ce que c'est, 418.

MENA, la même que Lucine, Déesse des femmes enceintes, les préservoit des pertes de sang dans la grossesse & l'accouchement, 153.

MÉNÉCRATE, Médecin de Syracuse, fameux par son fol orgueil, 305. Il se croyoit un autre Jupiter, *ibid.* Il se vantoit de guérir l'épilepsie, *ibid.* Son extravagance dans sa manière de se vêtir, de paroître en public, *ibid.* Lettre qu'il écrit à Philippe, & la réponse ; comment Philippe mortifie la vanité de ce Médecin, *ibid.* Écrit de ce Ménécrate, *ibid.*

MENÈS ou MESRAÏM, fils de Cham, le même qu'Osiris, 49.

MENINGOPHILAX, instrument, sa description, usage qu'on en faisoit, 508.

MENSTRUE, ou flux menstruel, ce qu'en dit Aristote, 310.

MENTAGRE, maladie qui régnoit à Rome, 134. Par quels remèdes combattue, *ibid.*

MENTON, désunion de sa symphise, 242.

MÉTON, Médecin contemporain d'Hippocrate, 297.

MILITAIRE (les jeunes gens destinés à l'Art), étudioient la Chirurgie ; elle faisoit partie de leur éducation, 109.

MNÉSITHÉE, temps où il vécut, 304. Habile Anatomiste & Médecin, *ibid*.

MOLE, observation d'Aristote sur ce sujet, 214.

MORSURE d'animaux, 305. Du chien enragé, 386. De l'aspic, 387. Du scorpion, *ibid*. Du chersydre ou du ceraste, *ibid*. De la phalange, *ibid*.

MORTS, on n'osoit les toucher, chez quels peuples, 65.

MOXA, remède familier & habituel des Chinois, 88. Vertu qu'ils attribuent à ce remède, *ibid*. Préparation du moxa, 89. Ce que c'est, *ibid*. Manière de l'appliquer, *ibid*. Dans quelles maladies & à quel endroit l'appliquoit-on? 90 & *suiv*.

MYRMECIES ou fourmilière, espèce de verrue, 410.

N

NARINES, leurs ulcères, comment traités par Celse, 441 & *suiv*. Leurs concrétions polypeuses, *ibid*. Difformité des narines, comment réparée, 444 & *suiv*.

NÉPHROTOMIE ou opération de la pierre dans les reins, 227.

NEZ, ses polypes, *voyez* Polypes. Ses fractures & leur cure, 239.

NICHEPSUS, roi d'Égypte, sa Médecine toute superstitieuse, 135. Il employoit les amulettes, 138. On le fait inventeur d'un remède pour briser la pierre dans la vessie, *ibid*.

NICOMAQUE, Médecin, père d'Aristote, descendant de Machaon, 123 & 298.

NIXII, Dieux invoqués dans les accouchemens laborieux, 153. Ce qu'on faisoit avant l'invocation, 154.

NŒUD d'Hercule, ses effets dans la cure des plaies; n'étoit-ce pas une espèce de suture? 8.

NYCTALOPIE, comment traitée par Hippocrate, 225.

NYMPHES des parties naturelles des femmes, dans quel pays on les coupe, 32 & 33.

O

OCULISTES Chinois & Japonois, leurs connoissances, 85, 86, 87 & 92.

OCYROË, fille de Chiron, ses connoissances, 110.

ŒDEME, ce qu'en dit Hippocrate, 213.

ŒIL de lièvre. *Voyez* Lagophtalmie.

OLÉCRÂNE, sa fracture, ce qu'en dit Celse, 516.

OMBILIC, ses tumeurs, selon Gorgias, 340. Selon Sostrate, *ibid*. Selon Héron, *ibid*. & 458. Signes diagnostics, 459. Procédés curatifs, 461 & *suiv*.

ONGLE des yeux, ce que c'est, sa cure, 428 & 429.

OPÉRATIONS, dans quelles saisons elles doivent être faites, 430. Préceptes d'Hippocrate sur ce sujet, 198.

OPHIASIS, ce que c'est, 418.

OPHTALMIE, 420. Procédés curatifs des Grecs, blâmés par Celse, *ibid*. Ceux qu'il admettoit, *ibid*. Comment on traitoit cette maladie dans la Gaule chevelue, 421. Ophtalmie séreuse, sa cure, 423. Ophtalmie prurigineuse, sa cure, *ibid.*

ORACLES, impostures des Anciens, 17 & 112. Les prêtres les interprètent à leur gré, 18.

OREILLE, rupture de son cartilage, 240 & 512. Se consolide-t-elle ? *ibid.* Inflammation de l'oreille, son pronostic, ses remèdes, 198 & 206. Oreille percée & obturée ensuite, 441. Erreur de M. Ninnin sur ce point, *ibid.* Difformités des oreilles, leur cure, 444 & *suiv.* Maladies des oreilles, 436 & *suiv.*

ORGEOLET des paupières, ce que c'est, sa cure, 428.

ORPHÉE, roi de Thrace, 111. sa superstition ; il guérit sa femme de la morsure d'un serpent, 112. Sa tête rend des oracles après sa mort à Lesbos, *ibid.* Il est placé au rang des demi-Dieux, 113. Temps où il a vécu, *ibid.*

ORUS ou APOLLON. *Voyez* APOLLON.

OS, leurs maladies, 215 & *suiv.* 228 & *suiv.* 505 & *suiv.*

OSIRIS, un des premiers rois d'Égypte, fils de Saturne & de Cybèle, 51. Honoré chez divers peuples sous des noms particuliers, *ibid.* Il est le même que Sérapis, *ibid.* Étymologie de son nom, *ibid.* On l'a cru le même que Pluton, *ibid.*

OZÈNE, sa cure, 227, 441 & 442.

P

PALLAS, la même que Diane, trouve des herbes salutaires, 58.

Périclès lui fait élever une statue, & pourquoi, 58. Ovide conseille aux Médecins de sacrifier à cette Déesse, *ibid.*

PAPULA, ce que c'est, 417.

PARACENTÈSE, désapprouvée par Érasistrate, 323. Approuvée par Asclépiade, 318.

PARALYSIE, comment traitée par la Chirurgie, 524.

PARAPHYMOSIS naturel ou défaut de prépuce, 476 & 477. Opération pratiquée dans ce cas, *ibid.* Pourquoi tombée en désuétude, *ibid.*

PAROTIDES, ce que c'est, leurs pronostics, leur cure, 200.

PARULIS, ce que c'est, sa cure, 453 & *suiv.*

PASSION iliaque, comment traitée par Praxagore, 304.

PASTILLE de Celse, est le trochisque des Grecs, 372.

PATROCLE, ami d'Achille & son élève en Chirurgie, ses cures, 127.

PAUPIÈRES tuméfiées & dartreuses, comment traitées, 225. Déviation de leurs cils, comment guérie, 226 & 432. Leurs hydatides & leur cure, 427. Leur orgeolet, 428. Leur grêle, 434. Leur éraillement, 435.

PAUSANIAS, Médecin du règne d'Alexandre, 316.

PELADE (la), ce que c'est, sa cure, 417.

PÉRICLÈS, fils d'Hippocrate, Athénien, 301.

PÉRIPNEUMONIE, sa cure par la Chirurgie, 525.

PÉRUVIENS, leur Médecine, 2.

PETIT, Chirurgien de Paris, sa méthode dans la cure de la grenouillette, 451. Observation de ce Chirurgien sur la réparation du prépuce, 476.

PHAGÉDÉNIQUE. *Voyez* ULCÈRE.

PHALANGE, sa morsure, 388.

PHAON, Médecin contemporain d'Hippocrate, 297.

PHÉRON, fils de Séfostris, sa cécité guérie, 20. Impostures des Prêtres sur ce sujet, 21.

PHILISTION, Médecin, 297.

PHILOTIME, disciple de Praxagore, ce qu'il dit du cerveau & du cœur, 304. Fait des découvertes en Anatomie, selon Galien, 305.

PHILOSOPHES anciens, se bornoient-ils à la théorie de la Médecine & de la Chirurgie? 140. Leur système médicinal, *ibid.*

PHILOSOPHIE des Anciens, alliée à la Médecine, 139. Quels torts & quels avantages en ont résultés, 140.

PHLEGMON, sa formation expliquée par Érasistrate, 323.

PHLYSACION *ou* PSYDRACION, ce que c'est, 412.

PHYGETHLON, espèce d'abcès, sa cure, 397.

PHYMA, ce que c'est, sa cure, 396. Ses différences d'avec le furoncle, 397. Phyma du canal de l'urètre, 202. De la verge, 474.

PHYMOSIS, ce que c'est, opération de Celse dans ce cas, 477 *& suiv.*

PIERRE sablonneuse de la vessie, signes pour la reconnoître, 489. Arrêtée dans l'urètre, comment tirée, 483. Dans la vessie, *ibid.* Dans les reins, ses signes, 227. Sa cure, 228.

PIMANDRE, Ouvrage supposé d'Hermès, 50.

PLAIES, quels en ont été les premiers moyens curatifs, 2. Premier exemple de leur dilatation, 126 *&* 127. Hippocrate, dans leur cure, n'employoit que quelques préparations grasses, en forme de liniments, & non des emplâtres, 207. Il lavoit les plaies des articles avec du vin, 208. Laissoit couler le sang des plaies des extrémités, & pourquoi? *ibid.* Dans les plaies compliquées d'érysipèle ce qu'il faisoit, *ibid.* Comment il traitoit les plaies contuses, *ibid.* Comment il pansoit les plaies suppurantes, *ibid.* Ce qu'il dit de la suppuration, *ibid.* Les plaies qui ne se tuméfient point, dangereuses, & pourquoi, *ibid.* Temps de l'inflammation des plaies, ce qu'il en dit, *ibid.* Dans quel cas il employoit les corps gras, 209. Ce qu'il dit de l'air par rapport aux plaies, *ibid.* Manière d'appliquer le bandage des plaies, *ibid.* Régime des blessés, *ibid.* Sortie de l'épiploon par une plaie, ce qui arrive, 210. Quelles sont les parties qui ne se réunissent point, *ibid.* Pronostic des plaies des articles, *ibid.* Quelles sont les plaies mortelles, *ibid.* Flèche restée dans l'aine pendant six ans, *ibid.* L'éponge employée dans les plaies plus que la charpie, quel en étoit l'inconvénient, 211. Plaies de la tête, *voyez* TÊTE. Diette sévère, proposée par Érasistrate, dans la cure des plaies, & pourquoi, *ibid.* Que signifie la démangeaison des plaies? 350. Difficiles à guérir, 356. Faciles à guérir, 357. Différences des plaies relativement à leur forme, *ibid.* Relativement à l'âge, à la saison, 357. Plaies pénétrantes, 357, 462 & 463. Signes des plaies du cœur, du poumon, du foie, des reins, de la rate, &c. 358 & suiv. Signes tirés de la nature de la suppuration, 364 & suiv. Réunion des plaies, 373. Leur suture, 374 & suiv. Plaies compliquées de contusion, perte de substance ou de corps étrangers, 384. Succion des plaies, 386. Ventouse employée dans la cure des plaies, *ibid*.

PLANTES, ont été les premiers remèdes employés par la Chirurgie, 2.

PLANTIN, topique vulgaire des Japonois, comment ils l'appliquent, 90.

PLATON, sa naissance, 299. Ses maîtres, ses voyages, *ibid*. Il ouvre une école de Philosophie dans un lieu appelé l'*Académie*, ibid. Il reconnoît quatre élémens, *ibid*. Moëlle de l'épine, rudiment du corps humain selon lui, *ibid*. Son systême sur la formation des os, *ibid*. De la chair, des nerfs, *ibid*. Son opinion sur l'ame, *ibid*. Où il la fait siéger, *ibid*. Effet de la boisson dans le corps humain, 300. Ce qu'il dit du cœur, *ibid*.

PLISTONICUS, disciple de Praxagore, croit que les alimens éprouvent une putréfaction dans l'estomac, 305.

PODALYRE, frère de Machaon, Roi & Chirurgien comme lui au siége de Troie, 123. Ses cures ne sont point détaillées, excepté celle de la fille de Dametus, roi de Carie, qu'il épouse après l'avoir guérie, *ibid*.

POIGNET, ses luxations, 253 & suiv.

POLEMOCRATE, fils de Machaon, 123.

POLÉMON, réponse qu'il fait à Esculape, 16.

POLYBE, disciple & gendre d'Hippocrate, 300. Son savoir, son désintéressement, 301. Il enseigne la Médecine, *ibid*. Livres qui lui sont attribués, *ibid*. Il n'est pas toujours d'accord avec Hippocrate pour la doctrine, *ibid*.

POLYPES du nez, espèces, & moyens curatifs, 226, 227 & 443. Du vagin, 288.

PONCTION des Chinois, dans différentes maladies & en divers endroits, comment se faisoit-elle? 95 & suiv. Ponction dans l'hydropisie. *Voyez* PARACENTÈSE.

POSTVERSA, Déesse favorable dans la mauvaise situation de l'enfant & dans l'avortement, 153.

POULS, différens endroits où les Chinois le touchent pour connoître les maladies, 84 & suiv.

PRAXAGORE, fils de Nicarchus de Cos, contemporain de Dioclès, un des derniers Asclépiades, 303. Croit que les nerfs partent du cœur, & que les artères parvenues aux extrémités, se convertissent en nerfs, 304. Ce qu'il dit du cerveau, *ibid*. Il commence à distinguer les veines, *ibid*. Donne le nom à la veine-cave, *ibid*. Comment il traitoit la passion iliaque, l'épilepsie, *ibid*.

PRÊTRES payens, leurs impostures, 8 & suiv. Abus qu'ils faisoient de l'autorité des Dieux, 9. Avoient-ils des connoissances en Médecine? 13. Ils sont les premiers instituteurs de l'Art, quels moyens ils prennent pour cela, 61. Ils feignoient tenir leurs connoiffances des Dieux, 62. Leur defpotifme en Médecine, *ibid*. Ils guériffoient au nom de leurs Divinités, 63. Autorité des Prêtres en Égypte, *ibid*. Leur fortune, leurs biens immenfes, *ibid*. Ils fuivoient les armées pendant la guerre comme Médecins & Chirurgiens, *ibid*. Prêtres Hébreux, chargés en partie de l'exercice de la Médecine, 64.

PROFESSEURS de Chirurgie, les premiers en Égypte, 339. leurs Écrits, *ibid*.

PROMÉTHÉE, guéri par un coup qui devoit lui donner la mort, 45.

PROPTOSIS, ce que c'eft, fa cure, 422.

PSYLLES, fuçoient les plaies, 386.

PTOLOMÉES, protecteurs des Sciences en Égypte, 318. Cultivoient eux-mêmes l'Anatomie, *ibid. & fuiv*.

PTYRIASIS, ou poux des paupières, 424.

PUS, tombé dans la capacité du bas-ventre, ce qu'en dit Hippocrate, 202. Qualités du pus, 364 & 365.

PUSTULES, ce qu'en dit Celfe, 411. Puftules & ulcères de la cornée, ce que c'eft, leur cure, 423 & fuiv.

PYTHAGORE, le lieu de fa naiffance, 140. Ses études & fes voyages, 141. Il eft initié, au moyen de la circoncifion, dans les myftères des Prêtres Égyptiens, *ibid*. Il donne le nom de *Philofophie*, aux connoiffances naturelles & morales, *ibid*. Il a le premier écrit de la vertu des plantes, ufage fuperftitieux qu'il en fait, 141 & fuiv. Pourquoi défend-il les fèves? *ibid*. Comment il définiffoit la fanté, *ibid*. Sa Phifiologie, 143. Ce qu'il dit de la génération, du terme de l'accouchement, *ibid*. Force fuperftitieufe qu'il attribuoit aux nombres, *ibid*.

R

REINS, leurs abcès, leur cure, 228. Pierre des reins, *ibid*.

REMÈDES (les premiers) ont été les bienfaits du hafard, 45.

RÉSOLUTIFS (remèdes), 370.

RESPIRATION, fyftème d'Hérophile fur ce fujet, 328 & fuiv.

RÉTENTION d'urine, fes caufes, 482. Sa cure, *ibid*. Manière de fonder pour tirer l'urine, 483.

RÉVULSION. *Voyez* SAIGNÉE.

RHAGADES de l'anus, ce que c'eft, 458. Sa cure, *ibid*.

RHODES, célèbre école de Médecine, 129.

ROIS (les anciens) ne dédaignoient pas l'exercice de la Chirurgie, 109. Les Rois d'Égypte difféquoient les corps des morts, 132.

ROMAINS, ce qu'ils étoient dans leur origine, 341 & fuiv. État primitif de leur Chirurgie, combien ils étoient différens fous le règne d'Augufte, 469.

RONGEANS (remèdes), 370.

ROUSSEAU de Genève (M.). cité, à quelle occafion? 343.

SAGES-FEMMES

S

SAGES-FEMMES, leur origine, 58. Quelle est la première Sage-femme dont l'Histoire fasse mention ? 60. Elles étoient encore en possession d'accoucher du temps d'Aristote, 313. Ce que dit ce Philosophe de leur pratique, *ibid*.

SAIGNÉE, son origine est-elle bien connue ? 124. A-t-elle été inventée avant la purgation ? *ibid*. Comment la pratiquoit-on dans les premiers temps ? 125. Manière de saigner des Scythes, *ibid*. Comment & quelles personnes saignent les Sauvages de Taiti ? *ibid*. Les Nègres de Guinée se saignent eux-mêmes, & comment, *ibid*. Saignée proposée par Hippocrate dans la péripneumonie, grandes saignées dans les douleurs aiguës, continuées même jusqu'à la syncope, 199. Il a reconnu la dérivation & la révulsion, 205. Veines qu'il ouvroit dans différentes maladies, *ibid*. Précepte sur l'opération de la saignée, *ibid*. Il employoit comme nous la ligature, 206. Il tiroit quelquefois du sang des deux bras en même-temps, *ibid*. Ce que dit Celse de la saignée, 365 & 366.

SALOMON, idée exagérée qu'on a communément de son savoir, 134. On lui attribue faussement la connoissance de la circulation du sang, 135. Ses connoissances dans la Botanique, *ibid*. Témoignage qu'il rend de lui-même à cet égard, *ibid*.

SANDARAQUE, ce que c'est, 481.

SANGSUES, quand a-t-on commencé à les appliquer ? 349. Origine de ce remède, *ibid*. Dans quel cas les femmes de Mirecourt en Lorraine y ont-elles recours, *ibid*.

SARCOCÈLE, ce que c'est, sa cure, 481.

SCARIFICATIONS après l'application des ventouses, 207. Précepte d'Hippocrate sur ce point, *ibid*. Employées dans la leucophlegmatie, 348.

SCIATIQUE, usage qu'on faisoit, dans cette maladie, des ventouses sèches, 207.

SCORPION, sa morsure, 387.

SCYTHES, leur manière de saigner, 125. Usage qu'ils faisoient du cautère actuel, 134.

SEM, fils de Noé, Médecin, 47.

SÉRAPIS, Divinité médicinale, 14.

SERPENT, attribut d'Esculape, 19. Serpent d'airain, pourquoi élevé par Moyse dans le désert, 64.

SIAMOIS, leur Médecine consiste en topiques, 6.

SMYRNE, école d'Érasistratéens, où l'on enseignoit la Chirurgie, 329.

SPHYRUS, fils de Machaon, 123.

SONDES, quelles étoient celles des hommes & des femmes, du temps de Celse, pour la rétention d'urine, 482.

SONGES accordés par les Dieux pour la guérison des maladies, 22. Songe d'Alexandre, 316.

SOSTRATE, ce qu'il dit des tumeurs de l'ombilic, 340.

STAPHYLOME ou chute de l'uvée, 436.

STÉATOME, ce que c'est, 418.
STÉRILITÉ, ses causes, 280.
STRATON, Médecin, de la secte d'Érasistrate, 330.
SUCCION des plaies avec la bouche, pratique très-ancienne, 121 & 386. Abus de la succion, *ibid*.
SUPERSTITION, elle est très-ancienne ; Homère cite un trait de celle des Grecs, 8. Moyen qui l'entretenoit parmi le peuple, 23.
SUPPURATION, examen de ses qualités bonnes ou mauvaises, 364 & 365.
SURDITÉ, comment traitée par Caton, 344. Par Celse, 439.
SUTURE, ce qu'en dit Celse, 374 & *suiv*.
SYNALUS, Médecin d'Annibal, 342.

T

TABLEAUX suspendus dans les temples, représentans des membres guéris, 25.
TAILLE (opération de la). *Voyez* LITHOTOMIE.
TALON, sa luxation, sa cure, 279, 522 & 523.
TARIÈRE, sorte de trépan de Celse, sa description, 506. Il y en avoit de deux espèces, *ibid*.
TEIGNE à rayon de miel, 409. Teigne, 416. Teigne en forme de figue, 417.
TERRE de Parasinos, son usage dans la cure des plaies, 3.
TESTICULES, leur substance, leur insensibilité, 478. Idée fausse que Celse donne de leur structure, *ibid*. Leurs maladies, 479. Leur inflammation, 481.

TÊTE, ses plaies, Hippocrate conseille de faire attention même aux plus petites, & pourquoi, 215. Observation sur ce sujet, *ibid*. Variété dans la conformation des têtes & dans les sutures, 216. Genre & espèces de plaies, *ibid*. Ses contusions, *ibid*. Ses contre-coups connus d'Hippocrate, pronostic qu'il en porte, *ibid*. Il trépanoit dans toutes les fractures du crâne, *ibid*. Signes des plaies de la tête, 217. Moyens qu'il employoit pour parvenir au diagnostic, 218. Plaies voisines des sutures, quelles attentions elles exigent, *ibid*. Dans quel cas il dilatoit ou faisoit des incisions, *ibid*. & 219. Il ménageoit les incisions sur les muscles crotaphites, & pourquoi, *ibid*. Égards qu'il avoit pour le péricrâne, *ibid*. Rugine, dans quel cas l'employoit-il ? *ibid*. Il ne différoit pas l'application du trépan plus de trois jours, *ibid*. Moyens pour reconnoître la fracture dans les cas difficiles, 220. Ce qu'il faisoit après l'avoir connue, *ibid*. Cas où il employoit le trépan, *ibid*. Comment il traitoit les plaies contuses, *ibid*. Attention qu'il avoit à l'état de la dure-mère, *ibid*. Plaies où les os sont enfoncés ou tout-à-fait rompus ou coupés, jugement qu'il en porte, *ibid*. Conduite qu'il tenoit dans ce cas, *ibid*. Comment procuroit-il l'exfoliation des os ! 221. Carie de l'os, ses signes ; carie sèche, ou dernier état de la carie, 222. Les os des enfans plus mous, conséquence pratique qu'il en tire, *ibid*. Pronostic des plaies de la tête, négligées, *ibid*. Ce qu'il faisoit lorsque la plaie étoit accompagnée d'érysipèle à la face, 223.

Il laissoit, dans l'opération du trépan, le cercle osseux en place, jusqu'à ce qu'il tombât, & pourquoi, 223. Préceptes pour l'application du trépan, *ibid*. Il n'appliquoit pas le trépan pour donner issue aux humeurs épanchées, & n'avoit en vue que la lésion de l'os, 224. Erreur de Le Clerc à ce sujet, *ibid*. Application du cautère actuel dans les douleurs de tête, *ibid*. Incisions qu'il faisoit dans ce cas, *ibid*. Il entretenoit la suppuration, 225. Plaies de la tête, selon Celse, 509 *& suiv*. Douleurs invétérées, comment guéries, 524. Luxation de la tête, 519 *&* 520.

TÉTRAPHARMAQUE (l'emplâtre), ce que c'est, 458.

TEUCER, Élève de Chiron, découvre quelques plantes, 127. Sa pratique superstitieuse, *ibid*.

THÉLÉSIPHE, fils d'Hippocrate Athénien, 231.

THÉMISON, Médecin de la secte *Méthodique*, sa pratique, son peu de succès, 349. Il est le premier qui ait parlé de l'application des sangsues, *ibid*.

THÉOMÉDON, Médecin, 297.

THÉOPHRASTE, disciple d'Aristote, pourquoi ainsi nommé, 317. Il a écrit sur les temples, *ibid*. Il a écrit sur les plantes & sur d'autres sujets de Médecine, *ibid*. Il est appelé auprès de Ptolémée, fils de Lagus, *ibid*. Il se plaint de la brièveté de la vie, & pourquoi, 318. Sa mort, *ibid*.

THÉRIOME, espèce d'ulcère, 392.

THÉSÉE a exercé la Chirurgie, 110.

THESSALUS, fils aîné d'Hippocrate, 300. Homme admirable, selon Galien, 301. Il y eut un autre Médecin de ce nom, accusé d'avoir eu part à l'empoisonnement d'Alexandre, 317.

THOT *ou* MERCURE. *Voyez* HERMÈS.

TOBIE guérit son père aveugle, par quel moyen, 136.

TRÉPAN, sa description, 506. Opération du trépan, comment & avec quelle précaution se faisoit-elle? 507. *Voyez* aussi le mot TÊTE.

TRICHOSIS, maladie des paupières. *Voyez* PAUPIÈRES.

TRIPHON, Chirurgien, 352.

TROCHISQUE, ce que c'est, 372.

TUMEURS, signes distinctifs généraux qu'en donne Hippocrate, 199. *Voyez* aussi aux noms des différentes tumeurs.

TYMPANITE, ce que c'est, 464. Sa cure, *ibid*.

V

VAGIN, cohérence des bords de son orifice, 495. Cette maladie décrite par Hippocrate, *ibid*. Deux espèces, selon Celse, *ibid*. Opération dans ce cas, 456.

VARICES, comment les traitoit Hippocrate, 213. Varices du ventre, comment traitées par Celse, 404. Varices de l'aine, appelées par Celse *bubonocèle*, 472. Leur cure, *ibid*. Varices des jambes, leur cure, 503. Leur extirpation douloureuse, *ibid*. Courage de Marius dans ce cas, 504. Celse nomme les varices des testicules *ramices*, 479. Leur cure, *ibid*.

VARICOCÈLE, ce que c'est, 479.

VEAU D'OR, pourquoi élevé par les Juifs dans le désert, 64.

VÉGÉTAUX, alimens des premiers hommes, 5.

VEINE-CAVE, de qui a-t-elle reçu ce nom ? 304.

VENTOUSES, leur origine, 122. Dans quel cas & comment les appliquoit Hippocrate, 206. Espèces de ventouses dont il se servoit, 207. Ventouses scarifiées, *ibid*. Ce que dit Celse des ventouses, 366 & 367.

VER extraordinaire, tiré du corps d'une femme par les Prêtres d'Esculape, 15.

VERGE ou membre viril, son inflammation & sa cure, 473. Ses maladies, 474. Ce que Celse appelle *phyma de la verge*, n'étoit-il pas le poireau ? *ibid*. Et ce qu'il nomme *cancer* n'étoit-il pas un chancre ? *ibid*. Ulcère phagédénique de la verge, 475. Charbon de la verge, *ibid*.

VÉROLE, est-ce une maladie ancienne ? 31. Elle paroît très-ancienne à la Chine, 103. Comment y est-elle traitée ? 99 & *suiv*. Comment se communique-t-elle, selon les Chinois ? *ibid*. Noms qu'ils donnent à cette maladie, 98.

VERRUE & ses espèces, 410.

VERTÈBRES, leurs luxations, 256 & *suiv*. Ce qu'en dit Celse, 520.

VESPASIEN, Empereur Romain, guérison merveilleuse qu'on lui fait opérer, 14.

VITILIGUE & ses espèces, 415.

U

ULCÈRES, préceptes généraux d'Hippocrate dans leur traitement, 211. Rénovation des ulcères, *ibid*. & 394. Ulcères des oreilles, 438. Ulcères fongueux & vermineux des oreilles, 439. Ulcère phagédénique de la verge, 475. Ulcères des extrémités inférieures, *ibid*. Remèdes généraux dans les ulcères, *ibid*. Pratique d'Hippocrate dans les ulcères rampans, *ibid*. Topiques dont il se servoit, *ibid*. Pronostic des ulcères dartreux, *ibid*. Des ulcères en général, *ibid*. Doit-on nettoyer les ulcères avant l'application d'un nouvel appareil ? 212. Cicatrice des ulcères après l'exfoliation d'un os ou l'application du feu, *ibid*. Dans quel état doit être un ulcère pour être disposé à se cicatriser ; dangereux effets des caustiques dans les parties nerveuses & tendineuses, *ibid*. Observation sur ce sujet, *ibid*. Traitement des ulcères profonds dont le foyer n'est pas parallèle à l'ouverture, *ibid*. Saisons convenables à la cure des ulcères, *ibid*. Quelles connoissances exige Hippocrate pour porter un pronostic certain sur les ulcères, *ibid*. Quelles sont les ulcères les plus rebelles, les plus sujets à récidives, 213. Ulcères ronds, ce qu'en dit Cassius, 349 & 350. Pourquoi l'ulcère qui se guérit produit de la démangeaison, 350. Ulcères cachoëtes, ce que c'est, 390. Thériome, ce que c'est, 479. Et leur cure, *ibid*. Ulcère chironien, 107, 108 & 394.

ULISSE, anecdote superstitieuse à son sujet, 7 & 8.

X

XÉNOPHON, Médecin, avoit écrit sur l'Anatomie, 330.

XEUXIS tient une école d'Hérophiliens à Laodicée, 331.

Y

YEUX, leurs maladies, 206, 225 & suiv. 419 & suiv.

Z

ZAMOLXIS, Philosophe de Thrace, Roi & Dieu de sa Nation, 150. Sa grande réputation en Médecine; sa maxime dans la cure des maladies, *ibid*.

ZÉNON, Médecin, 331.

ZEUXIS. *Voyez* XEUXIS.

FIN de la Table des Matières.

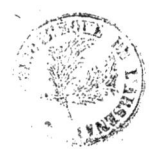

FAUTES À CORRIGER.

Page 4, ligne 10, tantôt nuisibles, tantôt inutiles, *lisez* tantôt salutaires, tantôt inutiles.

Page 15, note (n), Ælian. Variar. Hist. *lib.* XX, *cap.* XXXIII, *lisez* Ælian. de Animalibus, *lib.* IX, *cap.* XXXIII.

Page 32, note (c), Wlesling. *lisez* Wesling.

Page 142, ligne dernière, philosophie, *lisez* phisiologie.

Page 146, ligne 8, houblon, *lisez* chou.

Page 175, ligne 21, On ne doit point guère, *lisez* On ne doit point avoir.

Page 232, ligne 15, on assujettiroit le muscle, *lisez* on assujettiroit les muscles.

Page 391, ligne 18, couronnée en 1758, *lisez* couronnée en 1732.

Page 448, ligne 33, supprimez ces mots : *(c'est l'érosion des Dentistes)*.

Page 489, note (s), feu M. Houin, Chirurgien de Dijon, *lisez* M. Maret, Chirurgien de Dijon.

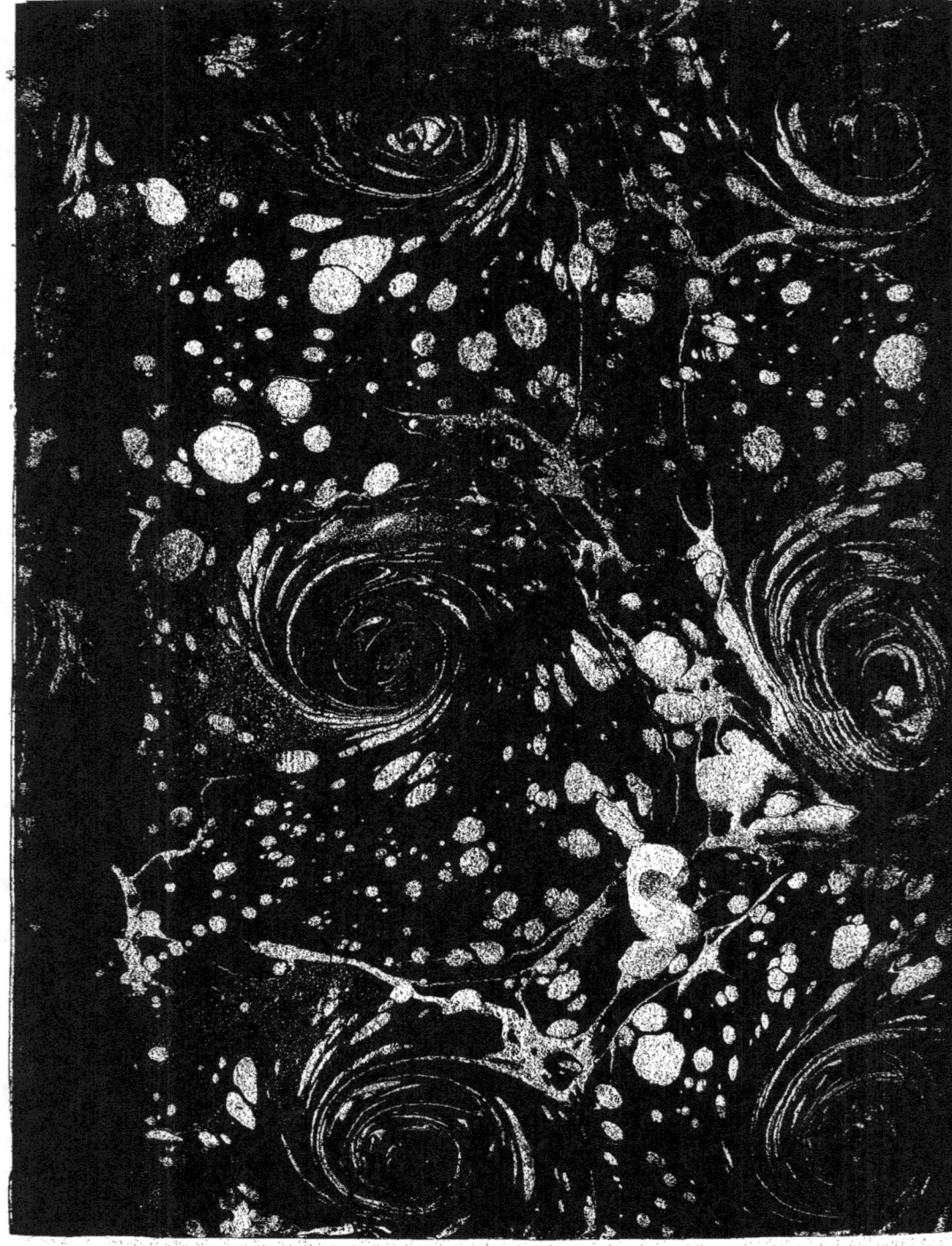

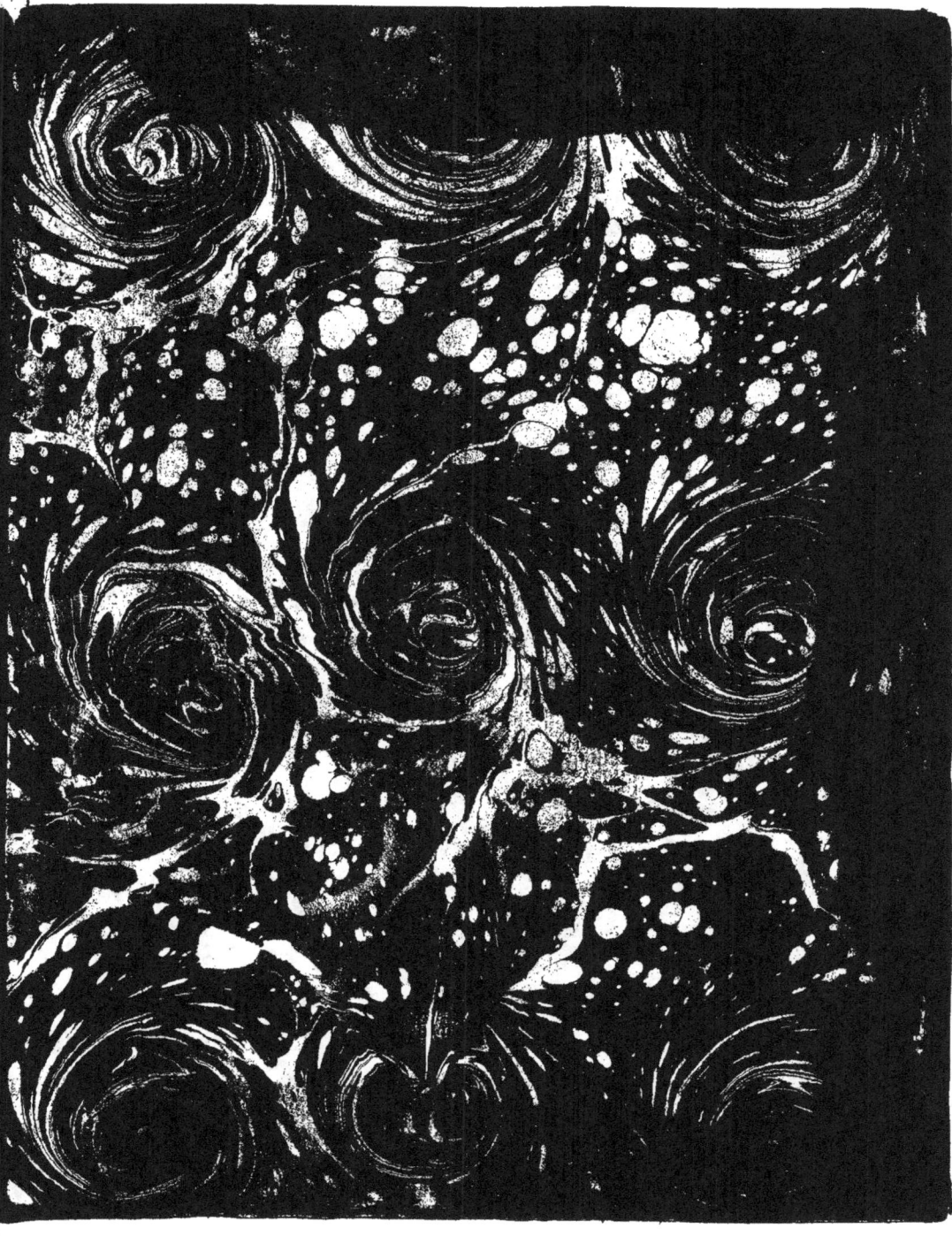

www.ingramcontent.com/pod-product-compliance
Lightning Source LLC
Chambersburg PA
CBHW070357230426
43665CB00012B/1155